"十二五"职业教育国家规划教材
经全国职业教育教材审定委员会审定

供高职高专药学类、药品类等专业使用

天然药物化学

（第二版）

主　编	杨宏健　徐一新				
副主编	张慧颖　程晓卫　项贵贤　于永军　付雪艳				
编　委	（按姓氏汉语拼音排序）				

程晓卫　南阳医学高等专科学校
丑　安　长沙卫生职业学院
付雪艳　宁夏医科大学
高晓娟　宁夏医科大学
李广兴　邢台医学高等专科学校
刘　毅　安庆医药高等专科学校
邵银盈　皖西卫生职业学院
吴方评　湖南医药学院
项贵贤　邢台医学高等专科学校
徐一新　上海健康职业技术学院
徐玉琳　广州医科大学卫生职业技术学院
杨宏健　湖南医药学院
于永军　沧州医学高等专科学校
张慧颖　曲靖医学高等专科学校

科学出版社
北　京

· 版权所有 侵权必究 ·

举报电话:010-64030229;010-64034315;13501151303(打假办)

内 容 简 介

天然药物化学是应用现代科学理论、方法与技术研究天然药物中化学成分的学科。本书较全面地对天然药物有效成分的提取和分离方法进行了讲述,对天然药物中各类成分的结构类型、理化性质、提取分离和检识的方法进行了详述;并较详细地介绍了天然药物活性成分的研究方法;同时根据目前发展对海洋天然药物和中药标准提取物进行了简介。本书在编写中力求深入浅出,既借鉴了其他版本教材的编写经验,又整理、增添了大量最新研究成果。

本书可供高职高专药学类、药品类等专业的教师、学生使用,也可供从事中药研发和生产的专业技术人员参考。

图书在版编目(CIP)数据

天然药物化学/杨宏健,徐一新主编.—2版.—北京:科学出版社,2015.1
"十二五"职业教育国家规划教材
ISBN 978-7-03-042391-7

Ⅰ.天… Ⅱ.①杨… ②徐… Ⅲ.生物药-药物化学-高等职业教育-教材 Ⅳ.R284

中国版本图书馆 CIP 数据核字(2014)第 257179 号

责任编辑:许贵强／责任校对:朱光兰
责任印制:张 伟／封面设计:范璧合

版权所有,违者必究。未经本社许可,数字图书馆不得使用

科学出版社 出版
北京东黄城根北街 16 号
邮政编码:100717
http://www.sciencep.com

北京虎彩文化传播有限公司 印刷
科学出版社发行 各地新华书店经销

*

2009 年 12 月第 一 版　开本:787×1092 1/16
2015 年 1 月第 二 版　印张:22 1/2
2019 年 1 月第八次印刷　字数:535 000
定价:62.80 元
(如有印装质量问题,我社负责调换)

前　言

　　本教材在编写、修订本教材的过程中，力求在内容、章节组织和编写等方面紧扣高职、高专药学专业培养目标，坚持"三基"、"五性"原则，与国内现行的执业药师制度接轨，突出实用性。编写过程中力求取材适当，循序渐进，密切联系生产实际。在继承原有教材特点的基础上，新添了部分最新科研成果，调整了天然药物化学成分的提取分离与鉴定、海洋天然药物的章节顺序，内容上突出化合物的性质、检识及提取分离知识，在介绍各类型的化合物时，以具有生物活性的化学成分为主。

　　本书编写任务由杨宏健(湖南医药学院，第1章)、徐一新(上海健康职业技术学院，第2章)、丑安(长沙卫生职业学院，第3章)、付雪艳(宁夏医科大学，第4章)、于永军(沧州医学高等专科学校，第5章)、徐玉琳(广州医科大学卫生职业技术学院，第6章)、项贵贤(邢台医学高等专科学校，第7章)、程晓卫(南阳医学高等专科学校，第8章)、张慧颖(曲靖医学高等专科学校，第9章)、吴方评(湖南医药学院，第10章)、刘毅(安庆医药高等专科学校，第11章)、邵银盈(皖西卫生职业学院，第12章)、高晓娟(宁夏医科大学，第13章)担任；实验指导部分分别由李广兴、于永军、邵银盈、徐玉琳、刘毅、高晓娟担任。全部文稿经主编统一整理、校对。

　　编写药学教育高职、高专教材，是当前药学教育事业发展的新需要，本书在编写内容上做了一些新尝试。本书在编写过程中参考并引用了大量以往本专科教材、专著和文献，对原作者(特别是第一版教材编委)谨表谢意。本教材的出版得到了编者所在单位大力支持和科学出版社的鼎力相助，在此一并谨致谢意！

　　由于成书时间仓促，编者水平有限，书中不当之处在所难免，敬请同仁及使用本教材的师生斧正，不胜感激之至。

编　者

2013年12月

目 录

- 第1章 绪论 ......(1)
  - 第1节 天然药物化学研究的内容和目的 ......(1)
  - 第2节 天然药物化学发展简史 ......(4)
  - 第3节 天然药物中各类化学成分简介 ......(5)
- 第2章 天然药物化学成分的提取分离与鉴定 ......(15)
  - 第1节 提取方法与技术 ......(15)
  - 第2节 分离方法与技术 ......(21)
  - 第3节 色谱分离法 ......(28)
  - 第4节 结构测定方法 ......(45)
- 第3章 糖和苷 ......(55)
  - 第1节 糖类 ......(55)
  - 第2节 苷类 ......(64)
- 第4章 黄酮类化合物 ......(73)
  - 第1节 黄酮类化合物的结构类型 ......(75)
  - 第2节 黄酮类化合物的理化性质与显色反应 ......(81)
  - 第3节 黄酮类化合物的提取与分离 ......(84)
  - 第4节 黄酮类化合物的鉴定与结构测定 ......(87)
- 第5章 醌类 ......(104)
  - 第1节 醌类化合物的结构类型 ......(104)
  - 第2节 醌类化合物的理化性质 ......(108)
  - 第3节 醌类化合物的提取与分离 ......(112)
  - 第4节 醌类化合物的鉴定与结构测定 ......(114)
- 第6章 苯丙素类化合物 ......(124)
  - 第1节 香豆素 ......(125)
  - 第2节 木脂素类 ......(138)
- 第7章 萜类和挥发油 ......(150)
  - 第1节 概述 ......(150)
  - 第2节 萜类化合物结构类型及其重要化合物 ......(155)
  - 第3节 挥发油 ......(171)
- 第8章 三萜及其苷类 ......(182)
  - 第1节 结构与分类 ......(184)
  - 第2节 理化性质与显色反应 ......(189)
  - 第3节 提取与分离 ......(191)
  - 第4节 鉴定及结构测定 ......(193)
- 第9章 甾体及其苷类 ......(202)
  - 第1节 甾体化合物 ......(203)
  - 第2节 强心苷 ......(206)
  - 第3节 甾体皂苷 ......(219)

第10章 生物碱 (228)
- 第1节 概述 (228)
- 第2节 生物碱的结构与类型 (229)
- 第3节 生物碱的理化性质 (237)
- 第4节 生物碱的提取与分离 (242)
- 第5节 生物碱的鉴定与结构测定 (254)

第11章 海洋天然药物 (262)
- 第1节 概述 (262)
- 第2节 大环内酯类化合物 (264)
- 第3节 聚醚类化合物 (268)
- 第4节 氨基酸及肽类化合物 (271)
- 第5节 多糖类 (273)
- 第6节 C_{15}乙酸原化合物 (274)
- 第7节 前列腺素类似物 (277)
- 第8节 海洋天然产物研究实例 (277)

第12章 天然药物活性成分的研究 (284)
- 第1节 天然药物的研究开发程序 (284)
- 第2节 天然药物中活性成分的研究方法 (285)
- 第3节 天然化合物的结构修饰和结构改造 (299)

第13章 中草药标准提取物 (303)
- 第1节 中草药标准提取物的概念、类型及特点 (303)
- 第2节 中草药标准提取物的国内外发展概况 (305)
- 第3节 中草药标准提取物的制备 (306)
- 第4节 几种常见的中草药标准提取物简介 (308)

实验指导 (315)
- 实验室守则 (315)
- 实验1 槐花米中芸香苷的提取、分离与鉴定 (316)
- 实验2 大黄中羟基蒽醌类化合物的提取、分离与检识 (319)
- 实验3 三颗针中小檗碱的提取、分离和检识 (321)
- 实验4 粉防己生物碱和防己诺林碱的提取、分离和检识 (323)
- 实验5 八角茴香挥发油的提取与检识 (327)
- 实验6 天然药物化学成分预试验 (329)
- 实验7 牛黄解毒片的薄层色谱鉴别 (332)

参考文献 (335)
附录一 常用检识试剂的配制和应用 (336)
附录二 天然药物化学成分汉英索引 (343)
《天然药物化学》教学基本要求 (348)
目标检测选择题参考答案 (352)

第1章 绪 论

> **学习目标**
> 1. 掌握天然药物化学及相关名词的概念。
> 2. 掌握天然药物化学研究的内容、目的和学习的意义。
> 3. 理解天然药物中一般化学成分的基本结构和相关性质。
> 4. 了解天然药物化学发展简史。

 案例 1-1

应用中草药防病治病在我国已有悠久的历史,它与中医一起形成了独具特色的医疗体系,对患有慢性疾病的患者或一些老年人,许多人愿意服用中药制剂。随着社会科学的发展,人类医学模式已由"生物医学"向"生物-心理-社会-环境医学"模式转变,人们更加注重人与环境和谐发展,更加重视预防、保健、治疗、康复相结合的模式,尤其在长期的临床实践中,人们逐步认识到化学药物毒副作用大,而天然药物毒副作用小,特别是对那些疑难杂症,中医药更具有独特效果。目前,使用天然药物防病治病已受到世界各国的普遍关注。

问题:
1. 中草药防病治病的物质基础是什么?
2. 有哪些因素可以使这些物质发生变化从而影响临床疗效?
3. 这些物质具有什么样的化学结构和性质?

天然药物化学是运用现代科学理论与方法研究天然药物中化学成分的一门学科。其研究内容包括各类天然药物的化学成分(主要是生理活性成分或药效成分)的结构特征、理化性质、提取分离的方法以及主要类型化学成分的结构鉴定等。

天然药物是药物的一个重要组成部分。人类自古以来,在与疾病作斗争的过程中,通过以身试药等,对天然药物的应用积累了丰富的经验。在我国,天然药物又称中草药,更具有自己的特色,与中医一起构成了中国民族文化的瑰宝,是中华民族五千年来得以繁衍昌盛的一个重要原因,也是人类的宝贵遗产。

天然药物来自植物、动物、矿物和微生物,并以植物来源为主,种类繁多。以中草药为例,《本草纲目》(明·李时珍)中就记载1892种。《本草纲目拾遗》(清·赵学敏)又补充1021种。随着科学技术的进步和医疗实践的发展以及国家、地区、民族间的文化交流扩大,这个数字还会不断增加。例如,占地球表面积2/3的海洋中所含的生物资源正在不断地得到开发,出现了许多可喜苗头。又如,随着生命科学的进步和人体自身机能调节系统的不断阐明,许多内源性生理活性物质也正在不断地被揭示出来。在此基础上,人们运用细胞、酶、受体等分子水平乃至基因调控建立起来的新的生物活性测试体系进行广泛筛选,将会发现更多、更新的天然药物。

第1节 天然药物化学研究的内容和目的

一、促进天然药物的开发和利用

天然药物的开发和利用,可概括为开辟和扩大天然药物资源;减低原植物毒性,并提高疗效;提取制药原料和中间体;进行天然化合物的研究导致化学合成或结构改造等几个方面。

当从某一天然药物或中药中分离出一种有效成分后,可根据此有效成分的理化性质和鉴别方法,从亲缘科属植物,甚至从其他科属植物中寻找同一有效成分,从而扩大此有效成分的药物资源。例如,小檗碱(berberine)最早是从毛茛科植物黄连(*Coptis chinensis* Franch.)中分离得到,后来在小檗科、防己科、芸香科和罂粟科等其他植物中也分离得到;通过对人参有效成分的研究,发现它含有10多种人参皂苷,且人参茎、叶中也含丰富的人参皂苷,从而丰富了人参皂苷的资源。

从天然药物中寻找有效部位以至有效成分,除去植物中无效而有毒成分,以降低其毒性,提高疗效。例如,从长春花提取的抗癌有效成分长春碱(vinblastine 或 vincaleukoblastine,简称 VLB)和长春新碱(vincristine 或 leurocristine,简称 VCR 或 LCR),在原植物中含量分别为十万分之四和百万分之一。其中长春新碱用来治疗小儿白血病,每周注射的剂量为 1 mg。若制成粗制剂注射很困难,而且毒性大疗效差,后经提出有效成分后,药品毒性降低、临床疗效较好。

从天然药物中提取制药原料及中间体进行半合成,可以缩短生产周期,降低生产成本。如我国薯蓣属近 90 种植物均含有甾体皂苷元类成分,是生产激素的甾体原料;从锡生藤(*Cissampelos pareira* L.)的根茎中提取海牙亭(hayatine),可作为肌肉松弛药傣肌松的半合成原料。

天然药物有效成分可作为现代合成药物的先导化合物,进行结构修饰或结构改造,并最终开发成为新药。例如,山油柑碱(acronycine)是抗肿瘤药物,溶解性差,采用胶囊剂口服给药,很难得到稳定的药效,将其制成乙酰山油柑碱过氯酸盐,溶解度增加 100 倍,已能满足临床应用;从秋水仙碱(colchicine)结构改造所得秋水仙酰胺抗癌效果不变,而毒性降为原药的 1/20 ~ 1/10;吗啡(morphine)的合成代用品哌替啶(pethidine),保留了其镇痛作用,其成瘾性却比吗啡小;古柯叶中有效成分古柯碱(可卡因,cocaine)有很强的麻醉作用,但毒性大,易于成瘾,以古柯碱为先导化合物合成了局麻药普鲁卡因(procaine)。

吗啡(morphine)　　哌替啶(pethidine)

古柯碱(cocaine)　　普鲁卡因(procaine)

二、控制天然药物及其制剂的质量

天然药物之所以能够防病治病,其物质基础是其中所含的有效成分,而有效成分的含量受天然药物产地、采收季节、加工方法、储存条件的影响而有所变化,故临床疗效往往也随之不同,制剂的质量也难稳定。例如,麻黄(*Ephedra sinica* Stapf)中麻黄碱(ephedrine)在春季含量较低,八九月份含量最高,随后含量又逐渐降低;吴茱萸[*Evodia rutaecarpa* (Juss.) Benth]样品中所含吴茱萸碱(evodiamine)含量高低与品种无关,而与产地有关;娥氏小檗中小檗碱在果落期最高,开花期次之,营养期最低;贯叶连翘(*Hypericum Perforatum* L.)不同部位中含金丝桃素

(hypericin)、黄酮类等成分,金丝桃素以花的含量为最高,茎叶次之,带花全株、带蕾全株与嫩株含量依次降低;黄酮也以花中的含量最高,茎叶中含量相对较低。若单以天然药物的质量作为标准,不以有效成分的含量为依据,在进行药效学和临床研究时,是得不出科学结论的。

天然药物及其制剂的真伪鉴别和质量控制是保证其充分发挥药效的关键。如果从天然药物中分离出有效成分作为对照品,对药材进行定性和定量测定,则可有效地控制药品的质量,确保临床疗效。如《中华人民共和国药典》(简称《中国药典》)规定洋金花(*Datura metel* L.)含生物碱以莨菪碱(hyoscyamine)计算,不得少于0.3%,这比以形态为主的质量标准更为科学和客观。又如用有效部位或标准提取物来生产药品的银黄注射液,是由金银花(*Lonicera japonica* Thunb.)、黄芩(*Scutellaria baicalensis* Georgi)两味中药中提取的有效部位配制而成;再如用紫外分光光度法测定银黄口服液中黄芩苷(baicalin)和氯原酸(chlorogenic acid)的含量以控制其质量,银杏叶的标准提取物的质量要求是总黄酮含量达到24%,内酯含量为6%,都是天然药物研究的成功实例。

三、探索天然药物治疗的原理

对有疗效的天然药物,如果弄清了有效成分,就有利于进一步探讨其作用原理、结构与疗效、毒性之间的关系,以及其在人体内的吸收、分布、代谢等过程,从而可以达到以现代药理学表述天然药物功效的目的。如芍药(*Paeonia lactiflora* Pall.)具有镇痛、镇静、解痉作用,其主要成分为单萜类芍药苷(paeoniflorin)。芍药苷经人肠道厌氧性细菌代谢,可产生两个主要的代谢产物:7(S)-芍药苷代谢素-1[7(S)-paeonimetabolin-1]和7(R)-芍药苷代谢素-1。药理学试验证明,芍药苷代谢素-1是芍药苷发挥其生物学效应的主要形式,且研究表明:无论是单味芍药或是由芍药组成的复方如芍药甘草汤、当归芍药散或是纯品芍药苷,只要口服给药必然要被代谢成芍药苷代谢素-1而发挥作用。

传统中药人参(*Panax ginseng* C. A. Mey.),药物学筛选已证明其药物作用的可靠性。但近代药理学和药物动力学研究证明人参的有效成分人参皂苷的生物利用度极低,如人参皂苷-Rb_1(ginsenoside-Rb_1)。由于口服给药在血液中检测不出人参皂苷-Rb_1等原形皂苷,故有人对人参的作用产生质疑。近年来科学工作者将人参有效成分之一的人参皂苷-Rb_1与人肠内细菌在体外共温孵,得到命名为M1或化合物K(C-K)的代谢产物。科学工作者发现,无论是给大鼠灌胃人参皂苷-Rb_1(200 mg/kg)还是灌胃C-K(56.2 mg/kg),在血浆中均检出C-K的存在。分子生物学研究证明,C-K不影响抗凋亡蛋白Bcl-2,但通过使细胞色素C进入胞浆、激活半胱天冬酶-3(caspase-3)、调节细胞周期相关分子如细胞周期因子D或细胞周期因子依赖性激酶抑制剂使肿瘤细胞的生长停止在G_1期,从而诱导如白血病HL-60、Lewis肺癌、B16-BL6黑色素瘤等肿瘤细胞的凋亡。

用现代科学方法探索中药治病的原理,让中药为世界医学所接受,是当前医药工作者的一项重大任务。当今中药界既不能抛弃传统医学中使用有毒药物的经验和原则,也未能说清楚药物中夹杂的有毒成分、含量和毒性反应的表现,因此,毒性成分问题一直影响着中药向世界发展。最近毒理学和药理学对极低剂量有毒物质生物效应的研究(如Hormesis现象)提示,只要有毒物质使用得当,它们就能够表现特殊的药效。20世纪70年代我国医生用砒霜静脉注射和用雄黄口服治疗白血病实际有效,但当时医学界不能接受。到20世纪90年代我国科学家报告砒霜、雄黄和雌黄诱导白细胞凋亡,此次所做的实验是科学设计的,实验条件是严格控制的,提出的实验结果是客观可靠的,所做的解释是现代西方医学所能理解的。世界医学在实验和临床结果面前,不但接受了砷化合物(砒霜、雄黄和雌黄)治疗早幼粒细胞白血病的效果,而且认识了中医用药的经验和准则。因而,用砒霜作药物治疗白血病吸引了很多人用西方药理学方法进行研究证明、阐述砷化合物的作用机理,使世界承认了这个事实,也使他们从新的角度理解了中医的这种治疗原则。

> **课堂互动**
>
> 我国在应用中药防病治病过程中,积累了丰富的临床用药、药材采收加工、中药炮制和中药制剂质量控制的经验。如很多含柴胡的方剂常配伍人参,提高了临床疗效;甘草与甘遂不宜配伍,配伍后将使甘遂的毒性增加,其配伍是中药"十八反"之一。又如乌头为剧毒药,将其用蒸、煮等方法进行炮制后,其毒性却大大降低;延胡索用醋炒后,则增强了其镇痛作用的效果。再如在采收药材时,强调原产地和采收季节等。你能否应用所学的知识对之进行阐述?

第2节 天然药物化学发展简史

国外文献一般记载,从天然药物中分离其中所含有机化学成分,始于瑞典药师、化学家舍勒(K. W. Schelle)于1769年将酒石(酒石酸氢钾)转化为钙盐,再用硫酸分解成酒石酸。后来,舍勒又用类似方法从天然药物中得到了苯甲酸(1775年)、乳酸(1780年)、苹果酸(1785年)、没食子酸(1786年)等有机酸类。但古代中国早在这之前就有了明确记载。例如,明代李梴的《医学入门》(1575年)中记载了用发酵法从五倍子中得到没食子酸的过程。书中谓"五倍子粗粉,并矾、曲和匀,如作酒曲样入瓷器遮不见风,候生白取出"。这里的"生白"为没食子酸生成之意。《本草纲目》(1596年)详细记载了用升华法等制备、纯化樟脑的过程,而欧洲直至18世纪下半叶才提出樟脑纯品。可见,古代中国的医药化学与其他自然科学一样,在世界上居于领先地位,故有"医药化学源于中国"的高度评价,这是作为后人的我们应当引以为豪的。

科学技术的进步加快了天然药物化学的发展。过去,一个天然化合物从天然药物中分离、纯化,到结构确定、人工合成需要很长的时间。1804~1806年,法国药师Derosne和德国药师Sertuner自鸦片中分离出吗啡,1925年阐明其化学结构,1952年全合成成功,总共花费约150年的时间。而利血平(reserpine)从发现、确定结构,到人工全合成,只用了几年时间(1952~1956年)。近30年来,由于各种色谱技术及谱学技术的进步及广泛应用,天然药物化学的发展取得了显著的进步,研究水平和速度大大提高。许多过去不敢涉足的领域,如机体内源性生理活性物质,微量、水溶性、不稳定的成分以及大分子物质都已提到了研究日程。以生物碱为例,1952~1962年发现的新生物碱的数目(1107)就已超过了在此之前100年中发现的总数(950),而1962~1972年发现的新生物碱数(3443)又比前10年超出了2倍之多。目前生物碱类成分总数已达1万多个。

经典结构测定,用化学降解或制成适当衍生物进行比较才有可能予以确认,经历的时间长。现在,由于质谱与核磁共振技术的应用,特别是近年来发展起来的核磁共振二维和三维技术,以及质谱中的快原子轰击(fast atom bombardment,FAB)技术、二次离子质谱(secondary ion mass spectrometry,SIMS)技术、场解析质谱(field desorption-MS,FD-MS)等,结合紫外与红外光谱往往能很快地确定分子量在1000以下的化合物的结构。如果配合一些必要的化学转化或降解反应则准确度更高,能测定的化合物分子量更大。例如,像沙海葵毒素(palytoxin,PTX)那样复杂的结构,也能运用上述波谱技术配合一些降解反应,在较短的时间内就可以确定。

20世纪50年代先后从印度萝芙木中获得降压成分利血平,从长春花中获得抗癌活性成分长春碱和长春新碱,这引起了国际科学界对民间植物药和植物成分研究的重新重视。迄今,已对300余种中药进行较系统的化学成分、药理作用研究,发现了600余种有生物活性的单体化合物,其中近100种已开发成为新药而广泛应用于临床。例如,①作用于中枢神经的药物:山莨菪碱(anisodamine)、樟柳碱(anisodine);②作用于免疫系统的药物:灵芝多糖(ganoderma lucidum polysaccharide)、雷公藤甲素(triptolide);③作用于心、脑血管药物:丹参酚酸 A(salvianolic acid A)、丹参酚酸 B(salvianolic acid B)、丹参酚酸 C(salvianolic acid C)、芹菜甲素(apigenin A)、蝙蝠葛碱(dauricine);④作用于肝脏的药物:五味子丙素(wuweizisu C);⑤抗疟疾药:青蒿素(artemisinin);⑥抗癌药:高三尖杉酯碱(homoharringtonine)、紫杉醇(taxol)、羟基喜树碱(10-hydroxy-camptothecine);⑦抗生育药:天花粉蛋白(trichosanthin)、棉酚(gossypol);⑧抗老年痴呆药:人参皂苷 Rg_1 和 Rb_1。

我国有丰富的天然药物资源,在临床应用上更有丰富的经验,是一个亟待发掘、整理、提高的巨大宝库。运用近代化学方法研究天然药物,始于 20 世纪 20 年代。新中国成立前,因受到整个国家经济实力及科学技术综合发展水平等条件的限制,天然药物化学研究基本上没有什么突破,更没有建立起天然药物化学制药工业。临床应用的麻黄碱等药物只能依赖进口,但含麻黄碱的中药麻黄等药材资源却大量出口。新中国成立后,根据我国植物资源丰富的特点,陆续生产了麻黄碱、芸香苷(芦丁,rutin)、洋地黄毒苷(digitoxin)、咖啡因(caffeine)、小檗碱、西地兰(cedilanidid D)等十几种天然化学药物,甾体激素类药物的原料——薯蓣皂苷元的工业生产及其资源开发研究更取得了巨大的成就,不仅保证了国内需要,还有大量出口。

近年来我国广泛应用现代设备及新技术,大大加快了天然药物研究的步伐。20 世纪 80 年代(1980~1989)从天然药物研究中发现新的天然化合物已有八百多个,90 年代每年研究发现一百多个新的天然化合物。我国科学家通过中草药的研究阐明了许多中草药的有效成分,发明了一批新药。据 1981 年的统计资料表明新中国成立以来共研制新药 104 种,其中来自植物、动物有效成分及成分结构改造的有 61 种,占新药总数的 58.7%。创制的新药 64 种中,有 18 种是中草药中新发现的有效成分。另有些新药是中草药有效成分的衍生物,如青蒿素甲醚、丹参酮ⅡA 磺酸钠盐、β-甲基地高辛、溴化异丙东莨菪碱等。我国已发现含量极微的美登素类抗癌物质,并进行了结构研究。我国天然药物化学研究已逐步转向微量的、有生物活性的与有应用前景化合物的研究,许多研究工作的水平已接近或达到世界先进水平。

近几十年来,对外开放政策的贯彻执行,大大地推动了我国科学界与国外同行间的学术交流。天然药物化学则是在药学及化学领域中与国外人员交往最为频繁、学术交流最为活跃的一个学科。这些交流对提高我国天然药物化学的研究水平,促进研究队伍的成长起着重要作用。随着国家经济实力增强,HPLC(高效液相色谱)、GC(气相色谱)、MS(质谱)、NMR(核磁共振谱)等一批现代分离分析设备以及新材料、新试剂、新技术的引进也为天然药物化学研究工作的开展奠定了必要的物质基础。这必将加快我国天然药物化学研究工作的步伐,提高研究水平,使天然药物为人类的健康事业做出更大的贡献。

第3节 天然药物中各类化学成分简介

天然药物的化学成分极为复杂,往往一种中草药就含有许多种化学成分。但并非所有的成分都有生物活性。通常把具有生理活性,能用分子式和结构式表示,并具有一定的物理常数(如熔点、沸点、旋光度、溶解度等)的单体化合物,称为有效成分。一般对尚未提纯为单体化合物而含有效成分的混合物,称为有效部分或有效部位。而与有效成分共存的其他化学成分,则视为无效成分。现把中草药中所普遍含有的,本书未列入专章介绍的各类成分、理化性质简述如下。

一、有 机 酸

有机酸是指含羧基(—COOH)的酸性有机化合物,它广泛地存在于植物界。有机酸在植物体中游离存在的不多,一般都与钾、钙、镁等金属离子或生物碱结合成盐;或与甘油结合成酯;或与高级一元醇结合成蜡。一般低级脂肪酸易溶于水、乙醇等,难溶于有机溶剂;高级脂肪酸及芳香酸较易溶于有机溶剂而难溶于水。在含有机酸的提取液中加入乙酸铅、碱式乙酸铅或氢氧化钙,常可产生铅盐或钙盐的沉淀。

某些有机酸具有一定的生理活性,如水杨酸具有解热止痛作用;L-抗坏血酸(维生素 C)是人体必不可少的成分,广泛存在于蔬菜和水果中;3,7,11-三甲基十二烷酸能完全抑制人体内胆甾醇的合成,是一种有希望的防治动脉硬化的药物;氯原酸具有广泛的抗菌作用但在体内能被蛋白质灭活,并具有抗病毒、抗诱变剂和抗肿瘤活性的特点,其反式异构体可作为昆虫卵刺激剂,并对幼虫生长有限制作用。

二、氨基酸、蛋白质和酶

(一) 氨基酸

氨基酸根据分子中氨基与羧基的相对位置,可分为 α、β、γ……ω 氨基酸。根据氨基酸的来源可分为蛋白质氨基酸和天然氨基酸,前者有 20 多种,后者目前已发现 300 余种。按照其氨基、羧基数量及酸碱性,可分为中性氨基酸、碱性氨基酸和酸性氨基酸。

氨基酸为无色结晶,大部分溶于水,难溶于乙醚、苯、石油醚等有机溶剂。熔点为 200~300℃。因具有两性的性质,能成内盐,在等电点时,氨基酸在水中溶解度最小,因此可用调节等电点的方法对氨基酸进行分离和提纯。如地黄、板蓝根含精氨酸;黎豆含用于治疗帕金森病的 L-3,4-二羟基苯丙氨酸(L-多巴);海人草中的海人草酸、使君子中的使君子氨酸、南瓜子中的南瓜子氨酸都有驱虫作用;田七中的田七氨酸有止血、收缩血管和抑制由肾上腺诱导的脂肪分解作用。天冬、棉根皮中提出的天冬素(天门冬酰胺)有较好的镇咳作用,海带和褐藻中的昆布氨基酸有降血压的作用。

南瓜子氨酸 使君子氨酸 α-海人草酸

昆布氨酸 天门冬酰胺

(二) 蛋白质和酶类

蛋白质是由 α-氨基酸通过肽键结合而成的一类高分子化合物,是生物体内一切组织的基本组成部分。由 100 个以上的氨基酸结合时,通常称为蛋白质,低于 100 个氨基酸单位时,常称为多肽。氨基酸分子中大多含不对称碳原子,故均具有光学活性,其旋光几乎都呈左旋。

蛋白质具有胶体性质,不透过半透膜。在水溶液中,蛋白质可被乙醇、硫酸铵或氯化钠的浓溶液沉淀,所沉淀出的蛋白质还可溶于水。当蛋白质加热至一定温度时(煮沸)或与强无机酸或碱作用时,产生不可逆的沉淀反应,称为蛋白质的变性作用,沉淀的蛋白质称为变性蛋白质。变性蛋白质的溶解度、对酶反应的敏感性、生物活性以及分子的构型等都有改变。

蛋白质可与重金属盐类如氯化高汞、硫酸铜、乙酸铅等,酸性沉淀试剂如三氯乙酸、苦味酸、鞣酸、硅钨酸等产生沉淀。

天花粉蛋白质有引产作用,临床肌注用于中期妊娠引产,并用以治疗恶性葡萄胎和绒癌,近期研究表明,天花粉蛋白还具有较好的抗病毒活性,对艾滋病毒具有抑制作用。牛黄中含有降压作用的蛋白质成分;多花紫茉莉中含有抗肉瘤-180 的蛋白质;苦瓜中含的胰岛素(多肽)具有显著的降血糖作用,临床上用来治疗糖尿病。

> **链接**
> 苦瓜种子中的一种凝集素(苦瓜酱)已被证明具有抑制生育、致流产和胚胎毒性的特性。该凝集素为 α-苦瓜蛋白和 β-苦瓜蛋白,这是一种单链糖蛋白,它可引起人类的中期流产。

酶是一类具有催化效能的蛋白质。其催化效能很高,同时具有很高的专一性,包括立体异构的专一性。如麦芽糖酶可水解 α-苷键,但对 β-苷键无效。在植物中含的苷类往往与某种特殊的酶共存在同一组织不同细胞中,当细胞破裂,酶与苷接触,在温度和湿度适当的情况下,可立即使苷水解。

三、鞣　质

鞣质又称单宁,是存在于植物界中的一类结构比较复杂的多元酚类化合物,能与蛋白质结合形成不溶于水的沉淀。鞣质具有收敛性,内服可用于治疗肠炎和水泻,外用于创伤、烧伤的创面,可使表面渗出物中的蛋白质凝固,形成痂膜,保护创面,防止细菌感染。某些鞣质具有抗肿瘤的作用;贯众鞣质对多种流感病毒均有较强的抑制作用;鞣质具有强还原性,在生物体内可清除超氧自由基,达到延缓衰老的作用。鞣质分为可水解鞣质、缩合鞣质和新型鞣质三大类。

(一) 可水解鞣质

可水解鞣质是由酚酸和多元醇通过苷键或酯键连接而成的化合物,易被酸、碱或酶催化水解。根据水解后产生酚酸的种类将可水解鞣质分为没食子酸鞣质和鞣花酸鞣质两类。

1. 没食子酸鞣质　水解后产生没食子酸、糖或没食子酸的缩合物,常见有间-双没食子酸、对-双没食子酸等。例如,五倍子鞣质主要由 6~8 个分子没食子酸和 1 分子 β-D 葡萄糖缩合而成。大黄中至少含有四种不同结构的鞣质成分,其中之一为没食子酰葡萄糖,即没食子酸与葡萄糖结合而成,水解后产生一分子没食子酸、一分子葡萄糖。

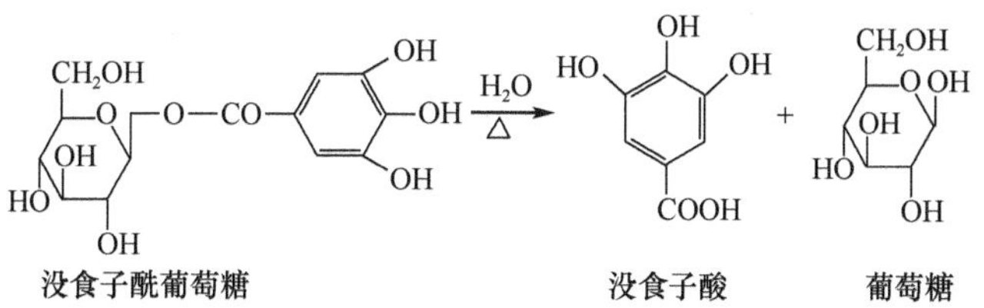

没食子酰葡萄糖　　　没食子酸　　葡萄糖

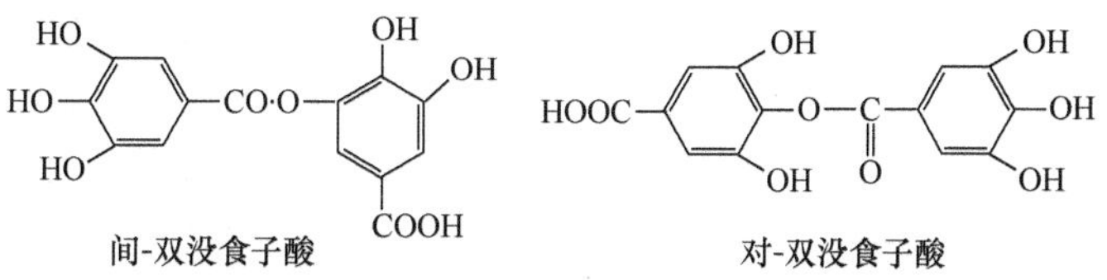

间-双没食子酸　　　　对-双没食子酸

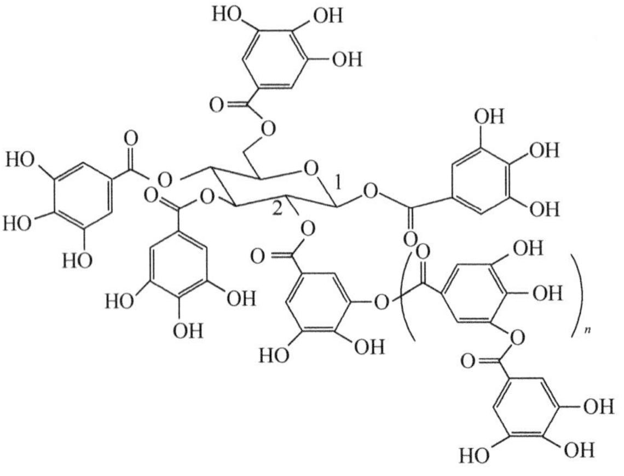

五倍子鞣质

2. 鞣花酸鞣质 水解后产生鞣花酸(逆没食子酸)和糖或兼有没食子酸和糖。但有些鞣花酸鞣质的原始结构中并无鞣花酸存在,其鞣花酸是由鞣质水解产生的黄没食子酸或六羟基联苯二甲酸失水转化而来。

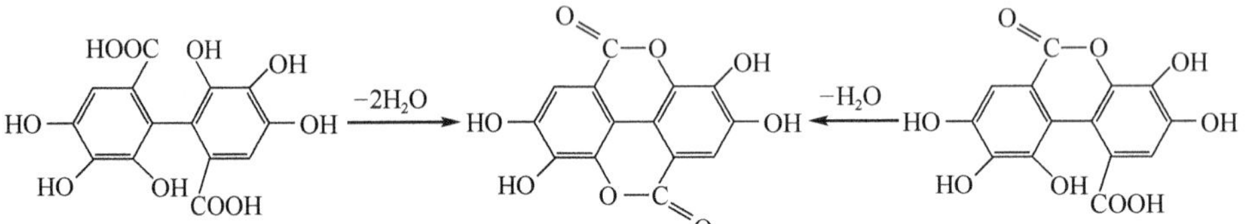

六羟基联苯二甲酸 $\xrightarrow{-2H_2O}$ 鞣花酸 $\xleftarrow{-H_2O}$ 黄没食子酸

中药诃子中的鞣质也是一种混合鞣质。诃子鞣质和诃子酸为混合鞣质的主要成分。诃子鞣质水解后可产生1分子黄没食子酸和2分子葡萄糖,黄没食子酸脱水即生成鞣花酸。

(二) 缩合鞣质

儿茶素是苯核之间以碳碳键相连缩合而成的,不能被水解。其水溶液与空气接触或久置能进一步缩合成大分子不溶于水的产物鞣红(tannis reds)。茶叶的水溶液久置形成红棕色,切开的桃、苹果等放置后变成红棕色就是形成了鞣红。

黄烷-3醇是组成缩合鞣质最重要的单元。其中最常见的是儿茶素,根据其2、3位基团的构型不同可分以下几种化合物:

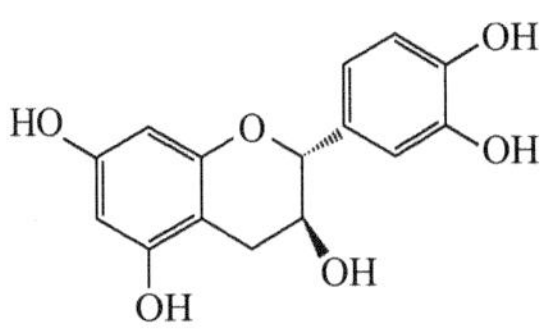

(+)-儿茶素(2R,3S)   (−)-表儿茶素(2R,3R)

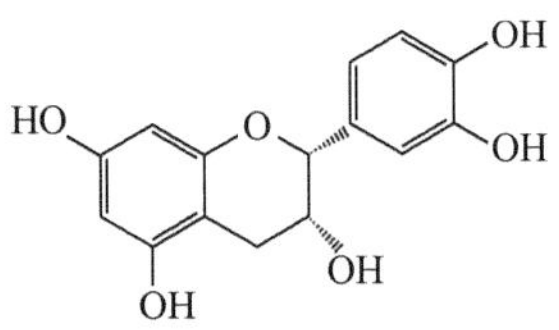

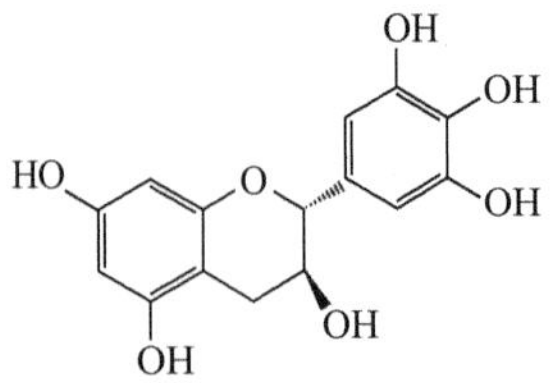

(+)-棓儿茶素(2R,3S)   (−)-表棓儿茶素(2R,3R)

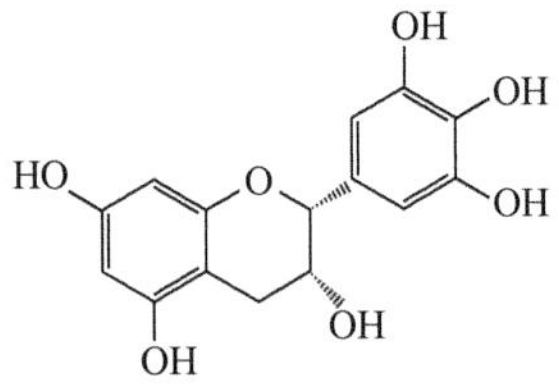

缩合鞣质按其聚合度分为二聚体、三聚体……六聚体等。儿茶素及其二聚体不具有鞣质的

性质,只有三聚体以上才具有典型鞣质性质。例如,肉桂鞣质是从肉桂树皮中分离出的多种缩合鞣质,属儿茶素型和表儿茶素型及其二聚体、三聚体……六聚体。

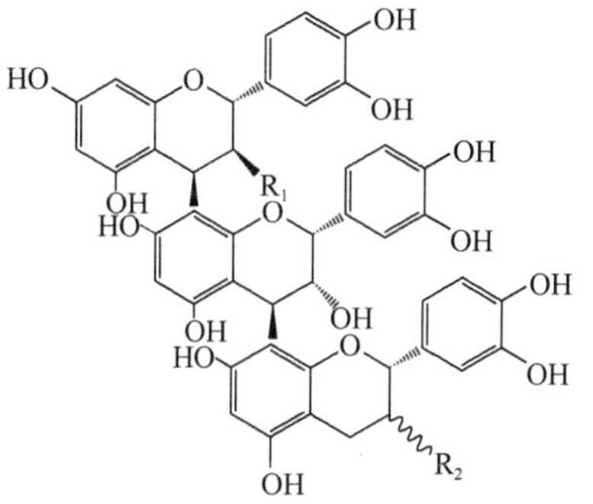

肉桂鞣质 A_1 $R_1=R_2=\alpha$-OH
肉桂鞣质 G_1 $R_1=R_2=\beta$-OH

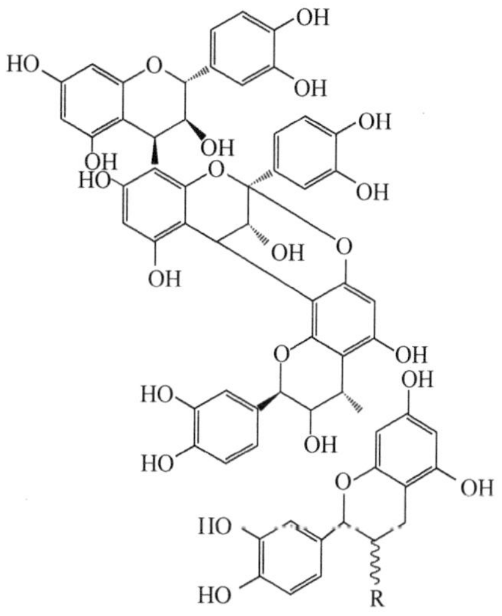

肉桂鞣质 B_2 $R=\beta$-OH
肉桂鞣质 D_1 $R=\alpha$-OH

> **链接**
>
> 绿茶提取物含有多酚,是酪氨酸酶很强的抑制剂,其中最具活性的成分包括:表儿茶素-3-O-没食子酸盐(epicatechin-3-O-gallate,ECG),棓儿茶素-3-O-没食子酸盐(gallocatechin-3-O-gallate,GCG)以及表棓儿茶素-3-O-没食子酸盐(epigallocatechin-3-O-gallate,EGCG)。研究表明,GCG 是酪氨酸酶的竞争抑制剂,会与酪氨酸竞争作用在酪氨酸酶的活性部位。此外,可有效地抑制成熟的黑素颗粒从黑素细胞到角质细胞的传递,从而达到抑制黑素的目的,起到美白祛斑作用。

(三) 新型鞣质

除上述可水解鞣质和缩合鞣质外,还有一类兼有二者结构和性质的鞣质,称为新型鞣质。例如,从壳斗科植物蒙古栎中分离出的蒙栎鞣宁,是以链状葡萄糖为中心,既连有可水解鞣质典型结构的六羟基联苯二甲酸,又连有缩合鞣质结构的二聚儿茶素的结构,此外还有黄酮-鞣花酸鞣质。

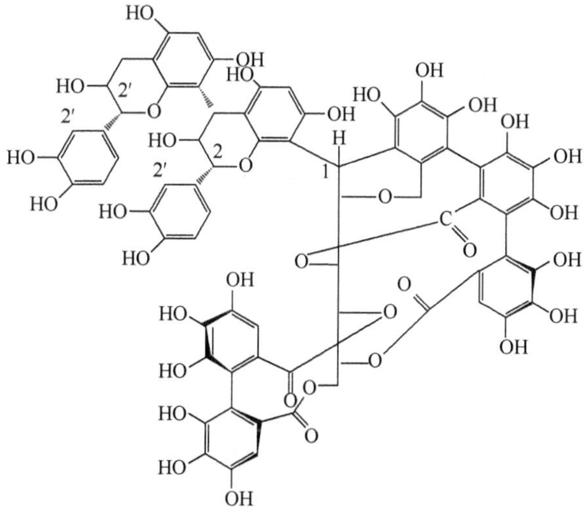

蒙栎鞣宁

鞣质大多为无定形粉末，可溶于水、乙醇、丙酮、乙酸乙酯等极性较大的溶剂，也可溶于乙醚和乙醇的混合溶剂中，不溶于极性较小的有机溶剂如乙醚、氯仿、苯、石油醚等。鞣质的水溶液经长时间放置，因氧化或缩合作用产生不溶于水的沉淀。鞣质可与生物碱、重金属盐类的水溶液作用产生沉淀。可水解鞣质与缩合鞣质的区别方法见表1-1。

表1-1 可水解鞣质与缩合鞣质的区别方法

试剂	可水解鞣质	缩合鞣质
三氯化铁试液	蓝色或蓝黑色	绿色或黑绿色
饱和溴水	无沉淀	黄棕色沉淀
稀硫酸及甲醛	无沉淀	黄棕色沉淀
新制石灰水	青灰色沉淀	黄棕色或红棕色沉淀

用表1-1区别鞣质类型的方法只是初步的，在植物中常同时存在可水解鞣质和缩合鞣质，只有当分离得到单体测定结构后方能确定其类型。

提取鞣质常采用乙醇-乙醚（1∶4）、丙酮-水（1∶1）为溶剂，对于含水的新鲜植物可适当提高丙酮的浓度，工业上采用水为提取溶剂，含鞣质的水溶液通过喷雾干燥而得到粗鞣质。提取鞣质应避免使用铁、铜等金属容器，特别是能使鞣质变色的铁离子。鞣质的分离、纯化可采取萃取法，将含鞣质的水溶液先用乙醚等低极性的溶剂萃取除去低极性成分，再用乙酸乙酯提取可得到较纯的鞣质。也可将碳酸铅和碳酸铜分批加入含鞣质的水溶液，沉淀物用水洗净后悬浮于水中，通入硫化氢气体，滤除金属硫化物沉淀，然后再用乙酸乙酯萃取，萃取液脱水处理减压浓缩得粗鞣质。也可将鞣质粗品溶于乙醇和乙酸乙酯中，逐渐加入乙醚，鞣质即可沉淀析出。或可采用葡聚糖凝胶Sephadex LH-20柱层析或高效液相层析进行分离。根据鞣质性质，应用上述提取分离的方法可除去复方制剂中的鞣质。

> **课堂互动**
>
> 用三氯化铁试液检查水提取或醇提取供试液呈阳性反应，说明供试液中含有鞣质类成分，也可能含有其他不是鞣质类的成分。请说出可能的其他类成分，并解释原因。

四、树　　脂

树脂是一类化学组成较复杂的混合物，常与挥发油、树胶、有机酸等成分混合存在。与挥发油混合存在的称为油树脂，如松油脂；与树胶混合存在的称为胶树脂，如阿魏；与有机酸共存的称为香树脂，如安息香树脂；与糖结合成苷的树脂称为糖树脂，如牵牛子脂；不含或含少量其他成分的树脂称为单树脂，如血竭。

树脂为无定形有光泽的固体或非晶性块状物，质脆易碎，受热则软化熔融，燃烧时产生浓烟。树脂不溶于水，可溶于乙醇、乙醚、丙酮、氯仿等有机溶剂，能部分或全部溶于碱性溶液中，加酸酸化又会沉淀析出。

树脂按其化学组成可分为树脂酸类、树脂醇类、树脂酯类和树脂烃类。

（一）树脂酸类

在植物体中，树脂酸类有呈游离态者，也有呈酸酐脱水状态或与醇结合成酯，主要为二萜酸类、三萜酸类及其衍生物，具有酸性。如松香酸、α-乳香酸。

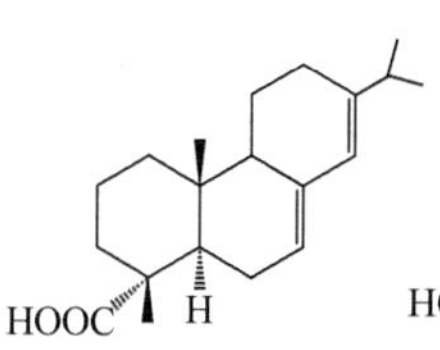

(一)-松香酸 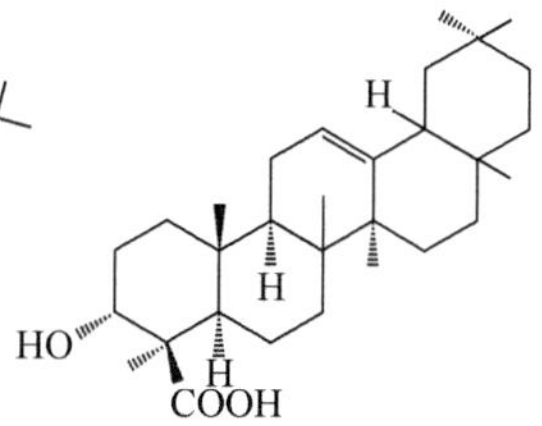　　α-乳香酸

(二) 树脂醇类

树脂醇类分为树脂醇与树脂鞣酚两类。树脂醇遇三氯化铁不显色,如琥珀中所含琥珀脂醇。树脂鞣酚具有鞣质性质,遇三氯化铁呈现似鞣质的颜色,如芦荟含有树脂鞣酚与桂皮酸缩合的酯,阿魏中含的阿魏树脂鞣酚。

(三) 树脂酯类

树脂酯类是树脂醇或树脂鞣酚与芳香酸(苯甲酸、桂皮酸、水杨酸等)或树脂酸缩合而成的酯,当与氢氧化钾的醇溶液共煮则发生皂化。

(四) 树脂烃类

树脂烃类是一类结构复杂的中性化合物。它们无特殊化学性质,不能形成酯或盐,不溶于氢氧化钠(钾)溶液中,不被碱液所分解,与大多数化学试剂也不起反应。

提取分离树脂类的方法:将树脂置挥发油测定器中蒸馏出挥发油后,残渣用乙醚提取,醚液含树胶,醚液用 1% Na_2CO_3、0.1% NaOH 及 1% NaOH 溶液依次提取。各碱液分别加盐酸酸化,即得各种游离树脂酸。经碱液处理后的醚液蒸干,残渣含有树脂酯类及树脂烃,用氢氧化钾的醇溶液皂化后,酯即分解产生树脂酸的钾盐及树脂醇,再用乙醚萃取,乙醚萃取的树脂醇、树脂烃可用氧化铝柱层析及有机溶剂洗脱而得到分离。

五、油脂和甾醇

(一) 油脂

油脂是高级脂肪酸(多为不饱和)的甘油酯,主要是甘油三酯。油脂比水轻,不溶于水,易溶于乙醚、氯仿、苯、石油醚和热乙醇中。油脂没有挥发性,滴在纸上可留下永久性油迹。含油脂较多的药材可以用压榨法,少量油脂可用有机溶剂如石油醚、苯等提出。如蓖麻油(主含蓖麻油酸的甘油酯)为泻下剂;大风子油(主含大风子酸和次大风酸的甘油酯)衍生物用以治疗麻风病;薏苡仁酯对艾氏腹水癌有抑制作用。

淡水中的动植物脂肪中含有丰富的不饱和的 C_{16} 与 C_{18} 酸,含较少量的 C_{20} 和 C_{22} 酸。盐水中的动植物脂肪中不饱和的 C_{16} 与 C_{18} 酸的含量较少,而不饱和 C_{20} 与 C_{22} 酸,尤其是 C_{22} 酸的含量较淡水生物高。例如,海产鱼类脂肪油中,存在具有多种生物活性的二十碳五烯酸(EPA)和二十二碳六烯酸(DHA),含量均比淡水鱼类高。

> **链接**
>
> EPA 为全顺-5,8,11,14,17-二十碳五烯酸,DHA 为全顺-4,7,10,13,16,19-二十碳六烯酸,两者的生理功能相同,常共存。它们主要存在于海洋鱼类的鱼油中,尤以沙丁鱼的含量为高,中华鳖(甲鱼)的体内含量也较高。不饱和脂肪酸具有预防心血管疾病、增强脑神经机能、抑制肿瘤和抗衰老等生理功能。EPA 和 DHA 具有抑制血栓形成和扩张血管作用,可有效地预防和治疗冠心病。现已有多种制剂用于临床。

> **课堂互动**
>
> 不饱和脂肪酸具有上述重要的功能,如过量食用是否会对人体产生危害?

(二) 甾醇类

谷甾醇、豆甾醇、菠菜甾醇、脱皮甾醇等甾醇类统称植物甾醇,为植物细胞的重要组分,多和高级脂肪酸成酯或以游离状态存在。游离的植物甾醇都有较好的结晶形状和熔点,易溶于氯仿、乙醚等有机溶剂,难溶于水,其苷则能溶于醇。

在动物油脂中甾醇主要是胆甾醇。

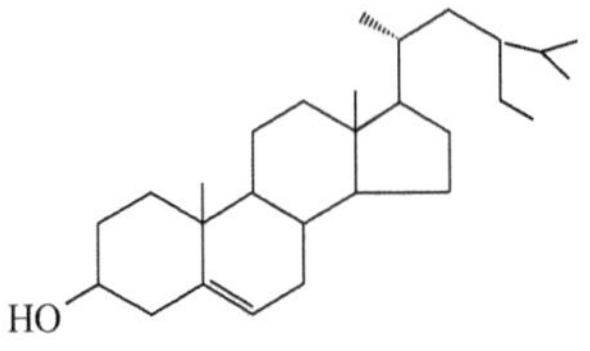

β-谷甾醇 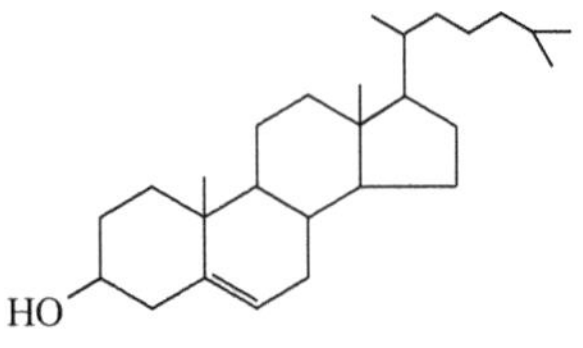   胆甾醇

六、植物色素

植物色素是指分布于植物界的有色物质。根据它们的溶解性可以分为脂溶性色素和水溶性色素两大类。水溶性色素主要是黄酮类、花色素、蒽醌等成分;脂溶性色素主要包括叶绿素、多萜烯色素类等。

叶绿素分布很广,存在于所有的绿色植物中。叶绿素由甲、乙两种组成,二者的比值为3∶1。叶绿素甲和叶绿素乙均为蓝黑色蜡状结晶,甲的乙醇溶液呈蓝绿色,具深红色荧光;乙则呈黄绿色,具红色荧光。叶绿素的基本骨架是由四个吡咯以四个次甲基连接成环状称为卟啉类型的吡咯系统。叶绿素中有两个羧基,均已酯化,其中一个和甲醇酯化,另一个和植物醇酯化。

多萜烯色素是由4~8个异戊二烯分子所组成的色素类。主要为叶黄素类(含叶黄素、玉米黄素、隐黄素、紫菜黄素、新黄素等)和α-、β-、γ-、δ-四种胡萝卜素。它们除伴同叶绿素存在于植物叶片中,也存在于果实、黄色花冠及地下部分(胡萝卜)。

叶绿素和多萜烯色素均不溶于水,可溶于石油醚、乙醚、苯、二硫化碳和氯仿等有机溶剂中;叶绿素和叶黄素能溶于乙醇;胡萝卜素难溶于乙醇或甲醇,但溶于脂肪油中。叶绿素在碱液中水解可生成水溶性钾盐或钠盐。

叶绿素用于治疗皮肤的创伤、溃疡和烧伤等,也可用于防治贫血、微生物感染、尿石症、白细胞减少症及口腔疾病。叶绿素水解可制备植物醇。胡萝卜素是维生素A原,在体内可转变为维生素A,可用于防治维生素A的缺乏症。

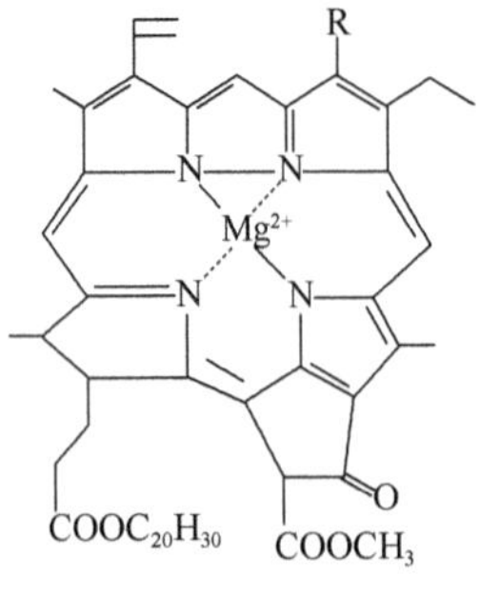

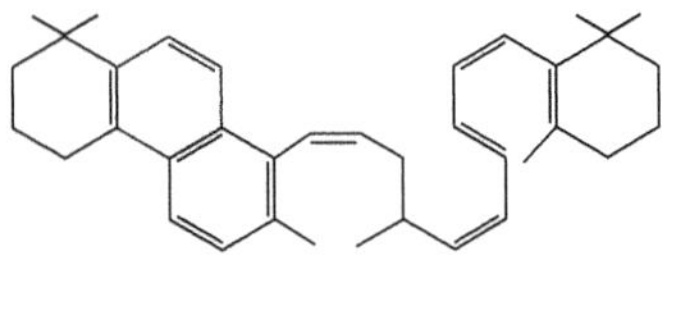

β-胡萝卜烯

R=CH₃ 叶绿素(甲)
R=CHO 叶绿素(乙)

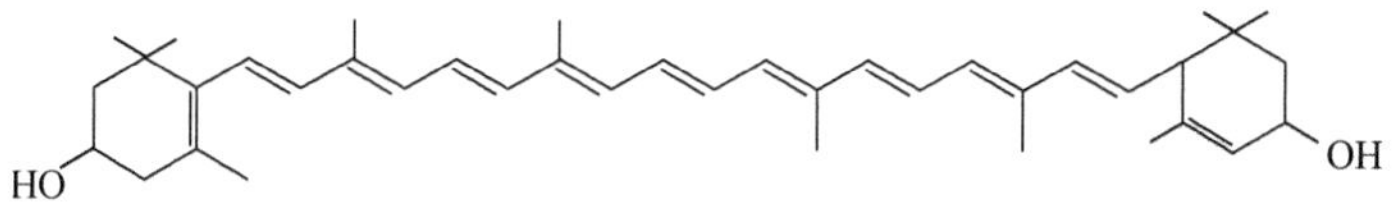

叶黄素

小 结

天然药物又称中草药,来自植物、动物、海洋生物、矿物,以植物来源为主,是药物的一个重要组成成分。

学习天然药物化学的目的和意义:①促进天然药物的开发和利用。天然药物有效成分分离后,可根据有效成分的理化性质、鉴定方法、化学结构,开辟和扩大天然药物资源;提取制药原料和中间体;对天然化合物进行化学合成或结构改造,创制新药。②提高和控制天然药物及制剂质量。如果从天然药物中分离出有效成分作为质量检查的对照品,对药材和制剂进行定性、定量测定,可以有效地控制药品质量和确保临床疗效。③探索天然药物治疗的原理。从天然药物中分离出有效成分,有利于进一步探讨其作用原理、结构与疗效、毒性之间的关系,以及其在人体内的吸收、分布、代谢等过程,从而可以达到用现代药理学表述天然药物功效的目的。

天然药物的化学成分极为复杂,通常把具有生理活性者称为有效成分,与有效成分共存的无明显生理活性者视为无效成分。而有效成分与无效成分的划分不是绝对的,随着科学的不断发展,过去认为是无效成分的,现在发现了它们的活性,应视为有效成分。

目标检测

一、名词解释
1. 有效成分　2. 有效部位

二、填空题
1. 天然药物化学是_____学科。
2. 学习天然药物化学的目的可概括为_____、_____和_____三方面。

三、选择题

(一) A 型题(单项选择题)
1.《本草纲目》(1596年)记载了世界上最早用升华法制取的有效成分是( )
   A. 大黄素　　　B. 苯甲酸
   C. 咖啡因　　　D. 樟脑
   E. 麻黄碱
2. 据1981年统计,新中国成立以来共研制新药( )种
   A. 104　　　　B. 240
   C. 4000　　　D. 64
   E. 195

(二) B 型题(配伍选择题)
[3~6题共用备选答案]
   A. 麻黄碱、硫酸阿托品、可待因
   B. 有效成分

   C. 蚕沙(家蚕的粪便)
   D. 葡萄种子

3. 可与鞣质相结合而形成沉淀的是( )
4. 用来提取原花色素苷类成分的是( )
5. 用来提取叶绿素酮钠(用量很大的食用叶绿素)的是( )
6. 具有生理活性,能用分子式和结构式表示并具有一定的物理常数(如熔点、沸点、旋光度、溶解度等)的单体化合物是( )

(三) X 型题(多项选择题)
7. 影响中药材质量的主要因素有( )
   A. 品种　　　　B. 产地
   C. 采收季节　　D. 储存条件
   E. 加工方法
8. 天然药物可能以哪些形式入药( )
   A. 原生药　　　B. 粗提取物
   C. 有效成分　　D. 单味或复方
   E. 有效部位

四、简答题
1. 天然药物化学研究的内容是什么?从研究的内容中能否为我们从事天然药物的研究指出研究方向,举例说明。
2. 研究天然药物中的有效成分的意义是什么?

3. 简述天然药物化学发展史。
4. 树脂分几类？如何从含极性成分的提取液中和含非极性成分的提取液中除去树脂？
5. 鞣质分几类？如何区别可水解鞣质和缩合鞣质？
6. 植物色素根据什么性质分类？

五、综合应用题

1. 酿酒时，不慎在醇中混有少量的铁离子使醇呈现黄色，能否用所学的知识将铁离子去掉？（要求方法简单、经济、实用）
2. 葛根为豆科植物野葛的干燥根，具有解肌退热、生津、透疹、升阳止泻等功能，含有异黄酮类、三萜类、芳香类等活性成分。其中异黄酮类化合物（葛根素、大豆素、大豆苷）是葛根的主要化学成分，此外，尚含淀粉、纤维素等其他成分。现设计提取、分离工艺如图所示，试根据各成分的溶解性，预计各成分可能出现在哪个部位。
①淀粉　②纤维素　③三萜类　④芳香类
⑤异黄酮类　⑥无机盐

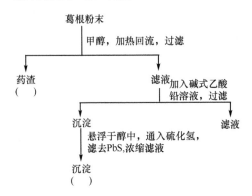

（杨宏健）

第 2 章　天然药物化学成分的提取分离与鉴定

学习目标

1. 掌握天然药物化学成分的溶剂提取法与水蒸气蒸馏法的原理、操作及特点。
2. 掌握两相溶剂萃取法及各种色谱技术的原理及操作方法。
3. 理解天然药物化学成分其他分离技术的原理及方法。
4. 理解天然药物中化学成分结构测定的基本步骤。
5. 了解用波谱法测定天然药物化学成分结构的一般方法。

案例 2-1

20世纪之前从植物中分离出来的单体化合物只有吗啡、可卡因、奎宁、烟碱、咖啡因、吐根碱、秋水仙碱、可待因、阿托品和毒扁豆碱等十几种,而今,小檗碱、青蒿素、麻黄碱、三尖杉碱、长春新碱、紫杉醇、石杉碱、喜树碱、芦丁、葛根素、延胡索乙素、川芎嗪、人参皂苷 Rg_3、五味子素、雷公藤甲素、山莨菪碱、黄芩苷、银杏内酯、水飞蓟素等一大批活性单体化合物已在临床广泛应用,每年从天然药物中提取分离的新化合物更是举不胜举,具有全新骨架的天然化合物也层出不穷,可以说,天然药物化学研究已进入了跃进式发展阶段。

问题:
1. 天然药物化学快速发展需要哪些技术支撑?
2. 活性成分的提取、分离有哪些方法?依据是什么?
3. 活性成分的结构是如何鉴定出来的?

有效成分或生物活性化合物的提取、分离是确定天然产物的化学结构、理化性质及生物活性的前提,在天然药物化学研究中占有重要地位。值得一提的是,在进行天然产物的提取分离前,应重视所用原材料品种的鉴定及来源,并系统查阅文献,充分了解前人在同种或同属植物中所获得的化学成分,对选择适当的提取分离方法及化合物的结构解析等均能提供重要启示,起到事半功倍的效果。对于首次研究的品种,则应进行系统预试验,在大致了解化学成分类型的基础上,设计出合理的提取分离流程,也可依靠经典的系统溶剂法来进行提取分离。

本章将重点介绍提取、分离的方法与技术,并对化合物结构测定的步骤、方法作一简介。

链接

传统的天然药物研究步骤是:调研→课题确定→原材料采集→原材料鉴定→提取→分离→化合物鉴定→生物活性测定。传统研究步骤的优点是能够对天然药物中的各类成分进行系统分离;缺点是研究盲目性大,不一定能分离得到活性成分,工作量大,耗资大。目前,随着生命科学的发展,在生物活性测定的基础上对天然药物活性成分进行跟踪研究已成为主流研究手段。

第 1 节　提取方法与技术

提取是进行天然药物化学成分研究的第一步,即采用适当的方法把化学成分从植物组织中抽提出来的过程。常用的提取方法有溶剂提取法、水蒸气蒸馏法、超临界流体萃取法等。

一、溶剂提取法

>   **课堂互动**
>
> 将 4 g 研碎的槐树（*Sophora japonica* L.）花蕾（槐花米）倒入 50 ml 沸水中，用玻棒搅拌，煎煮 20 分钟，趁热吸滤，滤液放置至室温。观察现象：煎煮前后水的颜色有什么变化？滤液至室温后有什么现象？如何解释这些现象？

（一）溶剂提取法的原理

溶剂提取法是在渗透、扩散作用下，根据天然药物中各类成分的溶解性能，选择对活性成分溶解度大而对无效成分溶解度小的溶剂，将所需要的活性成分从植物组织中溶解出来的方法。

（二）溶剂的选择

溶剂提取法的关键是选择适当的溶剂。溶剂选择的原则是：根据被提取成分及其共存杂质的溶解性质来选择溶剂，恰当的溶剂应对所需要的活性成分有较大的溶解度，而对共存杂质的溶解度较小。活性成分在溶剂中的溶解度大小则遵循"相似者相溶"规律，即亲脂性成分易溶于亲脂性溶剂；而亲水性成分易溶于亲水性溶剂。

常用的溶剂分为以下三类。

1. 水　水为提取中最常用的强极性溶剂。它对植物细胞有较强的穿透能力，故能够将植物组织中的水溶性成分溶出，如盐类（包括无机盐、有机酸盐、生物碱盐）、糖类、蛋白质、氨基酸、黏液质、果胶等。实际上，由于存在助溶现象，故采用水煎法也可以把脂溶性成分溶出。此外，也常采用酸水溶出碱性成分或碱水溶出酸性成分的方法。用水提取价廉、安全，但杂质较多，溶剂回收较困难。

2. 亲水性有机溶剂　此类溶剂有较大的极性，能与水以任意比例混溶。常用的有：甲醇、乙醇、丙酮等，其中乙醇最常用。乙醇对植物细胞不仅有较强的穿透能力，而且由于植物内多种成分间的相互助溶作用，所以乙醇对大多数化学成分都有较好的溶解性能。故用乙醇提出的有效成分比较全面，毒性低，价格便宜，回收方便。因此，用不同比例的乙醇提取是国内最常用的方法。一般地，提取脂溶性成分时选择 80%～95% 的乙醇；而提取水溶性成分时则选择较低浓度的乙醇。但另一方面，用乙醇提取时杂质较多，给后续的分离工作带来了一定困难，故在化学防护较好的实验条件下，选择甲醇提取则有提取完全、杂质少的优点。

3. 亲脂性有机溶剂　此类溶剂的极性较小，与水之间有较小的溶解性，较大比例混溶时往往会分层，大多数比水密度小，故在上层，水在下层（氯仿除外）。常用的溶剂有：石油醚、苯、乙醚、氯仿、乙酸乙酯、正丁醇等，这些溶剂虽然均为亲脂性有机溶剂，但极性差别较大，可以把不同极性的化学成分从植物细胞中抽提出来，如极性小的石油醚可以把极性小的脂肪油、蜡、脂溶性色素、挥发油、甾醇类、皂苷元类成分溶出；极性较大的乙酸乙酯或正丁醇则可将极性较大的苷类成分溶出。这类溶剂一般沸点低，浓缩回收方便，但易燃、毒性大、价贵、对设备要求较高，且穿透植物细胞的能力较差，因此，大量提取天然药物时，直接应用这类溶剂有一定的局限性，但在粗分时应用比较广泛。

常用溶剂的极性大小：石油醚＜苯＜无水乙醚＜氯仿＜乙酸乙酯＜正丁醇＜丙酮＜乙醇＜甲醇＜水。

（三）溶剂提取的方法

常用溶剂提取的方法有：浸渍法、渗滤法、煎煮法、回流提取法、连续回流提取法（索氏提取法）、超声提取法等。

1. 浸渍法　浸渍法是选择适当溶剂在常温或温热（60~80℃）条件下将药材浸泡一定时间，浸出有效成分的一种方法。

操作方法：根据温度条件的不同，可分为冷浸法与温浸法两种。

1）冷浸法：取药材粗粉，置适宜容器中，加入一定量的溶剂，如水、酸水、碱水或稀醇等，密闭，同时搅拌或振摇，在室温条件下浸渍1~2天或规定时间，使有效成分浸出、滤过，用力压榨残渣，合并滤液，静置滤过即得。

2）温浸法：操作方法与冷浸法基本相同，但浸渍温度一般为60~80℃，浸渍时间较短，能浸出较多的有效成分。由于温度较高，浸出液冷却后放置至室温时常析出沉淀，应滤出沉淀，沉淀若为无机盐则常弃去，若为有机物则保留以备进一步研究。

若要使药材中有效成分充分浸出，可重复操作2~3次，第2、3次浸渍的时间可以适当缩短，合并浸出液，滤过，经浓缩后可与第1次提取液合并。

适用范围：适用于有效成分遇热易破坏及含淀粉、果胶、黏液质、树胶等多糖类成分较多的药材的提取。

本法操作方便，简单易行；但提取时间长，效率低，水浸提液易霉变，必要时加入适当防腐剂。

2. 渗滤法　渗滤法是将药材粗粉置渗滤装置（图2-1）中，连续添加溶剂使其渗透过药粉，自上而下流动，浸出有效成分的一种动态浸提方法。

操作方法：操作要领分为粉碎、浸润、装筒、排气、浸渍、渗滤、收集渗滤液等步骤。先将药材打成粗粉，根据药粉性质，用一定量的溶剂润湿（至捏之成团，搓之即散），密闭放置15分钟至6小时，使药粉充分溶胀。然后取适量用相同溶剂湿润的脱脂棉垫在渗滤筒底部，注意不要堵塞出口，分次装入已润湿的药粉，每次装粉后用木锤均匀压平，力求松紧适宜，药粉装量一般以不超过渗滤筒体积的2/3为宜，药面上盖滤纸或纱布，再均匀覆盖一层清洁的细石块或玻璃片。装筒完成后，打开渗滤筒下部的出口，缓缓加入适量溶剂，使药粉间隙中的空气受压由下口排出，待气体排尽后，关闭出口。继续加溶剂使液面保持高出药面，浸渍一定时间（常为24~48小时）。接着打开出口开始渗滤，上口注意添加溶剂，控制流速，一般以1000 g药材每分钟流出1~3 ml为慢滤，3~5 ml为快滤，实验室控制在每分钟2~5ml为宜，大量生产时，可调至每小时滤出液约为渗滤容积的1/48~1/24。最后收集渗滤液，经浓缩或酸碱处理后提取目标成分，一般收集的渗滤液约为药材质量的8~10倍，或以有效成分的鉴别试验决定是否渗滤完全。

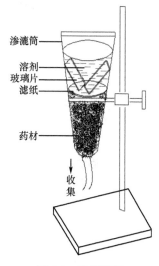

图2-1　渗滤装置

适用范围：在常温下进行，所用溶剂常为水、酸水、碱水或稀醇，适用于提取遇热易破坏的成分。根据需要可以采用单一溶剂进行渗滤，也可使用几种溶剂依次进行渗滤。

本法因能保持良好的浓度差，故提取效率高于浸渍法，是目前国内外普遍采用的提取方法之一；但提取时间长，水浸提液易霉变。

> **课堂互动**
>
> 取汉防己（*Stephania tetrandra* S. moore）根粗粉 50 g，用 0.5%（W/V）H_2SO_4 溶液浸润 15 分钟，装入渗滤筒内，加上述稀 H_2SO_4 溶液 500～600 ml 浸泡半小时后进行渗滤，渗滤速度每分钟 2～5 ml，收集滤液至滤液滴加碘化铋钾试液无反应。上述操作中应注意哪些细节？稀酸溶液可能提取出哪几类成分？

3. 煎煮法 煎煮法是将粗加工的药材加水加热煮沸，滤过去渣后取煎煮液的一种传统提取方法。

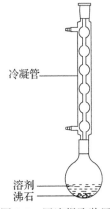

图 2-2 回流提取装置

操作方法：将药材切片、切段或研成粗粉，置适当容器（勿使用铁器）中，加水浸没药材，加热煮沸，保持微沸，煎煮一定时间后，分离煎煮液，药渣同法煎煮 2～3 次，合并煎煮液，浓缩即得。

适用范围：此法适用于有效成分能溶解于水，且对水、热稳定的天然药物成分的提取。

本法操作简单，提取效率高于冷浸法；但不宜用于主含挥发油成分及遇水、热易破坏成分的提取，含多糖类丰富的药材，因煎煮液黏稠，难以滤过，同样不宜使用。

4. 回流提取法 回流提取法是使用低沸点有机溶剂如乙醇、甲醇等加热提取天然药物有效成分的方法。为了减少溶剂挥发损失及避免有毒气体污染空气，操作时应安装回流冷凝装置。

操作方法：如图 2-2 所示回流提取装置，将药材切片、切段或研成粗粉装入圆底烧瓶内，添加溶剂至盖过药面（一般至烧瓶容积 1/2～2/3 处），接上冷凝管，通入冷却水，于水浴中加热回流一定时间，滤出提取液，药渣同法操作 2～3 次，合并滤液，回收有机溶剂后即得浓缩提取液。

适用范围：大多数对热稳定的成分均适用，常用溶剂为乙醇、甲醇、汽油等。

本法提取效率高，杂质较水提取少；但溶剂消耗量较大，操作较麻烦，对热不稳定成分不宜采用。

5. 连续回流提取法 连续回流提取法是在回流提取法的基础上改进而来，能用少量溶剂进行连续循环回流提取，充分将有效成分溶出完全的提取方法。

操作方法：实验室中常用索氏提取器（图 2-3）提取，操作时先在圆底或平底烧瓶内加入提取溶剂（一般至烧瓶容积 1/2～2/3 处），同时放入几粒沸石，以防暴沸，然后将装好药材粉末的滤纸袋或筒放入提取器中，滤纸袋或筒高度应略低于虹吸管顶部，然后进行水浴回热。溶剂受热蒸发，遇冷后变为液体回滴入提取器中，接触药材开始进行浸提，待溶剂液面高于虹吸管上端时，出现虹吸现象，浸出液流入烧瓶，溶剂在烧瓶内因热继续气化蒸发，如此不断反复循环 4～10 小时，至有效成分充分溶出，提取液回收有机溶剂即得浓缩液或提取粗品。为了防止长时间受热破坏成分，也可在提取 1～2 小时后更换新溶剂继续提取。大规模生产所用连续回流提取器的原理与索氏提取器相同。

适用范围：大多数对热稳定的成分均适用，常用溶剂为丙酮、氯仿、甲醇、乙酸乙酯等低沸点有机溶剂。

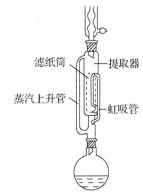

图 2-3 索氏提取器装置
1. 提取器；2. 滤纸筒（盛放药物）；3. 蒸汽上升管；4. 虹吸管

本法提取效率高,溶剂用量少;但操作较麻烦,浸出液受热时间较长,故对热不稳定成分不宜采用。

6. 超声提取法 超声提取法是一种利用超声波辅助溶剂进行提取有效成分的方法。其基本原理是利用大能量超声波的空化作用,瞬间破坏植物细胞壁,使溶剂易于渗入细胞内,同时超声波产生的强烈振动作用使药材及溶剂高速运动,加强了胞内物质的释放、扩散及溶解,加速了有效成分的浸出,显著提高了提取效率。超声波破碎过程是一个物理过程,过程中无化学反应,被浸提的有效成分结构保持不变。

操作方法:将药材粉末置于适宜容器内,加入适量溶剂,置超声提取器内,选择适当超声频率(一般为低频大功率超声)提取一定时间(一般为 10~15 分钟)即得。

适用范围:大多数成分均适用,尤其适用于遇热不稳定成分的提取。

超声提取法与传统提取法相比,具有提取时间短、提取效率高、无需加热、可避免高温高压对有效成分破坏的优点。目前,超声提取法在实验室小量样品制备中的效果很好并已经广泛应用,特别是在分析样品的处理中,其快速、高效的特点已被广泛认同。但此法对容器壁的厚薄要求较高,过去仅限实验室小规模使用,近年来,大规模生产所需的设备问题已基本得到解决。

> **链接**
> 我国研究人员针对目前在超声提取过程中存在的工程放大难题,在国家"863"和"九五"攻关项目的支持下,系统地研究了各种超声提取的特点,采用生化工程原理和技术,解决了传统超声提取中存在的工程放大难题,并获得多项专利技术。相关企业则在专利技术的基础上进一步开发了新型高效逆流循环超声提取装置。超声提取工程放大难题的解决,将大大拓宽超声提取的应用范围。

二、水蒸气蒸馏法

水蒸气蒸馏法适用于具有挥发性、能随水蒸气蒸馏而不被破坏的天然药物化学成分的提取。这些成分大多数分子量较小,与水不相混溶或仅微溶,且在约 100℃ 时有一定的蒸汽压,如挥发油,麻黄碱(ephedrine)、烟碱(nicotine)、槟榔碱(arecoline)等小分子生物碱,丹皮酚(paeonolum)等小分子酚类物质。当水加热沸腾时,该类物质一并随水蒸气带出,冷凝后能与水分层的成分(如挥发油)直接分离即可或用盐析法使水油充分分离;在水中溶解度较大的挥发性成分则可用低沸点非极性溶剂如乙醚、低沸点石油醚抽提出来。

水蒸气蒸馏装置如图 2-4 所示。该装置由水蒸气发生器、蒸馏瓶、冷凝管和接收器四部分组成。将药材粗粉装入蒸馏瓶内,加入水使药材充分浸润,体积不超过蒸馏瓶容积的 1/3,然后加热水蒸气发生器使水沸腾,产生水蒸气通入蒸馏瓶,药材中挥发性成分随水蒸气蒸馏被带出,经冷凝后,收集于接收瓶中。蒸馏过程中需对蒸馏瓶采取保温措施,以免进入蒸馏瓶的水蒸气冷凝增加蒸馏瓶内体积。蒸馏完成或中断时,应先打开三通管,使与大气压相通后,再关热源,以防液体倒吸。对于某些在水中溶解度较大的挥发性成分,馏出液可再蒸馏一次,以提高纯度。

三、超临界流体萃取法

超临界流体萃取技术(supercritical fluid extraction, SFE)是近年来发展起来的一种新的提取分离技术,是利用某种物质在超临界区域形成的流体(如 CO_2)具有特殊溶解能力的特点,对天然药物中有效成分进行萃取分离的新型技术。

某些物质处于其临界温度(T_c)和临界压力(P_c)以上时,形成一种既非液体又非气体的特殊相态,称为"超临界流体"。此状态下流体的密度、黏度、扩散系数与常温常压下的气体、液体比

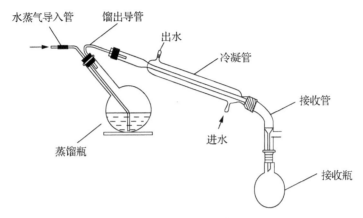

图 2-4 水蒸气蒸馏装置

较表明(表 2-1):超临界流体的密度接近液体,黏度却接近气体,说明其与液体相似,具有较强的溶解能力,可作为溶剂进行萃取,同时与液体相比,具有更强的扩散力和渗透性,更适合于提取植物成分。

表 2-1 超临界流体与常温常压下的气体、液体比较

流体	密度(kg/m^3)	黏度($Pa \cdot s$)	扩散系数(m^2/s)
气体(15~30℃)	0.6~2	$(1~3) \times 10^{-5}$	$(0.1~0.4) \times 10^{-4}$
超临界流体	$(0.4~0.9) \times 10^3$	$(3~9) \times 10^{-5}$	0.2×10^{-7}
有机溶剂(液态)	$(0.6~1.6) \times 10^3$	$(0.2~3) \times 10^{-3}$	$(0.2~2) \times 10^{-13}$

常用作超临界流体的物质有二氧化碳、氧化亚氮、乙烷、乙烯和甲苯等,由于二氧化碳具有无毒、不易燃易爆、安全、价廉、有较低的临界压力($P_c = 7.37$ MPa)和临界温度($T_c = 31.4$℃)、对大多数化合物不反应、可循环使用等优点,故最常用于天然产物的提取。

超临界 CO_2 萃取技术的原理就是控制超临界流体(CO_2)在高于临界温度和临界压力的条件下,从目标物中萃取有效成分,当恢复到常压和常温时,溶解在 CO_2 流体中的成分立即以溶于吸收液的液体状态与气态 CO_2 分开,从而达到萃取目的。

超临界 CO_2 的极性小,故特别适合于非极性或极性较小物质的提取,若要提取极性较大的成分,需要加入合适的调节剂——夹带剂,以提高超临界流体对萃取组分的选择性和溶解性,从而改善萃取效果。目前常用的夹带剂有甲醇、乙醇和水等。

由于超临界 CO_2 具有较好的溶剂特性,对于挥发性较强的成分、热敏性物质和脂溶性成分的萃取能力强,提取效率高,生产周期短,具有保持有效成分的活性且无残留溶剂等优点,因而产品质量高。目前已成功用于挥发油、生物碱、内酯类、萜类、黄酮类、醌类、皂苷类、糖类等中草药有效成分的萃取分离,除此之外,还可用于制备中成药。

例如,野菊花(*Flos Chrysanthemi* Indici)是一种常用中草药,有清热解毒、平肝明目、降血压等功效,用超临界 CO_2 萃取法与水蒸气蒸馏法提取其挥发性成分,结果水蒸气蒸馏法提取物收率为 0.32%,鉴定出 46 个化学成分;而超临界 CO_2 萃取物的收率为 3.4%,鉴定出 60 个化学成分。后者的优点显而易见:提取收率高出 10 倍以上,有效成分提取完全,不易造成有效成分的分解破坏。

除了医药工业外,超临界流体萃取技术还广泛应用于食品、香料等领域。但所用设备为高压设备,投资较大,运行成本高,给工业化带来一定的难度和限制。尽管如此,随着超临界 CO_2 萃取技术的不断发展和进一步的完善以及基础理论和应用研究的不断深入,其优越性必将进一步体现,在推动中草药萃取技术的现代化中发挥更大的作用。

第2节 分离方法与技术

用上述方法提取天然药物所得的提取液是包含多种类型成分的混合物,必须通过反复的分离、纯化处理才有可能得到单体化合物。

由于提取液一般体积较大,所含成分浓度较低,在进一步的分离精制前一般应进行浓缩处理。浓缩可通过蒸发或蒸馏来完成,实验室条件下,多采用减压蒸馏、旋转薄膜蒸发或喷雾干燥等方法,装置如图2-5、图2-6所示。浓缩过程中应尽量挥尽有机溶剂,否则可能造成后续分离工作的失败,同时应防止热敏性成分的破坏。

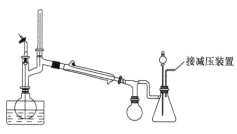

图2-5 减压蒸馏装置

浓缩液进一步分离、纯化方法的选择可根据被分离化学成分的性质而定,在分离过程中,也应仔细观察、分析化合物的性质,灵活运用多种分离技术,以达到分离的目的。常用的分离方法有:两相溶剂萃取法、系统溶剂分离法、沉淀法、结晶法、色谱法等。

一、两相溶剂萃取法

两相溶剂萃取法是分离天然药物化学成分的最常用方法之一。其基本原理是利用混合物中各种成分在两种互不相溶的溶剂中分配系数的差异而达到分离的目的。某物质在一定的温度和压力下,溶解在两种互不相溶

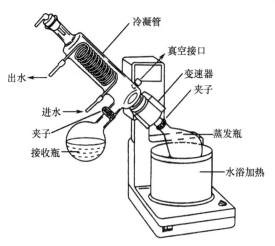

图2-6 旋转薄膜蒸发装置

的溶剂中,当达到动态平衡时,根据分配定律,该物质在两相溶剂中的浓度之比为一常数,称为分配系数(K),可用下式表示:

$$K = C_U/C_L$$

式中,K 表示分配系数;C_U 表示溶质在上层溶剂中的浓度;C_L 表示溶质在下层溶剂中的浓度。

混合物中各种成分在同一两相溶剂系统中分别有不同的分配系数,如果各种成分的分配系数差异越大,则越容易分离。分离的难易可用分离因子 β 值来表示。分离因子为两种溶质在同一溶剂系统中分配系数的比值,且 $\beta \geq 1$。可用下式表示:

$$\beta = K_A/K_B$$

式中,β 表示分离因子;K_A 表示 A 成分在该溶剂系统的分配系数;K_B 表示 B 成分在同一溶剂系统的分配系数。

一般来说,当 $\beta \geq 100$,仅需作一次简单萃取即可达到基本分离;当 $100 \geq \beta > 10$,则需萃取 10~12 次才能达到基本分离;当 $\beta \approx 1$ 时,即表示 $K_A \approx K_B$,两种成分溶解性非常接近,无法用两相溶剂萃取法达到分离目的。因此,在实际工作中,应选择 β 值较大的溶剂系统,以利于提高分离效率,也可根据 β 值选择适当的萃取方法。

> **课堂互动**
>
> 某混合物含有 A、B 两种成分,现有氯仿-水系统(甲)和正丁醇-水系统(乙),$K_{A甲} = 10$,$K_{A乙} = 5$,$K_{B甲} = 0.1$,$K_{B乙} = 10$,请问该混合物用哪个溶剂系统进行分离效果比较好?

(一) 简单萃取法

简单萃取法是两相溶剂萃取法中最简便的操作技术,是系统溶剂萃取法、逆流连续萃取法、逆流分溶法、液滴逆流分配法的基础。实验室中一般采用容积不同的分液漏斗或下口瓶来进行,工业生产中的大量萃取,多在密闭萃取缸内进行。

> **课堂互动**
>
> 取一个 100 ml 的分液漏斗,先检漏,然后加入 30 ml 蒸馏水,静置在漏斗架上或铁架合的铁环中,然后加入 20 ml 食用油,加塞,振摇,放气,再振摇,再放气……重复几次后,静置,待液体分层后,旋开旋塞,使下层液体从漏斗管流下。在旋开旋塞之前,应该使分液漏斗顶部活塞上的凹槽或小孔对准漏斗上口颈部的小孔,使之与大气相通,否则,液体由于形成负压,不能通过旋塞从下口流出。当下层液体流尽时,立即关闭旋塞,然后再从漏斗上口把上层液体倾倒出来。讨论:上层液体是何物?如果把上层液体放在锅内加热,会发生什么现象?

简单萃取法操作注意事项:

1) 首先要检漏,方法:选择大小合适的分液漏斗,在活塞上涂适量凡士林,塞后旋转数圈,注意凡士林不能堵塞气孔,关好活塞,倒入少许水,观察活塞口是否有漏水或渗水现象;然后 180° 旋转活塞,再观察活塞口是否有漏水或渗水现象;最后将分液漏斗倒置,观察上口是否有漏水或渗水现象。

2) 待萃取物一般为提取液的浓缩液,如果提取液中含有乙醇、甲醇等有机溶剂,浓缩时应挥尽有机溶剂,否则可能造成无法分层。

3) 待萃取物和溶剂总量占分液漏斗体积的 1/3~1/2,混合后要注意及时排气。

4) 萃取溶剂第一次用量一般为待萃取浓缩液的 1/3~1/2,以后的用量可适当减少。

5) 由于天然药物化学成分中含有表面活性物质(如皂苷、蛋白质、磷脂、鞣质等),或浓缩液中含有沉淀,或溶剂互溶等因素,剧烈振摇可能产生乳化现象,尤其用氯仿萃取水提液时更易产生,操作中应尽量避免乳化现象的发生。若乳化现象已形成,破乳的方法有:①长时间放置;②添加新鲜溶剂;③分出乳化层,并抽滤一遍;④分出乳化层,再添加新溶剂萃取;⑤滴加数滴醇类(如戊醇)改变表面张力,破坏乳化液。

萃取溶剂的选择,一般根据被萃取化合物的性质和萃取目的而定。对于未知化学成分的系统分离,可采用系统溶剂萃取法分离极性差别较大的各类成分,该法前已述及;若主要研究对象为脂溶性成分,则可先用石油醚萃取除去油脂、蜡质等杂质,再用氯仿或乙醚进行萃取,富集提取物;若主要研究对象为苷类化合物,则可首先用氯仿或乙醚萃取除去脂溶性成分,再用正丁醇或乙酸乙酯萃取获得总苷类;对于具有酸性、碱性、两性的化合物,还可利用被分离化合物酸性或碱性强弱的不同,通过调节萃取溶剂或待萃取物的 pH,来改变被分离物质在萃取溶剂系统中的分配系数而达到分离目的,该法通常被称为 pH 梯度萃取法。例如,羟基蒽醌类化合物的分离即可将总游离蒽醌溶解于乙醚中,然后用 pH 由低到高的碱液进行萃取,羟基蒽醌类则依酸性由强到弱的顺序依次形成盐而被分离;生物碱的分离则往往先把总碱全部溶解于强酸中形成盐,然后再用 pH 由低到高的碱液进行萃取,此时生物碱依碱性由弱到强的顺序依次形成游离生物碱,再被有机溶剂萃取分出。

(二) 逆流连续萃取法

这是一种连续的两相溶剂萃取法,是利用被分离物质在两种相对密度不同的、互不相溶溶剂中的分配系数不同而达到分离目的的方法。该法使相对密度小的溶剂作为移动相(或分散相),而使相对密度大的溶剂作为固定相(或连续相),根据分离效率可选用一根或数根萃取管制成连续萃取装置(图 2-7),操作时,移动相自下而上流入萃取管,与固定相充分接触后再移入下一根萃取管。管内填充小瓷环等填充物,以增加移动相液滴上升的路程和在固定相中停留的时间,同时,上升的液滴因撞击填充物而被分散,扩大了萃取接触面积,从而使萃取更完全。

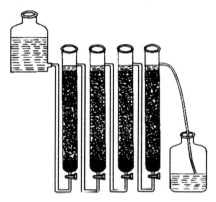

图 2-7 逆流连续萃取装置

(三) 逆流分溶法

逆流分溶法(counter-current distribution,CCD)又称逆流分配法、逆流分布法或反流分布法,是一种利用非连续式的逆流分配装置来分离、纯化天然药物化学成分的方法,尤其对结构相似、在两相溶剂中的分配系数接近的极性较大的组分(如苷类、多肽)有较好的分离效果。

本法的基本原理:利用混合物中各种成分在两种互不相溶的溶剂中的分配系数不同,经过在两相溶剂中多次转移而使混合物各成分达到分离的目的。为了实现多次转移,将许多试管式的部件安装在一个能转动的台架上,以半自动方式使试管部件及其中两相溶液同时振摇,静置分层,转移传递。

操作技术:根据被分离成分的性质选择两相溶剂系统,充分振摇,使两相溶剂彼此饱和,放置待分层后,将溶剂系统的下相作为固定相加入多个分液漏斗中(图 2-8),将待分离混合物适量溶解于 0 号分液漏斗,然后加入溶剂系统的上相作为流动相,振摇使充分混合,静置分层后,分出上相移入 1 号分液漏斗,并在 0 号分液漏斗中重新补加新鲜的溶剂系统的上相溶剂,0、1 号漏斗分别充分振摇混合,重复上述操作多次,混合物中各成分即在两相溶剂中作相对逆流移动,逐渐达到分离目的。分配操作完成后,每管中两相溶剂用薄层色谱或纸色谱等方法检查,合并相同组分。实验时,也可根据实际情况,选择溶剂系统的上相作为固定相,而下相作为移动相。另外,值得注意的是被分离混合物的浓度不宜过高,否则难以达到理想的分离效果。分离酸性、碱性或两性混合物时,缓冲剂是很好的溶剂,其优点是能通过改变 pH 而改变被分离成分在两相溶剂中的分配系数。

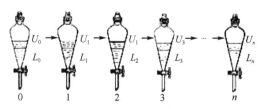

图 2-8 逆流分溶法分离过程示意图

逆流分溶法的理论和操作都比较简单,在实验室里可用多个分液漏斗萃取完成,但溶剂消耗量大、分离操作繁琐、耗时长。逆流分溶仪则存在设备庞大复杂、溶剂系统易乳化、分离操作时间长等缺点。逆流分溶法具有较强的分离混合物各成分的能力,如对长春花提取物中生物碱的分离可利用改进的逆流分配法,用氯仿液作流动相,经氯仿饱和的磷酸氢二钠-盐酸pH3.0缓冲溶液作固定相,经过20个分液漏斗逆流分溶,用石油醚∶氯仿∶丙酮∶氨水(12∶6∶1∶1)作展开剂,利用硅胶薄层色谱来检查分离效果,结果长春碱与杂质完全分离,各项指标均符合标准。

(四) 液滴逆流分配法

液滴逆流分配法(droplet counter current chromatography,DCCC)又称液滴逆流色谱法,本法是在逆流分溶法基础上改进的两相溶剂萃取法。其原理类似于逆流分溶,主要是通过在纵向排列的分离管柱里,用互不相溶的两相溶剂中的下相作固定相,将其先充满管柱,另一相作移动相,带着样品从管柱的下面往上连续通过分离管,由于重力的作用,移动相会在固定相中形成小液滴,在细的分离管中与固定相有效地接触及摩擦不断形成新的表面,促进样品在移动相和固定相之间进行有效的分配。由于分配系数的不同,不同组分在分离柱中向前移动的速度不同,经过不断的分配传递之后,样品组分将按分配系数的大小顺序从分离管的出口流出,从而达到分离的目的。图2-9显示了DCCC仪器的装置示意图。DCCC的分离效率主要取决于液滴的形成状况,只有当上升的小液滴具有最佳尺寸,刚好占据管柱的断面时,才能获得最好的分离效果。所以溶剂的选择很重要,常见的二元和三元溶剂系统有:己烷/水、氯仿/水、己烷/甲醇/水、氯仿/甲醇/水。

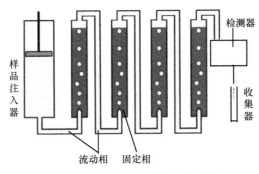

图2-9 液滴逆流分配装置示意图

与逆流分溶法相比,DCCC的分离效果较好,且不会产生乳化现象,用氮气驱动流动相,被分离物质不会因遇大气中的氧气而被氧化。但由于液滴逆流色谱仪靠流动相在重力作用下形成液滴,洗脱速率很难提高,所以耗时较长;而且单靠在分离管中简单地上升或者下降的移动相所带来的溶质在两相中的反复分配是很有限的,从而影响了分离效率的提高。

> **链接**
>
> 继液滴逆流分配法(DCCC)之后,科学家又研发成功了各式旋转腔室逆流色谱仪(RLCC)及离心分配逆流色谱仪(CPC),其中最具有代表性的商业化仪器是高速逆流色谱仪(high-speed countercurrent chromatography,HSCCC)。经过近30年的发展,HSCCC已在生物、医药、食品、材料、农业、环保等领域获得了广泛的应用,尤其是在中药有效成分的分离纯化领域已成为最有优势的分离分析方法之一。

二、系统溶剂分离法

天然药物化学成分的结构千差万别,分子结构中极性基团的多少及取代基的位置决定了化合物的极性,同时决定了其在不同溶剂中的溶解性。前已述及,有机物一般具有"相似者相溶"特性,即极性化合物易溶于极性溶剂,非极性化合物易溶于非极性溶剂,同类分子或官能团相似的彼此互溶。由此,天然药物化学成分的溶解性能一般规律见表 2-2。

表 2-2 天然药物化学成分的溶解性能一般规律

溶剂(自上而下极性依次增大)	能溶解的化学成分类型
石油醚、汽油、环己烷	脂肪油、蜡、脂溶性色素、挥发油、甾醇类、某些皂苷元等
氯仿、二氯甲烷、乙醚、苯	生物碱、有机酸、黄酮、香豆素、蒽醌、皂苷元、强心苷元等
乙酸乙酯、正丁醇	各类苷等
丙酮、乙醇、甲醇	极性很大的苷类、生物碱盐、鞣质等
水	盐类、糖类、蛋白质、氨基酸、黏液质、果胶、淀粉、水溶性苷类等

系统溶剂分离法的原理是按极性由小到大的顺序选用不同极性的溶剂组成溶剂系统,依次分离提取液中各种不同成分,使各溶解性有差异的成分得到初步分离。

系统溶剂分离法是早年天然药物化学成分研究中最主要的方法之一,即使在分离技术不断发展的今天,该法仍为活性成分类型不明的天然药物研究的常用方法。该法的具体操作常采用系统溶剂萃取技术,也可用粗硅胶或硅藻土吸附提取液后,用不同溶剂梯度洗脱。

系统溶剂萃取法以简单萃取法为基础,其一般流程如下:

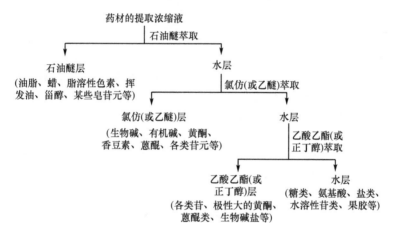

经过系统溶剂法粗分的各萃取部分可进行临床或药理活性筛选,以确定有效部位,再进行进一步的分离纯化,最后分离得到活性单体化合物。由于天然药物化学成分混合时相互之间会影响溶解性,故实际操作过程中,相同成分可能会出现在不同的萃取部位,不易于成分的富集,同时可能影响药理试验的准确性。

三、沉 淀 法

沉淀法是在天然药物的提取液中,加入某些试剂产生沉淀,从而获得有效成分或除去杂质的方法。如果生成的沉淀是有效成分,那么该沉淀反应必须是可逆的。常用的沉淀法有以下三种。

(一) 酸碱沉淀法

酸碱沉淀法是利用天然药物化学成分可与酸或碱反应形成沉淀的性质而达到分离目的的方法。酸碱沉淀法是最经典、最常用的分离方法之一,它要求生成的沉淀具有可逆性,故主要适用于具有酸性、碱性或含有内酯结构的化合物。具有酸性的成分(如含酚羟基的黄酮类、蒽醌类)可与碱形成可溶于水的盐,再用酸酸化后又可析出水溶性较小的原成分沉淀;同样,具有碱性的成分(如生物碱)可与酸形成可溶于水的盐,再用碱碱化后也可析出水溶性较小的原成分沉淀;内酯类化合物(如香豆素类)则可在碱性条件下发生皂化反应,开环生成羧酸盐而溶于水,再加酸酸化,内酯环重新环合后生成水溶性小的原结构而析出沉淀,与其他成分分离。

> **课堂互动**
>
> 取前次课获得的渗漉液 2 ml,逐滴滴加 1 mol/L 的氢氧化钠,观察发生的现象。讨论:渗漉液中的成分具有什么性质?

(二) 试剂沉淀法

试剂沉淀法是利用加入某些试剂而使天然药物化学成分形成沉淀的方法。此法主要有两类:一类是某些成分可与特定的试剂反应生成沉淀,如在酸水液中,生物碱能与生物碱沉淀试剂形成沉淀而分离;水溶性季铵碱能与雷氏铵盐生成沉淀析出;甾体皂苷能与胆甾醇形成复合物沉淀;鞣质则可与明胶、蛋白质形成沉淀。另一类是由于加入试剂后改变了溶剂的极性而使某些成分的溶解性减小而析出沉淀,如皂苷的乙醇溶液中逐滴加入数倍量的丙酮或乙醚或丙酮-乙醚的混合液,使溶剂的极性逐渐减小,从而使溶解度不同的皂苷逐段形成沉淀析出;又如在含糖或蛋白质的水提液中加入乙醇至含醇量达 80% 以上,则难溶于水的成分(多糖、蛋白质、淀粉等)被逐级沉淀析出,这就是常用的"水提醇沉法"的原理。

(三) 铅盐沉淀法

铅盐沉淀法是利用天然药物化学成分能与中性乙酸铅或碱式乙酸铅在水或稀醇溶液中形成沉淀而达到分离或去除杂质目的的方法。中性乙酸铅可与酸性或酚性物质结合成不溶性铅盐,因此可用于沉淀天然药物成分中的有机酸、蛋白质、氨基酸、黏液质、鞣质、酸性皂苷、部分黄酮苷、蒽醌苷、香豆素苷等水溶性成分。碱式乙酸铅沉淀范围更广,除上述成分外,还能沉淀中性皂苷、糖类、某些异黄酮及其苷、某些碱性较弱的生物碱等。生成的铅盐沉淀通常使用硫化氢法作脱铅处理,该法脱铅彻底,但脱铅液需通入空气或二氧化碳驱除剩余的硫化氢。也可加入中性硫酸盐脱铅,但生成的硫酸铅在水中有一定的溶解度,故脱铅不彻底。

四、结 晶 法

在常温常压下,大多数天然药物化学成分为固体化合物,其中有不少化合物具有结晶性,故结晶法是天然药物化学成分分离中常用的方法。但由于形成晶体的溶液均为过饱和溶液,所以,能利用结晶法分离的成分一般在植物中含量比较高,大多为已知化合物,而对于目前研究比较热门的微量成分,结晶法却往往难以奏效。尽管如此,结晶法作为化学研究的一项基本技能是非常重要的,而且对于必须通过 X 射线衍射方法确定分子结构的化合物来说,制备好的单晶仍是一项技术性工作。

(一) 基本原理

结晶法是利用混合物中各种成分在某种溶剂(或某种混合溶剂)中不同温度下的溶解能力不同,而达到分离纯化目的的方法。第一次形成的晶体往往由于杂质较多,一般为粗晶,此时可选用适当的溶剂进一步处理以获得纯度更高的结晶状物质,此过程称为重结晶。

(二) 结晶溶剂的选择

选择合适的溶剂是结晶法的关键。理想的溶剂必须具备以下条件。

1) 不与结晶物质发生化学反应。
2) 对结晶物质的溶解度随温度不同有显著性差异,即热时溶解度很大,冷时溶解度很小。
3) 对杂质的溶解度非常大或非常小。若溶解度非常大,则在冷却后结晶物质形成结晶时杂质也不会形成晶体,滤过后杂质即留在母液中;若溶解度非常小,则在加热时,结晶物质能完全溶解,而杂质不溶,此时可通过趁热滤过除去杂质。
4) 溶剂沸点适中,不宜过高或过低,沸点过低则易挥发过快造成挥尽溶剂而导致操作失败;沸点过高则不易去除溶剂,难以形成过饱和溶液。
5) 能形成良好结晶。

常用的溶剂有水、甲醇、乙醇、丙酮、乙酸乙酯、氯仿、冰醋酸等。当一种溶剂不能达到理想效果时,通常可以选用两种或两种以上溶剂组成混合溶剂。溶剂的选择最重要的是在前期提取分离过程中注意观察被分离物质的溶解性,也可查阅相关文献资料,参考同类型化合物的结晶溶剂,若无资料可查,则可通过小量摸索试验来了解其溶解性,从而寻找到合适的溶剂。

此外,要使重结晶得到的产品纯度和回收率都较高,溶剂的用量也很重要。溶剂用量太大会增加溶解损失,用量太小在趁热滤过时会提前析出结晶带来损失。一般可比需要量多加20%左右的溶剂比较合适。

(三) 操作步骤

把需要纯化的粗品置于适量溶剂中,加热使其溶解。若溶液含有有色杂质,可加活性炭煮沸5~10分钟,然后趁热抽滤除去不溶杂质和活性炭;将滤液自然冷却,充分析晶后滤过,洗涤结晶以除去吸附于结晶表面的母液;结晶干燥后测定熔点来确定其纯度。若不符合要求,可重复上述步骤直至达到标准。

注意:活性炭为非极性吸附剂,主要可除去亲脂性的色素,故活性炭脱色不一定总能收到良好效果,应根据预试结果选择吸附剂。

(四) 结晶纯度的判断

纯粹的结晶型化合物有均一的晶形和均匀的色泽,通常有固定的熔点,且熔距较窄,约为0.5℃,因此通过测定熔点,可以对化合物的纯度进行初步鉴别。若为已知化合物,可将熔点数据与文献数据对照,药物中含有杂质,则熔点降低,且熔距较长;若有标准化合物,应取少量与待测品混合,如果熔点不下降,则表示为纯品;若为未知化合物,除观察熔距外,还应结合色谱技术、光谱技术等来进一步确定结晶物的纯度。

五、透 析 法

透析法是利用小分子物质在溶液中可通过半透膜,而大分子物质不能通过半透膜的性质,达到分离的方法。本法用于分离和纯化皂苷、蛋白质、多肽、多糖等大分子成分时,可除去无机盐、单糖、双糖等小分子杂质。反之,也可将大分子的杂质留在半透膜内,而将小分子的物质通过半透膜进入膜外溶液中加以分离精制。

透析是否成功与透析膜的规格关系很大。透析膜的膜孔有大有小,要根据欲分离成分的具体情况而选择。透析膜有动物性膜、火棉胶膜、羊皮纸膜(硫酸纸膜)、蛋白质胶膜、玻璃纸膜等。

操作方法:先将半透膜扎成袋状,外面用尼龙网袋加以保护,小心加入欲透析的样品溶液,悬挂在清水容器中。经常更换清水使透析膜内外溶液的浓度差加大,必要时适当加热,并加以搅拌,以加快透析速度。还可应用电透析法,即在靠近半透膜旁边纯溶剂两端放置两个电极,接通电路,则透析膜中的带有正电荷的成分如无机阳离子、生物碱等向阴极移动,而带负电荷的成分如无机阴离子、有机酸等则向阳极移动,中性化合物及高分子化合物则留在透析膜中。电透析法使带电荷离子的透析速度加快了10倍以上。透析是否完全,可取透析膜内溶液进行定性反应来确定。

六、升 华 法

固体物质受热直接气化,遇冷后又凝固为固体化合物的现象称为升华。升华法是纯化中草药中具有升华性的固体化合物的方法之一。例如,樟木中的樟脑(camphor)、茶叶中的咖啡因(caffeine)、秦皮中的七叶内酯(esculetin)、有机酸类苯甲酸(benzoic acid)等成分均具有升华性。

升华法虽然简单易行,但中草药炭化后,往往产生挥发性的焦油状物,黏附在升华物上,不易精制除去,其次,升华不完全,产率低,有时还伴随有分解现象,故实验操作中控制好温度是至关重要的。由于天然药物中具有升华性的成分较少,因此该法使用有限。

七、分 馏 法

分馏法是利用提取成分的沸点不同的性质而达到分离目的的方法。例如,在分离毒芹总碱中的毒芹碱(coniine)和羟基毒芹碱(conhydrine)时,或分离石榴皮中的伪石榴皮碱(pseudopelletierine)、异石榴皮碱(isopelletierine)和甲基异石榴皮碱(methylisopelletierine)时,均可利用它们沸点不同进行常压或减压分馏,然后再精制纯化即可得到单体化合物。

八、色 谱 法

色谱法(chromatography)又称层析法,是一种目前被广泛应用的分离、纯化和鉴定有机化合物的有效方法。对于一些结构类似、性质相近化合物的分离,采用经典的各种分离方法已不能达到分离目的,此时使用色谱法才有可能达到理想的分离效果。随着色谱理论的逐步发展及电子学、计算机信息技术的发展,色谱技术已日趋仪器化、自动化和高速化,现已成为化学领域及生命科学领域中一种必不可少的分离、分析手段。由于该法已形成完整的理论体系,在第三节中将详细介绍色谱法的理论及应用。

第3节 色谱分离法

■ 链接

色谱法的产生:1906年,俄国植物学家Tswett为了分离植物色素,将植物绿叶的石油醚提取液倒入装有碳酸钙粉末的玻璃管中,并用石油醚自上而下淋洗,由于不同色素在碳酸钙颗粒表面的吸附力不同,随着淋洗的进行,不同色素向下移动的速度不同,从而形成一圈圈不同颜色的色带(图2-10),故将该法命名为色谱法(chromatography)。在此后的20多年里,几乎无人问津这一技术。直到1931年,Kuhn等利用氧化铝和碳酸钙成功分离了胡萝卜素,色谱法才开始为人们所重视,并得到了快速发展。

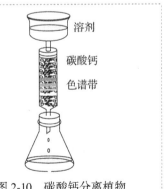

图2-10 碳酸钙分离植物色素示意图

> **课堂互动**
>
> 将红、蓝墨水等量混合,取一支白粉笔,在距大头一端的 1.2 cm 处,用细毛笔蘸上混合墨水画一个圈。然后将粉笔的大头朝下,立在盛有适量水的培养皿中,注意:水的高度不能浸没墨水圈。此时,可见随着水沿粉笔的上升,带动红、蓝墨迹向上移动,这样便形成了柱色谱。请同学们观察红色带和蓝色带谁在上方?

色谱法就是这样一种使不同分子相互分离的过程:当一混合样品被导入一固定相(stationary phase)中,而另一流体(移动相,mobile phase)通过时,由于样品各组分与固定相和移动相相互作用力(范德华力、氢键等)的大小不同,使各组分通过固定相支持体的速率不同而得以分离。

色谱法的分类方式有多种,若按操作方式可分为柱色谱、薄层色谱和纸色谱等。柱色谱主要用于分离制备,但高效液相色谱和气相色谱等也常用于分析鉴定;薄层色谱和纸色谱主要用于分析鉴定,也可用于半微量制备。

若按移动相种类来分,当移动相为液体时,称液相色谱;当移动相为气体时,称气相色谱。

若按分离原理来分,色谱法可分为:吸附色谱、分配色谱、离子交换色谱、凝胶色谱及电泳等。

具体应用时,应根据被分离化合物的性质和色谱法的特点,选择合适的色谱技术。以下介绍几种常用的色谱分离技术的原理及应用。

一、吸附色谱法

吸附色谱法(adsorption chromatography)是利用吸附剂表面对混合物中各种成分吸附能力的差异来达到分离目的的色谱方法。此法主要适用于脂溶性成分的分离,若加大移动相的极性,也可用于皂苷、黄酮苷等中等极性成分的分离。

(一) 基本原理

吸附剂与被分离化合物之间的吸附作用主要是物理吸附和化学吸附。物理作用来自于吸附剂表面与被分离化合物之间的范德华力,吸附的强弱和解吸附的速度大体遵循"相似者易于吸附"的经验规律。化学吸附有两类:一类是吸附剂表面与被分离物质之间的氢键作用,是可逆的;另一类是酸性吸附剂(如硅胶)吸附碱性化合物(如生物碱类)或碱性吸附剂(如氧化铝)吸附酸性化合物(如羟基黄酮、羟基蒽醌等),是不可逆的,故在选择吸附剂时应避免使用。

被分离化合物由于其分子结构不同,因此与吸附剂表面作用力的大小不同,另一方面,移动相溶剂由于极性不同,对被分离化合物的溶解性能不同,故解吸附能力不同。当实施色谱分离时,随着移动相溶剂的移动,致使不同的化合物组分在色谱柱或色谱板上的流动速度不一样,从而使一个复杂的混合物由于通过色谱柱或色谱板的速率不同而达到分离。

描述被分离化合物在色谱板上移动速率的参数是比移值(R_f),比移值可用下式计算:

$$R_f = \frac{\text{原点至斑点中心的距离(cm)}}{\text{原点至溶剂前沿的距离(cm)}}$$

在同一溶剂系统中,两个化合物的 R_f 值不同,则肯定不是同一化合物;若两个化合物的 R_f 值相同,则可能是同一化合物,也可能不是同一化合物。

在吸附色谱中,被分离化合物与吸附剂之间的吸附力越大,R_f 值越小,若为柱色谱,则出柱所需时间越长;反之,被分离化合物与吸附剂之间的吸附力越小,R_f 值越大,若为柱色谱,则出柱所需时间越短。

(二) 溶剂与被分离化合物

1. 溶剂 用吸附色谱法分离混合物时,溶剂的选择是整个柱色谱分离操作中最困难之处,也是实现成功分离的最关键之处。所选择的溶剂除应具备纯度高、不含水分、与被分离化合物及吸附剂不起化学反应、黏度小、沸点低等特性外,最主要是能使目标化合物得到分离。

对于极性吸附剂,若选择的移动相溶剂极性越大,则其展开或洗脱能力越强;而对于非极性吸附剂,则刚好相反,选择的移动相溶剂极性越小,其展开或洗脱能力越强。具体选择时,常以文献资料为依据,以薄层色谱的结果作为柱色谱溶剂系统选择的参考。但薄层色谱所用的吸附剂颗粒一般都比较细,分离效能要比柱色谱高出许多,故经薄层色谱筛选出来的溶剂系统只是初选溶剂系统,绝不是最佳溶剂系统。在分离过程中,若有目标化合物,原则上要让目标化合物与杂质在薄层上的斑点距离具有足够的差距,如 $\Delta R_f > 0.4$;若无目标化合物,则往往使第一个化合物在薄层上的 R_f 在 0.2~0.5 之间,并且各斑点之间距离越大越好。选择时主要要考虑溶剂的极性与被分离化合物的极性。

常用洗脱溶剂的极性按如下次序递增:

己烷、石油醚<环己烷<四氯化碳<二硫化碳<甲苯<苯<二氯甲烷<无水乙醚<氯仿<乙酸乙酯<丙酮<丙醇<乙醇<甲醇<水。

若溶剂的极性太大,会使待分离物全部接近溶剂前沿;若溶剂的极性太小,又会使待分离物几乎全部保留在原点,这两种情况都不能得到满意的分离效果。为了得到适当极性的溶剂系统,常常运用混合溶剂。

此外,还应考虑有机溶剂的安全性。一般来说,氯仿对肝脏有较大的毒性,甲醇对视神经有伤害,而苯则对免疫系统有损害,故应选择毒性较小的丙酮、乙酸乙酯、乙醇等溶剂。但实际情况是,氯仿、甲醇、苯往往是比较理想的洗脱溶剂,故在实验中应特别注意安全防护。

2. 被分离化合物 被分离化合物、吸附剂、溶剂三者为吸附色谱必不可少的三要素,被分离化合物的结构和极性大小决定了其与吸附剂、溶剂之间的相互作用。对于极性吸附剂,被分离化合物的极性越大,与吸附剂之间的吸附作用越强,溶剂展开或洗脱就越困难;而对于非极性吸附剂,被分离化合物的极性越大,与吸附剂之间的吸附作用越弱,越容易洗脱。

化合物的极性与其官能团的种类、数目和位置有关,同时也应考虑分子中电效应、立体效应等因素的影响。常见官能团的极性大小顺序如下:

RH(烷烃<烯烃<芳烃)< RX(卤烃)< —OCH$_3$< —COOR < —C═O < —CHO < —SH < —NH$_2$ < —OH < Ar—OH < —COOH。

一般而言,极性吸附剂如硅胶、氧化铝等适用于分离亲脂性成分,非极性吸附剂如活性炭适用于分离亲水性成分。若被分离化合物的极性较大,可选用活度较低的吸附剂,同时选用极性较大的移动相;若被分离化合物的极性较小,可选用活度较高的吸附剂,同时选用极性较小的移动相。具体应用时,应全面考虑吸附剂、溶剂与被分离化合物三者之间既相互联系又相互制约的关系,选择恰当的条件,使达到分离的目的。

(三) 吸附色谱类型

按吸附剂的不同,吸附色谱法可以分为:硅胶色谱法、氧化铝色谱法、聚酰胺色谱法和活性炭色谱法。

1. 硅胶色谱法 硅胶色谱法用硅胶(silica)作为吸附剂。硅胶是一种坚硬无定型立体网状结构的硅酸聚合物颗粒,常用 $SiO_2 \cdot xH_2O$ 表示。硅胶的内部具有很多的小孔,这种孔的存在使得硅胶具有较大的表面积。除了硅胶表面与被分离化合物之间形成的范德华力外,硅胶表面的硅羟基还能与被分离化合物之间形成氢键(图 2-11),从而使被分离化合物与硅胶之间形成不同的吸附力。值得注意的是,硅羟基也容易通过氢键与水结合,随着含水量的增加,硅羟基较多地与水形成了氢键,硅胶表面的游离硅羟基数量减少,硅胶的吸附能力随之减弱。硅胶的吸附能力大小可根据含水量,用不同的活度级别来表示(表 2-3)。含水量越高,活性越低,吸附能力越弱;反之,含水量越低,活性越高,吸附能力越强。一般选择Ⅱ~Ⅲ级活性的硅胶进行硅胶吸附色谱比较合适,硅胶活性太高,则吸附能力太强,会造成某些成分吸附在硅胶上难以洗脱或拖尾,反而影响分离效果;但若含水量高达17%以上,硅胶几乎没有吸附能力,不能用作吸附色谱的吸附剂使用,此时,应将硅胶在100~110℃温度下加热半小时,以除去大部分硅羟基吸附的水,使硅胶恢复吸附能力至Ⅱ~Ⅲ级活性,此过程称为硅

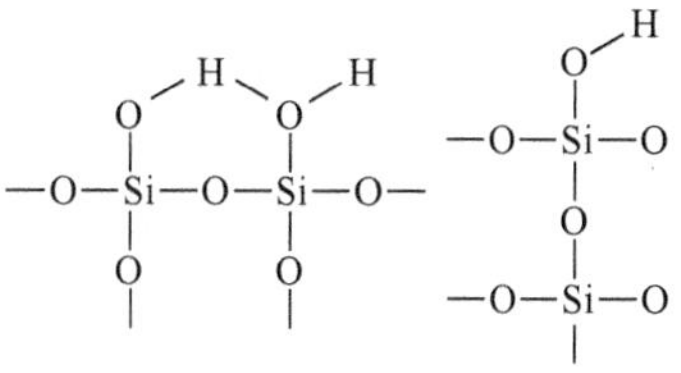

图2-11 硅胶表面的硅羟基示意图

胶的活化。应特别注意控制活化的温度和时间,当温度升至500℃时,硅胶将永久失去吸附能力,即使再用水处理亦不能恢复其吸附活性,因此硅胶的活化不宜在较高温度下进行。

表2-3 硅胶活性与含水量的关系

含水量/%	活性等级	含水量/%	活性等级
0	Ⅰ级	25	Ⅳ级
5	Ⅱ级	38	Ⅴ级
15	Ⅲ级		

硅胶活性的测定,可用待测活性的硅胶用干法制板法制备硅胶薄层软板,用偶氮苯、对甲氧基偶氮苯、苏丹黄、苏丹红和对氨基偶氮苯五种染料的苯溶液作测试样品,用苯作展开剂进行层析,层析结束,测量五种染料的R_f值,与文献数据对照即可确定硅胶的活度级别。

一般来说,气候干燥的地区(如我国的北方)和干燥的季节(如夏季、秋季),商品硅胶通常可直接使用,不必干燥即可达到理想的分离效果;而在南方的春季及梅雨季节,由于空气中湿度太大,硅胶经干燥后再使用则分离效果更好。

此外,硅胶的吸附能力还与硅胶的颗粒大小有关,颗粒直径越小,与被分离化合物直接接触的表面积越大,吸附力越强,分离效果越高,但如果硅胶的颗粒直径太小,则会严重影响层析的速率,使移动相溶剂流速太慢,甚至不能流出色谱柱,从而达不到分离目的。因此,柱色谱时,常选用100~200目的国产硅胶进行粗分,选用200~300目的进行细分;薄层色谱时,一般选用200~300目的硅胶制备薄层板,也可直接购买成品高效薄层板,具有比较理想的分离效果。进口硅胶通常选择250~400目规格(即40~63 μm)用于制备性分离。

硅胶为酸性、亲水性吸附剂,故硅胶色谱法适用于中性或酸性成分的分离,包括非极性化合物和中等极性化合物,如挥发油、萜类、甾体、黄酮类、蒽醌类、强心苷、皂苷类、有机酸及酚性化合物等,但不适用于碱性成分的分离。硅胶具有吸附容量高、机械强度好、分离范围广等优点,故硅胶色谱法较其他色谱方法应用更广泛。

硅胶色谱法吸附的一般规律是:化合物的极性越小,与吸附剂之间的吸附力越小,在薄层板上的R_f值越大,在柱色谱上越容易洗脱;反之,化合物的极性越大,与吸附剂之间的吸附力越大,R_f值越小,越难洗脱。

2. 氧化铝色谱法 氧化铝色谱法使用氧化铝(aluminium oxide)作为吸附剂。氧化铝是常用的吸附剂之一,与硅胶色谱相比在性能上的优点是:吸附能力通常比硅胶的吸附能力更强,因此非常适用于一些亲脂性成分的分离;氧化铝有比硅胶更大的样品处理量,所以,相同重量的氧化铝可以分离更多的混合物。

氧化铝有酸性氧化铝、中性氧化铝和碱性氧化铝三种规格,常用的是碱性氧化铝,它是直接用氢氧化铝在高温下(约600℃)脱水制得,由于带有微碱性,故分离碱性成分(如生物碱)颇为理想,但部分酚性化合物、部分酸性化合物(如羟基蒽醌、羟基黄酮等)能与氧化铝发生化学结合而不宜使用。除分离碱性化合物外,碱性氧化铝还可用于某些色素、甾类等中性物质的分离。

氧化铝经乙酸处理后得到中性氧化铝,中性氧化铝水提取液的 pH 为 7.5,适用于醛、酮、醌、某些苷及酸碱溶液中不稳定的化合物,如酯、内酯等化合物的分离,因此使用范围比较广泛。工业氧化铝经盐酸处理后得到酸性氧化铝,酸性氧化铝水提取液的 pH 为 4~4.5,适用于天然及合成酸性色素以及某些醛、酸类化合物的分离。

氧化铝的吸附力与含水量及颗粒大小相关。氧化铝的活性与含水量的关系见表 2-4,常用的活度范围在Ⅲ~Ⅳ级,活性太高会使样品发生不可逆性吸附,甚至导致化合物的结构变化;而太低的活性,则使样品很难发生吸附而达不到分离效果。氧化铝的活度标定,与硅胶的活度标定方法类似,称取偶氮苯、甲氧基偶氮苯、苏丹黄、苏丹红和对氨基偶氮苯,分别溶于四氯化碳中,并点样于待测活性的氧化铝制备的软板上,用四氯化碳展开后,测量 R_f 值并与文献数据对照即得。一般情况下,商品氧化铝不需要活化处理即能满足分离的要求,对于湿度较大的地区,可将氧化铝在大约 120℃烘半小时即可保证一般的活度要求。与硅胶类似,国产氧化铝有粗颗粒(100目)和细颗粒(200~300目)之分,粗氧化铝与被分离成分的接触面积小,吸附作用相对较弱,分离效果较差,但移动相流动快,耗时少;反之,细氧化铝与被分离成分的接触面积大,吸附作用相对较强,分离效果较好,但移动相流动慢,耗时多。

表 2-4 氧化铝活性与含水量的关系

含水量/%	活性等级	含水量/%	活性等级
0	Ⅰ级	10	Ⅳ级
3	Ⅱ级	15	Ⅴ级
6	Ⅲ级		

氧化铝色谱法吸附的一般规律与硅胶相同,即化合物的极性越小,与吸附剂之间的吸附力越小,在薄层板上的 R_f 值越大,在柱色谱上越容易洗脱;反之,化合物的极性越大,与吸附剂之间的吸附力越大,R_f 值越小,越难洗脱。

3. 聚酰胺色谱法 聚酰胺色谱法使用聚酰胺(polyamide)作为吸附剂。聚酰胺是一类由酰胺(—CO—NH—)聚合而成的高分子物质。商品名:锦纶、尼龙,常用聚己内酰胺(锦纶6)和聚己二酰己二胺(锦纶66)。聚酰胺不溶于水、甲醇、乙醇、乙醚、氯仿及丙酮等常用有机溶剂,对碱较稳定,但对酸尤其是无机酸稳定性较差,可溶于浓盐酸、冰醋酸及甲酸。

聚酰胺分子中存在很多的酰胺键,它们可与酚类、酸类、醌类、硝基化合物等形成氢键(图 2-12),因而对含有这些结构的化合物产生不同的吸附作用而达到分离目的。

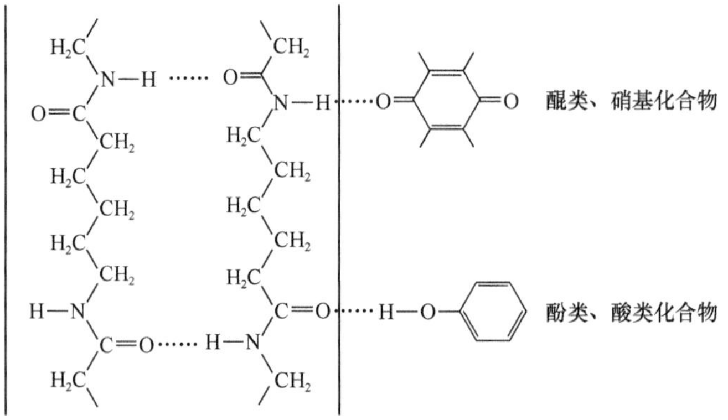

图 2-12 聚酰胺吸附的原理

正如图 2-12 所示，酚类和酸类形成的氢键是靠其羟基（或羧基）与聚酰胺中酰胺键羰基上的氧形成氢键，而醌类和芳香硝基化合物是靠其羰基（或硝基）与聚酰胺中酰胺键胺基上的氢形成氢键。移动相溶剂在洗脱这些氢键时往往需要靠氢键竞争来实现，故各种溶剂在聚酰胺吸附色谱上的洗脱能力由弱至强的顺序如下：

水<甲醇（或乙醇）<丙酮<稀氢氧化钠溶液或稀氨水溶液<甲酰胺<二甲基甲酰胺<尿素水溶液。

聚酰胺柱色谱一般先用水装柱，然后用浓度由低至高的乙醇或甲醇洗脱，分离结束后，可用 10% 乙酸、3% 氨水或 5% 氢氧化钠水溶液进行再生处理；薄层色谱也常用含水、甲醇、乙醇或丙酮的混合溶剂展开。

聚酰胺色谱法的一般规律如下。

1) 形成氢键的基团数目越多，吸附力越强，在薄层色谱上的 R_f 值越小，在柱色谱上越难洗脱，如

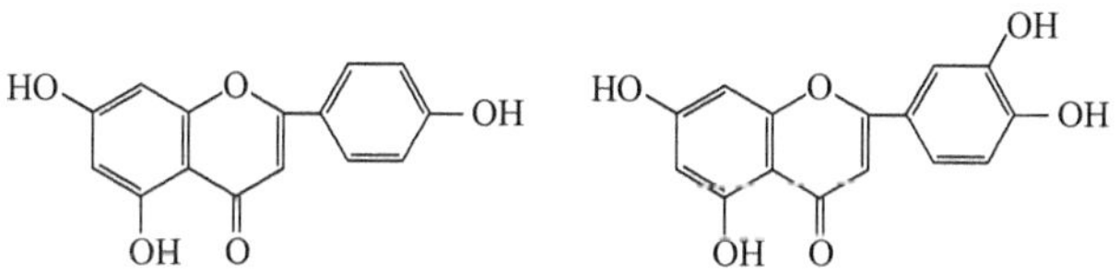

吸附力：A<B；R_f 值：A>B。

2) 酚羟基或羧基的酸性越强，形成氢键越牢固，吸附力越强。

3) 分子内氢键的形成将减少聚酰胺与化合物之间的吸附力，如

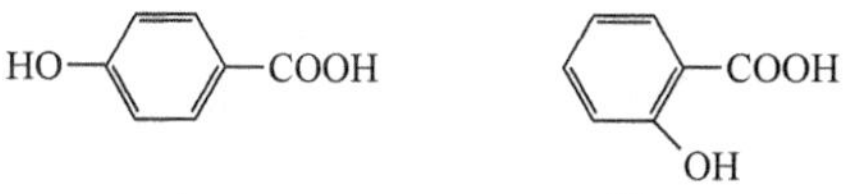

吸附力：A>B；R_f 值：A<B。

除上述氢键吸附作用外，聚酰胺分子中的非极性脂肪链也会在分离中发挥作用，故聚酰胺色谱法也可分离一些很难与酰胺键形成氢键的物质，如萜类、甾体、生物碱等，此时若用非极性移动相，如氯仿-甲醇时，聚酰胺则作为极性固定相，其色谱行为类似正相色谱；若用极性移动相，则聚酰胺作为支持体，其作用相当于反相色谱。

因此，用于聚酰胺色谱法的溶剂系统主要分为两类：一类是水溶剂系统，另一类是非极性溶剂系统。由于分离的化合物多为含酚羟基或羧基等酸性结构，故在溶剂系统中加入少量酸（如乙酸、甲酸）或碱（如吡啶、二甲基胺）可克服分离时出现的"拖尾"现象，使色谱分离带变得集中。

聚酰胺色谱法的应用范围比较广泛，它是分离黄酮类及某些酚类化合物最有效的方法之一，不仅分离效果好，吸附容量较大，而且具有可再生性。此外，对生物碱、萜类、甾体、糖类、氨基酸等其他极性与非极性化合物的分离也有着广泛的用途。由于鞣质分子中有大量的酚羟基和羧基，故在聚酰胺上形成不可逆吸附，因此，可利用聚酰胺将植物粗提取物中的鞣质除去。

4. 活性炭色谱法 活性炭色谱法使用活性炭（activated carbon）作为吸附剂。活性炭属于非极性吸附剂，其吸附能力与颗粒大小及所用溶剂有关。常见的活性炭有两种，一种为粉末状活性炭，由于颗粒细，吸附及吸附量特别大，但对移动相的阻力太大，需要加压或减压，操作较烦琐，且吸附力太强也使许多物质极难洗脱，故应避免使用；另一种是颗粒状活性炭，颗粒较前一种大，故在色谱过程中流速易于控制，不须加压或减压操作，为首选使用。此外，活性炭的吸附作用还受溶剂影响较大，在水溶液中的吸附力最强，在有机溶剂中吸附力较弱。

活性炭色谱法就是利用被分离化合物与活性炭之间吸附力的差别进行分离的。一般规律是：对极性基团多的化合物的吸附力大于极性基团少的化合物；对芳香族化合物的吸附力大于

脂肪族化合物；对分子量大的化合物的吸附力大于分子量小的化合物。

活性炭柱色谱法尤其适用于分离水溶性化合物，如氨基酸、糖类及某些苷类，它是分离水溶性物质的主要方法之一。由于活性炭对样品吸附容量大，分离效果较好，制备较易，且价格便宜，故适用于大量制备性分离。但是，由于活性炭的生产原料种类很多，制备方法及工艺不一，产品的吸附力不如氧化铝、硅胶那样容易控制，并且目前仍无标定活性炭级别的理想方法，使得实验的重现性较差，因而限制了其在色谱分离中的广泛应用。

（四）操作方式

吸附色谱法主要有两种操作方式：薄层色谱法(thin layer chromatography，TLC)和柱色谱法(column chromatography)。

1. 薄层色谱法　薄层色谱法是一种微量、快速、简便、灵敏的分离检识方法，已广泛应用于分析化学、药物化学、食品、染料、农药检测等多领域，尤其在天然药物的分离鉴定、定量分析、微量制备等方面成为必不可少的技术。

薄层色谱的吸附剂常用硅胶、氧化铝和聚酰胺，薄层色谱的具体操作步骤包括制板、点样、展开、显色和测定比移值五个部分。

用于制备薄层的载板可以选择玻璃板、塑料膜或铝箔，薄层板有软板和硬板之分。硬板又分薄板和厚板，薄板用于分离鉴定和定量分析，厚板用于微量制备。无论是薄板还是厚板，目前均有成品销售，为了提高工作效率，大多数实验室已不自制硬板。

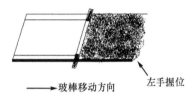

图 2-13　干法制备薄层软板

软板主要用于硅胶或氧化铝的活度标定，也用于进一步验证硬板筛选的溶剂系统。软板制备的方法是：把吸附剂均匀地铺在清洗干净的玻板上，左手捏住板的末端，然后按图 2-13 所示的方向，右手匀速地将两端带有套圈的玻棒向后移动即成。套圈可以是橡皮、胶布、塑料薄膜、塑料管、金属片等，其厚度即是所铺的吸附剂的厚度，一般用于色谱鉴定的厚度为 0.25～0.5 mm，两个橡皮套圈的宽度比薄层板的宽度略窄。

> **课堂互动**
>
> 取高效硅胶薄层板一块(1.5 cm×5 cm)，在距薄层板一端约 1 cm 处用铅笔轻轻地划一条起始线，起始线上划三个"×"作为原点。用毛细管分别吸取 2% 罗丹明 B 乙醇溶液、2% 二甲基黄乙醇溶液、2% 罗丹明 B 和二甲基黄的混合液，分别在原点处点样 2 次，第 1 次点样后须待溶剂挥干后再点加第 2 次，原点扩散直径不能超过 2 mm。挥干溶剂，将薄层板放入盛有 95% 乙醇的密闭色谱缸内，饱和约 10 分钟，然后进行展开（图 2-14），展开剂浸没薄板下端不宜超过 0.4 cm，溶剂展开到约 4.8 cm 处取出，用铅笔划出溶剂前沿线，晾干，观察斑点颜色，用尺子测量原点至溶剂前沿的距离以及原点至各斑点中心的距离，计算 R_f 值，并讨论实验结果。
>
>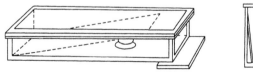
>
> 长色谱槽　　　　　双槽色谱缸
>
> 图 2-14　薄层色谱示意图
> ①饱和；②展开

实验中所用样品均为有色染料,无须显色即可清晰地观察到色斑的位置。实际操作中,有效成分常常是无色的,此时必须经过显色才能标示化合物的位置,故显色对于物质的鉴定是十分重要的。常用的显色方法有:① 利用紫外光灯,在 254 nm 或 365 nm 波长的紫外线下观察和标记;② 选择显色剂显色,常用的显色剂有 10%硫酸乙醇溶液(喷雾后加热即显色)、碘蒸气、氨蒸气等;③ 选择已加入荧光物质的薄层板,在紫外光灯下观察荧光或暗斑。

2. 柱色谱法 柱色谱法是天然药物成分研究中常用的技术,其分离原理、吸附剂及洗脱剂的选择均与薄层色谱法相同,不同之处在于它是将吸附剂及待分离混合物按一定比例置于柱状容器中,并以适当的洗脱剂洗脱,使结构不同的化学成分得以分离。由于柱状容器可根据需要调节大小、长短,故柱色谱法的分离样品量范围广,可用于各类样品的制备性分离。

随着色谱理论的不断完善及吸附剂的发展,柱色谱技术不断改进并逐步仪器化、自动化、快速化及高效化,高效液相色谱和气相色谱已经广泛应用于天然药物化学成分的分离鉴定及定量分析,使得大量微量的、新的活性成分被人类所认识,并服务于人类。高效液相色谱和气相色谱已形成完整的理论体系,我们将在其后介绍,此处我们仅介绍常规的柱色谱法。

常规的柱色谱使用的色谱柱一般为玻璃柱,柱内径与柱长的比例一般在 1∶10~1∶20,选择合适的柱子也是成功分离的关键之一。色谱柱的选择一般依据分离样品的量及待分离混合物的难易程度。分离样品与吸附剂的用量比为 1∶30~1∶60,故分离样品量多时应选择较粗的柱子,分离样品少时则选择较细的柱子;待分离混合物易分离时可选择较短的柱子,而对于难以分离的样品可适当延长柱长或将吸附剂的用量增加至 1∶100~1∶200。使用粗吸附剂时一般采用常压柱色谱,此时可选择下口有筛板的柱子,也可选择无筛板的柱子,但需用脱脂纤维棉代替筛板在出口处堵住吸附剂;使用细吸附剂时一般必须加压或减压,此时一般应选择下口有筛板的柱子。

常规的柱色谱法在操作上分为装柱、上样和洗脱三大步骤。

装柱的方法一般分为干法和湿法两种。硅胶和氧化铝常用干法装柱,也可用湿法装柱,聚酰胺和活性炭一般用湿法装柱。

干法装柱步骤如下。① 拌样:将混合样品称重,用溶解性大的低沸点溶剂完全溶解,溶剂体积太大,可考虑回收掉部分溶剂,使溶液接近过饱和溶液,趁热加入吸附剂至样品全部被吸附剂吸附(即"捏之成团,搓之即散"程度),在 60℃水浴上挥尽溶剂即可。

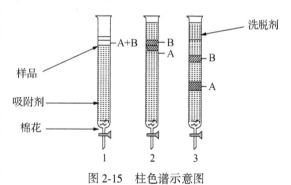

图 2-15 柱色谱示意图

② 装柱:将称重的吸附剂适量倒入干净的有筛板的色谱柱(图 2-15)(无筛板的色谱柱管底部事先铺一层脱脂棉,再加一层石英砂),摇匀,可采用从下口减压或上下轻轻振动的方式将吸附剂压紧,注意上平面必须平整。③ 上样:将第一步拌好的样品倒入色谱柱,轻轻振摇,使上平面平整,再装少量干净的吸附剂(使入柱高度约 1~2 cm),装一团脱脂棉即可(图 2-15)。④ 洗脱:将色谱柱下口打开,从上口注入洗脱剂,从下口收集洗脱液,可通过下口的活塞控制流速,一般 2~4 ml/min 较合适,若流速太慢,应在上口加压。⑤ 洗脱液处理:洗脱液经 TLC 检测后,合并相同的流分,回收入溶剂,即可获得单体,若为混合物,再进一步分离纯化。

湿法装柱步骤如下。①装柱前准备:将色谱柱固定,在筛板上平整地铺一层 30~50 目的细砂;无筛板的色谱柱管底部铺一层脱脂棉,再加细砂;准备好收集容器;将吸附剂与洗脱剂适量混合成均匀的混悬液。②装柱:先往柱内加入少量的洗脱剂,打开色谱柱下方的活塞,让柱内溶剂以较小的速度向下移动,将吸附剂的混悬液沿上口漏斗在边加边搅拌下慢慢地、均匀地、连续地倒入色谱柱(注意排除气泡)。加入的吸附剂浆在柱内溶剂中首先分散,同时随着下降的溶剂在柱中均匀地沉降。当柱中溶剂层接近吸附剂层大约 3~4 cm 时,剪一张与柱直径大小的滤纸置于吸附剂层表面,然后均匀地铺一层细砂,关闭色谱柱活塞,柱的填装即告完成。此时色谱柱中无气泡且填充均匀,如果达不到此要求,应重新填装。③上样:混合样品用洗脱剂溶解,将色谱柱中的溶剂面调至细砂面刚好一致后,关闭活塞,用吸管小心地将样品液均匀地加到细砂面上,加完后打开活塞,待样品液全部没入细砂面后,再用吸管吸取少量洗脱液添加到色谱柱中,待添加溶剂全部没入后,再重复上述操作多次。④洗脱:将洗脱液小心地加入色谱柱中,从下口收集洗脱液,控制流速,其后操作同干法操作。

二、分配色谱法

分配色谱法(partition chromatography)是一种利用混合物中各成分在互不相溶的两相溶剂中的分配系数不同而达到分离目的的色谱分离方法。

(一) 基本原理

分配色谱法通常是以一种多孔的物质表面吸附一种具有一定黏度的液体,在色谱过程中,该液体始终固定在多孔性物质表面,从而构成了色谱分离过程中的固定相,多孔性物质充当支持体的作用,而另一与固定相互不相溶的溶剂作为移动相进行洗脱。分离物质的难易主要决定于待分离化合物在两相溶剂中的分配系数的差异,分离的实质与两相溶剂萃取相同。

(二) 分类

分配色谱分正相分配色谱和反相分配色谱。当固定相的极性大于移动相的极性时,称为正相分配色谱或简称正相色谱(normal phase chromatography);当固定相的极性小于移动相的极性时,称为反相分配色谱或反相色谱(reverse phase chromatography)。

1. 正相分配色谱 正相分配色谱常以硅胶、硅藻土或滤纸作为支持体,以水、缓冲液(如磷酸缓冲液等)或极性大的溶剂(如正丁醇、乙二醇等)作为固定相,以氯仿、乙醚、乙酸乙酯、丁醇等极性较小的有机溶剂作为移动相,主要用于分离极性较大的成分,如糖类、皂苷、强心苷、有机酸、生物碱、氨基酸等。分离过程中,被分离化合物的极性越小随移动相迁移的速度越快。

2. 反相分配色谱 反相分配色谱常以反相硅胶 RP(reverse phase)-2、RP-8 或 RP-18 作为支持体。反相硅胶是在普通硅胶表面修饰了乙基($-C_2H_5$)、辛基($-C_8H_{17}$)或十八烷基($-C_{18}H_{37}$),从而形成亲油性表面。三者亲脂性强弱顺序:RP-18>RP-8>RP-2。反相色谱常以极性小的溶剂(如氯仿、石油醚、石蜡油等)作为固定相,以极性较大的溶剂(如水、甲醇、乙醇等)作为移动相,主要用于分离极性较小的脂溶性化合物,如游离甾体、高级脂肪酸、极性小的黄酮类、蒽醌类及苷类等。分离过程中,被分离化合物的极性越大随移动相迁移的速度越快。

(三) 操作方式

常规分配色谱主要有三种操作方式:纸色谱、分配薄层色谱、分配柱色谱。

1. 纸色谱 常用的纸色谱(paper chromatography,PC)是以滤纸作为支持体,以滤纸上吸附的水作为固定相,以用水饱和的有机溶剂作为移动相进行展开,而使混合物各成分达到分离目的的一种分配色谱方法。此法可用于定性、定量分析,也可用于微量成分的制备性分离,主要用于分离糖类、氨基酸等极性较大的化合物。分离过程中,被分离化合物的极性越小随移动相迁移的速度越快。

纸色谱的操作包括点样、展开、显色三步。

> **课堂互动**
>
> 糖的纸色谱分离　制备样品溶液:A. 葡萄糖溶液;B. 鼠李糖溶液;C. 葡萄糖与鼠李糖(1:1)混合溶液。点样:取新华一号滤纸,15 cm 长,6 cm 宽,用毛细管分别吸取上述样品溶液,在距滤纸下沿约 2.5 cm 处点样,各点间隔约 1.5 cm。展开:将点好样品的滤纸在色谱缸内饱和一小时后,以正丁醇:乙酸:水 = 4:1:5(取上层)为展开剂,用上行法展开(图 2-16)。显色:展开结束后,以苯胺邻苯二甲酸试剂为显色剂,均匀喷洒,于 105℃ 烘 10 分钟,显棕色或棕红色斑点。计算 R_f 值,讨论:①实验结果;②如何利用纸色谱进行化合物的定性分析?

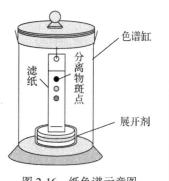

图 2-16　纸色谱示意图

2. 分配薄层色谱　分配薄层色谱的装置及操作与吸附薄层相同,包括制板、点样、展开、显色等步骤,但由于分配薄层色谱所用固定相为液体而非固体,故制板方法和洗脱剂处理不同。

对于正相薄层色谱,其原理与上述纸色谱相同,不同的是:制板时可用纤维素或硅藻土为支持体,以水混合支持体后,均匀涂布于薄板上,自然晾干,使用前可用蒸气熏至水分饱和后,放置空气中蒸发掉多余的水分,即可使用。若固定相为水以外的其他溶剂,可用浸渍法、展开法或喷雾法将固定相涂布于铺有支持剂的薄层板上。为了使固定相不随移动相流失,故移动相应先用固定相饱和。

对于反相薄层色谱,固定相常选用脂肪族碳氢化合物,如 5%～10% 的正十一烷的石油醚液或 1% 液体石蜡的乙醚溶液及 5% 硅酮油的乙醚溶液进行涂布制板,挥去有机溶剂后即得。

3. 分配柱色谱　主要通过湿法装柱,其操作与吸附色谱的湿法装柱相似,不同点是:① 支持剂与移动相洗脱液混合前,应按固定相:支持剂 = 0.5:1～1:1 的用量比先充分搅拌混合,使固定相吸附于支持剂上,然后抽滤除去多余的固定相后再与移动相混合装柱;② 移动相洗脱液必须用固定相溶液饱和;③ 被分离混合样品若可溶于移动相,则操作同吸附色谱湿法装柱相同;若不溶于移动相而溶于固定相,则应先用固定相溶解,然后用支持剂拌合后上样;若在移动相、固定相中均难溶,则应使用低沸点有机溶剂溶解后,加入支持剂拌合,挥去溶剂后上样;④ 分配柱色谱的载样量比吸附柱色谱的少。

三、离子交换色谱法

离子交换色谱法(ion exchange chromatography,IEC)是一种利用离子交换剂来进行分离的色谱方法。

(一) 基本原理

离子交换色谱是利用固定在合成高分子化合物形成的立体网状骨架上的可交换离子,使其与相接近的外围阴、阳离子进行可逆的反复交换,由于不同的离子在树脂上的交换能力不同,因而使混合离子在色谱上随着移动相移动的速度不同而达到分离目的。该法主要适用于能形成离子的酸性、碱性或两性化合物的分离,如氨基酸、肽类、生物碱、有机酸、酚类、酸类等,工业上常用于去离子水的制备及水溶性各类成分的分离。

(二) 分类

根据离子交换剂的性质,离子交换色谱分阳离子交换色谱和阴离子交换色谱。

1. 阳离子交换色谱　阳离子交换色谱的交换剂为阳离子交换树脂,分强酸型、中强酸型和弱酸型三种。强酸型阳离子交换树脂中的交换基团是磺酸($—SO_3H$),中强酸型阳离子交换树脂的交换基团是磷酸（—PO_3H_2），弱酸型阳离子交换树脂的交换基团是羧酸（—COOH）或酚羟基等酸性基团。

其交换反应可以表示为：$R—SO_3^-H^+ + Na^+ \Longleftrightarrow R—SO_3^-Na^+ + H^+$。

故阳离子交换树脂可以交换碱性及两性化合物，交换后树脂柱用稀盐酸溶液洗脱即可使碱性或两性化合物与其他物质分离。

2. 阴离子交换色谱 阴离子交换色谱的交换剂为阴离子交换树脂，分强碱型和弱碱型两种，树脂中的交换基团可分别为季胺、伯胺、仲胺或叔胺等碱性基团。

其交换反应可以表示为：$R—N^+(CH_3)_3OH^- + Cl^- \Longleftrightarrow R—N^+(CH_3)_3Cl^- + OH^-$。

故阴离子交换树脂可以交换酸性及两性化合物，交换后树脂柱用稀氢氧化钠溶液洗脱即可使酸性或两性化合物与其他物质分离。

离子交换色谱分离天然药物化学成分的过程如下：

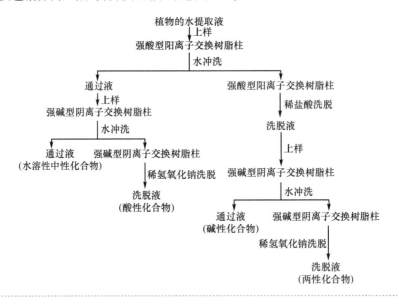

> **链接**
>
> 工业上，常用离子交换树脂除去水中的 Ca^{2+}、Mg^{2+}、Cl^-、SO_4^{2-} 等离子，从而得到的纯净水称为去离子水。使用该法制备时，其原理与我们分离化合物不同，它是利用离子交换树脂将杂离子全部交换吸附在色谱柱内部，而流出的始终是纯净水，故应选择具有较强吸附能力的强酸和强碱型的交换树脂。

（三）操作方式

离子交换色谱法常用柱色谱进行分离，具体操作方法与吸附柱色谱的湿法装柱相同，包括装柱、上样、洗脱三步。不同之处在于：离子交换树脂由合成的高分子制备而来，含有较多的杂质，故装柱前均应进行预处理，除去所含的可溶性小分子有机物及铁、钙等杂质。

预处理方法：首先把新树脂浸泡在蒸馏水中1~2天，使它充分膨胀，然后根据树脂的类型用不同的酸或碱处理。如强酸型阳离子交换树脂先用树脂体积4倍量的5%盐酸搅拌5小时后，除去酸液，用水冲洗至中性；然后用树脂体积4倍量的5%氢氧化钠或氯化钠溶液交换，除去氢氧化钠或氯化钠后，再用水冲洗至流出液不含 Na^+ 为止。必要时可重复上述操作1~2次，最后用树脂体积6倍量的5%盐酸进行交换，除去盐酸后，再用蒸馏水洗至中性即可使用。强碱型阴离子交换树脂处理的顺序为：5% NaOH→5% HCl→5% NaOH。OH^- 型阴离子树脂最好现用现制，因为它容易吸收空气中的二氧化碳。

离子交换色谱的上样量与树脂类型有关,阳离子交换树脂的交换量较大,上样时,样品量可加至整个柱交换量的1/2;而阴离子交换树脂的交换量较小,一般只加到柱交换量的1/4~1/3。

离子交换树脂可重复使用,使用过的树脂恢复原有的交换能力的方法叫再生。阳离子交换树脂常用的再生剂为HCl和NaCl;阴离子交换树脂的再生剂一般为NaOH。

四、凝胶色谱法

凝胶色谱法(gel filtration chromatography,GFC)是一种利用凝胶作为"分子筛",使混合物中分子量大小不同的化合物得到分离的色谱方法,又名凝胶滤过色谱(gel filtration chromatography)、分子筛滤过色谱(molecular sieve filtration chromatography)、凝胶渗透色谱(gel permeation chromatography)、阻滞扩散色谱(restricted diffusion chromatography)及排阻色谱(exclusion chromatography)等。

凝胶色谱法是20世纪60年代发展起来的一种分离分析技术,其操作简便、结果准确、样品损失少,目前已发展成为天然药物化学和生物化学研究中的常规分离方法。

(一)基本原理

凝胶是一类具有三维立体结构的多孔网状物质,其内部小孔穴的存在成为分离分子大小不同化合物的基础。小分子化合物能进入凝胶小孔穴,中等大小的分子只能进入到凝胶中中等大小的孔穴中,而大分子化合物因不能进入小孔穴,故最先随洗脱剂流出,反之,小分子在柱内的路径长,最后流出。凝胶色谱法分离原理见图2-17。

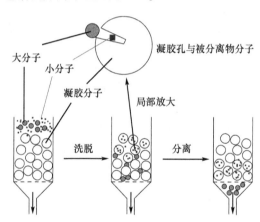

图2-17 凝胶色谱法分离原理示意图

由于不同种类的凝胶聚合时形成小孔穴的孔径大小不同,故不同的凝胶类型分离溶质分子有一个分子量范围。当溶质分子量大于或者小于该凝胶的分离范围,则在该凝胶柱上将得不到有效分离。因此,必须针对待分离样品分子量的大小正确选择凝胶的型号。

(二)凝胶的种类与性能

选择合适的凝胶,是凝胶色谱法成功分离的关键。在经典柱色谱中最常见的是琼脂糖凝胶、交联葡聚糖凝胶和聚丙烯酰胺凝胶,均适用于水相洗脱剂。此处介绍两类常用的凝胶:

1. 葡聚糖凝胶 葡聚糖凝胶又称交联葡聚糖凝胶(sephadex),是由葡聚糖与3-氯-1,2-环氧乙烷交联而成的多孔网状结构物质。葡聚糖是由许多右旋葡萄糖单位通过1,6-苷键连接成的聚合物,3-氯-1,2-环氧乙烷为交联剂。葡聚糖凝胶颗粒的网孔大小取决于制备时所添加的交联剂比例。若交联剂量多,则交联度大,网孔紧密,孔径小,吸水少;反之,交联剂量少,则交联度小,网孔稀疏,孔径大,吸水多。

葡聚糖的商品型号按交联度大小分类,并以每克干凝胶吸水量10倍的数值来表示,如Sephadex G-25型表示吸水量为2.5 ml/g的葡聚糖凝胶。葡聚糖凝胶的种类有G-10、G-15、G-25、G-50、G-75、G-100、G-150和G-200。不同规格的葡聚糖凝胶适用于分离不同分子量的化合物。如Sephadex G-10、G-15、G-25可用于分离肽类或低分子量物质的脱盐处理,以G-25最好;而Sephadex G-100则适用于分离分子量较大的蛋白质。

葡聚糖凝胶具有亲水性,但不溶于水、稀酸、稀碱或盐溶液,能在水中溶胀成胶粒,在pH为3~10时稳定,主要用于分离水溶性成分,如蛋白质、肽类、氨基酸、多糖、苷类及生物碱盐等,在生物化学中应用最为广泛,洗脱剂为水溶液。

2. 葡聚糖凝胶LH-20 葡聚糖凝胶LH-20是Sephadex G-25的羟丙基衍生物,由于分子中引入了亲脂性基团,故除了能在水中溶胀外,也能在有机溶剂(如甲醇、乙醇、甲酰胺、丙酮、氯仿等)中溶胀,因此,洗脱剂可以用水或有机溶剂,增大了应用范围,不仅可用于分离水溶性化合物,也可用于分离脂溶性化合物,如黄酮、蒽醌、皂苷元等。

(三) 操作方式

凝胶色谱法的操作与吸附柱色谱的湿法装柱相似,不同之处在于以下几方面。

1. 装柱前必须溶胀凝胶 可将干燥凝胶加入洗脱剂中充分溶胀1~3天,或在沸水浴中溶胀2~5小时。待溶胀平衡后,倾去上层清液,包括细颗粒、粉末及其他杂质,然后再加入洗脱剂适量搅乱,静置使凝胶下沉,再倾去上层清液,至无细颗粒为止。漂洗结束后,用真空水泵抽气排除凝胶中的气泡,即可准备装柱。

2. 柱的均匀性检查 凝胶色谱的分离效果主要决定于色谱柱装填得是否均匀。装好柱之后,上样前必须对色谱柱进行均匀性检查。方法:在玻璃柱旁放一支与柱平等的日光灯,用肉眼观察柱内是否有"纹路"或气泡。也可向色谱柱内加入有色大分子等,加入检查物质的分子量应在凝胶柱的分离范围,如Sephadex G-100可用蓝色葡聚糖上柱检验;如果色带带窄,且均匀下移,说明色谱柱性能良好,可以使用;若色带不规则、杂乱、带宽时必须重新装填柱子。

3. 控制洗脱速度 色谱柱的流速可借操作压即进出口液面的高度差来控制。凝胶床受操作压的影响比较明显。增加操作压虽能增加流速,但时间长久后,凝胶被压紧反而使流速减慢。各类凝胶能耐受的最大压力如表2-5所示。

表2-5 各类凝胶能耐受的压力极限

型号	压力极限/mmHg
G-200	10
G-180	35
G-75	50
G-50~G-10	>100

注:1 mmHg=1.33322×10^2 Pa,后同。

4. 再生 由于凝胶与被分离化合物之间原则上不会发生任何作用,因此在一次分离结束后,只要用移动相溶剂稍加平衡即可进行下一次分离操作。如果整个柱子有微量污染,可用0.5 mol/L NaCl溶液洗脱。在一般情况下,一根凝胶床可连续使用半年以上。

若长期使用后,凝胶色泽改变、流速减慢、表面有污渍等,则应该对凝胶进行再生处理。交联葡聚糖凝胶常用温热的0.5 mol/L NaOH和0.5 mol/L NaCl的混合液浸泡,用水冲至中性;聚丙烯酰胺和琼脂糖凝胶由于对酸碱不稳定,则常用盐溶液浸泡,然后用水冲至中性。

5. 保存 已经使用过的凝胶若长期不用容易染菌,故应注意保存。一般以湿态保存,可加少许氯仿、苯酚或硝基苯等化学物质以避免染菌。凝胶的干燥应先对凝胶进行浮选,除去细小的颗粒,并用大量水洗涤,除去盐和污染物,然后逐步增加乙醇浓度使凝胶收缩,在60~80℃下干燥即可。琼脂糖凝胶的干燥操作比较麻烦,并且干燥后不容易溶胀,故应以湿态保存为主。

> **链接**
>
> 目前,凝胶色谱在分离发酵产品及生化药物中的应用日益增多。如用 DEAE-Sephadex A-50 来精制透明质酸酶;用 Sephadex G-50 来纯化胰岛素和溶菌酶;用颗粒度为 20~80 μm 的 Sephadex G-25 来除去青霉素类产品中的致敏性青霉噻唑蛋白等高分子杂质,以制取高纯度的青霉素制剂;又如,Sephadex G-25 或 DEAE-Sephadex A-25 除去生物药物中的热原亦获满意效果(图 2-18)。
>
>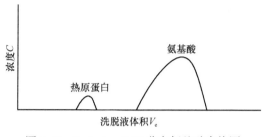
>
> 图 2-18 Sephadex G-25 分离氨基酸中热原

五、大孔吸附树脂法

大孔吸附树脂(macroporous resin)是一种化学结构与离子交换树脂类似,但不含交换基团的、具有大孔结构的高分子亲脂性吸附剂,它具有很好的吸附性能,能有效地吸附具有不同化学性质的各种类型化合物,如生物碱、黄酮、香豆素、皂苷及其他苷类成分,对色素的吸附能力较强,对糖类的吸附能力很差。目前,广泛用于天然药物的分离、富集,并在抗生素及水溶性天然产物成分提纯等方面发挥着独特作用。

(一)基本原理

大孔吸附树脂多为白色的球状颗粒,粒度通常为 20~60 目,根据聚合材料的不同,可分为非极性、中等极性和极性三大类型。大孔吸附树脂的理化性质稳定,不溶于酸、碱及有机溶剂。对有机物的选择性较好,不受无机盐类及强离子低分子化合物存在的影响。目前最常用的为苯乙烯型和丙烯腈型。

大孔吸附树脂的分离原理为吸附作用和"分子筛"作用相结合。它的吸附性来源于分子结构中的亲脂键、偶极离子等形成的范德华力或生成的氢键作用,这种吸附力的特点是作用力弱、解吸容易。吸附力的大小与树脂的结构有关,一般极性树脂用于吸附极性化合物,非极性树脂用于吸附非极性化合物;吸附力的大小还与树脂颗粒的比表面积相关,比表面积越大,吸附量越高。通常大孔吸附树脂的比表面积可达 100~700 m^2/g,因此大孔吸附树脂一方面具有吸附容量大的特点,另一方面不同类型大孔树脂的吸附量存在较大差异。大孔吸附树脂的"分子筛"作用来源于本身的多孔性网状结构,与凝胶结构类似,它存在孔径不同的小孔穴,可使小分子结构进入孔穴而较难洗脱。大孔吸附树脂法就是利用天然药物化学成分与大孔吸附树脂之间吸附力的不同及分子量的不同而达到分离目的。

(二)大孔吸附树脂分离条件的确立

依据大孔吸附树脂的分离原理可知,树脂类型的选择和洗脱溶剂的选择是实验成功与否的关键。

常用的大孔吸附树脂有 D-101、DA-201、GDX-105、CAD-40、XAD-4、SIP 系列及 D-G 型等,由于这些树脂结构不同、比表面积不同,因而有不同的吸附力和"分子筛"作用,它的吸附性来源于与被分离化合物之间的范德华力和氢键。此外,在选择树脂时,不仅要注重树脂的吸附力大小,而且还应注重其解吸附性能。必须根据被分离化合物的大致结构特征及分子量大小来选择树脂类型,方法可通过查阅文献资料获得相关信息,也可通过预实验来确定,如 D-101 型、DA-201 型是分离皂苷效果较好的树脂,能将总皂苷富集,并可有效去除糖类等水溶性杂质及大部分脂溶性杂质,获得的总皂苷的得率明显优于传统方法。

除树脂的选择外,还应注意洗脱液的选择,应根据吸附力强弱选用不同的洗脱剂及浓度。对非极性大孔吸附树脂,洗脱剂极性越小,洗脱能力越强;对中等极性和极性大孔树脂,则用极性较大的洗脱剂为佳。此外,还应注意溶剂的 pH 的影响,一般酸性化合物在酸性溶液中易被吸附;碱性化合物在碱性溶液中易被吸附;中性化合物则在中性溶液中吸附较好。为达到满意的效果,可通过几种洗脱剂浓度的比较来确定最佳洗脱浓度。实际工作中,常用水、乙醇、甲醇、丙酮、不同浓度的酸碱等来洗脱。一般洗脱方法:① 先用水洗,洗下单糖、鞣质、低聚糖、多糖、极性大的皂苷等极性物质;② 70% 乙醇洗,主要可洗下皂苷、酚性物质、糖类、少数黄酮等;③ 30%~50% 碱溶液洗,可洗下黄酮、有机酸、酚性物质和氨基酸;④ 10% 酸溶液洗,可洗下生物碱、氨基酸等;⑤ 丙酮洗,可洗下中性亲脂性成分。

(三) 操作方式

大孔吸附树脂常用柱色谱,操作方法与湿法装柱相同,不同之处在于以下几方面。

1. 大孔吸附树脂的预处理 新购的大孔树脂可能含有致孔剂、引发剂、分散剂和一些未聚合的单体等化学残留,必须经过预处理除去。预处理一般方法:①在色谱柱内加入相当装填树脂 0.5 倍的水,将新树脂投入柱中,从树脂底部加水,以反冲水流使树脂床接近完全膨胀、排尽气泡、并将小颗粒树脂冲出。②换用 2 倍量树脂床体积的乙醇浸泡树脂 4 小时。③用乙醇洗柱,洗至流出液加水不呈白色浑浊为止。④用蒸馏水通过树脂层,洗净乙醇。⑤用 4% 的 HCl 溶液浸泡 3 小时,而后蒸馏水洗至中性。⑥用 5% 的 NaOH 溶液浸泡 3 小时,而后再用蒸馏水洗至中性,即可。

不同的树脂柱往往有其预处理的最佳方法,如 D-101 型、HPD 系列可先用 2% NaOH 浸泡洗脱后,再在 60℃ 下用乙醇浸泡、洗脱,不仅预处理工艺简单、生产周期短、环境污染小,而且经预处理后的化学残留也可达到要求。

2. 树脂的再生 使用过的树脂可经处理后再生。若选用了非水溶性的有机溶剂作洗脱剂,用甲醇反复冲洗树脂柱即可;若选用了水溶性的洗脱剂,则需用蒸馏水反复冲洗树脂柱;色谱柱多次使用后,颜色加深,吸附能力下降,可用 4% HCl 溶液和 5% NaOH 溶液依次浸泡 12 小时,再用蒸馏水洗至中性即可。

3. 树脂的保存 采用湿态保存,浸泡于甲醇或乙醇中,临用前用蒸馏水洗尽醇即可。

> **链接**
>
> 亲和色谱是近年来发展起来的一种高效分离纯化技术。该技术早期多用于蛋白质(特别是酶)的分离、精制,随后大规模应用于酶抑制剂、抗体和干扰素的分离纯化,并在核酸、细胞、细胞器和整个细胞的分离、纯化方面得到了进一步应用。亲和色谱法是一种利用生物分子之间专一的亲和力进行分离纯化的色谱方法,一般在色谱柱中进行。其特点是选择性强,提纯效率超过一般根据理化性质上的差别来分离纯化的方法。在亲和色谱中,常用的载体材料有琼脂糖凝胶、纤维素葡聚糖凝胶等,其中用得最普遍的是珠状交联琼脂糖凝胶,称为 Sepharose CL。用亲和色谱技术能从粗制液中经过一次简单的处理,便可获得理想的高纯度活性物质,如以胰岛素为配基、以珠状琼脂糖为载体制得的亲和吸附剂,从肝脏匀浆中可成功提取得到胰岛素受体,该受体经过一步处理就被纯化了 8000 倍。

六、高效液相色谱法

高效液相色谱法(high performance liquid chromatography,HPLC)是在经典液相柱色谱的基础上发展起来的一种高效、快速的色谱分离方法,又称高压液相色谱法。它与经典液相柱色谱的分离原理没有本质性差别,不同点主要是比经典液相色谱有更高的效率和实现了自动化操作。产生这些优势的原因是:① HPLC 的色谱柱是以特殊的方法用较小颗粒的填料填充而成,从而大大提高了柱效,即提高了分离效率。② 在仪器方面,HPLC 采用了高压泵输送流动相,同时在色谱柱后连有各类检测器,可以对流出物进行连续检测,从而大大提高了检测的灵敏度。③ 主用于含量分析的 HPLC,往往还配备了自动进样器;而主用于制备的 HPLC,大多配备了自动收集器,从而大大提高了工作效率(图2-19)。

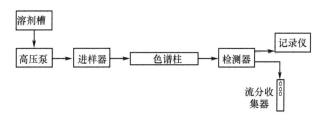

图 2-19　高效液相色谱仪基本结构的方框图

由于高效液相色谱法具有分离效能高、选择性好、灵敏度高、分析速度快、适用范围广(样品不需气化,只需制成溶液即可)、色谱柱可反复使用的特点,已成为中药制剂含量测定最常用的分析方法,并且在合成药物、有机化工、食品检测、环境化学等多种领域得到了广泛应用。例如,在《中华人民共和国药典》(1985 版)中仅有 8 个品种使用了高效液相色谱法进行质量控制,而在 2010 版《中华人民共和国药典》中,采用高效液相色谱法进行含量测定的品种达 850 种之多,占收载品种的 39%,由此可见高效液相色谱法的发展速度。

高效液相色谱法按固定相不同可分为液-液色谱法和液-固色谱法;按色谱原理不同可分为分配色谱法、吸附色谱法、离子交换色谱法和凝胶色谱法等。根据固定相与流动相极性的不同,液-液色谱法又可分为正相色谱法和反相色谱法,当流动相的极性小于固定相的极性时称正相色谱法,主要用于极性物质的分离分析;当流动相的极性大于固定相的极性时称反相色谱法,主要用于非极性物质或中等极性物质的分离分析。

HPLC 的发展主要表现在两方面:一是新填充剂向粒径更小、种类更多方向快速发展,使 HPLC 的分离效率更高、分析适用范围更广。当前,在中药制剂的定量分析中,主要使用十八烷基硅烷键合硅胶(又称 ODS 柱或 C_{18} 柱)。由于 ODS 属于非极性固定相,在分离分析时一般使用极性流动相,所以属反相色谱法。常用的流动相有甲醇-水或乙腈-水等,洗脱时极性大的组分先出柱,极性小的组分后出柱。二是检测器灵敏度不断提高,从固定波长的紫外检测器,发展到可变波长以及二极管阵列紫外检测器,再发展到 20 世纪 90 年代的蒸发光散射检测器,使没有紫外吸收或较弱紫外吸收的化合物的检测成为可能,扩大了 HPLC 的应用范围,当前,HPLC 已实现与质谱、核磁共振等波谱技术联用,在解决复杂组成物质的结构分析中,已成为强有力的工具。

> **链接**
>
> 三聚氰胺是一种重要的氮杂环有机化工原料,广泛用于木材加工、塑料、涂料、造纸、纺织、皮革、电气、医药等行业,其分子式为$C_3H_6N_6$,含氮量高达67%。通用的蛋白质测试方法"凯氏定氮法"是通过测出含氮量来估算蛋白质含量的,添加三聚氰胺会使得食品的蛋白质测试含量偏高,从而使劣质食品通过食品检验机构的测试。2008年,三鹿奶粉因三聚氰胺严重超标而导致多名婴儿死亡,数千名婴儿患肾结石,造成了极其恶劣的影响。三鹿奶粉事件之前,食品中的三聚氰胺问题并未引起相关部门重视,国标(GB 9567—1988)中采用重量法测定饲料中三聚氰胺的含量,该法操作烦琐、分析时间长(约为8小时)、测定低含量三聚氰胺时误差大。三鹿奶粉事件之后,国家质检总局制定了《原料乳中三聚氰胺快速检测——液相色谱法》(GB/T 22400—2008),该法可以快速(测定时间约15分钟)、准确、低成本地对原料乳(生鲜乳)进行三聚氰胺定量检测,该法的推广同时也带动了HPLC-UV法、HPLC-MS法测定三聚氰胺的深入研究。

七、气相色谱法

气相色谱(gas chromatography,GC)是一种以气体为流动相的柱色谱分离、分析方法,根据所用固定相状态的不同可分为气-固色谱(GSC)和气-液色谱(GLC)两类。它是利用混合物中各组分在气体与固定相之间吸附能力的不同或分配系数的差异而达到分离目的的。其中,以气-液分配色谱的应用最为广泛。

气相色谱法的流动相为惰性气体。由于样品在气相中传递速度快,因此样品组分在流动相和固定相之间可以瞬间达到平衡。因此,气相色谱法是一种分析速度快、分离效率高的分离分析方法。近年来采用高灵敏选择性检测器,使得它又具有分析灵敏度高、试样用量少(气体试样可为1 ml,液体试样为0.1 μl,固体试样为几微克)等优点,已广泛应用于石油化工、食品卫生、环境监测、药物分析等领域。但气相色谱法也存在不足之处,如不适宜分离高沸点、热稳定性差、高极性的化合物,柱的载样量小,无法进行大规模制备性分离等,在一定程度上限制了该法的应用。

由于气相色谱中流动相为气体,要求试样必须能够在一定温度下气化,所以在天然药物化学成分的研究方面,特别适用于具有低沸点、易挥发特性的挥发油成分的分离、鉴定与定量分析,目前植物的挥发油一般都采用GC-MS技术进行分离与鉴定。对于高沸点、高极性的化合物(如多糖、苷类、单糖等),由于在一定温度下无法气化,故不能直接应用气相色谱法分离,但可事先通过甲醚化、硅醚化、乙酰化、糖腈乙酰化等反应减小化合物的极性,使之能在一定温度下汽化,即可用气相色谱法进行鉴定与定量分析。

气相色谱仪由气路系统、进样系统、分离系统、温控系统、检测记录系统五大系统构成。混合物组分能否分离,关键在于色谱柱;分离后组分能否获得鉴定关键在于检测器,所以分离系统和检测系统是仪器的核心。

> **链接**
>
> 电泳是利用带电粒子在同一电场的作用下泳动的方向和速度不同而达到分离目的的色谱方法。混合物中各组分所带电荷的正、负电荷数的多少以及粒子质量的不同均会影响电泳的分离效果。电泳具有快速、准确、易重复、可洗脱等特点,目前广泛应用于蛋白质、肽类、氨基酸等化合物的分离、鉴定和少量制备。依据支持物的不同,电泳可分为纸电泳、琼脂平板电泳、聚丙烯酰胺凝胶电泳及凝胶聚焦电泳。

第 4 节 结构测定方法

化合物的结构测定是天然药物化学研究的重要内容。只有明确了化合物的化学结构,才能进一步开展其药效学、毒理学研究,并为人工合成、结构改造和药物设计等工作提供可靠的依据。

天然药物化学成分的结构测定工作较为复杂,难度较大。与化学合成出来的化合物相比,其"未知性"更高,有时甚至难以确定结构类型。为了给结构鉴定提供信息,常规的做法是系统查阅文献资料,了解同一种、同一属或同一科植物的成分研究相关数据,因为同种、同属植物即使产地不同,化学成分可能也有相似性。此外,在提取分离过程中要注意观察化合物的理化性质,如溶解性、酸碱性、结晶性、吸湿性、色谱行为等,以便为确定结构类型提供信息。事实上,化合物结构的最终确定一般都依赖现代波谱技术,必要时辅以化学手段,但由于当前研究过程中获得的新化合物或活性成分常以微量计,有时只有几毫克,故一般无法采用化学方法(化合鉴别反应、化学降解、衍生物合成等),而且要尽可能在不消耗或少消耗样品的条件下测定各种光谱数据,获取尽可能多的结构信息以达到确定化合物结构的最终目的。20 世纪 90 年代以来,现代色谱和波谱技术快速发展,使结构测定工作更趋向于微量化、快速化和准确化。

一、结构测定的一般步骤

天然药物化学成分的结构测定,很难有一种固定不变的研究程序,一般的步骤如下。

(一) 确定化合物的纯度

在进行结构测定前必须首先确定化合物的纯度,只有获得单一化合物(又称单体)才能保证结构测定结果的准确性,否则测定的光谱数据无意义,将造成不必要的浪费。纯度测定的主要方法是各种色谱技术,如硅胶 TLC 是最常用的方法,可将待测样品在同一硅胶板上点"浓"和"稀"两个点,然后选择合适的溶剂展开,层析结束后,在可见光、UV 光下观察,或喷一定的显色剂(其中必有一种为通用显色剂,如 10% H_2SO_4 乙醇液)进行观察。一般地,只有当样品在三种展开系统中均呈现单一斑点时,方可确认其为单体化合物。有必要时,还可通过 HPLC 或 GC 来帮助判断化合物的纯度。此外,若获得化合物的量较多,还可通过测定熔点(固体)、沸点(液体)等来帮助判断。前已述及,单体化合物的熔距较窄,约为 0.5℃左右,若熔距较宽则化合物纯度可能不合格。

(二) 确定化合物是否为已知

确定化合物是否为已知也是结构测定的重要内容,如果判断准确,将节省研究时间和研究经费,否则将造成浪费。判断化合物是否为已知有以下几种情况。

1) 如果有标准品,可在进行纯度测定时将化合物与标准品进行比较,如果在三种展开系统中两者的 R_f 值均相同,则化合物可能为该标准品。

2) 化合物量较多时,可测定化合物的熔点、沸点、比旋度、折光率等数据,也可测定化合物的紫外光谱(UV)和红外光谱(IR),并与文献中的已知化合物比较,若相同,则可能为该已知化合物。

3) 化合物量较少时,可直接测定化合物的质谱(MS)、核磁共振氢谱(^{1}H-NMR)和碳谱(^{13}C-NMR),根据这些光谱数据可获得化合物的分子式,通过对碳、氢谱的解析可初步获得化合物的分子骨架,有的可推测出结构式,与文献数据对照,若相同,则为该已知化合物。

(三) 对未知化合物的进一步测定

若化合物结构比较复杂,依靠 MS、^{1}H-NMR、^{13}C-NMR、UV、IR 等仍无法推测出结构式,且光谱数据与文献对照均不相同,可暂定为未知化合物。为了确定未知物的结构,可进一步进行二维核磁共振(2D-NMR)测定,包括^{1}H-^{1}H 相关[氢-氢化学位移相关谱(^{1}H-^{1}H COSY)、碳氢相关谱(^{13}C-^{1}H COSY)]、多量子相干谱(HMQC)、异核多键相关谱(HMBC)、总相关谱(TOCSY)、二维 NOE 谱(NOESY)等,从而解析出化合物的结构式,再次与文献数据对照,若相同,则为该已知物;若不相同,则可能为一新化合物。

(四) 对新化合物的结构确认

为了进一步确证新化合物的结构,必须进行高分辨质谱(HI-MS)或元素分析测定,以进一步确认化合物准确的分子式;可形成结晶的化合物,最好采用 X 射线衍射法来确认推测的结构式;若其衍生物为已知化合物,可将新化合物进行衍生物合成,并比较合成物与已知化合物的一致性。最后,新化合物的创新点必须经过权威查新系统的确认。

二、结构测定波谱分析法简介

(一) 紫外-可见吸收光谱

紫外-可见吸收光谱(ultraviolet-visible spectra,UV-vis)是用一定波长(200~400 nm)的紫外及可见光照射化合物分子,分子中的电子可因光线照射从基态跃迁至激发态($\pi \to \pi^*$ 跃迁、$n \to \pi^*$ 跃迁),从而使透过化合物的光强度减弱,在不同波长下测定化合物的吸收度,即可得到紫外-可见吸收光谱。

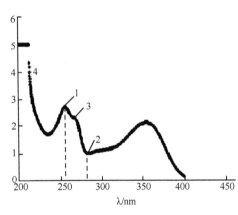

图 2-20 紫外吸收光谱特征
1. 吸收峰;2. 谷;3. 肩峰;4. 末端吸收

图 2-20 为化合物 3,5,3'-三羟基-7,4'-二甲氧基黄酮-3-O-β-D-芹菜糖基(1→2)-β-D-半乳糖苷的紫外吸收光谱,图中吸收曲线的峰所对应的波长称为最大吸收波长(λ_{max}),吸收曲线的谷所对应的波长称为最低吸收波长(λ_{min}),吸收峰的旁边出现类似于人的肩膀的小峰则称为肩峰,在最短波长(200 nm)处有一相当强度的吸收却未显现的吸收峰,称为末端吸收。由于吸收峰的峰位是化合物分子电子能级跃迁时所吸收的特征频率,故化合物分子的结构决定了吸收曲线的峰形,反之,紫外-可见吸收光谱可提供化合物结构的基本骨架信息或有助于确定化合物的部分结构。

化合物结构中能吸收紫外-可见光引起电子跃迁的基团称为发色团,主要为不饱和键,如 C=C、C=O 等,常见发色团的最大吸收峰见表 2-6。紫外-可见吸收光谱常用以测定分子内的共轭系统。此外,结构中某些带有杂原子的饱和基团,如—OH、—NH$_2$、—OR、—X 等能使吸收峰向长波移动,称为助色团。若助色团与发色团相连,不仅使吸收向长波方向移动,而且还使吸收强度(ε)增加。如苯环 B 带的吸收峰为 255 nm($\varepsilon \sim$ 200),而苯酚该吸收峰红移至 270 nm($\varepsilon \sim$ 1450),苯胺该吸收峰红移至 287 nm($\varepsilon \sim$ 1430)。故紫外-可见光谱可提供化合物的共轭程度,发色团、助色团的种类、数目及位置等结构信息。

表 2-6 常见发色团的最大吸收峰

化合物	λ_{max}/nm	强度(ε)
$H_2C=CH_2$	193	10 000
$H_2C=CH-CH=CH_2$	217	21 000
CH_3COCH_3	166,276	15
CH_3COOH	204	40

此外,应注意溶剂对紫外-可见光谱的影响。极性溶剂不仅影响溶质吸收波长的位移,而且还影响吸收峰吸收强度和形状,如苯酚的 B 吸收带,在非极性溶剂正庚烷中,可清晰地看到苯酚 B 吸收带的精细结构,但在极性溶剂乙醇中,苯酚 B 吸收带的精细结构消失,仅存在一个宽的吸收峰,而且其吸收强度也明显减弱。所以在记录紫外吸收光谱时,应注明所用的溶剂。

目前,核磁共振的发展已使紫外-可见光谱成为次要手段。但通过研究活性化合物的 UV 谱获得 λ_{max},再进行含量测定的方法仍是制定中药质量标准的常用方法。

(二) 红外光谱

红外光谱(infrared spectra,IR)是记录有机化合物分子吸收红外光后产生化学键振动而形成的吸收光谱。化学键的振动频率用波数(ν,即波长倒数)来表示,其测定范围一般为:$4000\sim600\ cm^{-1}$,测定区域与化学键的关系见表 2-7。最方便的测定方法是将样品与 KBr 混合压片,能处理少至 $5\sim10\ \mu g$ 的样品。

表 2-7 红外光谱吸收峰与化学键的关系

吸收峰范围 ν/cm^{-1}	化学键
1500~600	C—C、C—O、C—N 等单键区
1800~1500	C=C、C=O、C=N 等双键区
2200 左右	C≡C 、C≡N 叁键区
3500~3300	O—H、N—H 等单键区

由于核磁共振与质谱技术的发展与普及,红外光谱的应用范围已大大缩小。目前,它主要用于鉴别结构中的羰基($1800\sim1500\ cm^{-1}$,强吸收单峰)、炔烃与腈($2300\sim2100\ cm^{-1}$,弱吸收尖细峰)、未缔合羟基($3500\sim3400\ cm^{-1}$,强吸收宽峰)、氨基($3500\sim3300\ cm^{-1}$,强吸收峰)等基团。此外,也常用于核对化合物,当两个化合物的红外光谱所有吸收峰,特别是灵敏的指纹区($1500\sim600\ cm^{-1}$)的吸收峰完全吻合时,则可确定两个化合物的结构完全一致。

(三) 质谱

质谱(mass spectroscopy,MS)是记录有机化合物样品在质谱仪中经一定能量的撞击后,在稳定磁场中按质量和电荷之比(m/z)顺序进行分离并通过检测器表达的图谱。在质谱图中,主要可以观察到分子离子峰和碎片离子峰(图 2-21)。一般把强度最高的峰定为基峰,而质荷比最高处的峰一般为分子离子峰,表示为 $M^{+\cdot}$,分子离子峰的质荷比即为化合物的分子量。但也应注意:对热不稳定的化合物,如醇类,最高质荷比的峰就不一定是分子离子峰。

质谱在结构测定中的作用:① 确定分子量;② 高分辨质谱(HR-MS)由于能测出分子量的精确数字,故可直接提供分子式;③ 由于化合物在一定条件下的开裂有一定规律,故分析开裂碎片,可提供部分结构信息,如 M-15 峰则提示结构中有—CH_3,M-17 峰提示有—OH,M-18 为脱水峰,M-28 峰提示有—CO,M-162 峰提示可能含葡萄糖或半乳糖,M-146 峰则提示可能含鼠李糖,黄酮母核产生 RDA 开裂,可特征性地得到 m/z 120 和 m/z 102 的碎片峰,齐墩果酸型的五环三萜

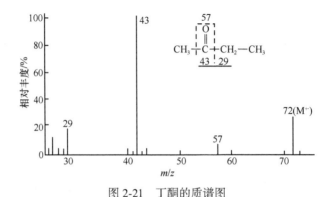

图 2-21 丁酮的质谱图

皂苷元 C 环产生 RDA 开裂,可特征性地得到 m/z 208 和 m/z 248 的碎片峰等;④常用于核对化合物,当两个化合物的质谱主要峰吻合时,则可确定两个化合物的结构完全一致。

质谱常用的离子源是电子轰击源,即利用低能量(70 eV)的慢电子轰击样品的气体分子使其成阳离子,称为电子轰击质谱(electron impact mass spectra,EI-MS)。由于 EI-MS 需要将样品加热气化,故容易发生热分解的化合物,如醇、糖苷等,只能测到碎片峰,而得不到分子离子峰,而大分子物质,如多糖、肽类等常因难于气化而无法测定。近年来,质谱技术得到了快速发展,开发了许多使样品不必加热气化即可直接电离的新方法,并且得到了推广应用,如电喷雾电离(electrospray ionization,ESI)、快速原子轰击电离(fast atom bombardment,FAB)及基质辅助激光解吸电离(matrix-assisted laser desorption ionization,MALDI)等。质谱仪发展的另一热点是与液相色谱联用,目前较普及的有 LC-MS、LC-MS-MS、LC-ESI 等。

案例 2-2

一、同位素峰相对强度法

该法适用于低分辨率质谱仪。

例:某化合物的红外光谱显示含羰基,其质谱 $M^{+\cdot}$、M+1、M+2 峰强度比如下:

   $M^{+\cdot}$(150)   100%
   M+1(151)   11.1%
   M+2(152)   0.8%

试求其分子式。

解:化合物的(M+2)/M < 4.44%,查表可知此化合物不含 S、Cl、Br。查 Beynon 表可知分子量为 150 的式子共 29 个,其中 M+1 峰百分比在 10%~12% 的式子[取(M+1)±1]共有下列 6 个,如

序号	分子式	M+1	M+2
1	$C_9H_{12}NO$	10.34	0.66
2	$C_9H_{14}N_2$	10.71	0.52
3	$C_{10}H_2N_2$	11.60	0.61
4	$C_{10}H_{14}O$	10.07	0.75
5	$C_{10}H_{16}N$	11.44	0.60
6	$C_{11}H_2O$	11.96	0.85

上列分子式中,第 1、5 两式因含奇数 N,与分子量为偶数事实不符,可排除;第 3、6 两式中因 H 含量太低,不太合理,且 3 式不含氧、6 式碳原子数 >10,也可排除;第 2 式不含氧,与红外光谱数据不符,也予以排除。第 4 式 $C_{10}H_{14}O$ 的 M+1 峰强度比接近 11.1%,并且其 M+2 峰强度比也与 0.8% 很接近,又含

有氧原子,因此可以断定未知物的分子式就是 $C_{10}H_{14}O$。

二、高分辨质谱法

用高分辨质谱仪通常能测定每一个质谱峰的精确分子量,因而可直接计算出化合物的实验式和分子式。

例:某一只含有 C、H、O 的有机化合物,它的红外光谱显示在 3100 cm^{-1} 和 3700 cm^{-1} 之间无吸收。它的质谱如图 2-22 所示。试求其结构式。

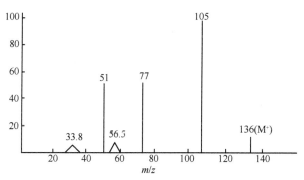

图 2-22　未知物质谱图

解:
(1) 由质谱看出有相当强的 M 峰,结合 m/z 39,51,77 可推测化合物为芳香化合物(M=136)。
(2) 由图示出:(M+1)/M = 9.0%。预测可能的化合物有下列三个:
　　　　①$C_9H_{12}O$　　　　②$C_8H_8O_2$　　　　③$C_7H_4O_3$
(3) 计算不饱和度:　①Ω=4　　　　②Ω=5　　　　③Ω=6
进一步说明化合物可能含苯环。
(4) 基准峰(105)推测为苯甲酰离子 $C_6H_5CO^+$。查表可知 77 是苯环离子峰,由此可推测下列裂解过程:

$$C_6H_5CO^+ \xrightarrow{-CO} C_6H_5^+ \xrightarrow{-C_2H_2} C_4H_3^+$$
　　　m/z 105　　　m/z 77　　　m/z 51

(5) 上述裂解过程通过两种亚稳离子的存在而证实:
　　　　　　　　　$77^2/105 = 56.51$　　　　$51^2/77 = 33.8$
(6) 若分子中含苯甲酰基,则其 Ω 应为 5,因此不可能为 $C_9H_{12}O$ 式(Ω 不合适);此外 $C_7H_4O_3$ 也可排除,因 H 太少。剩下的只有 $C_8H_8O_2$ 式符合。
(7) 由 $C_8H_8O_2$ 减去 C_6H_5CO,剩下的基团为—OCH_3 或 CH_2OH。因此可能的结构式有两种:
　　　　　　　　　$C_6H_5COOCH_3$　　　　　　　　$C_6H_5COCH_2OH$
　　　　　　　　　　　A　　　　　　　　　　　　　　　　B

根据红外光谱数据,不可能为 B 式(因其中含 OH 基团,应在 3400 cm^{-1} 有羟基吸收),最后确定样品的结构式是:$C_6H_5COOCH_3$。

(四) 核磁共振谱

核磁共振谱(nuclear magnetic resonance spectroscopy,NMR)是利用能量很低的电磁波照射暴露在强磁场中的分子,电磁波能与分子中的磁性核(^1H、^{13}C)相互作用,引起磁性核发生磁能级的共振跃迁而产生吸收信号,记录吸收信号的强度,对应其吸收频率所得的波谱即为核磁共振谱。

天然药物化学成分结构测定离不开测定核磁共振氢谱(^1H-NMR)和核磁共振碳谱(^{13}C-

NMR),随着核磁共振技术的发展,目前,二维核磁共振技术(2D-NMR)已得到了普及,并在化合物结构测定中发挥着至关重要的作用。

1. 核磁共振氢谱 核磁共振氢谱(^{1}H-NMR)能提供三个重要参数:化学位移、峰面积和偶合常数。

1) 化学位移:由于^{1}H核周围环境不同,其外围电子密度以及电子绕核旋转时产生的磁的屏蔽效应不同,故不同类型的^{1}H核发生共振跃迁所需能量不同,其共振信号将出现在不同的区域(表2-8),故可根据化学位移值推断H的类型。化学位移用δ表示,单位为ppm。

表2-8 各类H质子的化学位移范围表

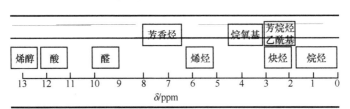

2) 峰面积:^{1}H-NMR谱上积分总面积与分子中的总H质子数相当,根据分子式,可推算出每个积分信号所相当的H质子数。

3) 信号的裂分与偶合常数:磁不等同的两个或两组^{1}H核在一定距离范围内会因相互自旋偶合干扰而使信号发生裂分,出现不同形态的峰,如s(singlet,单峰)、d(doublet,二重峰)、t(triplet,三重峰)、q(quartet,四重峰)、m(multiplet,多重峰)等。质子裂分受周围环境H质子的干扰一般遵循$n+1$规则,如若为单峰,则表示周围C上无H;若为三重峰,则表示周围可能存在一个—CH_2—基团,故通过研究峰形可获知邻位H质子的信息。表示磁性核裂分强度的参数是偶合常数,用J表示,单位Hz,可通过计算裂分的多重峰谱线间的间距获得相关数据。

偶合常数的大小取决于相互作用的氢核之间间隔键的距离:间隔的键数越少,则J值越大,常用的偶合常数见表2-9。

表2-9 一些常见^{1}H核的自旋-自旋偶合常数

结构类型	J(Hz)	结构类型	J(Hz)
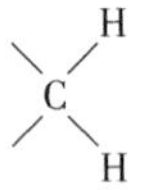 H-C-H (geminal)	12~15	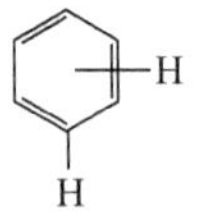 苯环 H	J_o 6~8 J_m 1~3 J_p 0~1
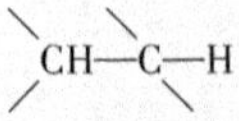 CH—C—H	6~8		
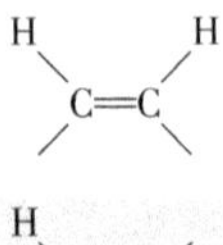 H-C=C-H (cis)	6~12	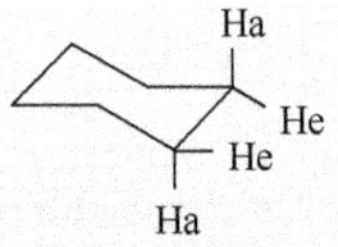 环己烷 Ha/He	J_{aa} 9~13 J_{ae} 2~4 J_{ee} 2~4
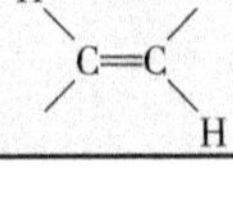 H-C=C-H (trans)	13~18		

解析核磁共振氢谱的一般步骤是:①观察有几组峰,根据每组峰的化学位移推断可能的H质子类型;②观察峰面积,确定每组峰所含的H质子数;③计算偶合常数,找出自旋偶合裂分的吸收峰,考察发生相互偶合的H质子的数目和结构关系;④观察峰形,确定基团与基团之间的关系,推测化合物结构。例如,乙酸苯乙酯的核磁共振氢谱如图2-23所示,可解析如下:

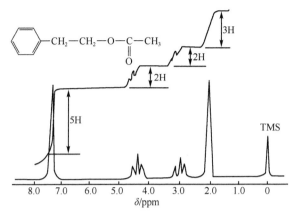

图 2-23 乙酸苯乙酯的核磁共振氢谱

从图谱上看,在 δ 2.00(s)、2.92(t)、4.28(t)、7.25(s)处分别有四组峰,根据表 2-8 可知,δ 7.25 可能为苯环上的 H 吸收峰,δ 2.00 可能为乙酰基上的 CH_3 的 H 吸收峰,δ 4.28 可能为烷氧基上的 H 吸收峰,δ 2.92 可能为与苯环相连的 H 吸收峰。从峰面积来看,δ 7.25 峰有五个 H 质子,δ 2.00 峰有三个 H 质子,这两组基团上的质子由于所处环境相同,故有偶合而无裂分,均表现为单峰,故 δ 7.25 峰即为苯环上的 H 吸收信号,δ 2.00 为乙酰基上的—CH_3 的 H 吸收信号。δ 4.28 和 δ 2.92 信号均有两个 H 质子,因分别受邻位—CH_2—的干扰裂分为三重峰,且 J 都为 7 Hz,说明它们之间存在偶合关系,前者为与 O 相连的—CH_2,后者为与苯环相连的—CH_2。

2. 核磁共振碳谱 核磁共振碳谱(^{13}C-NMR)原理与 ^{1}H-NMR 基本相同,但由于 ^{13}C 的天然丰度只有 1.1%,故检测灵敏度只有 ^{1}H 的 1/6000,因此检测需要的样品量较大、耗时较长,但随着脉冲傅里叶变换核磁共振装置的出现及计算机的引入,解决了这一难题,使 ^{13}C-NMR 成为化合物结构测定的重要手段之一。此外,由于两个 ^{13}C 相连的概率只有 0.1%,所以一般检测不到 ^{13}C-^{13}C 的偶合,但能测得 ^{13}C-^{1}H 间的偶合,且偶合常数很大,使图谱中出现较多复杂重叠的多重峰,给解析带来较大麻烦,故可根据不同的要求和目的,采用多种技术获得不同形式的图谱。目前常用的为噪声去偶谱(proton noise decoupling spectrum)和 DEPT 谱(distortionless enhancement by polarization transfer)。

用噪声去偶可以测得 ^{13}C 的化学位移 $δ_c$ 值,范围一般为 0~300 ppm,由于化学位移变化范围宽(约为氢谱的 20 倍),故碳谱的分辨率更高。^{13}C 的化学位移与其所处的化学环境及碳核周围的电子云密度有关,故可通过分析 ^{13}C 的化学位移推测化合物的结构(表 2-10)。DEPT 谱则直接给出了 ^{13}C 的类型,其灵敏度高,信号之间重叠少,目前已成为 ^{13}C-NMR 谱的一种常规测定方法而得到广泛应用。

表 2-10 几种不同碳原子的化学位移范围

化合物类型	结构中碳类型	$δ_c$/ppm
烷烃	R_4C	0~60
烯烃	$R_2C=CR_2$	80~165
炔烃	R—C≡C—R	60~90
芳香烃	⌬—R	110~170
醛和酮	$R_2C=O$	180~220
羧酸衍生物	R—COX	150~185
腈	R—C≡N	110~125

核磁共振谱的应用价值越来越得到体现,关于化合物碳谱、氢谱数据的专著和综述为研究人员的结构测定提供了快速、便捷之路,比如龚运淮主编的《天然产物核磁共振 ^{13}C-NMR 碳谱分析》、于德泉主编的《分析化学手册》(第二版)第七分册、美国《萨德勒标准光谱图集》都提供了大量化合物的碳、氢谱数据。

3. 二维核磁共振技术 20 世纪 80 年代以来,通过对 ^{1}H、^{13}C 和 ^{14}N 等核的性质以及它们之间连接关系的详尽研究,使二维核磁共振(2D-NMR)技术应运而生,使具有新颖构造的天然化合物的结构测定往往在短时间内即可完成,具有全新骨架的天然化合物层出不穷,从而使天然药物的结构研究进入了跃进式发展的阶段。

常用的 2D-NMR 有同核相关谱(如 ^{1}H-^{1}H COSY)、异核相关谱(如 ^{13}C-^{1}H COSY)、异核多量子相干谱(HMQC)、异核多键连接谱(HMBC)、H-H 接力完全相关谱(TOCSY)、H-H 之间的 NOE 相关谱(ROESY)。通过 2D-NMR 解析,可以使复杂的天然产物(如皂苷类、大环内酯、肽类等)结构得到准确解析。

综上所述,紫外-可见光谱、红外光谱、质谱、核磁共振谱通称为四大光谱,是目前天然药物化学结构测定的主要手段,四大光谱的综合应用,将使更多化学成分得到快速、准确的解析,从而进一步加速天然药物化学研究的步伐。

小 结

提取是把化学成分从植物组织中抽提出来的过程。常用的提取方法有溶剂提取法、水蒸气蒸馏法和超临界流体萃取法,其中,溶剂提取法适合于绝大多数成分的提取,是最常用的。该法根据提取物的性质选择溶剂和提取方法,常用的溶剂是水和乙醇,常用的方法有:浸渍法、渗滤法、煎煮法、回流提取法、连续回流提取法和超声提取法。

分离是从混合物中得到单体化合物的过程。常用的技术有:系统溶剂分离法、两相溶剂萃取法、沉淀法、结晶法、透析法、升华法、分馏法和色谱法,其中,色谱法是最有效、最常用的方法。依据分离原理,色谱法可以分为:吸附色谱法、分配色谱法、离子交换色谱法、凝胶色谱法和电泳;依据操作方式,可以分为:薄层色谱法、柱色谱法和纸色谱法;此外,现代色谱技术,如大孔吸附树脂色谱、高效液相色谱及气相色谱在化合物的分离过程中发挥着越来越重要的作用。色谱法的选择依据是被分离物质的性质及分离目的。在天然药物化学成分的分离过程中,常常将色谱技术与传统的分离方法综合利用,互补长短。

鉴定是确定化合物结构式的过程。结构测定的主要手段是紫外-可见光谱、红外光谱、质谱和核磁共振谱四大光谱的综合应用,使化学成分得到快速、准确的解析。

目标检测

一、名词解释

1. 溶剂提取法 2. 超临界流体萃取法 3. 水蒸气蒸馏法 4. 两相溶剂萃取法 5. 结晶法 6. 凝胶过滤色谱 7. 分配色谱 8. 吸附色谱

二、填空题

1. 天然药物化学成分提取的方法有:_____、_____、_____。

2. 溶剂提取法常用的方法有:_____、_____、_____、_____、_____、_____。其中,_____适合于对热不稳定物质的提取。

3. 常用的分离方法有:_____、_____、_____、_____、_____、_____、_____、_____。

4. 按分离原理,色谱法可分为:_____、_____、_____、_____、_____。

5. 按操作方式,色谱法可分为:_____、_____、_____。

三、选择题

(一) **A 型题**(单项选择题)

1. 下列溶剂中极性最弱的是( )

A. 乙醇　　　　　B. 甲醇
C. 丙酮　　　　　D. 乙酸乙酯
E. 正丁醇

2. 下列官能团极性最大的是(　　)
   A. Ar—OH　　　B. R—OH
   C. R—NH$_2$　　　D. R—CHO
   E. RCONH$_2$

3. 适用于含有大量淀粉、树胶、果胶、黏液质的中药提取方法是(　　)
   A. 浸渍法　　　　B. 水蒸气蒸馏法
   C. 煎煮法　　　　D. 回流提取法
   E. 连续回流提取法

4. 从中药的水提取液中萃取极性较大成分,宜选择的溶剂为(　　)
   A. 乙醚　　　　　B. 甲醇
   C. 正丁醇　　　　D. 氯仿
   E. 石油醚

5. 连续回流提取法比回流提取法(　　)
   A. 节省时间且效率高
   B. 节省溶剂且效率高
   C. 受热时间短
   D. 提取装置简单
   E. 提取量大

6. 从不纯的结晶经过进一步精制处理得到较纯的结晶的过程称为(　　)
   A. 分馏　　　　　B. 重结晶
   C. 结晶　　　　　D. 纯化
   E. 浸渍

7. 萜、甾体、芳香类化合物(苷元)、生物碱易溶于(　　)
   A. 氯仿、苯、乙醚、乙酸乙酯
   B. 水　　　　　　C. 含水醇
   D. 酸水　　　　　E. 稀醇

8. 采用乙醇沉淀法除去水提取液中多糖和蛋白质等杂质,应使乙醇浓度达到(　　)
   A. 50%以上　　　B. 60%以上
   C. 70%以上　　　D. 80%以上
   E. 90%以上

9. 超临界流体萃取法中常用的超临界流体是(　　)
   A. 氮气　　　　　B. 二氧化碳
   C. 甲烷　　　　　D. 一氧化二氮
   E. 六氟化硫

10. 两相溶剂萃取法的分离原理是利用混合物中各组分在两相互不相溶的溶剂中(　　)
    A. 结构类型的差异　B. 分配系数的差异
    C. 化学性质的差异　D. 酸碱性的差异
    E. 存在状态的差异

11. 硅胶、氧化铝吸附柱色谱过程中,吸附剂的用量一般为样品量的(　　)
    A. 10~30 倍　　　B. 20~30 倍
    C. 40~60 倍　　　D. 40~80 倍
    E. 30~60 倍

12. 聚酰胺色谱中,洗脱能力强的是(　　)
    A. 丙酮　　　　　B. 甲醇
    C. 二甲基甲酰胺　D. 水
    E. NaOH 水溶液

13. 当两种成分的结构和性质非常接近时,一般采用的分离方法是(　　)
    A. 色谱法　　　　B. 盐析法
    C. 萃取法　　　　D. 沉淀法
    E. 结晶法

14. 分配纸色谱的固定相是(　　)
    A. 纤维素　　　　B. 纸
    C. 滤纸中所含的水　D. 醇羟基
    E. 展开剂中极性小的溶剂

15. 从活性炭上洗脱被吸附物质时,洗脱溶剂的洗脱能力将随溶剂极性的(　　)
    A. 降低而增强　　B. 升高而增强
    C. 降低而减弱　　D. 改变做周期性改变
    E. 改变减弱

16. 凝胶色谱法适用于分离(　　)
    A. 极性大的成分　B. 极性小的成分
    C. 亲脂性成分　　D. 亲水性成分
    E. 分子量不同的成分

17. 大孔吸附树脂吸附的化合物用水充分洗脱后,再用丙酮洗下的通常是(　　)
    A. 单糖　　　　　B. 鞣质
    C. 低聚糖　　　　D. 中性亲脂性成分
    E. 氨基酸

18. 用于测定分子式的波谱方法是(　　)
    A. UV　　　　　　B. IR
    C. ^{1}H-NMR　　　D. ^{13}C-NMR
    E. HR-MS

(二) B 型题(配位选择题)

[19~22 题共用备选答案]
A. 石油醚　　　　B. 甲醇
C. 氯仿　　　　　D. 正丁醇
E. 丙酮

19. 极性最小的溶剂是(　　)

20. 极性最大的溶剂是( )
21. 密度比水大的溶剂是( )
22. 最难回收的溶剂是( )
[23~27 题共用备选答案]
 A. 浸渍法　　　　　　B. 渗漉法
 C. 煎煮法　　　　　　D. 回流提取法
 E. 连续提取法
23. 不加热而浸出效率较高的是( )
24. 以水为溶剂加热提取的是( )
25. 有机溶剂用量少而提取效率高的是( )
26. 自中药中提取含挥发性成分时不宜采用的方法是( )
27. 提取受热易破坏的成分最简单的方法是( )
[28~33 题共用备选答案]
 A. 硅胶　　　　　　　B. 聚酰胺
 C. 离子交换树脂　　　D. 大孔吸附树脂
 E. 活性炭
28. 按分子极性大小进行分离的是( )
29. 可分离离子型化合物的是( )
30. 分离原理为氢键吸附的是( )
31. 常用于吸附水溶液中非极性色素的是( )
32. 特别适合于除去皂苷中糖类成分的是( )
33. 特别适合于分离羟基黄酮类化合物的是( )

（三）X 型题（多项选择题）
34. 用乙醇作为溶剂提取中药时，可采用( )
 A. 回流法　　　　　　B. 煎煮法
 C. 渗漉法　　　　　　D. 连续回流法
 E. 浸渍法
35. 结晶法精制固体成分时，要求( )
 A. 溶剂对欲纯化的成分应热时溶解度大，冷时溶解度小
 B. 溶剂对欲纯化的成分应热时溶解度小，冷时溶解度大
 C. 溶剂对杂质应冷热都不溶
 D. 溶剂对杂质应冷热都易溶
 E. 固体成分加溶剂加热溶解，趁热过滤后的母液要迅速降温
36. 硅胶、氧化铝作为吸附剂用于分离化合物时，具有的特点为( )
 A. 极性强者将优先吸附

 B. 溶剂极性增强，吸附剂对溶质的吸附力减弱
 C. 极性弱者将优先吸附
 D. 溶剂极性增强，吸附剂对溶质的吸附力也增强
 E. 溶质被吸附剂吸附后，可被极性更强的溶剂置换下来
37. 聚酰胺吸附色谱法适用于分离( )
 A. 蒽醌　　　　　　　B. 黄酮
 C. 多糖　　　　　　　D. 鞣质
 E. 皂苷
38. 大孔吸附树脂的分离原理包括( )
 A. 氢键吸附　　　　　B. 范德华力
 C. 化学吸附　　　　　D. 分子筛
 E. 分配系数差异
39. 检查化合物纯度的方法包括( )
 A. 熔点测定　　　　　B. TLC
 C. PC　　　　　　　　D. GC
 E. HPLC
40. ^{1}H-NMR 能提供的化合物结构信息是( )
 A. 质子化学位移
 B. 质子间的偶合常数
 C. 质子的积分面积
 D. 碳核化学位移
 E. 质子与碳的偶合常数

四、简答题
1. 请把下述常用溶剂按极性由小至大的顺序排列。哪些溶剂不能与水混溶？
 甲醇、乙醇、氯仿、水、石油醚、无水乙醚、丙酮、乙酸乙酯、正丁醇、苯
2. 两相溶剂萃取法的原理是什么？萃取时如何选择溶剂？
3. 结晶法的原理是什么？如何选择溶剂？
4. 色谱法按分离原理可以分哪几类？分离原理是什么？
5. 吸附色谱法分哪几类？分离原理是什么？分别适用于分离哪些成分？
6. 大孔吸附色谱的分离原理是什么？适用于哪些成分的分离？
7. 如何检查单体化合物的纯度？

（徐一新）

第3章 糖和苷

> **学习目标**
>
> 1. 掌握糖和苷的理化性质。
> 2. 掌握苷的提取分离。
> 3. 理解糖和苷的结构研究方法。
> 4. 理解糖和苷的不同分类依据及其主要类型。
> 5. 了解糖和苷的含义、结构。

> **案例3-1**
>
> 灵芝素有"仙草"、"瑞草"、"不老草"等美誉,古代传说它可以令人长生不老,起死回生。其始载于《神农本草经》,列为上品。灵芝具有多种药理作用,能用于预防和治疗冠心病、肝炎、神经衰弱、消化不良、慢性支气管炎、肿瘤、白细胞减少等多种病症。研究表明,其主要有效成分——灵芝多糖可同时提高人体免疫功能,从根本上提高机体免疫力,有消除自由基,解毒,提高肝脏、骨髓、血液合成DNA、RNA、蛋白质的能力,从而可收到延长寿命、抗肿瘤等效果。
>
> 问题:
> 1. 多糖的含义是什么?多糖通常怎样分类?
> 2. 你还知道哪些植物多糖?它们分别具有哪些生物活性?

第1节 糖 类

糖类又称碳水化合物(carbohydrates),是植物光合作用的初生产物,是一类最丰富的天然产物,其与人类关系极为密切,如食用的蔗糖、粮食的主要成分淀粉、棉布的棉纤维等均为糖类。在自然界中,糖的分布极广,无论是在植物界还是动物界都有它们的存在。由于糖是构成生物机体的重要基础物质之一,所以在所有的生物体中均含有糖及其衍生物,如核酸中的糖类物质核糖(ribose)和脱氧核糖(deoxyribose)。

糖(saccharide)是多羟基醛或多羟基酮及其衍生物、聚合物的总称。糖的分子中含有碳、氢、氧三种元素,大多数糖分子中氢和氧的比例是2:1,因此,糖类具有 $C_x(H_2O)_n$ 的通式,如葡萄糖(glucose)为 $C_6(H_2O)_6$、蔗糖(sucrose)为 $C_{12}(H_2O)_{11}$、淀粉(starch)为 $[C_6(H_2O)_5]_n$。所以,糖又称为碳水化合物。但后来发现符合此通式的化合物并不都属于糖类,如乙酸($C_2H_4O_2$)、乳酸($C_3H_6O_3$)、甲醛(CH_2O),而不符合此通式的化合物也可以属于糖类,如鼠李糖(rhamnose)为 $C_6H_{12}O_5$。

在生物体中,糖以不同的形式存在,具有不同的功能。糖可分布于植物的各个部位,植物的根、茎、叶、花、果实、种子等大多含有葡萄糖、果糖(fructose)、淀粉和纤维素(cellulose)等糖类物质。糖类化合物在中草药中分布十分广泛,常常占植物干重的80%~90%。绿色植物可通过光合作用,利用二氧化碳和水合成糖。糖是植物细胞与组织的重要营养物质和支持物质,动物通过摄入糖类物质,以提供生理活动以及其他运动所需的能量。糖还可与其他非糖物质结合,形成苷类等存在于生物体中。

糖类除作为植物的储存养料和骨架成分外,还具有一定的生理活性。糖及其衍生物是中草药中的重要生物活性物质之一,如香菇多糖、灵芝多糖具有抗肿瘤和增强免疫功能的作用。大枣多糖、无花果多糖、猴头菇多糖、黄芪多糖等均有提高机体免疫力的功能。银耳多糖、茶叶多糖、魔芋多糖既能降血糖又能降血脂。许多植物多糖对细菌和病毒还有抑制作用。由糖衍生的各种苷类化合物,也常为中草药的有效成分。

我国对多糖的研究始于20世纪70年代,近年来多糖的研究越来越热,发展很快,国际科学界视多糖的研究为生命科学的前沿领域,甚至提出"21世纪是多糖的世纪"。

一、糖的结构类型

糖类物质可根据其能否水解和分子量的大小分为单糖(monosaccharide)、低聚糖(oligosaccharide)和多糖(polysaccharide)。单糖如葡萄糖、鼠李糖等,是不能再被简单地水解成更小分子的糖,是糖类物质的最小单位,也是构成其他糖类物质的基本单位。低聚糖是由2~10个单糖通过糖苷键聚合而成的糖,能被水解为相应数目的单糖,又常称为寡糖,如蔗糖、棉籽糖(raffinose)等。多糖是一类由10个以上的单糖通过糖苷键聚合而成的化合物,通常是由几百甚至几千个单糖组成的高分子化合物,如淀粉、纤维素等,能被水解为多个单糖。

(一) 单糖的结构式

以下为不同结构式表达的葡萄糖

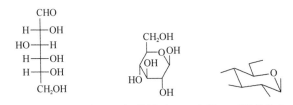

费歇尔式(Fischer式)　　哈沃斯式(Haworth式)　　优势构象式

(糖处游离状态时用 Fischer 式表示,苷化后成环用 Haworth 式表示)

(二) Fischer 与 Haworth 的转换及其构型

1. Fischer 与 Haworth 的转换　如图3-1所示,单糖成环后形成了一个新的手性碳原子(不对称碳原子),该碳原子称为端基碳,形成的一对异构体称为端基差向异构体,有 α、β 二种构型。端基碳原子的相对构型 α 或 β 是指 C_1 羟基与六碳糖 C_5(五碳糖 C_4)取代基的相对关系,当 C_1 羟基与六碳糖 C_5(五碳糖 C_4)上取代基在环的同一侧时为 β 构型,在环的异侧时为 α 构型。

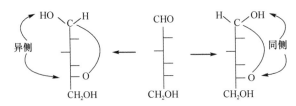

图 3-1　葡萄糖 Fischer 与 Haworth 的转换

2. 糖的相对构型 α、β

(1) Fischer 投影式

新形成的羟基与距离羰基最远的手性碳原子上的羟基在同侧时为 α 构型,在异侧时为 β 构型。

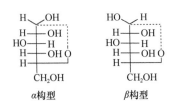

α构型　　　　β构型

(2) Haworth 投影式

1）五碳吡喃型糖：C_4—OH 与端基碳上的羟基在同侧的为 α 型，在异侧为 β 型。

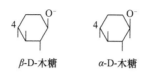

β-D-木糖　　α-D-木糖

2）五碳呋喃型糖：C_4—R 与端基羟基在同侧为 β 型，在异侧为 α 型。

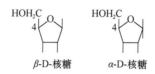

β-D-核糖　　α-D-核糖

3. 糖的绝对构型 D、L

（1）Fischer 投影式

距离羰基最远的手性碳原子上的羟基在右侧的称为 D 型糖，在左侧的称为 L 型糖。

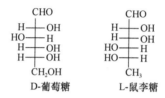

D-葡萄糖　　L-鼠李糖

（2）Haworth 投影式

1）五碳吡喃型糖：C_4—OH 在面下为 D 型糖，在面上为 L 型糖。

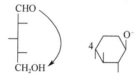

D-木糖（D-xylose,Xyl）

2）五碳呋喃型糖：C_4—R 在面下时为 L 型糖，在面上时为 D 型糖。

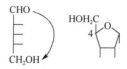

D-木糖（D-xylose,Xyl）

（三）糖的结构分类

1. 单糖（monosaccharide）　为不能水解的最简单的多羟基内半缩醛（酮），天然单糖共有 200 多种，从三碳糖至八碳糖自然界都有存在，其中以五、六碳糖最多。大多数单糖在生物体内都以结合状态存在，只有少数以游离的状态存在，如葡萄糖、果糖等。

1）五碳醛糖（aldopentose）：如 L-阿拉伯糖、D-核糖、D-木糖等。

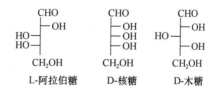

L-阿拉伯糖　　D-核糖　　D-木糖

2) 甲基五碳糖:如 L-呋糖、L-鼠李糖、D-鸡纳糖等。

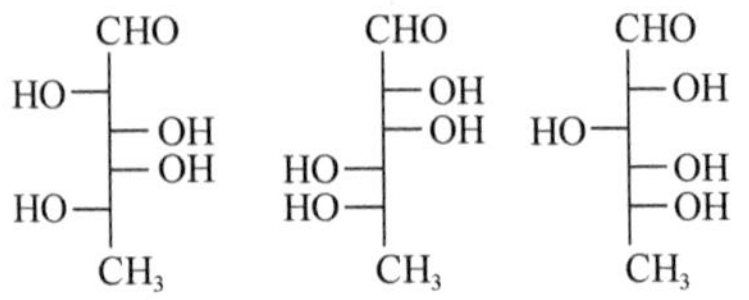

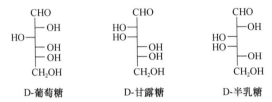

3) 六碳醛糖(aldohexose):D-葡萄糖、D-甘露糖、D-半乳糖等。

CHO
—OH
HO—
—OH
—OH
CH₂OH

D-葡萄糖

CHO
HO—
HO—
—OH
—OH
CH₂OH

D-甘露糖

CHO
HO—
HO—
—OH
—OH
CH₂OH

D-半乳糖

4) 六碳酮糖(ketohexose):如 D-果糖、L-山梨糖等。

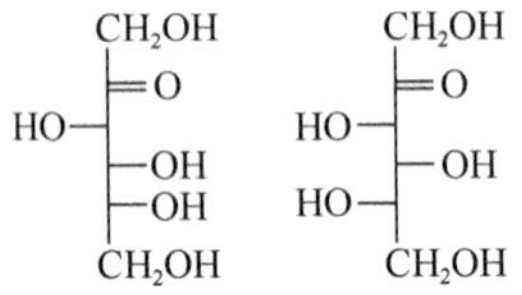

CH₂OH
=O
HO—
—OH
—OH
CH₂OH

D-果糖

CH₂OH
=O
HO—
HO—
—OH
CH₂OH

L-山梨糖

5) 糖醛酸(uronic acid):单糖中的伯羟基被氧化成羧基的化合物称为糖醛酸,主要存在苷和多糖类化合物中。如 D-葡萄糖醛酸、D-半乳糖醛酸等。

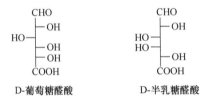

6) 糖醇:单糖的醛或酮基还原成羟基后所得到的多元醇称糖醇。糖醇在自然界分布也很广,多有甜味。如 L-卫矛醇、D-甘露醇、D-山梨醇。

CH₂OH
—OH
HO—
—OH
—OH
CH₂OH

D-山梨醇

CH₂OH
HO—
HO—
—OH
—OH
CH₂OH

D-甘露醇

CH₂OH
HO—
—OH
—OH
HO—
CH₂OH

L-卫矛醇

7) 去氧糖:单糖分子中一、二个羟基被氢原子取代后的糖称为去氧糖,常见的有 2,6-二去氧糖,主要存在于强心苷和微生物代谢产物等成分中。

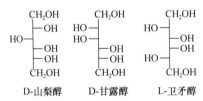

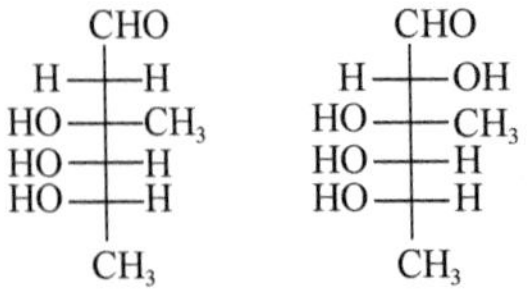

2. 低聚糖(oligosaccharide) 为水解后能生成 2~9 个单糖分子的糖,按照含有单糖的个数

可分为二糖、三糖、四糖等。按照是否含有游离的醛基或酮基又可分为还原糖和非还原糖。常见的二糖有蔗糖、龙胆二糖（gentiobiose）、麦芽糖（maltose）、芸香糖（rutinose）、蚕豆糖（vicianose）、槐糖（sophorose）、樱草糖（primverose）、水苏糖（stachyose）等。

槐糖　　　蔗糖　　　樱草糖

3. 多聚糖（polysaccharide）　为多糖，是一类天然高分子化合物，又称高聚糖，是由10个以上的单糖通过苷键连接而成，水解后能生成多个单糖。多糖分子量较大，一般由几百个甚至几万个单糖分子组成，多糖已失去一般单糖的性质，如甜味、还原性已消失。科学实验研究显示，许多植物多糖具有生物活性，如免疫调节、抗肿瘤、降血糖、降血脂、抗辐射、抗菌抗病毒、保护肝脏等保健作用。

多糖按功能可分为不溶于水的作为动植物的支持组织的多糖和溶于水的作为动植物的储存养料的多糖；按单糖组成又可分为均多糖（homosaccharide）（由同种单糖组成）和杂多糖（heterosaccharide）（由多种单糖组成）；按糖的来源还分为植物多糖、菌类多糖和动物多糖等。

（1）植物多糖：植物多糖是由许多相同或不同的单糖α-糖苷或β-糖苷键所组成的化合物，普遍存在于自然界植物体中，包括淀粉、纤维素、多聚糖、果胶等。

1）纤维素（cellulose）：由3000～5000分子的D-葡萄糖通过1β→4苷键以反向连接聚合而成的葡聚糖，分子结构呈直线状，具有一定的刚性和强度，不易被稀酸或碱水解，不溶于水及一般有机溶剂，是植物细胞壁的主要成分。纤维素是自然界中分布最广、含量最多的一种多糖，占植物界碳含量的50%以上。棉花的纤维素含量接近100%，为天然的最纯纤维素来源。一般木材中，纤维素占40%～50%，此外，麻、麦秆、稻草、甘蔗渣等，都是纤维素的丰富来源。纤维素还是重要的造纸原料，此外，以纤维素为原料的产品也广泛用于生产塑料和炸药、电工及科研器材等方面，同时，食物中的纤维素（即膳食纤维）对人体的健康也有着重要的作用。

纤维素

> **链接**
>
> 食物纤维素是一种不被消化吸收的物质，过去认为是"废物"，现在认为它在保障人类健康、延长生命方面有着重要作用。因此，称它为第七种营养素。
>
> 人类膳食中的纤维素主要含于蔬菜和粗加工的谷类中，虽然不能被消化吸收，但有促进肠道蠕动，利于粪便排出的功能，可预防便秘，同时也使致癌物质在肠道内的停留时间缩短，对肠道的不良刺激减少，从而可以预防肠癌的发生。此外，近年研究证明高纤维饮食使Ⅰ型糖尿病患者单核细胞上胰岛素受体结合增加，从而减少胰岛素的需要量。由此可见，食用高纤维的食物可以降低患肠癌、糖尿病等疾病的可能性，而且也不易出现便秘现象。

2）淀粉（starch）：淀粉是葡萄糖的高聚体，聚合度通常为300～500，高的甚至可以达到1000。淀粉通式是$(C_6H_{10}O_5)_n$，水解到二糖阶段为麦芽糖，化学式是$(C_{12}H_{22}O_{11})$，完全水解后得到葡萄糖。淀粉有直链淀粉和支链淀粉两类，直链淀粉含几百个葡萄糖单元，支链淀粉含几千个葡萄糖单元。在自然界中直链淀粉约占 22%~26%，它是可溶性的，其余的则为支链淀粉。当用碘溶液进行检测时，直链淀粉液呈蓝色，而支链淀粉与碘接触时则变为红棕色。

淀粉是植物体中储存的养分，主要存在于种子和块茎中，各类植物中的淀粉含量都较高，大米中含淀粉 62%~86%，麦子中含淀粉 57%~75%，玉蜀黍中含淀粉 65%~72%，马铃薯中则含淀粉 12%~14%。淀粉是食物的重要组成部分，咀嚼米饭等食物时感到有些甜味，这是因为唾液中的淀粉酶将淀粉水解成了二糖——麦芽糖，食物进入胃肠后，还能被胰脏分泌出来的胰淀粉酶水解，形成的葡萄糖被小肠壁吸收，成为人体组织的营养物。支链淀粉部分水解可产生称为糊精的混合物，糊精主要用作食品添加剂、胶水、浆糊，并用于纸张和纺织品的制造等。

> **链接**
>
> 美国科学家最近研究出一种用多糖淀粉、纤维素等制取氢的新技术，将易于存储的碳水化合物淀粉、纤维素为燃料，碳水化合物和水在特殊酶的作用下分解产生氢气，再通过燃料电池产生电力。利用这种方法可以制造出未来的氢动力汽车，同时也解决了很多能源短缺的问题。

3）黏液质（mucilage）：是植物种子、果实、根、茎和海藻中存在的一类黏多糖，是保持植物水分的基本物质。黏液质可溶于热水，冷后呈胶冻状，有些黏液质还具有生物活性。

4）果聚糖（fructan）：果聚糖在自然界高等植物和微生物中都有存在。菊淀粉就是果聚糖中常见的一种，主要存在菊科类植物中，可用于肾脏清除率的测定。

5）树胶（gum）：树胶是植物在受伤害或被毒菌类侵袭后分泌的物质，干后呈半透明块状物。如中药没药内含 64% 树胶，是由 D-半乳糖（4 份）、L-阿拉伯糖（1 份）和 4-甲基-D-葡萄糖醛酸（3 份）组成的酸性杂多糖。

> **课堂互动**
>
> 我们每天都在吃含有丰富淀粉的食物，如马铃薯、藕、红薯等，同时也要吃一定的膳食纤维。那么人是否都能够消化淀粉和纤维，为什么？能否应用所学的知识进行阐述？

（2）菌类多糖：菌类多糖具有非常广泛的生物活性，在人类疾病的治疗中起到了非常重要的作用。其中研究得较早且最多的是从细菌中得到的各种荚膜多糖，现在医药上主要用于疫苗。其后，有关真菌多糖的研究也越来越广泛，如酵母菌多糖、食用菌多糖等。菌类多糖多数都具有免疫调节、防癌抗癌、降脂降糖的功效。

1）猪苓多糖：本品是从真菌纲担子菌亚纲多孔菌属植物猪苓的菌核中提取多糖类物质，以 $\beta(1\rightarrow3)$ 糖苷链为主、$\beta(1\rightarrow4)$ 为辅的葡聚糖，与已知的担子菌类多糖药物相似，主要是提高机体的细胞免疫功能。临床用于肺癌，增强巨噬细胞功能。对白血病患者可减少出血和感染，减轻化疗的某些不良反应，并可延长患者生存期。能显著提高荷瘤小鼠巨噬细胞的吞噬能力，促进抗体形成，是良好的免疫调节剂，具有抗肿瘤转移和调节机体细胞免疫功能的作用。此外，对慢性肝炎也有良好的疗效。

2）茯苓多糖：本身无抗肿瘤活性，若切断其所含的 $1\beta\rightarrow6$ 吡喃葡聚糖支链，成为单纯的 $1\beta\rightarrow3$ 葡聚糖（称为茯苓次聚糖 pachymaran）则具有显著的抗肿瘤作用。

3）灵芝多糖：灵芝多糖（ganoderma lucidum polysaccharide）目前已分离到的有 200 多种，其中大部分为 β-葡聚糖，少数为 α-葡聚糖，多糖链由三股单糖链构成，是一种螺旋状立体构形物，其立体构形和 DNA、RNA 相似，螺旋层之间主要以氢键固定。分子量从数百到数十万，除一小部分小分子多糖外，大多不溶于高浓度乙醇，在热水中可溶解，大多存在于灵芝细胞内壁。灵芝多糖有广泛的药理活性，能提高机体免疫力，提高机体耐缺氧能力，消除自由基，抑制肿瘤，抗辐射,提高肝脏、骨髓、血液合成 DNA、RNA、蛋白质的能力,延长寿命,灵芝多糖还具有刺激宿主非特异性抗性、免疫特异反应以及抑制移植肿瘤生理活性的特性,对心血管疾病、气喘、过敏、神经衰弱、胃热等有显著效果,同时还具有降血压、降血脂、解血瘀、改善血液循环、皮肤美容等作用。

(3) 动物多糖:动物多糖来自于动物结缔组织基质和细胞间质,是脊椎动物组织细胞外空间的特征组分。动物多糖作为多糖的重要来源之一,它的研究价值越来越受到人们的关注。

1) 肝素(heparin):肝素是一种高度硫酸酯化的右旋黏多糖,其分子量为 5000~15000,肝素广泛分布于哺乳动物的内脏、肌肉和血液里。肝素具有很强的抗凝血作用,临床肝素钠盐用于预防或治疗血栓的形成,国外用于预防血栓疾病,并已形成了一种肝素疗法。肝素也有消除血液脂质的作用,但是脱去硫酸就失效。

2) 透明质酸:透明质酸是一种酸性黏多糖,存在于眼球玻璃体、关节液、皮肤等组织中,主要用作润滑剂和撞击缓冲剂,并有助于入侵的微生物和毒性物质扩散。它是由 N-乙酰氨基葡萄糖及 D-葡萄糖醛酸的重复结构组成的线形多糖结构。透明质酸(玻璃酸)是一种多功能基质,广泛分布于人体各部位,其中皮肤也含有大量的透明质酸。人类皮肤成熟和老化过程也随着透明质酸的含量和新陈代谢而变化,它可以改善皮肤营养代谢,使皮肤柔嫩、光滑、去皱、增加弹性,防止衰老,在保湿的同时又是良好的透皮吸收促进剂,若与其他营养成分配合使用,可以对营养吸收起到更理想的效果。

3) 硫酸软骨素:硫酸软骨素是软骨素的硫酸酯,是动物的基础物质,在动物体内用以保持组织的水分和弹性,也是构成结缔组织、骨骼、软骨的重要成分。软骨素由 D-葡萄糖醛酸和 N-乙酰-D-半乳糖胺组成的黏多糖。软骨素有 A、B、C 三种,其中软骨素 A 为软骨的主要成分。软骨素具有澄清脂质、提高机体解毒功能、利尿和镇痛等作用,对胶原性疾患十分有效,同时对由链霉素引起的听觉障碍也有效果。

4) 甲壳素(chitin):甲壳素是组成甲壳类昆虫外壳的多糖,不溶于水,对稀酸和碱稳定。甲壳素经浓碱处理,可得脱乙酰甲壳素(chitosan)。甲壳素及脱乙酰甲壳素应用非常广泛,可制成透析膜、超滤膜,用作药物的载体具有缓释、持效的优点,还可用于人造皮肤、人造血管、手术缝合线等。

近些年,随着生活水平的不断提高,人们的健康保健意识逐渐增强,多糖作为保健食品的主要成分已悄然兴起。我国多糖资源丰富,尤其是来源于中草药的植物多糖,应用历史悠久,具有巨大的开发前景。通过对多糖的构效和量效关系的研究,人们将会利用我国丰富的多糖资源,生产出高附加值的以多糖(或复方多糖)为主要成分的保健食品,以提高人民身体素质、增进健康、提高生活质量。

二、糖的理化性质

(一) 糖的物理性质

1. 性状 单糖和一些分子量较小的低聚糖一般为无色或白色结晶,分子量较大的低聚糖较难结晶,常为非结晶性的白色固体。糖的衍生物,如糖醇等,也多为无色或白色的结晶,糖类物质常在融熔前炭化分解。

2. 溶解性 糖为极性较大的物质。单糖羟基多,极性大,易溶于 H_2O、MeOH、EtOH,难溶于低极性有机溶剂;低聚糖与单糖类似,易溶于水,特别是热水,可溶于稀醇,一般也溶于吡啶和热的醇中,微溶于冷的醇,不溶于极性小的溶剂;多糖难溶于冷水,可溶于热水成胶体溶液,难溶于乙醇(70%乙醇即可形成沉淀)、丙酮等溶剂。糖在水溶液中往往会因过饱和倾向很大而不析出结晶,浓缩时成为糖浆状。

3. 旋光性 单糖的分子结构中有若干个手性碳原子,具有旋光性。旋光性是糖类及其衍生物的重要物理性质。糖分子的旋光性与 D、L 绝对构型无关。旋光度的大小以比旋光度表示。天然存在的单糖旋光性为左旋、右旋的均有,但以右旋的情况较多:

$$[\alpha]^t = \frac{\alpha}{l \times c}$$

式中,$[\alpha]$ 为比旋光度;α 为实测旋光度;c 为浓度(g/ml);l 为溶液厚度(即盛液管的长度,单位为 dm)。

分子量不同的两个物质具有相同的比旋光度时,其分子的旋光能力是不等的,故可以采用摩尔旋光度 $[M]$ 来表示某物质的旋光特性。

$$[M] = \frac{[\alpha] \times 分子量}{100}$$

4. 其他物理性质 单糖、低聚糖有甜味,而多糖无甜味;单糖、低聚糖、多糖无色或白色;低聚糖、多糖都为难结晶化合物,单糖为结晶物。

(二) 糖的化学性质

1. 氧化反应 单糖分子中具有醛(酮)、伯醇、仲醇和邻二醇等结构,均可以与一定的氧化剂发生氧化反应。氧化反应一般都无选择性,如溴水可使醛氧化为羧酸,硝酸可使醛酮及伯醇氧化为糖二酸;但过碘酸和四乙酸铅的选择性较高,一般只作用于邻二羟基上。从反应活泼性来看,端基碳原子最活泼,如图 3-2 所示,其次为伯碳原子,再次为仲碳原子(图 3-3)。

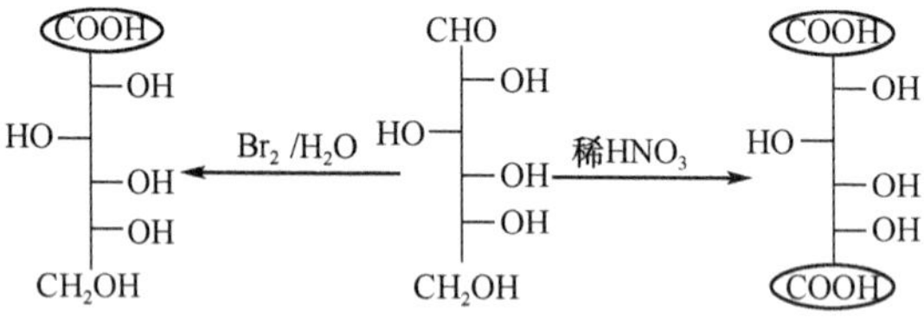

图 3-2 端基碳氧化过程

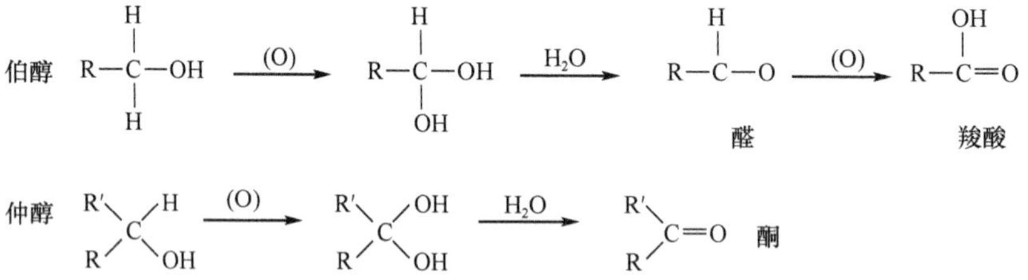

图 3-3 伯碳、仲碳氧化过程

例如,过碘酸氧化反应主要作用于邻二醇、α-氨基醇、α-羟基醛(酮)、邻二酮和某些活性次甲基等结构,如图 3-4 所示。

该类反应特点是试剂与反应物比例通常是 1∶1;反应必须在有水的条件下才能进行;顺式反应速度快于反式。

2. 糠醛形成反应(Molish 反应) 单糖在浓酸作用下脱水生成糠醛衍生物,糠醛衍生物可以和许多芳胺、酚类缩合成有色物质。

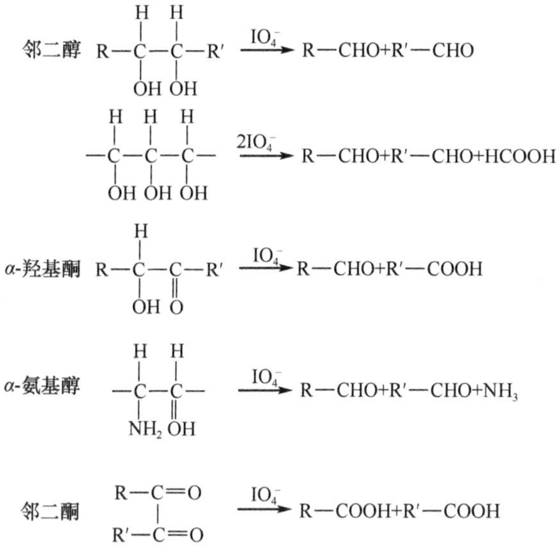

图 3-4　邻二醇、α-氨基醇、α-羟基酮、邻二酮氧化过程

链接　　　　　　　　　　　　Molish 反应

样品用稀 EtOH 溶解,滴加 1~2 滴 α-萘酚,充分进行振摇后,沿管壁加入浓 H_2SO_4 后成紫色环反应。多糖、低聚糖、单糖、苷类与 Molish 反应均为阳性。图 3-5 中单糖的 Molish 反应过程就是一个阳性反应。

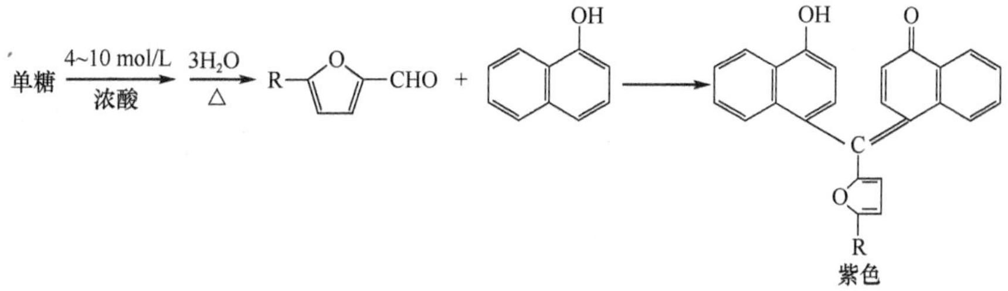

图 3-5　单糖 Molish 反应过程

---

3. 羟基醚化反应　最常用的有醚化、酰化和缩酮(醛)化反应。

三、提取分离实例——香菇中香菇多糖的提取

1. 香菇多糖　香菇多糖(lentinan, LNT)系从担子菌纲伞菌科真菌香菇[*Lentinus* Modes (Berk)Sing]子实体中提取分离纯化获得的均一组分的多糖。多糖以甘露糖为主,含少量的葡萄糖,微量的岩藻糖、半乳糖、木糖、阿拉伯糖等;肽链由天冬氨酸、组氨酸、丝氨酸、赖氨酸、谷氨酸等 18 种氨基酸组成。香菇具有很高的药用价值,其所含的香菇多糖和双链核糖核酸,具有较强的抗癌防癌作用,适用于包括白血病在内的多种恶性肿瘤的食物治疗。此外还因其含用胆碱、腺嘌呤、氧化酶和某种核酸物质,对心血管系统、内分泌系统的一些疾病乃至肝硬化等也有食疗和预防作用。香菇还含有双链核糖核酸,能诱导产生干扰素,具有抗病毒能力。我国不少古籍中记载香菇可以"益气不饥,治风破血和益胃助食",民间用来除痘疮,治头痛、头晕等。

2. 香菇多糖的提取分离　通常先将香菇子实体粉碎,用 90~100℃水浸泡 3~5 小时,浸泡的同时要不断搅拌,水提取 2~3 次后,用 0.5 mol/L 氢氧化钠抽提,将提取液分为碱溶液和水溶液两部分,然

后过滤去掉沉淀,上清液用透析法与树脂法去掉小分子杂质,经乙醇沉淀就得到了粗香菇多糖。最后根据多糖的性质将粗多糖经洗涤、洗脱、透析、沉淀、冻干等一系列处理后,即得到单一香菇多糖。

第2节 苷 类

案例 3-2

苷类(glycoside)是糖或糖的衍生物与另一非糖物质通过糖的端基碳原子连接而成的一类化合物。苷类的分布广泛,是普遍存在的天然产物。苷类化合物多具有广泛的生物活性,如天麻苷是天麻安神镇静的主要活性成分;三七皂苷是三七活血化瘀的活性成分;黄酮苷类有抗菌、止咳、平喘、扩张冠状动脉血管等作用,如芸香苷(芦丁)、陈皮苷等;人参皂苷是人参的主要有效成分等。

问题:
1. 苷按照苷键原子可以分为哪些类型?
2. 苷键具有什么样的性质,常用哪些方法裂解?

苷(glycoside)又称糖苷、配糖体,生物化学中多称苷,是由糖或糖的衍生物(如氨基糖,糖醛酸)与非糖物质(称为苷元或配基)通过苷键形成的一类化学成分。苷类在植物界的分布非常广泛,且具有多种生物活性。如在心血管系统、消化系统以及抗肿瘤等方面都有不同的活性,是一类重要的中药化学成分。

一、苷类的结构和分类

(一) 苷的结构组成

苷类在稀酸(如稀盐酸、稀硫酸)和酶的作用下,可以断裂而水解成苷元和糖。

1. 苷元 苷中的非糖物质即是苷元,又称配糖基。苷元结构多种多样,其基本母核结构类型差别也很大,导致苷种类繁多。如常见的生物碱、萜类、黄酮类、醌类、木脂素等均可作为苷元。

2. 糖 组成苷的糖类既有单糖也有二糖、三糖等低聚糖,最常见的单糖是 D-葡萄糖。

3. 苷键 连接糖与非糖物质之间的化学键称为苷键。

(二) 苷的分类

苷类有多种分类方法,可以分为氧苷、硫苷、氮苷和碳苷;原生苷、次生苷;还可以分为单糖链苷和双糖链苷等。

1. 按苷(键)原子分类

(1) 氧苷:氧苷是糖的端基碳原子与非糖部分的羟基或羧基脱水缩合而成,苷键原子是氧原子的苷类化合物,氧苷是数量最多、最常见的苷类。根据形成苷键的苷元羟基类型不同,又可分为以下类别。

1) 醇苷:由苷元分子中的醇羟基与糖的羟基脱水缩合而成的苷。如红景天苷(rhodioloside)、龙胆苦苷(gentiopicrin)、毛茛苷(ranunculin)等。

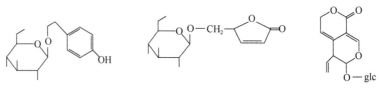

红景天苷　　　　　毛茛苷　　　　　龙胆苦苷

2) 酚苷:由苷元分子中的酚羟基与糖的羟基脱水缩合而成的苷。如水杨苷(salicin)、天麻苷(gastrodin)、丹皮苷(paeonolide)等。

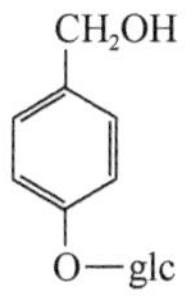

天麻苷 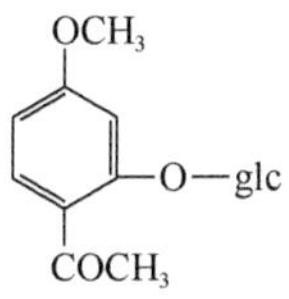　　　　丹皮苷 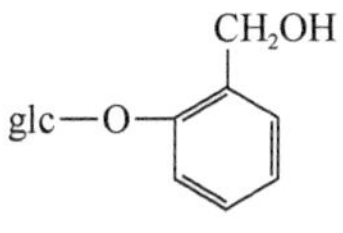　　　　水杨苷

3）酯苷：由苷元分子中的羧基与糖的半缩醛羟基脱水缩合而成的苷。其苷键既有缩醛性质又有酯的性质，易被稀酸和稀碱水解。如山慈姑中具有抗霉菌活性成分的苷。

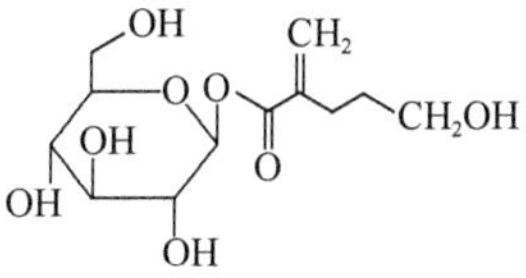

山慈菇苷A

4）吲哚苷：由苷元结构中的吲哚醇羟基与糖的端基碳原子缩合而成的苷。此类苷在自然界中数目较少。如植物蓼蓝叶中的靛苷（indigo）。

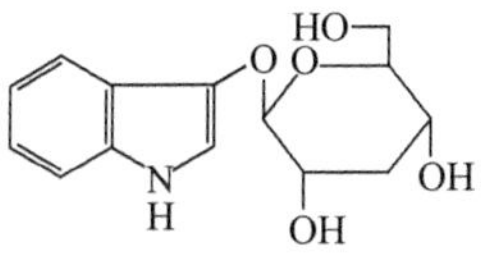

靛苷 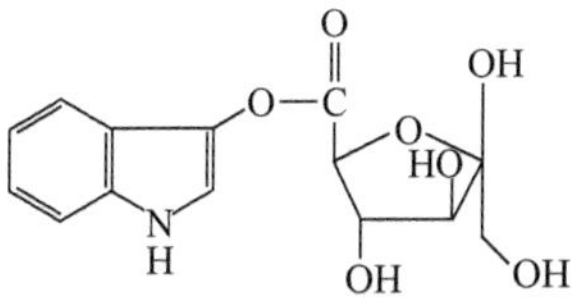　　　　　　　　菘蓝苷

（2）硫苷：硫苷是由苷元分子中的巯基与糖的半缩醛羟基脱水缩合而成的苷。这类苷数量较少，主要存在于十字花科植物中，如白芥子中的白芥子苷（sinalbin）、萝卜中的萝卜苷（glucoraphenin）等都是硫苷。

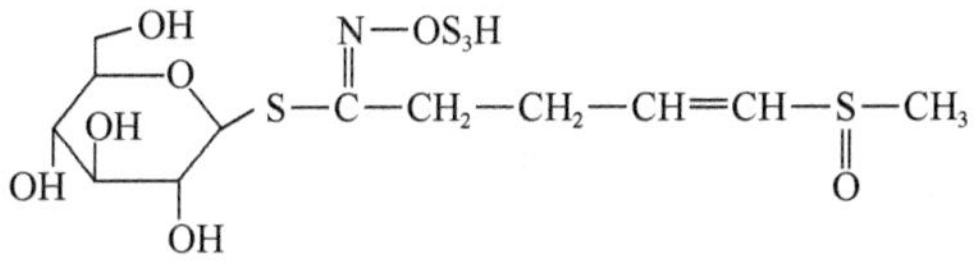

萝卜苷

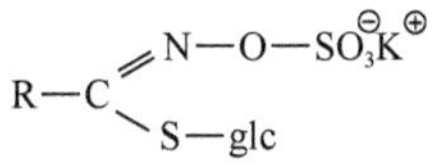

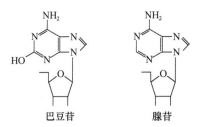

芥子苷通式　　R=H₂CHC=CH₂　黑芥子苷 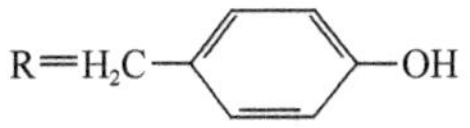
　　　　　　　R=H₂C-⟨⟩-OH　白芥子苷

（3）氮苷：氮苷是由苷元上氮原子与糖的端基碳原子连接而成的苷。这类苷是生物化学中非常重要的物质，如腺苷（adenosine）、与腺苷相似的巴豆苷（crotonside）。

巴豆苷　　　　腺苷

（4）碳苷：碳苷是苷元不通过杂原子，由苷元的碳原子直接与糖的端基碳原子以碳-碳键相连而成的苷。碳苷数量少，不常见，主要是一些黄酮和蒽的衍生物，如芦荟苷（barbaloin）、牡荆素（vitexin）、芒果苷（mangiferin）等。

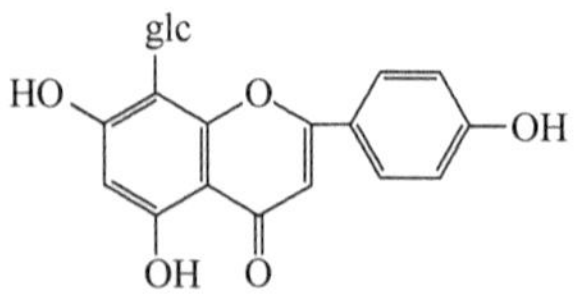

牡荆素 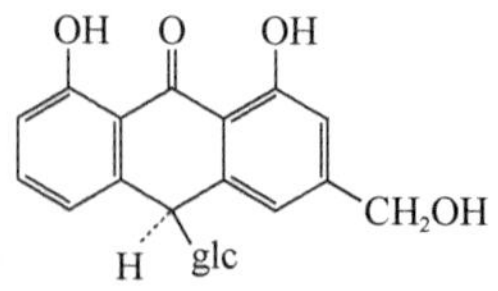　　　　芦荟苷

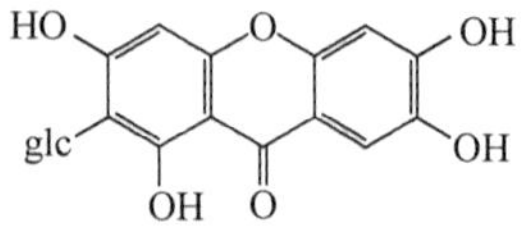

芒果苷

2. 按苷类在植物体内的存在状况分类

（1）原生苷：原生苷是原存在于植物体内的苷。

（2）次生苷：次生苷是含有两个以上糖的原生苷，经水解失去一部分糖而得到的苷称为次生苷或次级苷。如苦杏仁苷（amygdalin）被酶水解后失去一分子葡萄糖而生成的野樱苷（prunasin），即是次生苷。

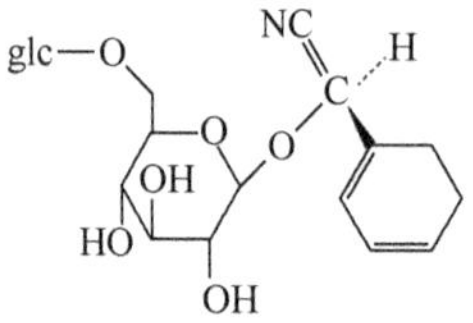

苦杏仁苷 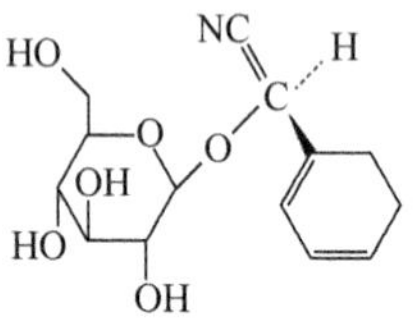　　　　野樱苷

二、苷的理化性质

（一）物理性质

苷的共性在糖部分，而苷元部分的结构类型差别很大，几乎包括各种类型的天然成分，苷元与糖结合成苷以后，其水溶性与糖相比减小，与苷元相比增大，挥发性降低，稳定性增强，生物活性或毒性降低或消失。

1. 苷的一般形态　多数苷类为固体，其中糖基少的可成为晶体，糖基多的可呈无定型粉末如皂苷，有吸湿性。大多数苷都为难结晶化合物，少数苷为结晶物；多数苷类为无色，有些因苷元共轭系统和助色团的存在而呈色，如黄酮苷、花色苷、蒽醌苷一般为黄色，而双氢黄酮苷、皂苷等一般为无色或淡黄色；苷类一般无味，只有个别有甜味或苦味。

2. 旋光度　苷类都具有旋光性，无还原性。天然苷类多数呈左旋性，但水解后生成的糖多数呈右旋性，因而水解混合物呈右旋性，并具有一定还原性。苷类化合物旋光度的大小取决于苷元和糖的结构以及苷元和糖、糖和糖之间的连接方式。

3. 溶解度

（1）一般将苷与其苷元比较，苷类分子中含有糖基，具有一定的亲水性，一般可溶于热水、甲醇、乙醇等极性有机溶剂；而苷元一般具有亲脂性，可溶于醇、乙酸乙酯、氯仿、乙醚等有机溶剂，难溶于水。但苷的极性和亲水性往往与形成苷的苷元结构、糖基的数目、糖基的性质和糖的结构有密切的关系。苷的极性一般比低聚糖小（由于非极性苷元的存在），但它的极性又随着糖基的增多而增大。

（2）苷的溶解度与组成的糖的数目、性质有关，糖基数目增多，苷元比例相应减小，则苷的极性增大，亲水性增强，在水中的溶解度也增加；还与苷元的结构有关，脂肪族大分子苷元（如甾醇苷、萜醇苷等）的单糖苷，由于糖所占的比例相应变小，则亲脂性增加；碳苷的溶解度比较特殊,它和一般苷类不同,无论是在水中或其他溶剂中溶解度均较小。

(二) 化学性质

苷键是苷分子特有的化学键,具有缩醛结构,在稀酸和酶的作用下,易被化学或生物方法裂解而生成糖和苷元。苷键的裂解反应是研究苷及多糖类的重要反应,通过苷键的裂解反应可以了解苷元的结构、糖的种类和组成、糖与糖之间的连接方式等。苷类裂解的方法主要有酸催化水解法、碱催化水解法、酶催化水解法、氧化开裂法等。

1. 酸催化水解 苷键具有缩醛结构,苷键的缩醛结构在稀酸(盐酸、硫酸、乙酸、甲酸等)催化下易在水或稀醇中水解。苷类酸催化水解发生的难易与苷键原子的碱度,即苷键原子上的电子云密度及其空间环境有密切关系。其反应机制是苷键原子首先发生质子化,然后苷键断裂生成苷元和糖的正碳离子中间体,正碳离子在水中经溶剂化,再脱去氢离子而形成糖分子。下面以氧苷中的葡萄糖苷为例,其反应历程如图 3-6 所示。

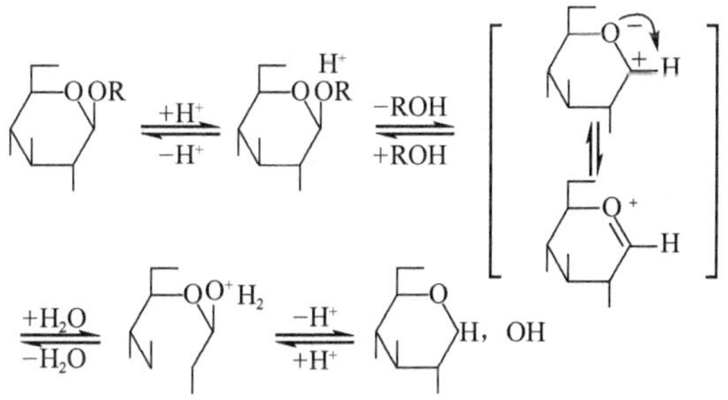

图 3-6 葡萄糖苷酸催化水解反应历程

从图 3-6 反应机理可以看出:苷键酸催化水解的难易,关键的一步是苷键原子质子化,只要有利于苷键原子质子化的就有利于水解的进行。影响苷键原子质子化的因素主要有苷键原子的碱度、苷键原子的空间环境、苷键原子上的电子云密度等。

> **链接**
>
> 通常苷酸催化水解的难易程度有如下规律:
>
> 1. 苷键原子对酸水解的影响:在形成苷键的 N、O、S、C 四个原子中,容易进行酸水解的顺序为:N-苷>O-苷>S-苷>C-苷。氮原子上有一对孤对电子易给出电子接受质子,碳原子没有孤对电子难给出电子接受质子,所以氮苷最易水解,碳苷最难水解。但当氮原子处于酰胺氮或嘧啶环中氮的位置时,氮苷也难于水解,因为邻位羰基的吸电子性使氮上电子云密度降低。
>
> 2. 糖对酸水解的影响:①具有五元呋喃环的呋喃糖苷比六元吡喃糖苷容易水解。由于呋喃环的近平面结构使环上取代基处于重叠位置而比较拥挤,酸水解时形成的中间体使拥挤状态有所改善,环的张力变小从而有利于水解,故呋喃糖苷较吡喃糖苷的水解速率大 50~100 倍。天然界:果糖、核糖是呋喃型,而葡萄糖、半乳糖和甘露糖多为吡喃型。②酮糖苷较醛糖苷易水解。因为酮糖大多为呋喃糖结构,醛糖大多为吡喃糖结构。③吡喃糖苷中吡喃环的 C_5 上取代基越大越难水解。五碳糖苷>甲基五碳糖苷>六碳糖苷>七碳糖苷>糖醛酸苷。如普通的水解只需半小时,葡萄糖醛酸加热 1 小时也不能水解。④去氧糖、羟基糖、氨基糖容易发生水解的顺序为:2,3-去氧糖苷>2-去氧糖苷>3-去氧糖苷>2-羟基糖苷>2-氨基糖苷。⑤苷元对酸水解的影响:芳香族苷较脂肪族苷易水解。

2. 碱催化水解(β-消除反应) 苷键的 β 位有吸电子基团者,能使苷元 α 位氢活化,在碱液中与苷键起消除反应使苷键裂解,称为 β-消除反应。酯苷、酚苷、烯醇苷和 β 位有吸电子基团的苷类都易为碱催化水解。酚苷或酯苷在进行碱水解时,如果糖的 C_2 羟基和 C_1 苷键处于反式地位时则较顺式地位的易水解,前者水解得到 1,6-糖酐,后者水解得到正常的糖。如图 3-7 所示藏红花苦苷水解最后得到了葡萄糖。

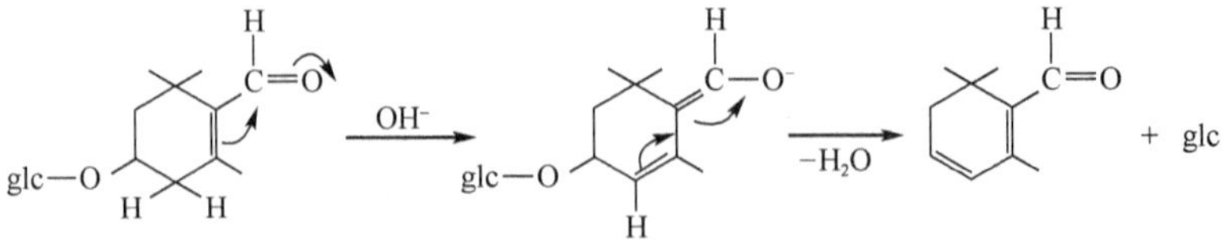

图 3-7 藏红花苦苷碱催化水解过程

3. 酶催化水解 酶催化水解的特点是专属性很强、条件温和。酶的专属性主要是指特定的酶只能水解糖的特定构型的苷键。如 α-苷酶只能水解 α-糖苷键，而 β-苷酶只能水解 β-糖苷键，所以用酶水解苷键可以获知苷键的构型，可以保持苷元结构不变，还可以保留部分苷键得到次级苷或低聚糖，以便获知苷元和糖、糖和糖之间的连接方式。对鉴定糖的构型以及糖与糖之间的连接方法有非常重要的意义。

常用的酶有：麦芽糖酶，选择性地水解 α-葡萄糖苷键；苦杏仁苷酶，水解一般 β-葡萄糖苷键和有关的六碳醛糖苷；转化糖酶，水解 β-果糖苷键；纤维素酶，水解 β-葡萄糖苷键；芥子苷酶，水解芥子苷。有些酶的水解反应还与 pH 有关。

有些低聚糖苷由于组成糖链的糖的种类不同，可采用混合酶，常用的混合酶有粗橙皮苷酶、高淀粉酶、粗柑橘苷酶或以上这些酶的混合物。

> **链接**
>
> 芥子苷酶水解芥子苷时，pH 为 7 或呈弱酸性时，生成的产物为糖和异硫氰酸酯，而在 pH 为 3~4 时酶解则生成腈和糖，详见图 3-8。
>
> 图 3-8 芥子苷酶催化水解过程

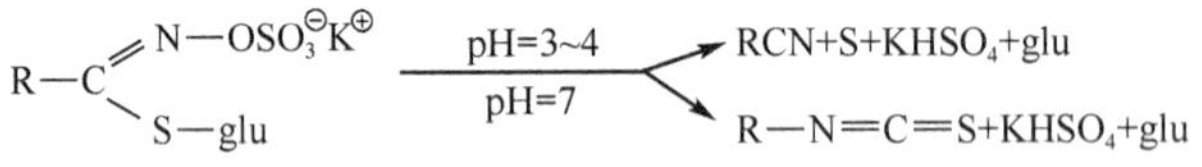

4. 氧化开裂反应 苷类分子中的糖基具有邻二醇结构，可以被过碘酸氧化开裂，Smith 降解法是常用的氧化开裂法。某些采用酸催化水解时苷元结构容易发生改变的苷类以及难水解的 C-苷类常用此法进行水解，以避免使用强烈的酸水解条件，从而得到完整的苷元。用过碘酸氧化邻二醇，使苷类或多糖的糖环开裂，可易得到完整的苷元，避免了因用剧烈方法而使苷元结构被破坏。Smith 降解法适用于难水解的 C-苷及某些用酸水解苷元结构易发生改变的苷类（如人参皂苷）。Smith 降解法可分为三步（图 3-9）：首先在水或稀醇溶液中，用 $NaIO_4$ 在室温条件下将苷分子中糖上的邻二羟基氧化开裂为二元醛；第二步将二元醛用 $NaBH_4$ 还原成相应的二元醇，以防止醛与醇进一步缩合而使水解困难；第三步调节 pH 为 2 左右，室温放置使其水解。从 Smith 降解法得到的产物，常因糖不同而异，从而可推测糖的类型。

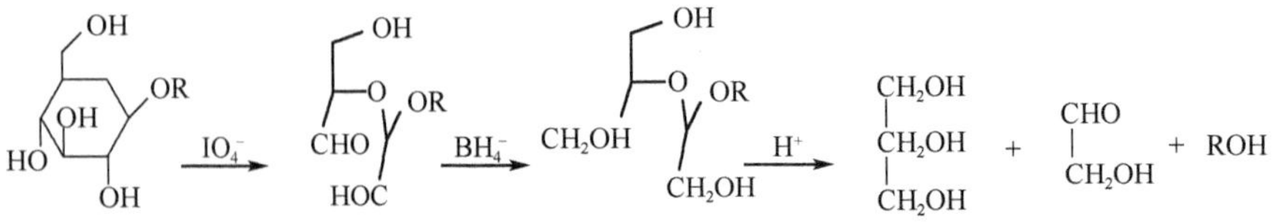

图 3-9 Smith 降解法步骤

三、苷类的提取与分离

(一) 苷类的提取

各种苷类分子,由于苷元不同,连接糖的种类和数目也不同,因而极性差异很大,很难用统一的方法提取苷类。目前常根据大多数苷类在甲醇、乙醇或乙酸乙酯中溶解度较大的特点,而采用稀醇、醇作为提取溶剂来提取,回收溶剂后依次用不同极性有机溶剂进行萃取,在石油醚提取物中往往是极性比较小的油脂化合物,在氯仿提取物中为苷元,在乙酸乙酯提取物中可获得单糖苷,在正丁醇提取物中则可以得到低聚糖苷。在提取原生苷的过程中要避免接触酸、碱,同时还应抑制或破坏酶的活性。下面介绍一种系统溶剂提取法(图3-10),此方法按溶剂极性由小到大的次序提取得到极性不同的苷。

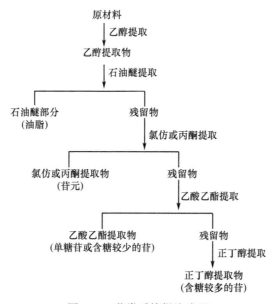

图 3-10 苷类系统提取流程

(二) 苷的分离

1. 溶剂处理法 溶剂处理法是用合适的溶剂溶出苷类成分,尽量少溶或不溶出杂质。某些酸性苷难溶于酸性水而能溶于碱性水,故用碱水提取后,再于提取液中加入酸,苷类即可析出沉淀。如蒽醌苷、黄酮苷等。

2. 铅盐处理法 铅盐处理法是利用铅盐在水或稀醇中能够沉淀出多种类型植物成分的性质,达到除去杂质、提纯苷类的目的。常用的铅盐有:①中性乙酸铅:可与具有邻二酚羟基、羧基及多元酚结构的苷类结合生成沉淀;②碱式乙酸铅:除以上苷类外,尚可以与单元酚以及中性大分子物质如中性皂苷、糖类等结合生成沉淀。常用的方法有:① 沉淀杂质,苷类留在溶液中;②沉淀苷类,杂质留在溶液中(需收集沉淀,脱铅处理,释放出苷类)。

3. 大孔树脂纯化法 不含交换基团、具有大孔结构的高分子亲脂性物质吸附剂,以范德华力吸附有机物质,其吸附性能主要取决于吸附剂表面的亲水性或亲脂性,特别适合从很低浓度的水溶液中分离低极性或非极性的化合物。在苷类成分分离中选用弱极性型的大孔树脂,利用其对极性物质吸附力弱的特点,除去提取液中与苷共存的糖类、鞣质类等极性较大的化合物。

4. 柱色谱分离法 柱色谱分离法的目的是获得苷的单体。组成复杂的苷类,需反复采用不同的柱层析或多种方法互相配合才能得到单体。

四、苷类结构测定

苷类化合物是天然药物化学中的一类重要活性成分,从天然产物中分离得到的单体苷类即便是有很强的生物活性,但如果我们不知道该类化合物的结构,就无法进行进一步的研究,如毒理学、药理学等,更无法进一步进行结构的修饰。苷类成分多为固体化合物,其结构鉴定主要通过以下程序进行。

(一) 化合物纯度的测定

在化合物确定结构之前必须首先确定化合物的纯度,这是鉴定和结构研究的前提条件。首先我们可以观察化合物的外形,比如是否是具有一定晶形的晶体,晶体是否比较均匀,如果不是可以进行重结晶处理,如果是可以进一步用薄层色谱在三种不同极性的溶剂中展开,应得到单一的斑点。

(二) 物理常数的测定

如测定熔点、比旋度等。再利用测定的物理常数查有关的文献,初步确定样品。

(三) 确定分子式,计算不饱和度

$$U = VI - I/2 + III/2 + 1$$

式中,I 为一价原子(如 H、Cl)的数目;III 为三价原子(如 N、P)的数目;IV 为四价原子(如 C、S)的数目。O、S 等二价原子与不饱和度无关,故不用计算。

(四) 组成苷的苷元和单糖的鉴定

苷先用酸或酶水解得到苷元及糖,再分别进行。

1. 苷元的结构鉴定 苷元的结构类型很多,性质又各不相同,需通过化学反应先确定结构类型和基本母核结构,再按照类型分别进行。

2. 糖的种类鉴定 主要采用层析等方法,并用标准品作为对照,对单糖种类进行鉴定。

3. 糖的数目的测定 测定糖的种类的方法也可以用于测定糖的数目,一般在测定糖的种类的同时即可测定糖的数目。利用薄层色谱法,采用光密度扫描法测定各单糖斑点的含量,计算出各糖的分子比,从而推测组成苷的糖的数目。

4. 苷分子中苷元和糖、糖和糖之间连接位置的确定

(1) 苷元和糖之间连接位置的测定:根据苷元及糖的苷化位移规律,将苷和苷元的碳谱相比较,可以辨别出苷元的哪个碳原子与糖连接。

(2) 苷中糖与糖之间连接位置的测定:用缓和酸水解使部分糖水解脱去,用前述糖的鉴定方法检查水解产物,确定连接在末端的糖,再次水解、鉴定,如此几次即可得知糖连接的顺序。也可用质谱、核磁共振等方法测糖的连接顺序。

课堂互动

某苷化合物分子式为 $C_{20}H_{27}NO_{11}$,计算该苷类化合物的不饱和度。

五、提取分离实例——槐米中芸香苷的提取

槐花米系豆科槐属植物槐树(*Sophora japonica* L.)的花蕾,自古用作止血药物,可治疗吐血、痔疮便血、子宫出血、鼻血等症,所含主要成分为芸香苷,又称芦丁(rutin,维生素P),其含量高达12%~16%,有调节毛细血管渗透性之作用,临床用作毛细血管止血药,如复方芦丁,也作为高血

压的辅助治疗药物。

芦丁(芸香苷,rutin),淡黄色针晶,水中结晶含3分结晶水,$C_{27}H_{30}O_{16} \cdot 3H_2O$,100 mm Hg 和 110℃条件下加热12小时后,变为无水物,无水物于25℃变棕,115~117℃软化,214~215℃发泡分解,1 g 芦丁溶于约300 ml 冷水,200 ml 沸水,7 ml 沸甲醇,可溶于吡啶、甲酰胺和碱液,微溶于乙醇、丙酮、乙酸乙酯,不溶于氯仿、二硫化碳、乙醚、苯和石油醚。

芦丁的提取分离:槐花米粗粉先加入碱液提取过滤,滤液再用酸进行沉淀后抽滤,去除滤液,剩下的沉淀就是芦丁粗品。将粗品进行多次结晶就可以得到芦丁的精制品。提取分离流程见图3-11。

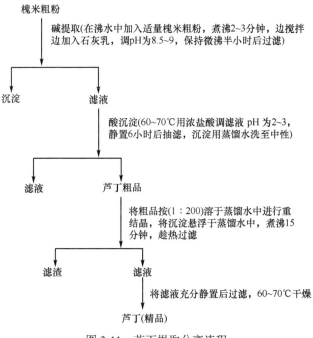

图 3-11 芦丁提取分离流程

工艺流程分析及注意事项:①以碱溶酸沉提取法得到的提取液,因含有大量黏稠的杂质较难以过滤,给实验操作造成困难,为此也可改变碱水提取液的处理方法。如将碱水提取液冷却至室温再加入足量石灰乳使pH达12以上,使提取液中的杂质被石灰乳沉淀,再加入20% H_2SO_4 溶液调pH至3,硫酸与多余的钙盐作用生成硫酸钙沉淀出来,过滤后置滤液于冰箱中直至沉淀析出,抽滤,洗涤,干燥后即得纯芸香苷。②在煮沸提取过程中,用石灰乳调pH时应严格控制不得超过10,否则在强碱条件(pH>10)下煮沸,时间稍长就可促使芸香苷水解,使提取率明显下降。③提取用的槐米应尽可能用当年新鲜原料,否则会使芸香苷提取率下降。

小 结

本章主要讲述了糖和苷的含义、结构分类,重点介绍了他们的物理性质和化学性质以及苷类化合物的提取分离。糖类分单糖、低聚糖、多糖三大类。单糖味甜,具有还原性、旋光性,易溶于水;低聚糖保持与单糖相似的性质;多聚糖失去单糖的一般性质。糖的检识方法主要有化学检识法和色谱法两种。

苷类,又称配糖体,是糖或糖衍生物的端基碳原子与非糖类物质连接而成的化合物。由于糖有α有β两种异构体,因而有α-苷和β-苷。苷在自然界存在形式是各种各样的,根据其在生物体内是原存在的还是次生的,可分为原生苷、次生苷;根据连接单糖基的数可分为单糖苷、双糖苷等;根据苷键原子不同可分为氧苷(O-苷)、硫苷(S-苷)、氮苷(N-苷)、碳苷(C-苷)。苷类多数呈左旋光性,无还原性,但水解后产生游离的单糖,使其溶液由左旋变为右旋,并有还原性。这一特性常用于苷的检识。苷键能被酸或酶水解生成糖和苷元或次生苷,O-苷、S-苷、N-苷易水解,C-苷最难水解。一般碱水解只水解酯苷、酚苷。本章还阐述了色谱方法分析、测定苷的结构。

目标检测

一、名词解释
1. 苷键 2. 多聚糖 3. β 构型、α 构型
4. 氧苷

二、填空题
1. 苷元通过氧原子和糖相连接而成的苷称为＿＿＿＿，根据形成苷键的苷元羟基类型不同,又分为＿＿＿、＿＿＿、＿＿＿和＿＿＿等。
2. 苷类又称＿＿＿＿,是糖与糖衍生物与另一非糖物质通过糖的＿＿＿＿连接而成的化合物。

三、选择题
（一）A 型题（单项选择题）
1. 能用碱催化水解的苷是（　）
   A. 醇苷　　　B. 碳苷
   C. 酚苷　　　D. 氮苷
   E. 硫苷
2. 麦芽糖酶能水解（　）
   A. α-果糖苷键　　B. α-葡萄糖苷键
   C. β-果糖苷键　　D. β-葡萄糖苷键
   E. 六碳醛糖苷
3. Smith 裂解法所使用的试剂是（　）
   A. $NaIO_4$　　　B. $NaBH_4$
   C. HCl　　　　D. $NaNO_3$
   E. A 和 B

（二）B 型题（配伍选择题）
[4~7 题共用备选答案]
   A. 红景天苷　　B. 天麻苷
   C. 芦荟苷　　　D. 苦杏仁苷
   E. 巴豆苷

4. 属于碳苷的是（　）
5. 属于氮苷的是（　）
6. 属于酚苷的是（　）
7. 属于醇苷的是（　）

（三）X 型题（多项选择题）
8. 下列有关苷类理化性质的叙述中,正确的是（　）
   A. 多具还原性　　B. 多无旋光性
   C. 有一定亲水性　D. 一般没有味道
   E. 多为液体
9. 下列哪些是植物多糖（　）
   A. 淀粉　　　B. 纤维素
   C. 肝素　　　D. 树胶
   E. 甲壳素

四、简答题
1. 植物多糖通常都有哪些？它们在当今社会上都扮演了什么样的角色？
2. 什么是苷类化合物？该类化合物有哪些共性？
3. 写出 α-D-葡萄糖, β-D-葡萄糖的 Haworth 式,并指出绝对构型与相对构型的判断标准？
4. 提取苷类时首先要考虑的问题是什么？为什么？
5. 苷键的酶催化水解有什么特点？
6. 苷类的酸催化水解与哪些因素有关？水解难易有什么规律？
7. 苷键裂解有哪几种方法？各有何特点？
8. 苷键具有什么性质,常用哪些方法裂解？
9. 怎样提取原生苷和次生苷？

（丑　安）

第4章 黄酮类化合物

> **学习目标**
> 1. 掌握黄酮类化合物的定义、结构和分类。
> 2. 掌握黄酮类化合物的理化性质和检识方法。
> 3. 掌握黄酮类化合物的提取、分离方法。
> 4. 理解黄酮类化合物的结构测定。
> 5. 了解黄酮类化合物的分布、生物活性及生物合成途径。

案例 4-1

黄酮类化合物广泛存在于植物的各个部位,尤其是花、叶部位,主要存在于芸香科、唇形科、豆科、伞形科、银杏科与菊科中。据文献估计约有20%的中草药中含有黄酮类化合物,可见其资源之丰富。许多研究已表明黄酮类化合物具有多种生物活性,除具有抗菌、消炎、抗突变、降压、清热解毒、镇静、利尿等作用外,在抗氧化、抗癌、防癌、抑制脂肪酶等方面也有显著效果。

问题:
1. 什么是黄酮类化合物?
2. 黄酮类化合物主要有哪几种结构类型?

黄酮类化合物(flavonoids)是广泛存在于自然界的一类重要的天然有机化合物。此类化合物大多呈黄色或淡黄色,并且多数含有酮基而被称为黄酮。黄酮类化合物经典的定义主要是指基本母核为2-苯基色原酮(2-phenylchromone)的一系列化合物。黄酮类化合物的现代定义是泛指两个苯环(A 环与B 环)通过中央三个碳原子相互联结而成的一系列化合物。其基本碳架为:

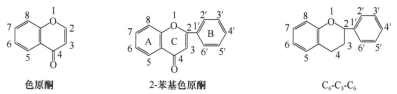

色原酮　　　　2-苯基色原酮　　　　$C_6-C_3-C_6$

分布:黄酮类化合物是一类含有氧杂环的化合物,多存在于高等植物及羊齿类植物中,最集中分布于被子植物中。其中以唇形科、玄参科、爵麻科、苦苣苔科、菊科等中存在较多;黄酮醇类较广泛分布于双子叶植物,特别是一些木本植物的花和叶中;二氢黄酮类特别在蔷薇科、芸香科、豆科、杜鹃花科、菊科、姜科中分布较多;二氢黄酮醇类较普遍地存在于豆科植物中;异黄酮类以豆科蝶形花亚科和鸢尾科植物中存在较多。共酮类化合物在裸子植物中也有存在,如双黄酮类多局限分布于裸子植物,尤其是松柏纲、银杏纲和凤尾纲等植物中,但在菌类、藻类、地衣类等低等植物中较少见。

存在形式:常以游离状态或与糖结合成苷存在于植物体中,在植物的花、叶、果实等组织中,多为苷类,而在木质部坚硬组织,则多为游离的苷元。

生物活性:黄酮类化合物不仅广泛分布于植物界中,而且生物活性具有多样性,据不完全统计,其主要生物活性表现如下:①对心血管系统的作用:芦丁(rutin)、橙皮苷(hesperidin)、d-儿茶素(d-catechin)等具有降低毛细血管脆性和异常通透性作用,可用作毛细血管性出血的止血药、治疗高血压及动脉硬化的辅助药。②抗肝脏毒作用:水飞蓟素(silybin)、异水飞蓟素(silydianin)及次水飞蓟素(silychristin)等有保护肝的作用,临床上用于治疗急、慢性肝炎、肝硬化及多种中毒性肝损伤等疾病,均取得了较好的效果。③抗炎作用:芦丁及其衍生物羟乙基芦丁、二氢槲皮素等具有较强的抗炎作用。④雌性激素样作用:染料木素(genistein)、金雀花异黄素、大豆素等异黄酮类。⑤抗菌及抗病毒作用:木樨草素(luteolin)、黄芩苷、黄芩素以及槲皮素、桑色素(morin)等。⑥解痉作用:异甘草素(isoliquiritigenin)及大豆素等具有类似罂粟碱(papaverine)的作用,可解除平滑肌痉挛。⑦泻下作用:如中药营实中的营实苷 A 有致泻作用。黄酮类化合物由于其多方面的生物活性引起了国内外广泛重视,研究进展很快。仅截止到 1974 年,国内外报道发现的黄酮类化合物共 1674 个(主要是天然黄酮类,也有少部分为合成品,其中苷元 902 个,苷 722 个),并以黄酮醇类最多,约占总数的三分之一;其次为黄酮类,占总数的四分之一以上,其余则较少。双黄酮类多局限分布于裸子植物,尤其松柏纲、银杏纲和凤尾纲等植物中。截止到 1993 年统计,黄酮类化合物总数已超过 4000 个。

生物合成途径:实验证明,黄酮类化合物在植物体内的生物合成途径是复合型的,即分别经莽草酸途径和乙酸-丙二酸途径,由一个桂皮酰辅酶 A 和三个丙二酰辅酶 A 在查耳酮合成酶的作用下生成查耳酮,其中,由三个丙二酰辅酶 A 形成 A 环,桂皮酰辅酶 A 则构成 B 环以及提供 A、B 环之间的三碳链。生成的查尔酮,再经过异构化酶的作用形成二氢黄酮。二氢黄酮在各种酶的作用下,经转化而得到其他类型黄酮类化合物(图 4-1)。

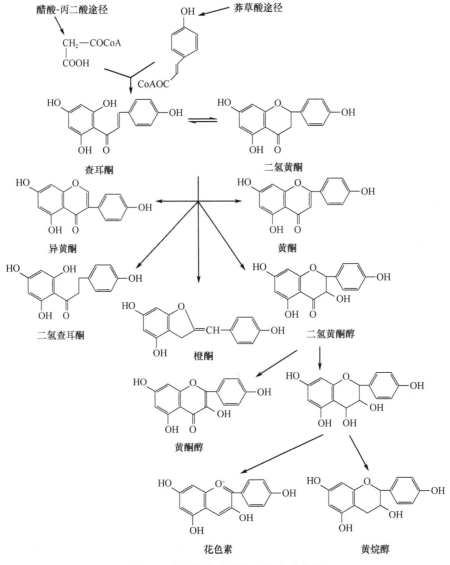

图 4-1 黄酮类化合物的生物合成途径

第1节 黄酮类化合物的结构类型

天然黄酮类化合物多以苷类形式存在,由于苷元不同,以及糖的种类、数量、连接位置和连接方式的不同,使天然界中形成了数目众多、结构各异的黄酮苷类化合物。本书从苷元部分和糖基部分两个方面对黄酮类化合物进行分类。

一、黄酮苷元的结构和分类

根据 B 环连接位置(2 位或 3 位)、C 环氧化程度、C 环是否成环等将黄酮类化合物分类,见表 4-1。

表 4-1 黄酮类化合物结构分类

类型	基本结构	代表化合物
黄酮 (flavone)	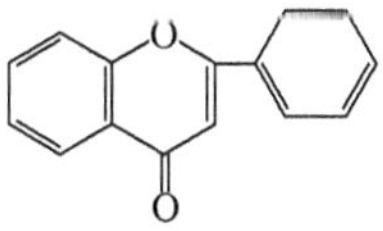	黄芩素 芹菜素 黄芩苷
黄酮醇 (flavonol)	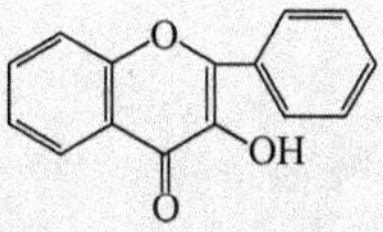	山柰酚 槲皮素 芦丁
二氢黄酮 (dihydroflavone)	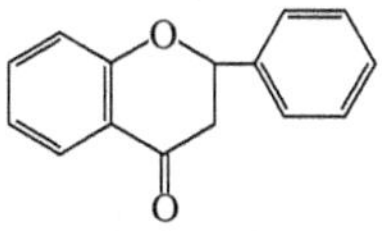	橙皮素 甘草素 甘草苷
二氢黄酮醇 (dihydroflavonol)	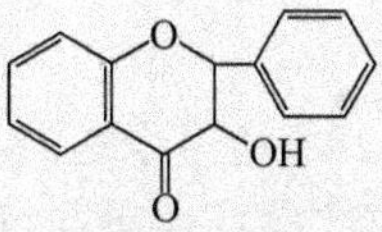	二氢槲皮素 二氢桑色素
异黄酮 (isoflavone)	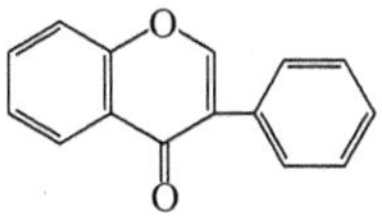	大豆素 大豆苷 葛根素
二氢异黄酮 (dihydroisoflavone)	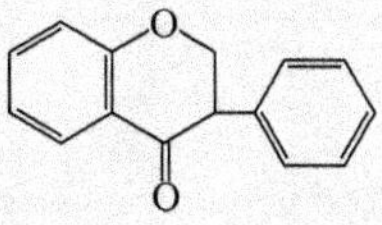	紫檀素 鱼藤酮
查耳酮 (chalcone)	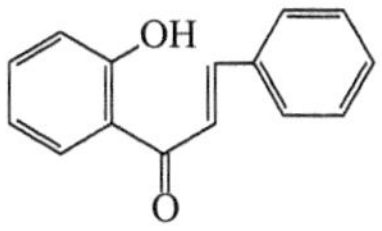	红花苷
二氢查尔酮 (dihydrochalcones)	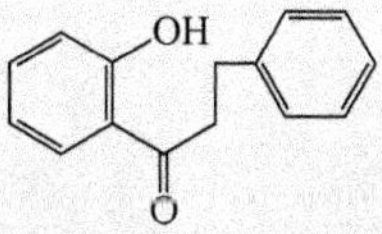	梨根苷
橙酮类(澳哗类) (aurone)	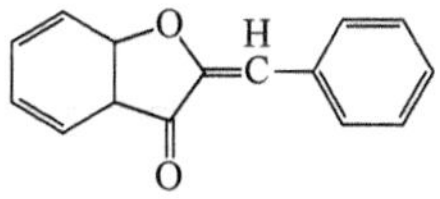	硫磺菊素

续表

类型	基本结构	代表化合物
花色素 (anthocyanidin)	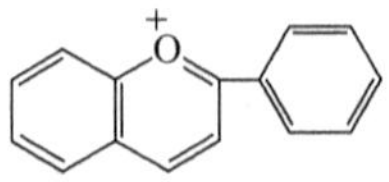	矢车菊苷元 飞燕草苷元 天竺葵苷元
黄烷-3-醇 (flavan-3-ol)	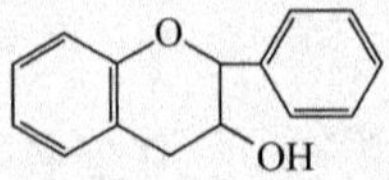	儿茶素 表儿茶素
黄烷-3,4-二醇 (flavan-3,4-diol)	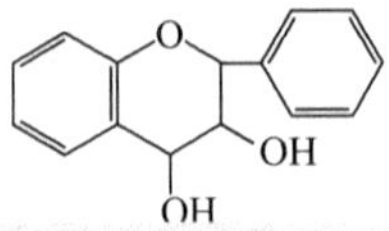	无色矢车菊素 无色飞燕草素 无色天竺葵素
双苯吡酮类 (xanthone)	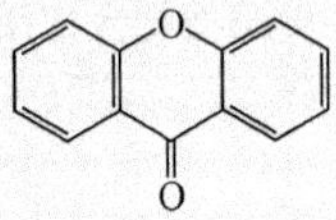	异芒果素
高异黄酮 (homoisoflavone)	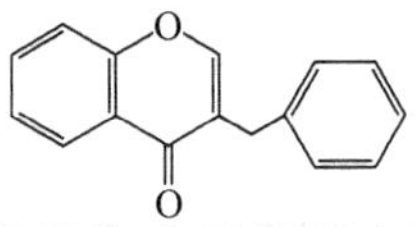	麦冬高异黄酮 A
双黄酮 (biflavone)	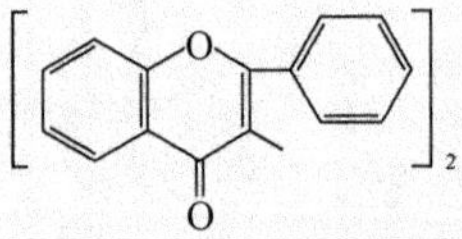	银杏素 异银杏素 柏黄酮 扁柏黄酮

另有少数黄酮类化合物结构复杂,亦难归属于上述类型中,本书将它们归入其他黄酮类中。在各类型结构中,A、B环上常见的取代基有羟基、甲基、甲氧基及异戊烯基等。

(一) 黄酮类和黄酮醇类

这里所指的黄酮是狭义的黄酮,即 2-苯基色原酮(2-苯基苯并 γ-吡喃酮)类,且 3 位上无含氧基团取代的一类化合物。黄酮醇类的结构特点是在黄酮基本母核的 3 位上连有羟基或其他含氧基团。天然黄酮 A 环的 5,7 位几乎同时带有羟基,而 B 环常在 4′位有羟基或甲氧基,3′位有时也有羟基或甲氧基。此类化合物数量最多,尤其是黄酮醇。如芫花中的芹菜素(apigenin)、黄芩中的黄芩苷(baicalin)、黄芩素(baicalein)属于黄酮类;银杏中的山奈酚(kaempferol)和槲皮素(quercetin)属于黄酮醇类。

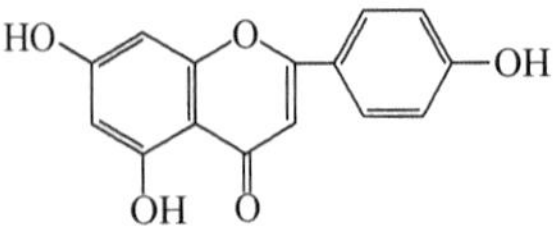

芹菜素 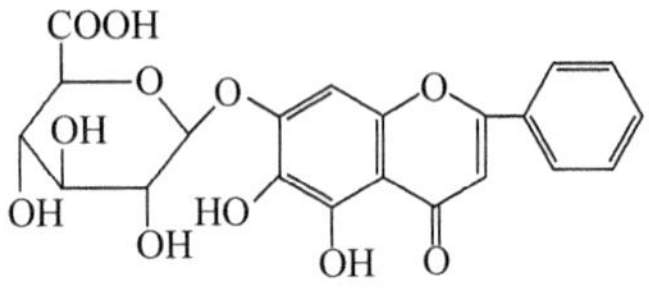   黄芩苷

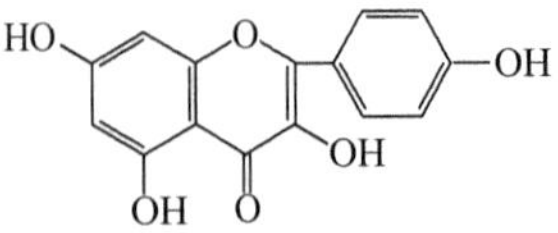

山奈酚 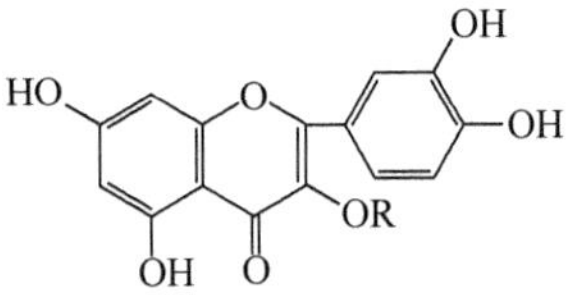   槲皮素 R=H
          芦丁   R=芸香糖基

课堂互动

槲皮素和山柰酚在结构上有什么区别?

(二) 二氢黄酮类和二氢黄酮醇类

二氢黄酮类和二氢黄酮醇类可视为是黄酮与黄酮醇的基本母核的2、3位双键被氢化而成,他们在植物体内常与相应的黄酮和黄酮醇共存。如橙(*Citrus aurantiun*)中的橙皮素(hesperetin)和橙皮苷、对消化性溃疡有抑制作用的甘草素(liquiritigenin)和甘草苷(liquiritin)都属于二氢黄酮类;满山红(*Rhododendron dahuricum*)叶中的二氢槲皮素(dihydroquercetin)和槲皮素共存,桑枝中的二氢桑色素(dihydromorin)和桑色素共存;黄柏(*Phellodendron chinense*)叶中具有抗癌活性的黄柏素-7-*O*-葡萄糖苷亦属二氢黄酮醇类。

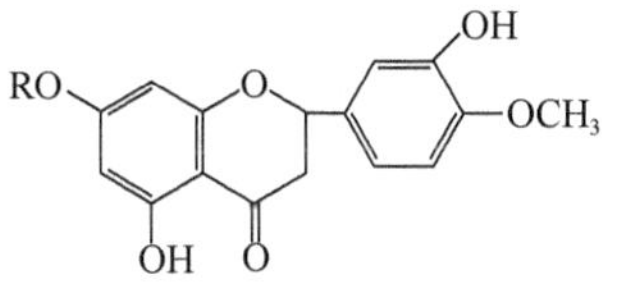

橙皮素 R=H
橙皮苷 R=芸香糖基

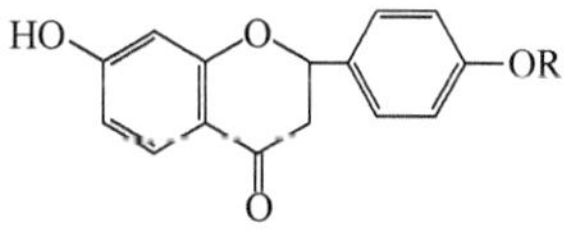

甘草素 R=H
甘草苷 R=glc

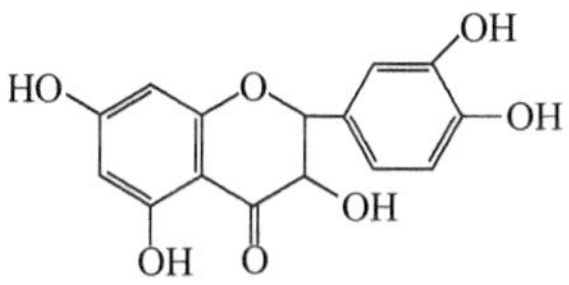

二氢槲皮素

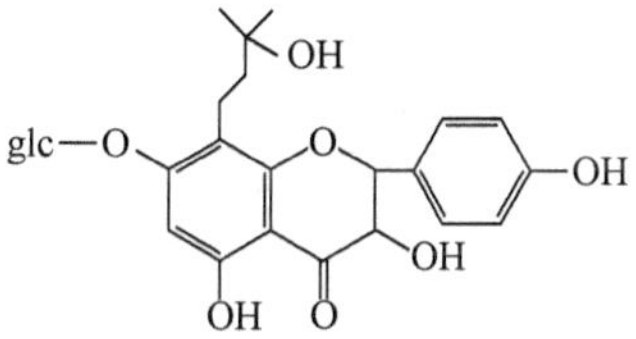

黄柏素-7-*O*-葡萄糖苷

(三) 异黄酮类与二氢异黄酮类

异黄酮类母核为3-苯基色原酮的结构,即B环连接在C环的3位上。如葛根中所含的大豆素(daidzein)、大豆苷(daidzin)、葛根素(puerarin)和葛根素木糖苷(puerarin-xyloside)等均属于异黄酮类化合物。

二氢异黄酮类具有异黄酮的2、3位被氢化的基本母核。广豆根(*Sophora subprostrata*)中所含的具有抗癌活性的紫檀素(pterocarpin)、三叶豆紫檀苷和高丽槐素,毛鱼藤(*Derris elliptica*)中所含的具有较强的杀虫和毒鱼作用的鱼藤酮(rotenone)均属二氢异黄酮的衍生物。

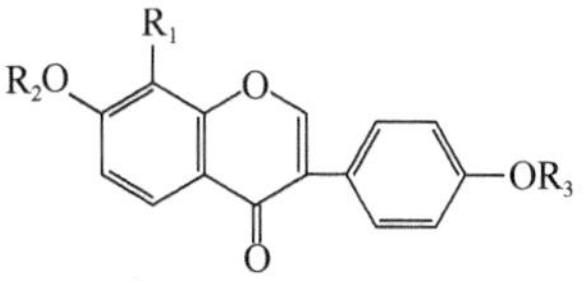

大豆素 $R_1=R_2=R_3=H$
大豆苷 $R_1=R_3=H\ R_2=glc$
葛根素 $R_2=R_3=H\ R_1=glc$
葛根素木糖苷 $R_1=glc\ R_2=xyl\ R_3=H$

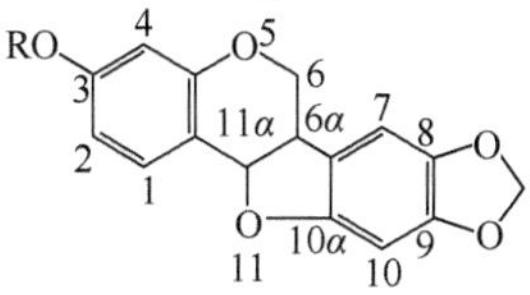

紫檀素 $R=CH_3$
三叶豆紫檀苷 $R=glc$
高丽槐素 $R=H$

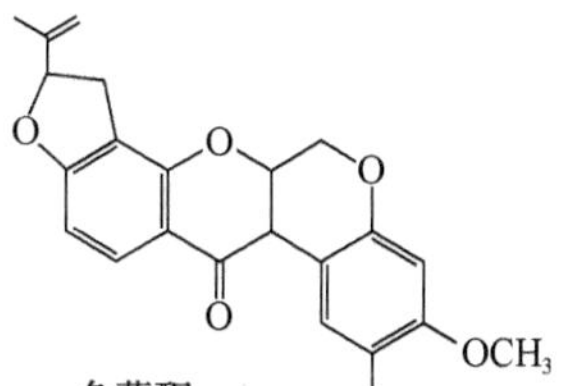

鱼藤酮

(四) 查耳酮类与二氢查耳酮类

查耳酮类化合物的结构特点是二氢黄酮C环的1、2位键断裂生成的开环衍生物,即三碳链未成环,它的母核碳原子的编号也与其他黄酮类化合物不同。其2'-羟基衍生物为二氢黄酮的异构体，两者在酸的作用下可以相互转化，即查耳酮可转为无色的二氢黄酮，碱化后又转为深黄色的 2′-羟基查耳酮。此原理即是中药红花在开花期的变色原理。

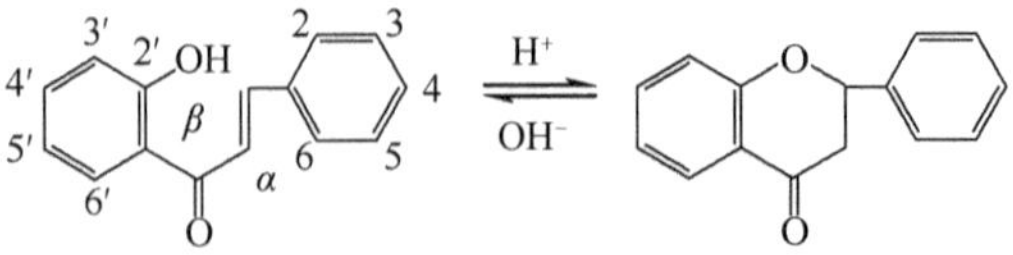

2′-羟基查耳酮　　二氢黄酮

当红花在开花初期时，由于花中主要含无色的新红花苷及微量的红花苷，故花冠呈淡黄色；开花中期由于花中主要含的是红花苷（carthamin），故花冠为深黄色；开花后期则氧化变成红色的醌式红花苷，故花冠呈红色。

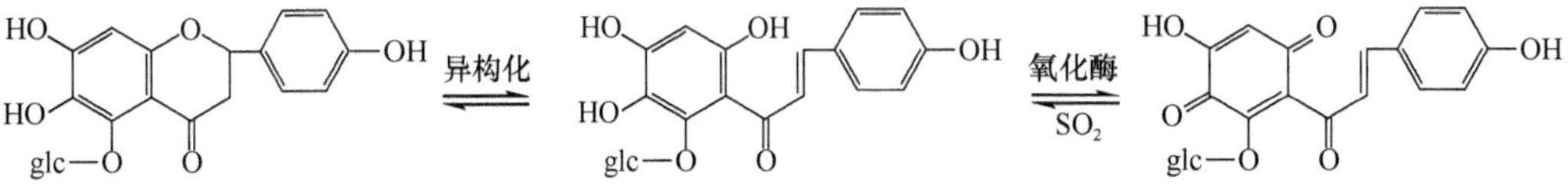

新红花苷(无色)　　红花苷(黄色)　　醌式红花苷(红色)

二氢查耳酮类为查耳酮 α,β 位双键氢化而成。此种类型在植物界分布极少，如蔷薇科梨属植物根皮和苹果种仁中含有的梨根苷（phloridzin）。

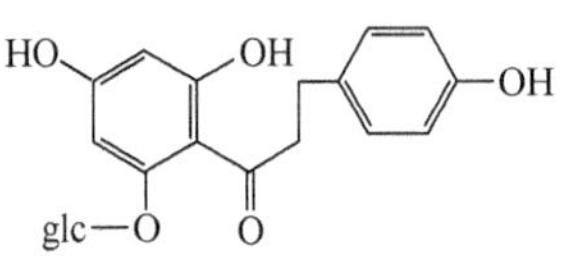

梨根苷

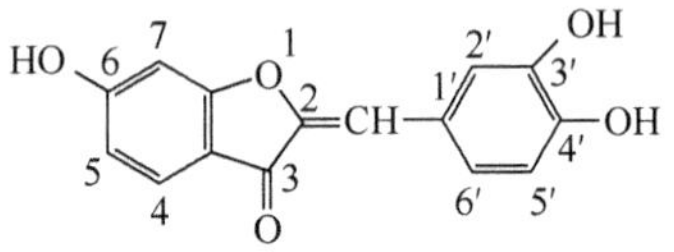

硫磺菊素

（五）橙酮类

橙酮类又称噢哢类，其结构特点是 C 环为含氧五元环，它的编号也与其他黄酮类不同。此类化合物较少见，主要存在于玄参科、菊科、苦苣苔科以及单子叶植物沙草科中。例如，在黄花波斯菊花中含有的硫磺菊素（sulphuretin）属于此类。

（六）花色素类

花色素类的结构特点是基本母核的 C 环无羰基，1 位氧原子以盐形式存在。在中药中多以苷的形式存在，广泛存在于植物的花、果、叶、茎等部位，是使花、果、叶、茎等呈现蓝、紫、红等颜色的色素，尤以矢车菊苷元（cyanidin）、飞燕草苷元（delphinidin）和天竺葵苷元（pelargonidin）以及它们所组成的苷最为常见。

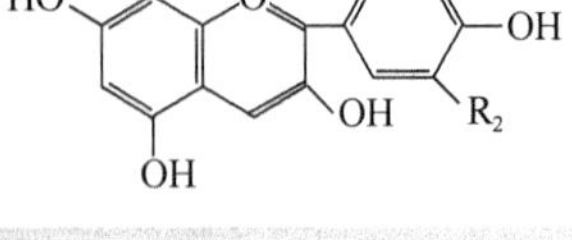

矢车菊苷元　R_1=OH　R_2=H
飞燕草苷元　R_1=R_2=OH
天竺葵苷元　R_1=R_2=H

（七）黄烷醇类

黄烷醇类可根据其 C 环的 3，4 位存在羟基的情况分为黄烷-3-醇和黄烷-3，4-二醇。此类化合物在植物体内可作鞣质的前体，常以分子聚合的形式而生成鞣质。

1. 黄烷-3-醇类　黄烷-3-醇类又称为儿茶素类，在植物中分布较广，主要存在于含鞣质的木本植物中。（+）-儿茶素（catechin）和（−）-表儿茶素（epicatechin）即为此类化合物。

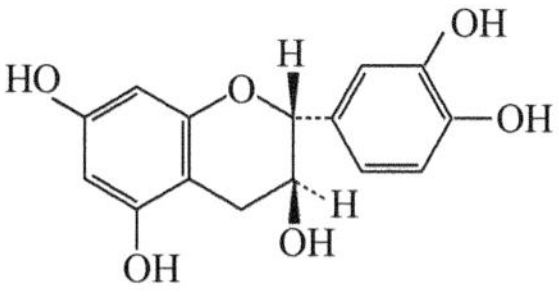

(+)-儿茶素 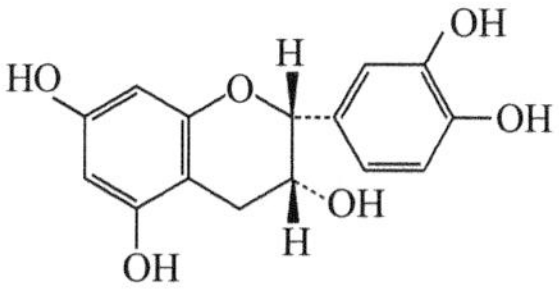　　　　　　　(-)-表儿茶素

2. 黄烷-3,4-二醇类　黄烷-3,4-二醇类又称为无色花色素类，如无色矢车菊素（leucocyanidin）、无色飞燕草素（ucodelphinidin）和无色天竺葵素（leucopelargonidin）等。这类成分尤以含鞣质的木本植物和蕨类植物中多见。

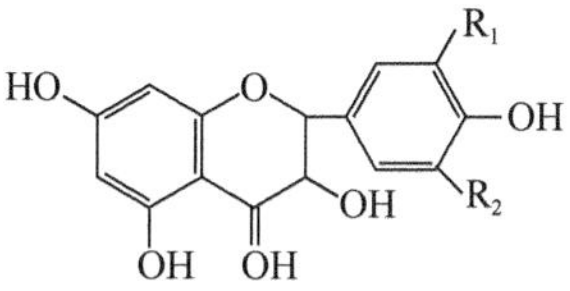

无色矢车菊素　R_1=OH　R_2=H
无色飞燕草素　R_1=R_2=OH
无色天竺葵素　R_1=R_2=H

（八）双黄酮类

双黄酮类（biflavonoids）是由两分子黄酮、两分子二氢黄酮，或一分子黄酮及一分子二氢黄酮按 C—C 或 C—O—C 键方式聚合而成的二聚物。如柏黄酮（cupresuflavone）、扁柏黄酮（hinokiflavone）和银杏叶中分离出能够治疗冠心病的银杏素（ginkgetin）、异银杏素（isoginkgetin）和白果素等均属此类。

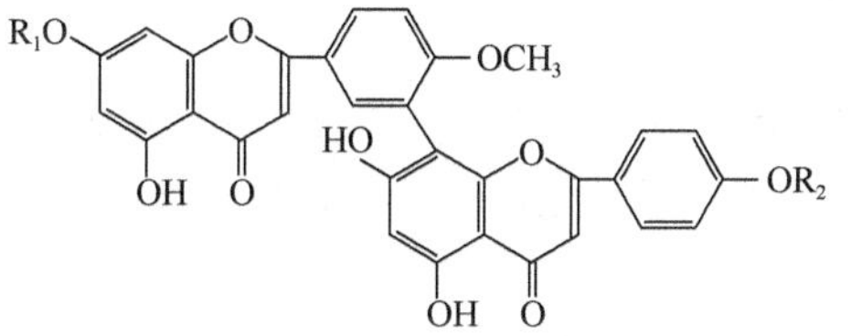

银杏素　　R_1=CH_3　R_2=H
异银杏素　R_1=H　　　R_2=CH_3
白果素　　R_1=H　　　R_2=H

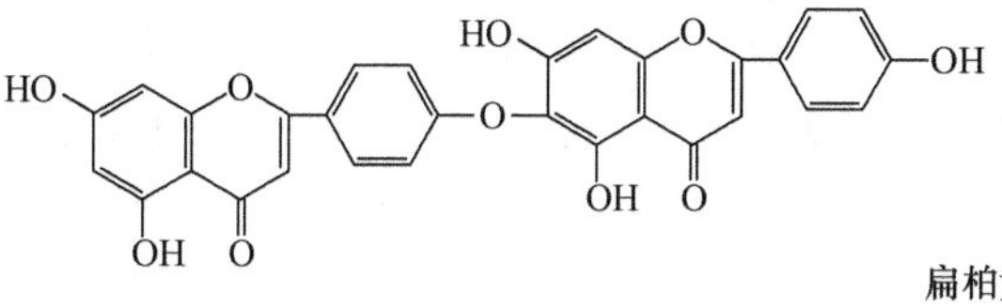

扁柏黄酮

（九）其他黄酮类

另有少数结构复杂的黄酮类化合物，大多不符合 C_6-C_3-C_6 的基本骨架，但因具有苯并 γ-吡喃酮结构，我们也将其归为黄酮类化合物。

1. 双苯吡酮　双苯吡酮又称苯骈色原酮，其基本母核由苯环与色原酮的 2,3 位骈合而成，是一种特殊类型的黄酮类化合物，如石韦（*Pyrrosia lingua*）中的异芒果素（isomengiferin）。

2. 高异黄酮　高异黄酮和异黄酮相比，高异黄酮 B 环和 C 环之间多了一个—CH_2—，如中药麦冬中存在的麦冬高异黄酮 A（ophiopogonone A）。

3. 呋喃色原酮　呋喃色原酮由呋喃环与色原酮的 2,3 位骈合而成，如凯刺种子和果实中得到的凯林属此类。

4. 黄酮木脂素类（flavonolignans）**化合物**　水飞蓟素属于黄酮木脂素类。

5. 生物碱型黄酮　榕碱及异榕碱属于生物碱型黄酮。

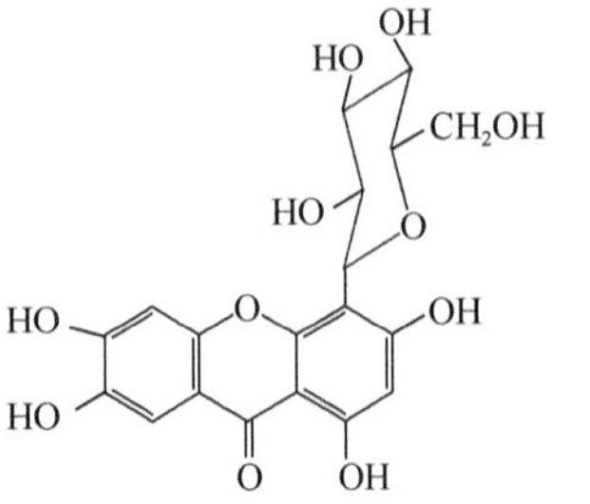

异芒果素 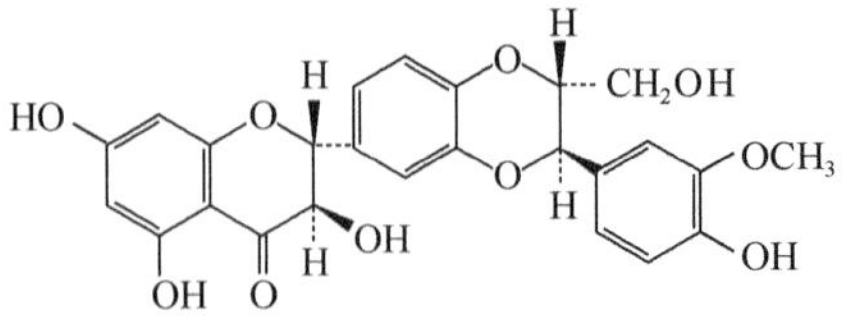　　　　　　　　水飞蓟素

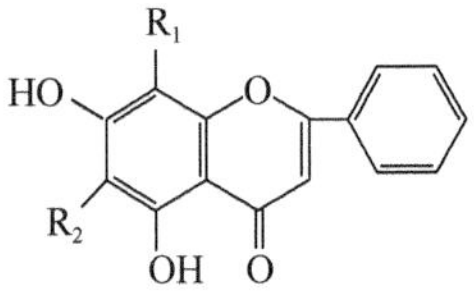

榕碱　　　　异榕碱

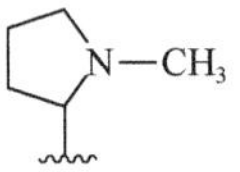

> **链接**
> 水飞蓟素是从菊科水飞蓟属植物水飞蓟果实中提出分离而得的一种黄酮类化合物。具有保护肝细胞膜、利胆、保脑、抗 X 射线等作用。临床应用报道本品有改善肝炎患者症状、促进肝功能恢复的疗效。

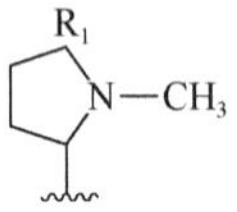

二、黄酮苷的结构和分类

天然黄酮类化合物多以苷类形式存在,并且由于糖的种类、数量、连接位置及连接方式不同可以组成各种各样的黄酮苷类。从糖基方面对黄酮类化合物进行分类如下。

1）按所连接的糖基分类情况见表 4-2。
2）按成苷原子分类:O-苷和 C-苷。中草药中常见的是 O-苷。
3）按糖基连接位置分类:O-苷类黄酮化合物中的黄酮、二氢黄酮和异黄酮苷类,多在 7-羟基上形成单糖链苷。黄酮醇和二氢黄酮醇类中多在 3-、7-、3′-、4′-OH 上形成单糖链苷或在 3,7-、3,4′-及 7,4′-二羟基上形成双糖链苷。在花色苷类中,多在 3-OH 上连接一个糖或形成 3,5-二葡萄糖苷。而 C-苷类黄酮化合物,多在 6 位或 8 位或 6、8 位都连接糖,而形成苷。

表 4-2　黄酮苷类按连接糖基分类表

名称	连接糖
单糖类	D-葡萄糖、D-半乳糖、D-木糖、L-鼠李糖、L-阿拉伯糖及 D-葡萄糖醛酸
双糖类	槐糖（glcβ1→2glc）、芸香糖（rhaα1→6glc）、龙胆二糖（glcβ1→6glc）、新橙皮糖（rhaα1→2glc）（neohesperidose）、刺槐二糖（rhaα1→6gal）（robinobiose）
三糖类	龙胆三糖（glcβ1→6glcβ1→2fru）（gentianose）、槐三糖（glcβ1→2glcβ1→2glc）（sophorotriose）
酰化糖类	2-乙酰基葡萄糖（2-acetylglucose）、咖啡酰基葡萄糖（caffeoylglucose）

黄酮类化合物结构中常连接有酚羟基、甲氧基、甲基、异戊烯基等官能团。酚羟基多取代在 A 环的 5、7 位上,甲氧基多取代在 A 环或 B 环上,而异戊烯基,一般在 A 环的 6、8 位进行取代。

第2节 黄酮类化合物的理化性质与显色反应

一、理 化 性 质

(一) 形态
黄酮类化合物多为结晶性固体,少数(如黄酮苷类)为无定形粉末。

(二) 颜色
黄酮类化合物大多呈黄色,所呈颜色主要与分子中是否存在交叉共轭体系有关,助色团(—OH、—OCH$_3$ 等)的种类、数目以及取代位置对颜色也有一定影响。一般情况下,黄酮、黄酮醇及其苷类为灰黄至黄色;查耳酮为黄至橙黄色;因母核 2、3 位被氢化使共轭体系受到破坏,故二氢黄酮、二氢黄酮醇及黄烷醇几乎为无色;异黄酮因不存在共轭体系或共轭体系很少而显微黄色;花色素的颜色可随 pH 不同而改变,一般 pH<7 时显红色,pH 为 8.5 时显紫色,pH>8.5 时显蓝色。

在黄酮、黄酮醇分子中,尤其在 7 位或 4′ 位引入—OH 及—OCH$_3$ 等供电子基团后,化合物颜色加深。但在其他位置引入—OH、—OCH$_3$ 基团,则对颜色影响较小。

紫外光下,黄酮、黄酮醇及其苷 C-3-羟基化呈亮黄或黄绿色荧光;C-3-甲基化或与糖成苷呈暗绿棕色荧光;C-3-无取代基呈绿色荧光。二氢黄酮、二氢黄酮醇、儿茶素为无色。查耳酮、橙酮为深黄绿色、亮黄荧光。

(三) 旋光性
1. 苷元 还原型的化合物,如二氢黄酮、二氢黄酮醇、黄烷醇、二氢异黄酮等,因分子内含有不对称碳原子(2 位或 2,3 位),因此具有旋光性。其余类型的化合物无旋光性。

2. 黄酮苷 因其结构中含有糖结构,均有旋光性,且多为左旋。

(四) 溶解性
黄酮类化合物的溶解度因结构类型及存在状态(如苷或苷元、单糖苷、双糖苷或三糖苷等)不同而有很大差异。

苷元一般难溶或不溶于水,易溶于甲醇、乙醇、乙酸乙酯、氯仿、乙醚等有机溶剂及稀碱溶液中。其归类情况如表 4-3 所示。

表 4-3 黄酮类化合物苷元溶解性分类

类型	空间结构	存在形式	在水中溶解度
黄酮、黄酮醇、查耳酮	平面型分子		难溶
二氢黄酮、二氢黄酮醇	非平面型分子	近似于半椅式	稍大
异黄酮	非平面型分子		稍大
花色素	平面型分子	离子	较大

取代基的引入会使溶解性有所改变,如引入羟基,则使水溶性增大,脂溶性降低;若羟基被甲基化,则脂溶性增加。例如,黄酮类化合物大多为多羟基化合物,一般不溶于石油醚中,故可用于除去脂溶性杂质,但川陈皮素(5,6,7,8,3′,4′-六甲氧基黄酮)却可溶于石油醚。

黄酮苷一般易溶于水、甲醇、乙醇等强极性溶剂中,但难溶或不溶于苯、氯仿、乙醚等有机溶剂中。黄酮类化合物的羟基苷化后,则水溶性增加,脂溶性降低。苷分子中糖基的数目多少和结合的位置,对溶解度也有一定影响。一般水溶性符合下列规律：

多糖苷>单糖苷;3-羟基苷>7-羟基苷。

例如,槲皮素-3-O-葡萄糖苷的水溶性比槲皮素-7-O-葡萄糖苷大,这主要可能是由于C_3-O-糖基与C_4羰基的立体障碍使分子平面性较差。

(五) 酸碱性

1. 酸性 黄酮类化合物因分子中多具有酚羟基,故显酸性,可溶于碱性水溶液、吡啶、甲酰胺及二甲基甲酰胺中。

黄酮类化合物的酸性强弱与酚羟基数目的多少和位置有关。酸性由强至弱的顺序是：

7,4′-二羟基> 7-或 4′-OH >一般酚羟基>5-OH>3-OH

2. 碱性 因分子中γ-吡喃酮环上的1位氧原子有未共用电子对,故表现出微弱的碱性(全甲基化的多羟基黄酮类化合物碱性较强),可与无机强酸,如浓硫酸、盐酸等生成𨦡盐,该𨦡盐极不稳定,加水后即分解。

黄酮类化合物溶于浓硫酸中生成的𨦡盐,常常表现出特殊的颜色。黄酮、黄酮醇类显黄色至橙色,并有荧光;二氢黄酮类显橙色(冷时)至紫红色(加热时);查耳酮类显橙红色至洋红色;异黄酮、二氢异黄酮类显黄色;橙酮类显红色至洋红色。

二、显色反应

黄酮类化合物的显色反应主要是利用分子中的酚羟基及γ-吡喃酮环的性质。

(一) 还原反应

1. 盐酸-镁粉反应 此为鉴定黄酮类化合物最常用的颜色反应。取生药粉末少许于试管中,用乙醇或甲醇数毫升温浸提取,加入少许镁粉振摇,再滴加几滴浓盐酸,1~2分钟内(必要时微热)即可显色。多数黄酮、黄酮醇、二氢黄酮及二氢黄酮醇类化合物显红至紫红色,少数显蓝色或绿色,分子中特别是当B环上有—OH或—OCH_3取代时,呈现的颜色便随之加深。但查耳酮、橙酮、儿茶素类及大部分异黄酮类无该显色反应。

因花色素类及部分橙酮、查耳酮类等在浓盐酸存在条件下也会发生变色,所以利用此反应进行鉴别时需预先作空白对照实验,即在供试液中不加镁粉,仅加入浓盐酸进行观察,若产生红色,则表明供试液中含有花色素类、部分橙酮类或查耳酮类。

2. 钠汞齐还原反应 取样品的乙醇溶液加入钠汞齐,放置数分钟至数小时或加热,过滤,滤液用盐酸酸化后显色。黄酮、二氢黄酮、异黄酮、二氢异黄酮类显红色,黄酮醇类显黄色至淡红色,二氢黄酮醇类显棕黄色。

3. 四氢硼钠(钾)还原反应 取样品1~2 mg溶于甲醇中,加10 mg $NaBH_4$,一分钟后滴加1%盐酸,显紫色至紫红色。二氢黄酮类或二氢黄酮醇类呈阳性,其他黄酮类均为阴性。若A环与B环有一个以上—OH或—OCH_3取代则颜色加深。此反应是对二氢黄酮类化合物专属性较高的一种还原反应,故可以区别二氢黄酮类、二氢黄酮醇类于其他黄酮类化合物。

(二) 金属盐类试剂的络合反应

黄酮类化合物分子中若具有3-羟基、5-羟基或邻二酚羟基,则可以与许多金属盐类试剂如铝盐、锆盐、锶盐等反应,生成有色的络合物或有色沉淀,有的还产生荧光。根据有色络合物的最大吸收波长,可进行定量测定。

1. 三氯化铝反应 取样品的乙醇或甲醇溶液和 1% 三氯化铝乙醇溶液反应,生成的络合物多呈黄色,置紫外灯下,415 nm 显鲜黄色荧光。

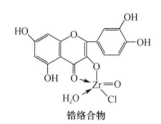

2. 锆盐-枸橼酸反应 取样品 0.5~1 mg 用 10 ml 甲醇溶解,加 2% 二氯氧锆(ZrOCl$_2$)甲醇溶液 1 ml,若出现黄色,说明 3-OH 或 5-OH 与锆盐生成了络合物。随后再加入 2% 枸橼酸甲醇溶液,如黄色不减褪,表示有 3-OH 或 3,5-二羟基;如果黄色显著减退,则有 5-OH,但无 3-OH。因为 5-OH、4-羰基与锆盐生成的络合物稳定性没有 3-OH、4-羰基锆络合物稳定,容易被弱酸分解。

> **课堂互动**
> 采用显色反应如何区别 3-OH 及 5-OH 黄酮类化合物?

3. 氨性氯化锶反应 取少许样品置小试管中,加入 1 ml 甲醇溶解(必要时可在水浴上加热)后,再加 0.01 mol/L 氯化锶(SrCl$_2$)的甲醇溶液 3 滴和被氨气饱和的甲醇溶液 3 滴,如产生绿色至棕色乃至黑色沉淀,则表示有邻二酚羟基。

4. 镁盐反应 将一滴供试液滴于滤纸上,喷以乙酸镁的甲醇溶液,加热干燥后,于紫外灯下观察斑点荧光。二氢黄酮、二氢黄酮醇显天蓝色荧光,5-羟基的存在会使荧光加强;黄酮、黄酮醇与异黄酮显黄色至橙黄色至褐色。

5. 铅盐反应 乙酸铅可与分子中含有 3-羟基或 5-羟基或邻二酚羟基 4-羰基的黄酮类化合物生成黄色至绿色沉淀。而碱式乙酸铅溶液可与所有酚类化合物形成沉淀。

6. 三氯化铁反应 因多数黄酮类化合物分子中含有酚羟基,故可与三氯化铁水溶液或醇溶液发生显色反应。并且随酚羟基数目及位置的不同而呈现紫、绿、蓝等不同颜色。

(三) 硼酸显色反应

在无机酸或有机酸存在条件下,5-羟基黄酮及 2′-羟基查耳酮类可与硼酸反应,产生亮黄色。一般在草酸存在时显黄色并具有绿色荧光,但在枸橼酸丙酮存在的条件下,则只显黄色而无荧光。

(四) 碱性试剂显色反应

不同类型的黄酮类化合物与碱性溶液可生成黄色、橙色或红色等颜色。如表 4-4 所示。

表 4-4 黄酮类化合物与碱性试剂的显色反应

类型	反应条件	颜色
黄酮类	冷或热的氢氧化钠水溶液	黄色至橙色
查耳酮类/橙酮类	碱液	红色或紫红色
二氢黄酮类	冷碱中放置较长时间或加热	黄色至橙色/深红至紫红色
黄酮醇类	碱液通入空气	黄色/棕色
邻三酚羟基	稀氢氧化钠	暗绿色或蓝绿色纤维状沉淀

也可将黄酮类化合物与碱性试剂通过纸斑反应,在可见光或紫外光下观察颜色变化情况来

鉴别黄酮类化合物。用氨蒸气处理后呈现的颜色变化置空气中随即褪去,但经碳酸钠水溶液处理而呈现的颜色置空气中却不褪色。

(五) 五氯化锑反应

将 5~10 mg 样品溶于 5 ml 无水四氯化碳中,加 2% 五氯化锑的四氯化碳溶液 1 ml,显色。若生成红或紫红色沉淀则为查耳酮类,若显黄色至橙色则是黄酮、二氢黄酮及黄酮醇类,利用此反应可以区别查耳酮类与其他黄酮类化合物。需要注意的是由于在湿空气及含水溶液中产物颜色不稳定,反应时所用溶剂必须无水。

> **课堂互动**
> 黄酮类化合物有哪几类显色反应?各适用于鉴别哪些类型的黄酮类化合物?

第3节 黄酮类化合物的提取与分离

一、黄酮类化合物的提取

在黄酮类化合物的提取过程中,为了能最大程度地将成分提取出来,我们常常依据提取物的性质来选择提取溶剂。由于大多数苷元极性较小,所以常用氯仿、乙醚、乙酸乙酯等提取,甚至可以用苯提取多甲氧基黄酮。对于黄酮苷类及少数极性较大的苷元(如羟基黄酮、双黄酮、橙酮、查耳酮等),一般可用乙酸乙酯、丙酮、乙醇、甲醇、水或某些极性较大的混合溶剂如甲醇(乙醇)-水(1:1)提取,一些多糖苷类则可以用沸水提取。在提取花色素类化合物时,往往会加入少量酸(如0.1%盐酸),但提取一般的苷类成分时,为了避免发生水解反应,应当慎用酸类物质。

黄酮类物质常用的提取方法有醇提取法、热水提取法、有机溶剂提取法等。所谓的醇提取法即是用甲醇或者乙醇进行化合物的提取,常用高浓度的醇(如 90%~95%)提取游离黄酮,60%左右浓度的醇提取黄酮苷类。根据提取方式又将醇提取法分为冷浸法、渗漉法和回流法等,例如,用 70% 乙醇回流提取银杏叶总黄酮。热水提取法仅限于提取黄酮苷类,此法工业化生产的优势较大,具有低成本、高安全性,但伴存的杂质较多,且影响因子也多。

二、黄酮类化合物的精制

在化合物的粗提过程中,常常会混杂一些杂质,所以需要精制。常用的方法有溶剂萃取法、碱提取酸沉淀法、炭粉吸附法。

(一) 溶剂萃取法

依据黄酮类化合物与杂质极性不同的特点,选用不同溶剂进行萃取来达到精制纯化目的。醇浸液中加入石油醚,可除去脂溶性杂质,如叶子当中的叶绿素、胡萝卜素等。浓缩后水溶液则可通过加入多倍量浓醇,以沉淀除去水溶性杂质,如蛋白质、多糖苷类等。此法不仅能起到纯化精制的目的,往往还可以将苷和苷元或极性苷元与非极性苷元进行分离。

(二) 碱提取酸沉淀法

用碱水(如 5% 碳酸钠、氢氧化钠、石灰乳、饱和石灰水等)或碱性稀醇(如 50% 的乙醇)浸出黄酮类化合物,酸化后得到游离黄酮,或析出沉淀,或用有机溶剂萃取。应用此方法时应注意酸碱的浓度。碱液浓度过高时,加热条件下会破坏黄酮类化合物母核。酸化时,如果酸化液的酸性过强,会使游离的黄酮类化合物生成𬋩盐,导致析出的黄酮类化合物又重新溶解,从而降低收率。提取花、果实类药材时,常用石灰乳、饱和石灰水来进行碱提,使钙盐沉淀而不被析出,从而利于纯化处理。当有邻二酚羟基存在时,可加硼酸来进行保护。有机溶剂提取法,即用除甲醇、乙醇之外的有机溶剂对极性较小的黄酮苷元进行提取的方法。

(三) 炭粉吸附法

将药材的醇粗提取物,分次加入活性炭,搅拌,静置,直至定性检查上清液无黄酮反应时为止。过滤,弃去滤液,收集吸附苷的炭末,依次用沸水、沸甲醇、7%酚-水、15%酚-醇溶液进行洗脱。对各部分洗脱液进行定性检查(或用 PC 鉴定)。

> **链接**
> 通过对 *BaPtisia lecontei* 黄酮类化合物的研究证明,大部分黄酮类可用7%酚-水洗下。洗脱液经减压蒸发浓缩后,再加入乙酸振摇除去残留的酚,余下水层减压浓缩即得较纯的黄酮苷类成分。

三、黄酮类化合物的分离

黄酮类化合物的分离方法主要有:根据其极性差异的各种色谱分离方法和溶剂萃取法;根据酸性强弱的 pH 梯度萃取法;根据分子量大小的葡聚糖凝胶色谱法和利用特殊官能团的沉淀和络合反应分离方法。黄酮类化合物的分离方法虽然很多,但单体的分离仍主要依靠各种色谱法。

(一) pH 梯度萃取法

因黄酮类化合物多含有酚羟基而呈现酸性,酸性的大小与酚羟基数目及位置有关,故可依据酸性强弱使其分离。具体方法是将混合物溶于有机溶剂(如乙醚)中,依次用 5% $NaHCO_3$ 可萃取出 7,4′-二羟基黄酮、5% Na_2CO_3 可萃取出 7-或 4′-羟基黄酮、0.2% NaOH 可萃取出具有一般酚羟基的黄酮、4% NaOH 可萃取出 5-羟基黄酮,从而达到分离的目的。

> **课堂互动**
> 用 pH 梯度萃取法设计含有 7,4′-二羟基黄酮、7-或 4′-羟基黄酮、一般酚羟基黄酮、5-羟基黄酮中药材的提取分离流程,并说明理由。

(二) 依据某些特定官能团的性质进行分离

1. 铅盐沉淀法 乙酸铅可与具有邻二酚羟基的黄酮类化合物生成沉淀,与不具有邻二酚羟基的黄酮类化合物不能生成沉淀,因此能实现二者的分离。据此原理还可以用乙酸铅除去含有羧基(如树胶、黏液、果胶、有机酸、蛋白质、氨基酸等)或含有邻二酚羟基(如鞣质)杂质。将这些铅盐沉淀物滤集,沉淀悬浮于乙醇中,通入 H_2S 生成 PbS 沉淀和黄酮类化合物溶液。但因 PbS 对黄酮类化合物的吸附力较大,所以现多用硫酸盐、磷酸盐或氧离子交换树脂脱铅。

2. 硼酸反应 硼酸可与含邻二酚羟基的黄酮类化合物络合,生成物易溶于水,进而与不具备邻二酚羟基结构的黄酮类化合物分离。

(三) 柱色谱法

柱色谱中用来分离黄酮类化合物的常用填充剂有硅胶、聚酰胺、氧化铝、葡聚糖凝胶和纤维素粉等,也可以用氧化铝、氧化镁、硅藻土,其中以硅胶、聚酰胺最常用。

1. 硅胶柱色谱 此法应用范围较广,主要适宜分离异黄酮、二氢黄酮、二氢黄酮醇及高度甲基化或乙醚化的黄酮及黄酮醇类。少数情况下,在加水去活化后也可用于分离极性较大的化合物,如多羟基黄酮醇及黄酮苷类等。分离游离黄酮时,一般选择有机溶剂为洗脱剂,如不同比例的氯仿-甲醇混合溶剂等;分离黄酮苷时常用含水的溶剂系统洗脱,如氯仿-甲醇-水、乙酸乙酯-丙酮-水等。硅胶柱色谱通常还与其他的色谱方法一同来分离黄酮类化合物。应用此法时要注意，供试硅胶中混存的微量金属离子，应预先用浓盐酸处理除去，以免干扰分离效果。

2. 聚酰胺柱色谱 聚酰胺对各种黄酮类化合物（包括黄酮苷和游离黄酮）有较好的分离效果，且其容量比较大，是比较理想的吸附剂，适合于制备性分离。聚酰胺色谱的分离原理，一般解释成"氢键吸附"，即通过其酰胺羰基与黄酮类化合物分子上的酚羟基形成氢键缔合而产生吸附作用。其吸附强度与黄酮类化合物分子中酚羟基的数目与位置等及溶剂与黄酮类化合物或与聚酰胺之间形成氢键缔合能力的大小有关。溶剂分子与聚酰胺或黄酮类化合物形成氢键缔合的能力越强，则聚酰胺对黄酮类化合物的吸附作用将越弱。黄酮类化合物在聚酰胺柱上洗脱时大体有下列规律。

1）苷元相同，洗脱先后顺序一般是：三糖苷、双糖苷、单糖苷、苷元。吸附能力与之相反。因苷元相同，则母核上的酚羟基数目相同，所以糖基数目越多，糖基上的羟基与洗脱剂形成氢键的能力越强，与聚酰胺的吸附能力越弱。

2）黄酮类化合物母核上酚羟基数目越多，吸附力越强，在色谱柱上越难以被洗脱。例如，桑色素的吸附力强于山柰酚：

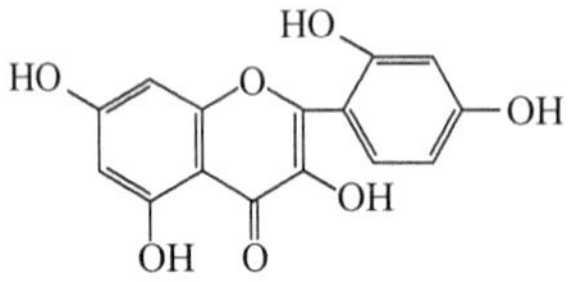

桑色素 > 山柰酚

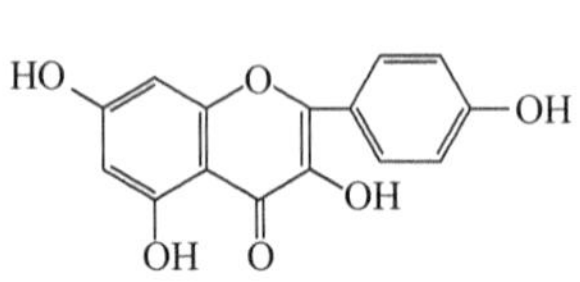

3）当分子中酚羟基数目相同时，酚羟基的位置对吸附也有影响，若羟基与其邻位基团易于形成分子内氢键，则其与聚酰胺的吸附力减小，易被洗脱下来。故聚酰胺对处于 C_4 羰基邻位的羟基（即 3 或 5 位）的吸附力小于处于其他位置的羟基；邻二酚羟基的黄酮的吸附力小于具有间二酚羟基或对二酚羟基的黄酮。此外，羟基与上述以外的其他基团也能形成分子内氢键时，聚酰胺对它的吸附力也会降低。例如，大豆素的吸附力强于卡来可新（calycosin）：

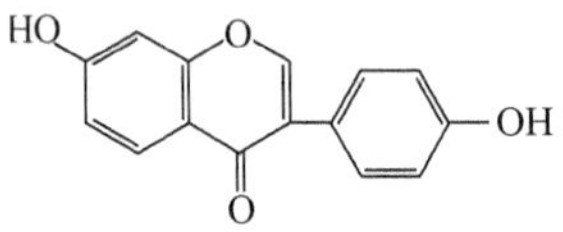

大豆素 > 卡来可新

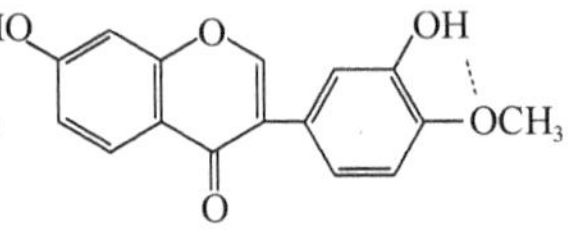

4）分子内芳香化程度越高，共轭双键越多，则吸附力越强，故查耳酮要比相应的二氢黄酮吸附力强。例如，橙皮查耳酮的吸附力强于橙皮素：

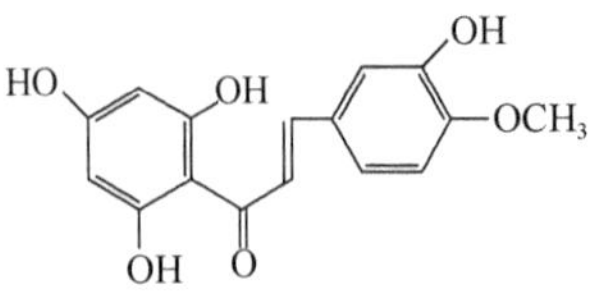

橙皮查耳酮 > 橙皮素

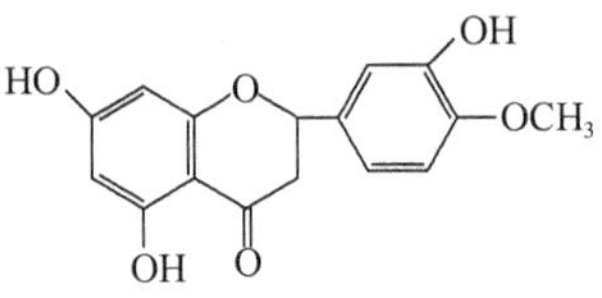

5）不同类型黄酮类，其吸附能力也不同。被吸附强弱的顺序为：黄酮醇＞黄酮＞二氢黄酮醇＞异黄酮。

上述规律也适用于黄酮类化合物在聚酰胺薄层色谱上的行为。

6）洗脱溶剂的影响：洗脱剂与聚酰胺形成氢键的能力越强，则黄酮类化合物对聚酰胺的吸附能力越小，越容易洗脱。各种溶剂在聚酰胺柱上的洗脱能力由弱至强的顺序为：水＜甲醇或乙醇（浓度由低到高）＜丙酮＜稀氢氧化钠水溶液或氨水＜甲酰胺＜二甲基甲酰胺（DMF）＜尿素水溶液。

用聚酰胺柱分离游离黄酮与黄酮苷时,若以含水移动相(如甲醇-水)作洗脱剂,黄酮苷比游离黄酮先洗脱下来,且洗脱的先后顺序一般是:叁糖苷>双糖苷>单糖苷>游离黄酮;若以有机溶剂(如氯仿-甲醇)作洗脱剂,结果则相反,游离黄酮比苷先洗脱下来。后者是不符合"氢键吸附"规律的。有人认为这是由于聚酰胺具有"双重色谱"性能,即其分子当用极性移动相(如含水溶剂系统)洗脱时,其色谱行为类似反相分配色谱;当用有机溶剂(如氯仿-甲醇)洗脱时,其色谱行为类似正相分配色谱。分离时常用的洗脱剂是不同浓度的甲醇或者乙醇,在分离苷元时还可用氯仿-甲醇-丁酮-丙酮(40:20:5:1)或苯-石油醚-丁酮-甲醇(60:26:3.5:3.5)等混合溶剂洗脱。

3. 葡聚糖凝胶柱色谱 分离游离黄酮时,主要靠吸附作用,黄酮类化合物的游离酚羟基数目越多,与凝胶的吸附强度越大,越难洗脱。分离黄酮苷时,主要靠分子筛作用,黄酮苷的相对分子质量越大,越容易被洗脱。

分离黄酮类化合物常用 Sephadex G 型及 Sephadex LH-20 型凝胶。

常用的洗脱剂有以下几种。

1)水溶液:碱性水溶液(如 0.1 mol/L $NH_3 \cdot H_2O$)、含盐水溶液(0.5 mol/L NaCl)等。
2)醇及含水醇:甲醇、甲醇-水(不同比例)、叔丁醇-甲醇(3:1)、乙醇等。
3)其他溶剂:含水丙酮、甲醇-氯仿等。

4. 氧化铝柱色谱 此法很少应用,原因是氧化铝对黄酮类化合物吸附力强,特别是具有 3-羟基或 5-羟基、4-羰基及邻二酚羟基结构的黄酮类化合物能与铝离子络合,从而被牢固地吸附在氧化铝柱上造成洗脱困难。所以它限于应用于没有上述结构或者上述结构已被甲基化或苷化的黄酮类化合物。例如,葛根中大豆素、大豆苷及葛根素的分离,就可应用此法。

(四)高效液相色谱法

高效液相色谱法对各类黄酮化合物均可获得良好的分离效果。反相柱色谱常用的洗脱剂为含有一定比例的甲酸或乙酸的水-甲醇溶剂系统或水-乙腈溶剂系统,适用于分离大多数的黄酮类化合物、黄酮苷及花色素。正相色谱以苯-乙腈或苯-丙酮等溶剂系统为洗脱剂,多用于分离多甲氧基黄酮或黄酮类化合物的乙酰物。

在实际工作中,常将各种经典的方法与上述的色谱方法相配合应用,来实现更好的分离效果。

第 4 节 黄酮类化合物的鉴定与结构测定

黄酮类化合物的鉴定与结构测定,多是在测定分子式的基础上,利用 PC、TLC 得到的 R_f 值与文献比较,或利用色谱、波谱学特征及一些专属反应来实现定性鉴别或定量鉴别的。在进行鉴定检识与结构测定之前,需要做的是纯度检查,常用的方法是 TLC 和测定沸点。TLC 要求在三种以上的展开剂中与标准品共层析。斑点的 R_f 值及斑点颜色形状均相同。与标准品比较熔沸点一致,熔距控制在 1~2℃,若沸点低于标准品说明不纯。

一、色谱法在黄酮类化合物鉴定中的应用

黄酮类化合物的色谱检识主要有纸色谱法、硅胶薄层色谱法、聚酰胺薄层色谱法。

(一)纸色谱

适用于分离各种类型的黄酮化合物,包括游离黄酮和黄酮苷类。混合物的检识常采用双向纸色谱。以黄酮苷来说,一般第一向采用醇性展开剂如正丁醇-乙酸-水(4:1:5 上层,BAW)、叔丁醇-乙酸-水(3:1:1,TBA)或水饱和的正丁醇等,此为正相分配色谱,极性小的化合物比极

性大的化合物 R_f 值大。第二向常采用水性展开剂，如水、2%~6%乙酸、3%氯化钠及乙酸-浓盐酸-水(30∶3∶10)等，其色谱行为类似于反相分配色谱，极性越大 R_f 值越大。

黄酮苷元的检识，一般宜用醇性展开剂或苯-乙酸-水(125∶72∶3)、氯仿-乙酸-水(13∶6∶1)、苯酚-水(4∶1)等亲脂性稍强的展开剂。而花色素及花色苷的检识则可用含盐酸或乙酸的水溶液作展开剂。

多数黄酮类化合物在纸色谱上用紫外灯检查时，呈有色斑点，用氨蒸气处理后常产生明显的颜色变化。此外，还可喷以 2% $AlCl_3$ 甲醇溶液（在紫外灯下检查）或 1% $FeCl_3$-1% $K_3Fe(CN)_6$ (1∶1) 水溶液等显色剂。

黄酮类化合物在纸色谱展开时，R_f 值与结构之间大致有下列关系。

1. 醇性展开剂展开 同一类型的苷元，分子中羟基数目越多，极性越大，则 R_f 值越小；相反，羟基数目越少，则 R_f 值越大。但羟基被甲基化后则极性降低，R_f 值增大。

同一母核结构的黄酮类化合物，R_f 值依次为：苷元>单糖苷>双糖苷。以在 BAW 中展开为例，多数类型的黄酮苷元（花色苷元例外）R_f 值在 0.70 以上，而苷则小于 0.70。

2. 在水性展开剂中展开 不同类型的苷元，在 3%~5% 乙酸中展开时，平面型分子如黄酮、黄酮醇、查耳酮等 R_f<0.02，几乎停留在原点不动；而非平面型分子如二氢黄酮、二氢黄酮醇、二氢查耳酮等，因亲水性稍强，故 R_f 值较大（0.10~0.30）。

同一母核结构的黄酮类化合物，R_f 值依次为：苷元<单糖苷<双糖苷，与在醇性展开剂中相反。苷类的 R_f 值可在 0.5 以上，而苷元几乎停留在原点不动。糖链越长，则 R_f 值越大。另外，R_f 值还与糖的结合位置有重要关系。

不同类型黄酮类化合物在双向纸色谱展开时常常出现在特定的区域，据此可推测它们的结构类型以及判定是否成苷及含糖数量。

(二) 薄层色谱法

薄层色谱法是分离和检识黄酮类化合物的重要方法之一，应用相当广泛。一般采用薄层吸附，吸附剂大多用硅胶和聚酰胺，其次是纤维素。

1. 硅胶薄层色谱 多用于极性较小的黄酮类化合物的分离和检识，也可用于分离和检识黄酮苷类化合物。

黄酮苷元的分离检识：常用甲苯-甲酸甲酯-甲酸(5∶4∶1)展开，也可以根据待分离成分极性的大小适当地调整甲苯与甲酸的比例，另外尚有苯-甲醇(95∶5)、氯仿-甲醇(8.5∶1.5,7∶0.5)、苯-甲醇-乙酸(35∶5∶5)等。苯-乙酸(45∶4)或二氯甲烷-乙酸-水(2∶1∶1)对分离检识游离二氢黄酮较好。分离游离苷元的衍生物等（如甲醚或乙酸酯）中性成分时，可用苯-丙酮(9∶1)为展开剂。

黄酮苷类的分离检识：采用极性较大的溶剂系统展开，如分离黄酮 O-苷、黄酮 C-苷和黄酮醇 O-苷类的溶剂系统有正丁醇-乙酸-水(3∶1∶1)、甲酸-乙酸乙酯-水(9∶1∶1)和氯仿-甲醇-水(65∶45∶12)等。分离二氢黄酮 O-苷类的溶剂系统有氯仿-乙酸(100∶4)、苯-乙酸(100∶4)或氯仿-乙酸-甲醇(90∶5∶5)等。

所用的显色剂与 PC 相似。化合物的极性越大，R_f 值越小。

2. 聚酰胺薄层色谱 适宜分离与检识各类型含游离酚羟基的游离黄酮和苷，其色谱行为可参考在柱色谱上的规律。

由于聚酰胺对黄酮类化合物吸附能力较强，因此，需要可以破坏氢键缔合的展开剂，在展开剂中大多含有醇、酸或水，或兼有两者。分离检识苷元常用有机溶剂为展开剂，如氯仿-甲醇(94∶6,96∶4)、氯仿-甲醇-丁酮(12∶2∶1)、苯-甲醇-丁酮(90∶6∶4,84∶8∶8,60∶20∶20)等。分离检识黄酮苷常用含水的有机溶剂为展开剂，如甲醇-乙酸-水(90∶5∶5)、甲醇-水(1∶

1)、丙酮-水(1∶1)、异丙醇-水(3∶2)、水-乙醇-丁酮-乙酰丙酮(65∶15∶15∶5)和水-正丁醇-丙酮-乙酸(16∶2∶2∶1)等。显色剂与 PC 相似。

二、波谱法在黄酮类化合物鉴定中的应用

(一) UV 光谱在黄酮类化合物结构研究中的应用

UV 光谱在黄酮类化合物结构研究中具有重要的应用价值,原因是黄酮类化合物的 UV 光谱具有规律性,且测定需要样品量少;此外,通过与加入诊断试剂所获得的 UV 光谱比较还可以鉴定黄酮母核上的官能团。

一般程序如下:①测定样品在甲醇溶液中的 UV 谱以确定母核结构类型;②测定在甲醇溶液中分别加入各种诊断试剂后的 UV 谱和可见光谱以了解 3,5,7,3′,4′位有无羟基及邻二酚羟基;③苷类水解后(或先甲基化再水解),再用上述方法测苷元的 UV 谱以了解糖的连接位置;④最后将上述光谱进行对比分析,获得关于结构的相关信息。

1. 黄酮类化合物在甲醇溶液中的 UV 光谱特征 在甲醇溶液中,大多数黄酮类化合物在甲醇中的紫外吸收光谱由两个主要吸收带组成。出现在 300~400 nm 之间的吸收带称为带 Ⅰ,出现在 240~280 nm 之间的吸收带称为带 Ⅱ。带 Ⅰ 是由 B 环桂皮酰基系统的电子跃迁引起的吸收,而带 Ⅱ 是由 A 环苯甲酰基系统的电子跃迁引起的吸收,如下式所示。

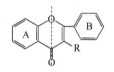

黄酮 R=H
黄酮醇 R=OH

苯甲酰基　桂皮酰基

不同类型的黄酮化合物的带 Ⅰ 或带 Ⅱ 的峰位、峰形和吸收强度均不同,如图 4-2、表 4-5 所示。因此,根据它们的紫外光谱特征可以大致推测黄酮类化合物的结构类型。

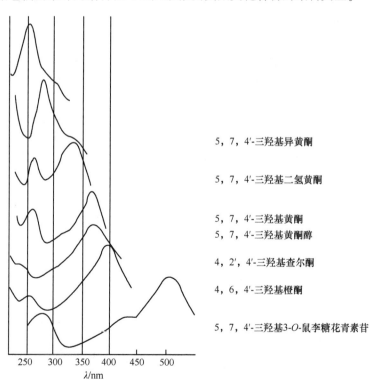

5,7,4′-三羟基异黄酮

5,7,4′-三羟基二氢黄酮

5,7,4′-三羟基黄酮
5,7,4′-三羟基黄酮醇

4,2′,4′-三羟基查尔酮

4,6,4′-三羟基橙酮

5,7,4′-三羟基3-O-鼠李糖花青素苷

图 4-2 不同类型黄酮类化合物的紫外光谱

表 4-5　黄酮类化合物 UV 吸收范围

黄酮类型	带Ⅰ(300~400 nm)桂皮酰系统	带Ⅱ(240~285 nm)苯甲酰系统
黄酮	304~350	250~285
黄酮醇(3-OH 取代)	328~357	250~285
黄酮醇(3-OH 游离)	358~385	250~285
异黄酮	310~330(肩峰)	245~270
二氢黄酮、二氢黄酮醇	300~330(肩峰)	270~295
查耳酮	340~390	220~270(低强度)
橙酮	370~430	230~270(低强度)
花青素及其苷	465~560	270~280

峰强度：
带Ⅰ>带Ⅱ:查耳酮、橙酮；
带Ⅰ<带Ⅱ:二氢黄酮、二氢黄酮醇、异黄酮；
带Ⅰ≈带Ⅱ:黄酮、黄酮醇。

课堂互动

请根据带Ⅰ、带Ⅱ的峰强度来初步判定黄酮类化合物的母核结构。

黄酮和黄酮醇的 UV 光谱图形相似,均出现两个主峰,且两峰图形相似,强度相近。异黄酮、二氢黄酮及二氢黄酮醇类,此三类化合物的结构中都有苯甲酰系统,而无桂皮酰系统,所以它们的 UV 光谱特征是带Ⅱ吸收强,而带Ⅰ以肩峰或低强度吸收峰出现。查耳酮及橙酮类化合物的 UV 光谱的特征是带Ⅰ均为主峰且强度很高,而带Ⅱ的吸收弱,为次强峰。

峰位置:黄酮带Ⅰ位于 304~350 nm;黄酮醇带Ⅰ位于 358~385 nm;异黄酮的带Ⅱ通常出现在 245~270 nm;二氢黄酮和二氢黄酮醇的带Ⅱ都出现在 270~295 nm;查耳酮的带Ⅰ通常出现在 340~390 nm;而橙酮的带Ⅰ一般位于 370~430 nm 范围内。

黄酮及黄酮醇类 A、B 环上的羟基、甲氧基等含氧取代基的引入可引起相应吸收带红移,并且随引入基团增多,红移值也随之增加。二氢黄酮、二氢黄酮醇、异黄酮无桂皮酰系统,所以只有当 A 环有含氧取代基时才红移,而查尔酮、橙酮黄酮因其没有苯甲酰系统,只有 B 环有含氧取代而红移。黄酮醇的 3-、5-或 4′-羟基被甲基化或苷化后,可使带Ⅰ紫移。如 5-OH 甲基化使带Ⅰ和带Ⅱ向紫位移 5~15 nm,4′-OH 甲基化或苷化,使带Ⅰ紫移 3~10 nm。其他位置上的羟基取代对甲醇溶液的 UV 光谱几乎没有影响。黄酮或黄酮醇的酚羟基被乙酰化后,原来酚羟基对 UV 光谱的影响几乎消失,详见表 4-6、表 4-7。

表 4-6　B 环上引入羟基对黄酮类化合物 UV 光谱中带Ⅰ的影响

化合物	羟基位置		带Ⅰ/nm	
	A 或 C 环	B 环		
3,5,7-三羟基黄酮(高良姜素)	3,5,7	—	359	
3,5,7,4′-四羟基黄酮(山柰酚)	3,5,7	4′	367	红移 ↓
3,5,7,3′,4′-五羟基黄酮(槲皮素)	3,5,7	3′,4′	370	
3,5,7,3′,4′,5′-六羟基黄酮(杨梅素)	3,5,7	3′,4′,5′	374	

表 4-7　A 环上引入羟基对黄酮类化合物 UV 光谱中带 Ⅱ 的影响

化合物	A 环上羟基位置	带 Ⅱ/nm
黄酮	—	250
5-羟基黄酮	5	268
7-羟基黄酮	7	252
5,7-二羟基黄酮	5,7	268
5,6,7-三羟基黄酮(黄芩素)	5,6,7	274
5,7,8-三羟基黄酮(去甲汉黄芩素)	5,7,8	281

2. 加入诊断试剂的 UV 光谱在黄酮类化合物结构研究中的应用　在测定了黄酮类化合物在甲醇溶液中的 UV 光谱后,可向其甲醇溶液中加入各种诊断试剂,如甲醇钠(NaOMe)、乙酸钠(NaOAc)、乙酸钠/硼酸(NaOAc/H_3BO_3)、三氯化铝($AlCl_3$)及三氯化铝/盐酸($AlCl_3$/HCl)等试剂,使黄酮化合物中的不同酚羟基解离或形成络合物等,导致光谱发生变化。与上述各种 UV 光谱图进行分析比较,可以获得更多的有关结构的重要信息。这里仅以黄酮、黄酮醇类为例,介绍诊断试剂的加入对其 UV 光谱的影响。

(1) 甲醇钠:NaOMe 碱性较强,可使黄酮类化合物母核上所有的酚羟基解离,导致相应吸收带红移。

1) 如带 Ⅰ 红移 40~65 nm,强度不变或增加,则示有 4′-OH。

2) 如带 Ⅰ 红移 50~60 nm,强度减弱,则示有 3-OH,但无 4′-OH。

3) 如 320~330 nm 处有吸收,则示有游离的 7-OH。如果 7-OH 结合成苷,则该吸收即消失。

4) 如有 5,6,7-或 5,7,8-三羟基或 3′,4′-二羟基,则吸收带将随放置的延长而逐渐衰退。

(2) 乙酸钠:NaOAc 的碱性比 NaOMe 小,只能使黄酮类化合物母核上酸性较强的酚羟基解离,导致相应的吸收带红移。

1) 如带 Ⅱ 特征性地红移 5~20 nm,示有 7-OH 存在。但在 6 位和 8 位同时有含氧取代基(如—OCH_3 等供电基)的 7-羟基黄酮(不包括黄酮醇),可能由于 7-OH 酸性减低,故上述红移幅度很小或不能辨别。

2) 如带 Ⅰ 红移 40~65 nm,则示有 4′-OH。

3) 如在 4′-OH 黄酮及黄酮醇类化合物中,由 NaOAc 引起的带 Ⅰ 位移距离与 NaOMe 相同或稍大一些,则示 7-OH 被取代。

用途:鉴别酸性强的酚羟基 7、4′-OH 的存在与否。

(3) 乙酸钠/硼酸:黄酮或黄酮醇类化合物的 A 环或 B 环上如果具有邻二酚羟基时(5,6-邻二酚羟基除外),在 NaOAc 碱性下可与 H_3BO_3 络合,使相应的吸收带红移。

1) 如带 Ⅰ 红移 12~30 nm,示 B 环有邻二酚羟基。

2) 如带 Ⅱ 红移 5~10 nm,示 A 环有邻二酚羟基(不包括 5,6-邻二酚羟基)。

(4) 三氯化铝及三氯化铝/盐酸:$AlCl_3$ 可与具有邻二酚羟基、3-羟基、4-羰基或 5-羟基、4-羰基的黄酮或黄酮醇类化合物作用生成络合物,使带 Ⅰ 或带 Ⅱ 红移。$AlCl_3$ 也能与 A 环或 B 环上的邻二酚羟基作用生成络合物,使相应的吸收带红移。形成的络合物稳定度依次为:3-羟基(黄酮醇)>5-羟基(黄酮)>5-羟基(二氢黄酮)>邻二酚羟基>5-羟基(二氢黄酮)。形成络合物越稳定,红移越多。邻二酚羟基和5-羟基二氢黄酮醇在酸性条件下不与 $AlCl_3$ 络合,所以当加入 HCl 后可分解(少数例外),使相应的吸收带紫移。因此,在实际测定中,多数测定样品在 MeOH 中的光谱基础上测定样品 MeOH+$AlCl_3$ 光谱,然后加入盐酸,测定样品 MeOH+$AlCl_3$/HCl 光谱,再进行比较分析。

MeOH+$AlCl_3$/HCl 光谱与 MeOH 谱比较:

1) 带 Ⅰ 红移 35~55 nm,示有 5-OH 而无 3-OH,红移 17~20 nm,则表示有 6-含氧取代。
2) 带 Ⅰ 红移 50~60 nm,示有 3-或 3-和 5-OH。

MeOH+$AlCl_3$/HCl 光谱与 MeOH+$AlCl_3$ 比较:

3) 带 Ⅰ 较前者紫移约 30~40 nm,示 B 环上有邻二酚羟基。
4) 带 Ⅰ 较前者仅紫移约 20 nm,则示 B 环上有邻三酚羟基。

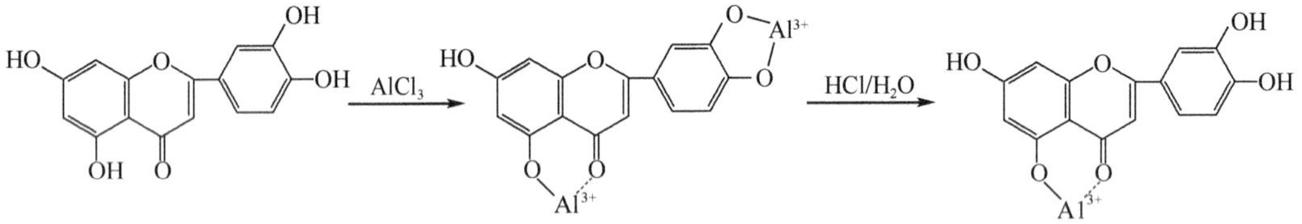

当 A 环上有邻二酚羟基时(不包括能产生氢键的 5-OH),也可用同法根据带 Ⅱ 的位移情况作出鉴别,但没有充分的例子来说明 A 环邻二酚羟基系统中紫移的范围。

理论上讲,根据这些对比方法能够判断出黄酮化合物的基本母核和取代基,特别是羟基的取代模式。但是,在实际研究中,仍需结合化学方法及其他波谱方法进行综合分析,才能更为准确地确定被测样品的化学结构。

(二) ^{1}H-NMR 谱在黄酮类化合物结构研究中的应用

^{1}H-NMR 谱在黄酮类化合物结构研究中发挥着重要作用,具有简便、快速且可获得结构全等优点。根据黄酮类化合物的溶解度的不同,可选用 $CDCl_3$、DMSO-d_6、C_5D_5N-d_5、$(CD_3)_2CO$ 及 CCl_4 等溶剂进行测定。其中,常用的理想溶剂是 DMSO-d_6,其优点在于不需要制备衍生物;溶剂信号(δ2.50)也很少与黄酮类化合物信号重叠,如 3,5,7-三羟基黄酮的羟基质子信号分别为 12.40(5-OH)、10.93(7-OH)和 9.70(3-OH),加入重水后,信号都将消失;对各质子信号分辨率高。但是,DMSO-d_6 缺点是沸点太高,回收困难,一般经冷冻干燥法才能完成。而且氘代不完全的甲基峰会掩盖黄酮苷中糖基部分质子。CCl_4 为溶剂进行测定时,需制备成三甲基硅醚衍生物,故目前已不常用。近年来常用的是 $CDCl_3$/DMSO-d_6(2:1 或 4:1)混合溶剂,所以溶剂峰的相对强度降低,也减少了对样品的遮盖峰,同时也增加了对样品的溶解度,便于回收。

黄酮类化合物的 ^{1}H-NMR 谱,具有以下规律:

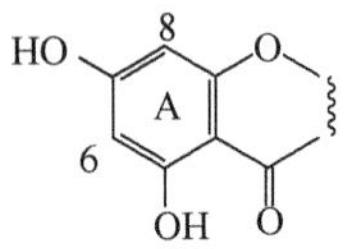

1. A 环质子

1) 5,7-二羟基黄酮类化合物:5,7-二羟基黄酮类化合物 A 环的 H-6 和 H-8 分别以间位偶合的双重峰(J = 2.5 Hz)出现在 δ5.70~6.90 之间,且 H-6 的双重峰总是比 H-8 的双重峰位于较高场。7-羟基被苷化后,H-6 和 H-8 信号均向低磁场位移,见表 4-8。

表 4-8 5,7-二羟基黄酮类化合物中 H-6 和 H-8 的化学位移

化合物	H-6/ppm	H-8/ppm
黄酮、黄酮醇、异黄酮	6.00~6.20 d	6.30~6.50 d
上述化合物的 7-O-葡萄糖苷	6.20~6.40 d	6.50~6.90 d
二氢黄酮、二氢黄酮醇	5.75~5.95 d	5.90~6.10 d
上述化合物的 7-O-葡萄糖苷	5.90~6.10 d	6.10~6.40 d

2) 7-羟基黄酮类化合物:H-5 因与 H-6 为邻偶,故为双峰($J=8.0$ Hz),H-6 因为 H-5 的邻偶和 H-8 的间位偶合,故表现为双二重峰。H-8 因与 H-6 的间位偶合,故表现为一个双峰($J=2.0$ Hz)。

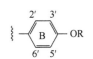

7-羟基黄酮类化合物中的 H-5 的化学位移约为 δ 8.0 左右,原因是其处于 4 位羰基的负屏蔽区。H-6 和 H-8 的化学位移值在 δ 6.30~7.10 之间,较 5,7-二羟基黄酮在较低场,且相互位置可能颠倒,见表 4-9。

表 4-9 7-羟基黄酮类化合物中 H-5、H-6 和 H-8 的化学位移

化合物	H-5/ppm	H-6/ppm	H-8/ppm
黄酮、黄酮醇、异黄酮	7.90~8.20 d	6.70~7.10 q	6.70~7.00 d
二氢黄酮、二氢黄酮醇	7.70~7.90 d	6.40~6.50 q	6.30~6.40 d

2. B 环质子 B 环上的含氧取代基会对环上的质子产生影响,以 4′-氧取代黄酮类化合物为例进行说明。邻位氢 H-3′、H-5′化学位移为 δ 6.5~7.1,间位氢 H-2′、H-6 化学位移 δ 7.1~8.1,均为双重峰 d,$J=8.5$ Hz。因 C 环对 H-2′、H-6′的去屏蔽效应及′-OR 的屏蔽作用比,故 A 环质子处于稍低的磁场,且 H-2′、H-6′总是比 H-3′、H-5′位于稍低磁场。H-2′、H-6′的具体峰位,与 C 环的氧化水平有关,C 环氧化程度越高,H-2′、H-6′处于越低场的位置。

3. C 环质子 C 环的结构特点决定了黄酮类化合物的结构类型,故 C 环的 ^{1}H-NMR 谱对黄酮类化合物的结构类型鉴别有很重要的意义。且 C 环质子在 ^{1}H-NMR 谱中也各有其特征,故可用来确定它们的结构类型和相互鉴别。

1) 黄酮和黄酮醇类:黄酮类 H-3 常以一个尖锐的单峰出现在 δ 6.30 处。黄酮醇类的 3 位有含氧取代基,故在 ^{1}H-NMR 谱上无 C 环质子。

2) 异黄酮类:H-2 位于羰基 β 位,同时受羰基和苯环的负屏蔽作用,且通过碳与氧相连,故较一般芳香质子低场,δ 7.60~7.80。如用 DMSO-d_6 作溶剂测定时,该质子信号还可向低场移至 δ 8.50~8.70 处。

3) 二氢黄酮类:H-2 因与两个不等价的 H-3 偶合,故被分裂成一个双二重峰($J_{trans}=11.0$ Hz,$J_{cis}=5.0$ Hz),中心位于约 δ 5.2。两个 H-3 各因偕偶($J=17.0$ Hz)和与 H-2 的邻偶也被分裂成一个双二重峰($J_{trans}=11.0$ Hz,$J_{cis}=5.0$ Hz),中心位于 δ 2.80 处,但往往相互重叠。

4) 二氢黄酮醇类:H-2 位于 δ 4.80~5.00 处,H-3 位于 δ 4.10~4.30 处。H-2 和 H-3 为反式二直立键,故均是二重峰($J_{aa}=$ Ca. 11.0 Hz),3-OH 成苷后,H-2 和 H-3 信号均向低磁场方向位

移,H-2 位于 $\delta 5.0 \sim 5.60$,H-3 位于 $\delta 4.30 \sim 4.60$。

5) 查耳酮类:H-α 和 H-β 分别以二重峰(J = Ca. 17.0 Hz)形式出现,其化学位移分别约为 δ 6.70~7.40(H-α)和 δ 7.30~7.70(H-β)处。

6) 橙酮类:C 环的环外质子—CH(苄氢)常以单峰出现在 δ 6.50~6.70 处,峰位与 A 环和 B 环上的羟基取代情况有关,增大羟基化作用,使该峰向高磁场区位移(与没有取代的橙酮相比),其中以 C_4 位(-0.19)和 C_6 位(-0.16)羟基化作用影响最明显。DMSO-d_6 作溶剂测定时,可移至低场至 δ 6.37~6.94。

4. 糖基上的质子

(1) 单糖苷类:糖的端基质子(以 H-1″表示)与糖的其他质子相比,位于较低磁场区。其具体的峰位与成苷的位置及糖的种类等有关,详见表 4-10。

表 4-10 黄酮苷类化合物上端基质子信号

化合物	H-1″/ppm
黄酮醇-3-O-葡萄糖苷	5.70~6.00
黄酮类-7-O-葡萄糖苷	4.80~5.20
黄酮类-4′-O-葡萄糖苷	4.80~5.20
黄酮类-5-O-葡萄糖苷	4.80~5.20
黄酮类-6-及 8-C-糖苷	4.80~5.20
黄酮醇-3-O-鼠李糖苷	5.00~5.10
黄酮类-7-O-鼠李糖苷	5.10~5.30
二氢黄酮醇-3-O-葡萄糖苷	4.10~4.30
二氢黄酮醇-3-O-鼠李糖苷	4.00~4.20

在单鼠李糖苷中,鼠李糖上的 C-CH_3 以一个二重峰(J = 6.5 Hz)或多重峰出现在 δ 0.80~1.20 处,易于识别。

(2) 双糖苷类:末端糖的端基质子(以 H-1‴表示)因离黄酮母核较远,受其负屏蔽影响较小,它的信号比 H-1″处于较高磁场,而且,其向高场位移的程度因末端糖的连接位置不同而异。例如,由葡萄糖、鼠李糖构成的黄酮类 3-或 7-O-双糖苷中,常见下列两种类型:

1) 苷元-芸香糖基[即苷元-O-β-D-葡萄糖(6→1)-α-L-鼠李糖]
2) 苷元-新橙皮糖基[即苷元-O-β-D-葡萄糖(2→1)-α-L-鼠李糖]

两种连接方式可依据第 3 章所述的方法进行确定,有时也可以通过比较鼠李糖上端基质子或 C-CH_3 质子(H-6‴)的化学位移来区别,如表 4-11 所示。

表 4-11 鼠李糖的 H-1‴和 H-6‴的化学位移

化合物	H-1‴/ppm	H-6‴/ppm
芸香糖基	4.20~4.40(d,J = 2.0 Hz)	0.70~1.00d
新橙皮糖基	4.90~5.00(d,J = 2.0 Hz)	1.10~1.30d

5. 其他质子 若是母核上的羟基成苷,则主要影响相邻质子的共振吸收,如 7-OH 成苷将会使邻位的 6-H、8-H 向低场移动;5-OH 成苷则使 6-H 向低场移动。故比较苷和苷元的 ^{1}H-NMR 谱,可以确定苷键位置。

(三) ^{13}C-NMR 谱在黄酮类化合物结构研究中的应用

^{13}C-NMR 谱在黄酮类化合物的结构研究中发挥了重要作用,通过与简单的模型化合物如苯

乙酮、桂皮酸及其衍生物碳谱作比较,或用经验性的简单芳香化合物的取代基位移加和规律进行计算,以及各种一维和二维 NMR 技术方法对黄酮类化合物的 ^{13}C-NMR 谱进行了系统而全面的研究。研究结果表明黄酮类化合物的 ^{13}C-NMR 谱具有一定的规律性。

1. 黄酮类化合物骨架类型的判断 在黄酮类化合物的 ^{13}C-NMR 谱中,C 环的三个碳原子信号因母核结构不同而各具特征,它的化学位移和裂分情况能有助于推断黄酮类化合物的骨架类型。根据中央三碳链的碳信号,即先根据羰基碳的 δ 值,再结合 C_2、C_3 在偏共振去偶谱中的裂分和 δ 值判断。具体请参见表 4-12。

表 4-12 黄酮类化合物 C 环三碳核的化学位移

化合物	C=O	C-2	C-3
黄酮类	176.3~184.0(s)	160.0~165.0(s)	103.0~111.8(d)
黄酮醇类	172.0~177.0(s)	145.0~150.0(s)	136.0~139.0(s)
异黄酮类	174.5~181.0(s)	149.8~155.4(d)	122.3~125.9(s)
二氢黄酮类	189.5~195.5(s)	75.0~80.3(d)	42.8~44.6(t)
二氢黄酮醇类	188.0~197.0(s)	82.7(d)	71.2(d)
查耳酮类	188.6~194.6(s)	136.9~145.4(d)*	116.6~128.1(d)*
橙酮类	182.5~182.7(s)	146.1~147.7(s)	111.6~111.9(d) (=CH—)

* 查耳酮的 C-2 为 C-β,C-3 为 C-α。

2. 黄酮类化合物取代模式的确定 黄酮类化合物中的芳环碳原子的信号,虽然对确定其基本母核的类型不能发挥作用,但它们的信号特征却可以用于确定母核上取代基的取代模式。

例如,无取代基的黄酮的 ^{13}C-NMR 信号归属如左图所示。

(1) 取代基对母核质子化学位移的影响:黄酮类化合物,特别是 B 环上引入取代基(X)时,其取代基的位移效应与简单苯衍生物的取代影响基本一致,见表 4-13。

表 4-13 黄酮类化合物 B 环上的取代基位移效应

X	Zi	Zo	Zm	Zp
OH	+26.0	-12.8	+1.6	-7.1
OCH$_3$	+31.4	-14.4	+1.0	-7.8

由表 4-13 可见羟基及甲氧基的引入可使同碳原子(或 α-碳)信号大幅度移向低场,邻位碳(或 β-碳)及对位碳则向高场位移。间位碳虽然也向低场位移,但幅度较小。当 A 环或 B 环上引入取代基时,位移影响通常只限于引入了取代基的 A 环或 B 环。如果一个环上同时引入几个取代基时,其位移影响符合某种程度的加和性。但是 5-OH 的引入,使邻位碳向低场位移,间位碳向高场位移。如果 5-OH 被甲基化或苷化,上述信号则分别向相反方向位移。

(2) 苷化位移判定 O-糖苷中糖在苷元上的结合位置

1) 糖的苷化位移及端基碳的信号:在酚苷中,苷化使糖的端基碳信号向低场位移约 4.0~6.0,其位移的具体数值取决于酚羟基周围的环境。黄酮类化合物苷元的 7-或 2'-、3'-、4'-位苷化后,糖的端基碳信号一般位于约 δ 100.0~102.5 处。但 5-O-葡萄糖苷及 7-O-鼠李糖苷例外,其端基碳信号在 δ 98.0~109.0 范围内。

2) 苷元的苷化位移:苷元经苷化后,直接与糖基相连的碳原子向高场位移,其邻位及对位碳原子则向低场位移,且对位碳原子的位移幅度最大,可用来判断黄酮类化合物 O-糖苷中糖的连接位置。C_3-OH 糖苷化后,对 C_2 引起的苷化位移比一般邻位效应要明显。这说明 $C_{2,3}$ 双键与一般的芳香系统不同,而是具有更多的烯烃特征。C_7-OH 或 C_3-OH 与鼠李糖成苷时,C_7 或 C_3 信号的苷化位移比一般糖苷要显著,据此可区别于一般糖苷。C_5-OH 糖苷化后,对 C 环碳原子将产生较大影响,使 C_2、C_4 信号明显移向高场,而 C_3 信号则移向低场,原因是与 C_4 羰基的氢键缔合被破坏。

(四) MS 在黄酮类化合物结构研究中的应用

MS 在黄酮类化合物结构分析中,依据黄酮类化合物的性质来选用相应的方法。极性较小的苷元用电子轰击质谱(EI-MS);而极性大、难以气化及对热不稳定的黄酮苷类常用场解吸质谱(FD-MS)、快原子轰击质谱(FAB-MS)及电喷雾质谱(ESI-MS)等软电离质谱技术。用 EI-MS 测定极性小的苷元时,无需做成衍生物即可得到强的分子离子峰$[M^+]$,且常为基峰。而极性大的苷类一般要制成甲基化、乙酰化或三甲基硅烷化等适当的衍生物,才能观察到分子离子峰。所以现在多用以上方法技术分析黄酮类化合物的结构。

黄酮类化合物主要有下列两种基本的裂解方式。

裂解方式 Ⅰ(RDA 裂解):

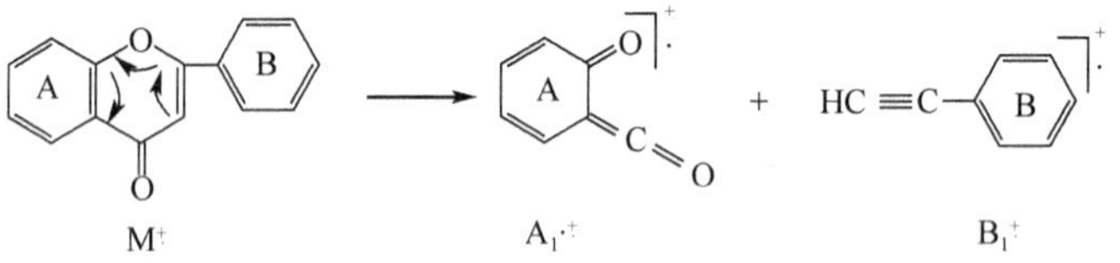

裂解方式 Ⅱ:

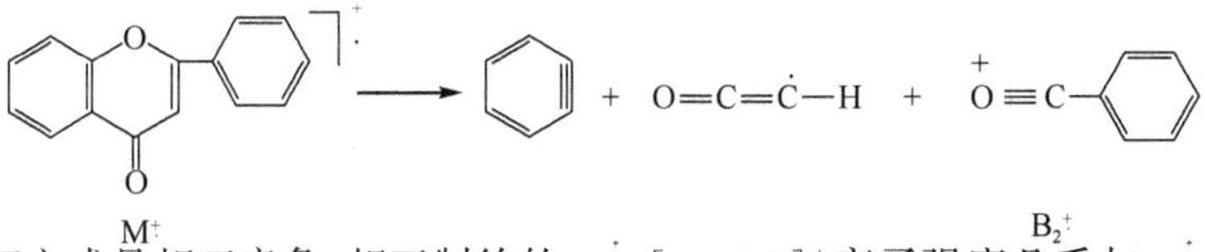

这两种裂解方式是相互竞争、相互制约的,$B_2^{\cdot}$、$[B_2\text{-CO}]^+$ 离子强度几乎与 $A_1^{\cdot}$、$B_1^{\cdot}$ 离子以及由 $A_1^{\cdot}$、$B_1^{\cdot}$ 进一步裂解产生的一系列离子(如$[A_1\text{-CO}]^+$、$[A_1\text{-CH}_3]^+$)总强度成反比。

1. 黄酮苷元的 EI-MS 黄酮苷元的 EI-MS 中,除分子离子峰$[M^+]$外,常可见$[M\text{-H}]^+$、$[M\text{-CH}_3]^+$(含有甲氧基者)、$[M\text{-CO}]^+$ 等碎片离子峰出现,而碎片离子 $A_1^{\cdot}$、$A_2^{\cdot}$ 和 $B_1^{\cdot}$、$B_2^{\cdot}$ 对鉴定黄酮类化合物有重要意义。尤其是碎片 $A_1^{\cdot}$ 与相应的碎片 $B_1^{\cdot}$ 的质荷比之和等于分子离子$[M^+]$的质荷比,因此,这两个碎片离子在结构鉴定中发挥着重要作用。

(1) 黄酮类:大多数黄酮类苷元的分子离子峰$[M]^+$为基峰,其他较重要的峰有$[M\text{-H}]^+$、$[M\text{-CO}]^+$和由裂解方式 Ⅰ 产生的碎片 $A_1^{\cdot}$、$[A_1\text{-CO}]^+$ 和 $B_1^{\cdot}$ 峰。

A 环上的取代情况,可根据 $A_1^{\cdot}$ 碎片的质荷比(m/z)来确定,B 环上的取代情况可根据 B_1^+ 碎片确定。如表 4-14 黄酮类化合物质谱数据所示。

表 4-14 黄酮类化合物质谱数据

化合物	A_1^+	B_1^+	A 环上的取代基	B 环上的取代基
黄酮	120	102		
5,7-二羟黄酮	152	102	两个—OH	
5,7,4'-三羟基黄酮(芹菜素)	152	118	两个—OH	一个—OH
5,7-二羟基,4'-甲氧基黄酮(刺槐素)	152	132	两个—OH	一个—OCH_3

(2) 黄酮醇类:黄酮醇类苷元的质谱上分子离子峰常是基峰。常见的还有 $A_1^{\cdot}$、$[A_1\text{+H}]$、$B_2^{\cdot}$ 离子及其失去 CO 而形成的$[B_2\text{-28}]^+$碎片离子,它们对黄酮醇苷元鉴定均有意义。有的还可见

到[M-1]⁺(M-H)、[M-15]⁺(M-CH₃)、[M-43]⁺(M-CH₃-CO)等碎片离子,这些碎片离子也为结构分析提供了重要信息。

同时需要注意的是B₂⁺和[B₂-28]⁺离子总强度几乎与A₁⁺、B₁⁺及由A₁⁺、B₁⁺衍生的一系列离子的总强度互成反比,因此,如果在一个黄酮或黄酮醇质谱中看不到由裂解方式Ⅰ得到的碎片离子时,则应当检查B₂⁺离子。由B₂⁺和分子离子之间的质荷比差,可以判断黄酮醇中A环和C环的取代情况。

具有2′-羟基或2′-甲氧基的黄酮醇有特殊的裂解方式,即容易失去该羟基或甲氧基形成新的稳定的五元杂环。

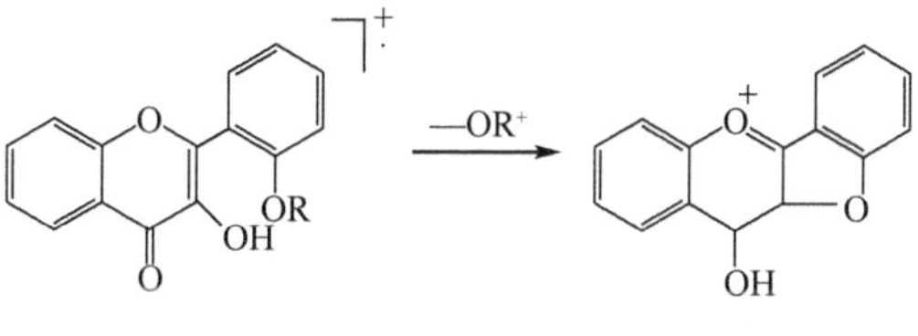

$$M^+(R=H或CH_3) \xrightarrow{-OR^+} [M-17]^+(R=H)$$
$$[M-31]^+(R=CH_3)$$

不仅是2′-羟基黄酮醇,而且所有的2′-羟基黄酮类都有这种特有的裂解方式。

2. 黄酮苷类化合物的MS 以往,黄酮苷类化合物多制成全甲基化(PM)或全氘甲基化(PDM)衍生物再进行EI-MS测定,从中获得苷的分子量、糖在母核上的连接位置、糖的种类、糖与糖之间连接方式等信息。一般分子离子峰[M]⁺强度很弱,基峰通常为苷元的碎片峰。分子离子峰强度为:7-O-糖苷>4′-O-糖苷>3-及5-O-糖苷。随着科学技术的发展,现在可直接用FD-MS、FAB-MS和ESI-MS进行分析。FD-MS可形成很强的分子离子峰[M]⁺及[M+H]⁺峰,直接测得分子量,还可以通过调节发射丝电流强度,得到碎片离子峰,为黄酮苷类结构研究提供更多的信息。其中FAB-MS是研究黄酮苷类结构常用的重要手段,源于其能形成很强的准分子离子峰(QM⁺),如[M+1]⁺、[M+Na]⁺、[M+K]⁺等,容易测到分子量,通过高分辨质谱(HR FAB-MS)还可以测到精确的分子量,确定分子式。电喷雾电离质谱(ESI-MS)可提供[M+H]⁺或[M-H]⁺离子,而获得样品的分子量,常用于分子量大的黄酮苷类结构分析。

三、提取分离实例

(一) 黄芩中黄芩苷的提取

黄芩(*Scutellaria baicalensis* Georgi)的根为常用的清热解毒中药,含有黄芩苷、黄芩素、汉黄芩苷、汉黄芩素、木蝴蝶素A及二氢木蝴蝶素A等20余种黄酮类化合物。主要有效成分是黄芩苷。黄芩苷为淡黄色针晶,几乎不溶于水,难溶于甲醇、乙醇、丙酮,可溶于含水醇和热乙酸。黄芩苷溶于碱水及氨水初显黄色,不久则变为黑棕色。经水解后生成的苷元黄芩素分子中具有邻三酚羟基,易被氧化转为醌类衍生物而显绿色,这是黄芩因保存或炮制不当变绿色的原因。所以当黄芩变绿时,就意味着其中的有效成分已破坏。

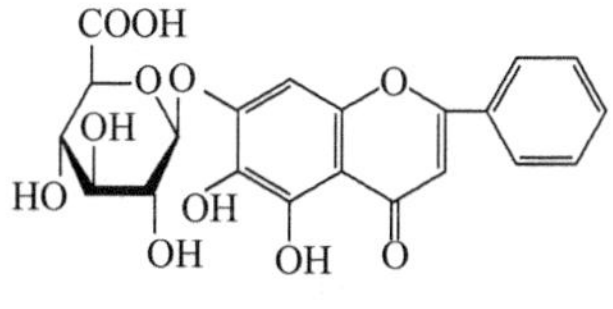

黄芩苷 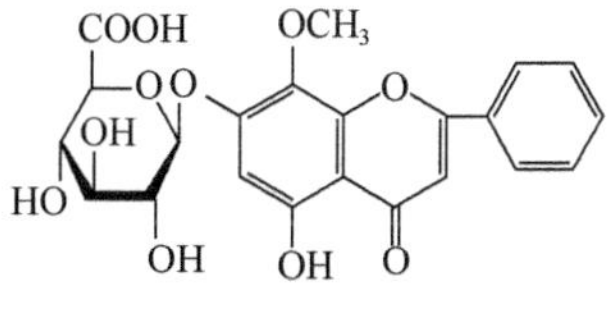   汉黄芩苷

> **链接**
>
> 黄芩苷具有抗菌、消炎作用,此外还有降转氨酶的作用。黄芩苷元的磷酸酯钠盐可用于治疗过敏、喘息等疾病。

黄芩苷提取分离方法如下:

```
                黄芩粗粉
                   │ 分别加10倍、8倍量水煎
                   │ 煮2次,每次1小时,过滤
              ┌────┴────┐
             药渣      滤液
                         │ 加HCl调pH=1～2,80℃保
                         │ 温30分钟,静置,离心沉淀
                     ┌───┴───┐
                    沉淀    上清液
                      │ 加适量水搅匀,加40%NaOH调
                      │ 至pH=7,再加入等量乙醇,过滤
                   ┌──┴──┐
                  滤渣  滤液
                         │ 加HCl调pH=1～2,充分搅拌,加
                         │ 热至80℃,保温30分钟,过滤
                     ┌───┴───┐
                    滤液    沉淀
                  (回收乙醇)   │ 水洗,50%乙醇洗涤,再
                              │ 用50%乙醇洗涤或重结晶
                            黄芩苷
```

工艺流程分析及注意事项:黄芩苷及汉黄芩苷都是 C_7 位上羟基与葡萄糖醛酸结合的苷,分子中有羧基,酸性较强,在植物体内多以镁盐形式存在,所以能用沸水作为溶剂提取,而后在提取液中加酸酸化,使黄芩苷类(总黄酮)析出。

(二) 葛根中大豆素、大豆苷及葛根素提取

葛根为豆科植物野葛[*Pueraria lobata* (willd.) Ohwi]或甘葛藤(*Pueraria thomsonii* Benth.)的干燥根。葛根中主要含有异黄酮类化合物,有葛根素、大豆素、大豆苷等。

葛根素是白色针状结晶,溶于热水、甲醇、乙醇,不溶于乙酸乙酯、氯仿、苯。大豆素是白色针状结晶,溶于甲醇、乙醇、丙酮,不溶于热水、氯仿、苯。大豆苷为白色针状结晶,溶于甲醇、乙醇、丙酮,不溶于氯仿、苯。

> **链接**
>
> 葛根味甘辛、性平,能解肌退热、生津止渴、发表透疹、止痢等。主治温病发热、头痛颈强、口渴泻痢、麻疹初起等症。近年来用乙醇浸膏片与葛根素治疗伴有头痛颈强的高血压、心绞痛及突发性耳聋等病,疗效显著。大豆素具有类似罂粟碱的解痉作用,葛根总黄酮具有扩张冠状动脉、增加冠状动脉血流量以及降低心肌耗氧量等作用。

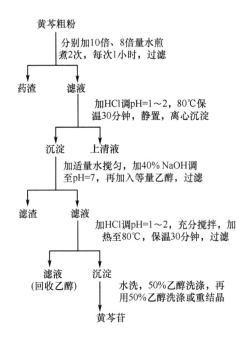

大豆素 $R_1 = R_2 = R_3 = H$
大豆苷 $R_1 = R_3 = H,\ R_2 = glc$
葛根素 $R_2 = R_3 = H,\ R_1 = glc$

从葛根中分离大豆素、大豆苷及葛根素的流程如下：

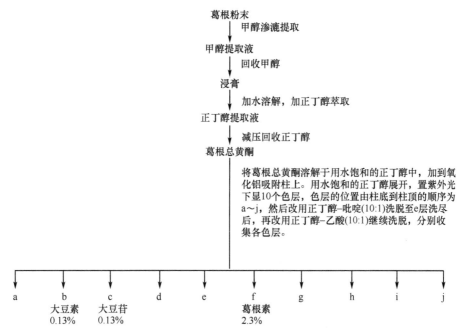

工艺流程分析及注意事项：大豆苷、大豆素、葛根素分别为针晶、苍黄色棱柱结晶（稀乙醇）和白色针状结晶（甲醇-乙酸），大豆苷易溶于乙醇，大豆素溶于乙醇、乙醚，可溶于甲醇等溶剂。根据溶解性，采用甲醇渗漉提取，再用正丁醇萃取葛根总黄酮，并与其他水溶性杂质分离。将葛根总黄酮上氧化铝吸附柱，用正丁醇-吡啶洗脱，收集各色层后结晶、重结晶即得。

（三）银杏叶中银杏总黄酮的提取

银杏叶为银杏科植物银杏（*Ginkgo biloba* L.）的干燥叶，其主要化学成分为黄酮类和萜内酯类化合物。黄酮类化合物根据其结构可分为 3 类：单黄酮类、双黄酮类和儿茶素等。单黄酮类主要为槲皮素、山奈酚和异鼠李素及它们形成的苷类物质；双黄酮类化合物主要有银杏双黄酮、异银杏双黄酮、去甲银杏双黄酮、穗花杉双黄酮、金松双黄酮及 1-5′-甲氧基去甲银杏双黄酮等；儿茶素类主要有儿茶素、表儿茶素、没食子酸儿茶素和表没食子酸儿茶素等。萜内酯类主要有银杏内酯 A、B、C、M、J 和白果内酯等。

穗花杉双黄酮	$R_1=R_2=R_3=R_4=H$
去甲银杏双黄酮	$R_1=CH_3$ $R_2=R_3=R_4=H$
异银杏双黄酮	$R_1=R_3=CH_3$ $R_2=R_4=H$
银杏双黄酮	$R_1=R_2=R_3=CH_3$ $R_4=H$
金松双黄酮	$R_1=R_2=R_3=CH_3$ $R_4=H$
1-5′-甲氧基去甲银杏双黄酮	$R_1=CH_3$ $R_2=R_3=H$ $R_4=OCH_3$

> **链接**
>
> 银杏黄酮类化合物可以扩张血管，增加冠脉及脑血管流量，降低血黏度，改善脑循环，是治疗心脑血管疾病的有效药物。萜内酯是 PAF 受体特异性拮抗剂。银杏叶现多用其总提取物，提取物中以黄酮类化合物为主，含少量萜内酯。

银杏叶总黄酮的提取分离工艺：

1. 丙酮提取法

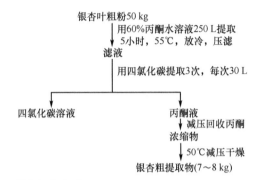

2. 乙醇提取、大孔吸附树脂分离法

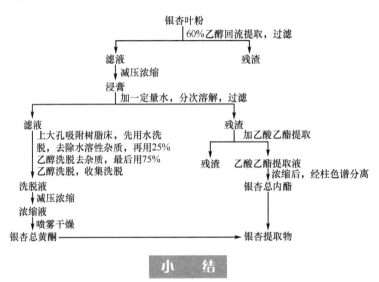

小 结

黄酮类化合物是泛指两个苯环（A 与 B 环）通过三个碳原子相互联结而成的一系列化合物。基本母核是 2-苯基色原酮。依据 B 环连接位置（2 位或 3 位）、C 环氧化程度、C 环是否成环等将黄酮类化合物分为黄酮（醇）、二氢黄酮（醇）、异黄酮、二氢异黄酮、查尔酮、二氢查尔酮、橙酮、花色素、黄烷醇等。

根据黄酮类化合物结构中是否存在交叉共轭体系，从而确定其是否有颜色。溶解性与结构类型和存在状态有很大关系。苷元一般难溶或不溶于水，易溶于有机溶剂及稀碱水溶液。黄酮苷一般易溶于水、甲醇、乙醇等强极性溶剂中，但难溶或不溶于苯、氯仿、乙醚等有机溶剂中。

黄酮类化合物因分子中多具有酚羟基，故显酸性，可溶于碱性水溶液、吡啶、甲酰胺及二甲基甲酰胺中。酸性强弱与酚羟基数目的多少和位置有关。分子中 γ-吡喃酮环上的 1 位氧原子有未共用电子对，故表现出微弱的碱性（全甲基化的多羟基黄酮类化合物碱性较强），可与无机强酸生成锌盐，该锌盐极不稳定，加水后即分解。黄酮类化合物显色反应有盐酸-镁粉反应，四氢硼钠（钾）还原反应、金属盐类试剂的络合反应，其中锆盐-枸橼酸反应是鉴别黄酮类化合物分子中 3-OH 或 5-OH 的专属反应，氨性氯化锶反应能鉴别邻二酚羟基的存在与否。硼酸显色反应，可以将 5-羟基黄酮、6'-羟基查耳酮类化合物区别于其他类型的黄酮类化合物。

黄酮类化合物常用的提取方法有：醇提取法、热水提取法、碱性水或碱性稀醇提取法及有机溶剂提取法。它的精制与分离方法有：溶剂萃取法、碱提取酸沉淀法、炭粉吸附法等。

鉴定与结构测定:主要采用色谱法和波谱法。色谱法常用薄层色谱和纸色谱。波谱法主要包括紫外光谱、红外光谱、核磁共振谱和质谱。

目标检测

一、名词解释
1. 黄酮类化合物　2. 锆盐-枸橼酸反应

二、填空题
1. 确定黄酮类化合物结构中具有 5-OH 的方法有_____、_____、_____。
2. 葡聚糖凝胶分离黄酮苷,分离原理是_____,当分离黄酮苷元时则主要是依靠_____作用,强度大小取决于_____。
3. 采用纸色谱分离黄酮类化合物四,常采用双向色谱法,第一向展开常用_____溶剂,分离原理为_____,第二向展开剂选用_____溶液,主要的分离原理为_____。
4. 用 pH 梯度萃取法分离游离黄酮类衍生物,可溶于 5% $NaHCO_3$ 溶液的成分,其结构中应有_____、_____基团;可溶于 5% Na_2CO_3 溶液的成分,其结构中应有_____基团;可溶于 0.2% NaOH 溶液的成分,其结构中应有_____基团;可溶于 4% NaOH 溶液的成分,其结构中应有_____基团。

三、选择题
(一) A 型题(单项选择题)
1. pH 梯度法适合于下列哪类化合物的分离(　　)
   A. 香豆素　　　B. 黄酮
   C. 强心苷　　　D. 糖
   E. 皂苷
2. 黄酮类化合物显黄色时结构的特点是(　　)
   A. 具有 2-苯基色原酮和助色团
   B. 具有 2-苯基色原酮
   C. 具有色原酮和助色团
   D. 具有黄烷醇和助色团
   E. 色原酮 2、3 位碳原子上无双键
3. 下列哪种显色反应(或沉淀反应)不是黄芩苷的反应(　　)
   A. 盐酸镁粉反应　　B. 四氢硼钠反应
   C. 三氯化铁反应　　D. 铅盐反应
   E. 乙酸镁反应
4. 黄酮类化合物有酸性是因为其分子中含有(　　)
   A. 羰基　　　　B. 双键
   C. 酚羟基　　　D. 内酯环
   E. 甲氧基
5. 下列黄酮中酸性最强的是(　　)
   A. 7,4'-二羟基黄酮　B. 5,7-二羟基黄酮
   C. 3,5-二羟基黄酮　D. 3,7-二羟基黄酮
   E. 5,6-二羟基黄酮
6. 氯化锶反应适用于黄酮结构中具有(　　)
   A. 羟基　　　　B. 亚甲二氧基
   C. 甲氧基　　　D. 邻二酚羟基
   E. 间二酚羟基
7. 分离黄酮类化合物最常用的方法是(　　)
   A. 氧化铝柱色谱　B. 气相色谱
   C. 聚酰胺柱色谱　D. 活性炭柱色谱
   E. 离子交换色谱
8. 下列化合物酸性最弱的是(　　)
   A. 3,5,7,4'-四羟基黄酮
   B. 3,5,7-三羟基黄酮
   C. 5,7,4'-三羟基黄酮
   D. 3,7,4'-三羟基黄酮
   E. 6,7,4'-三羟基黄酮
9. 下列化合物酸性最强的是(　　)
   A. 3,5,7,4'-四羟基黄酮
   B. 3,5,7-三羟基黄酮
   C. 5,7,4'-三羟基黄酮
   D. 3,7,4'-三羟基黄酮
   E. 3,4'-二羟基黄酮
10. 提取过程中可加入 0.1% 盐酸的提取物是(　　)
    A. 异黄酮　　　B. 黄酮醇
    C. 查耳酮　　　D. 花色素
    E. 二氢黄酮
11. 葛根素与槲皮素的化学法鉴别可用(　　)
    A. $FeCl_3$ 反应　　B. $NaBH_4$ 反应
    C. HCl-Mg 反应　　D. $AlCl_3$ 反应
    E. HCl-Zn 反应
12. 不能被酸催化水解的成分是(　　)
    A. 黄酮碳苷　　B. 香豆素酚苷
    C. 人参皂苷　　D. 蒽醌酚苷
    E. 强心苷
13. 黄酮类化合物的紫外吸收光谱中,加入诊断试剂 NaOAc(未熔融)后,带 Ⅱ 红移 10 nm,说明该化合物存在下列哪种基团(　　)

A. 3-OH　　　　　　　B. 4-OH
C. 5-OH　　　　　　　D. 7-OH
E. 3-OCH$_3$

14. 聚酰胺在哪种溶剂中对黄酮类化合物的洗脱能力最弱( )
   A. 水　　　　　　　B. 甲醇
   C. 甲酰胺　　　　　D. 稀氢氧化钠水溶液
   E. 二甲基甲酰胺

15. NaBH$_4$反应可用于鉴别( )
   A. 二氢黄酮　　　　B. 查耳酮
   C. 花色素　　　　　D. 黄酮醇
   E. 异黄酮

16. 只须提取中药中的黄酮苷类,最常用的提取溶剂是( )
   A. 乙醇　　　　　　B. 丁醇
   C. 酸水　　　　　　D. 氯仿
   E. 石油醚

17. 黄酮类化合物 UV 光谱的带 I 是由下列哪个结构系统所引起( )
   A. 苯甲酰基系统　　B. 色原酮结构
   C. 邻二酚羟基结构　D. 桂皮酰基系统
   E. 交叉共轭体系

18. 某黄酮类化合物紫外光谱有两个吸收带,带 I 在 312 nm,带 II 在 276 nm,带 II 强度比带 I 强得多,该化合物是( )
   A. 黄酮　　　　　　B. 二氢黄酮
   C. 黄酮醇　　　　　D. 查耳酮
   E. 花色素

19. 利用 UV 光谱判断黄酮的结构是 C$_3$—OH,C$_4$=O 还是邻二酚 OH 引起的带 I 红移,选用哪种诊断试剂( )
   A. 甲醇钠　　　　　B. 乙酸钠
   C. 甲酸　　　　　　D. 乙酸钠-硼酸
   E. 三氯化锂铝

20. 黄酮类化合物中酸性最强的是( )
   A. 3-羟基黄酮　　　B. 5-羟基黄酮
   C. 6-羟基黄酮　　　D. 7-羟基黄酮
   E. 4',7-二羟基黄酮

(二) B 型题(配伍选择题)

[21~24题共用备选答案]
   A. 5-羟基黄酮　　　B. 7,4'-二羟基黄酮
   C. 7 或 4'-羟基黄酮　D. 一般酚羟基黄酮

21. 用 5%碳酸氢钠水溶液可萃取出的是( )
22. 用 5%碳酸钠水溶液萃取出的是( )
23. 用 0.2% NaOH 水溶液萃取出的是( )
24. 用 4% NaOH 水溶液萃取出的是( )

[25~28题共用备选答案]
   以下四种化合物经聚酰胺柱层析,以水-乙醇混合溶剂进行梯度洗脱
   A. 3,5,4'-三羟基-7-O-葡萄糖基黄酮
   B. 3,5-二羟基-7-O-葡萄糖基黄酮
   C. 3,5,7,4'-四羟基黄酮
   D. 3,5,7-三羟基黄酮

25. 首先被洗出的是( )
26. 第二被洗出的是( )
27. 第三被洗出的是( )
28. 第四被洗出的是( )

(三) X 型题(多项选择题)

29. 黄酮类化合物的颜色与哪些因素有关( )
   A. 交叉共轭体系的存在
   B. —OCH$_3$ 数目
   C. —OCH$_3$ 位置
   D. 酚羟基数目
   E. 酚羟基位置

30. 关于黄酮类化合物在水中溶解性的论述,正确的是( )
   A. 黄酮苷可溶于水
   B. 游离苷元难溶或不溶于水
   C. 苷元分子中引入羟基,在水中的溶解度增大
   D. 糖基的数目多少,对苷在水中的溶解度有影响
   E. 糖的连接位置不同,对苷在水中的溶解度有影响

31. 鉴别二氢黄酮的专属反应是( )
   A. HCl-Mg　　　　　B. NaBH$_4$
   C. Na-Hg　　　　　D. NH$_3$/SrCl$_2$
   E. Mg(OAc)$_2$

32. 下列化合物在水中的溶解度大小顺序正确的是( )
   A. 黄酮>二氢黄酮
   B. 花青素>二氢黄酮醇
   C. 二氢黄酮>黄酮醇
   D. 二氢黄酮>异黄酮
   E. 3-O-葡萄糖山萘酚苷>7-O-葡萄糖山萘酚苷

33. 游离黄酮类化合物可溶于( )
   A. 乙醚　　　　　　B. 氯仿
   C. 乙酸乙酯　　　　D. 甲醇
   E. 水

34. 从中药中提取黄酮苷时,可选用的提取溶剂是( )

A. 甲醇-水(1∶1)　　B. 甲醇
C. 沸水　　　　　　D. 乙酸乙酯
E. 碱水

35. 用聚酰胺分离黄酮类化合物,含水乙醇梯度洗脱,出柱先后顺序为(　　)
   A. 苷元相同时:叁糖苷>双糖苷>单糖苷>游离黄酮
   B. 苷元不同时:异黄酮>二氢黄酮>黄酮>黄酮醇
   C. 苷元不同时:二氢黄酮>查耳酮
   D. 苷元不同时:二氢黄酮>异黄酮>二氢黄酮醇>查耳酮
   E. OH 数目相同:处于羰基邻位黄酮>处于羰基间位黄酮

四、简答题

1. 用化学方法区别下列化合物:

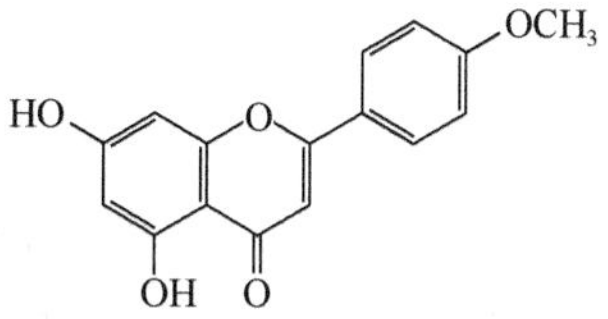

   A

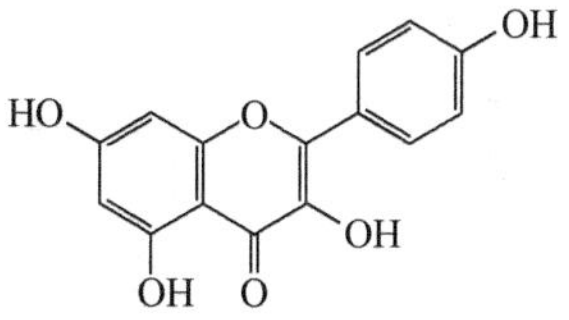

   B

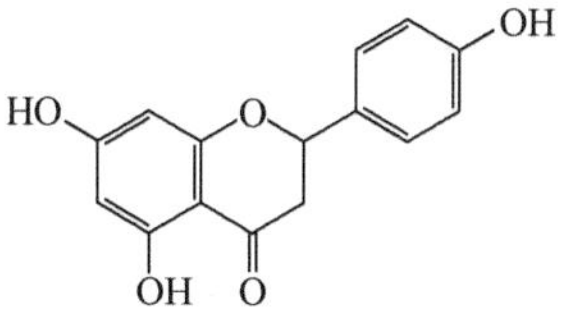

   C

2. 有下列四种黄酮类化合物:

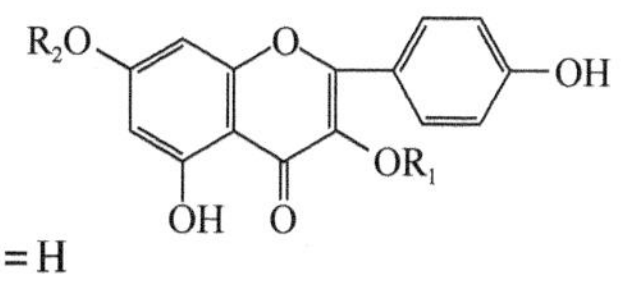

   A. $R_1 = R_2 = H$
   B. $R_1 = H, R_2 = Rham$
   C. $R_1 = glc, R_2 = H$
   D. $R_1 = glc, R_2 = Rham$

   比较其酸性及极性的大小:
   1. 酸性(　)>(　)>(　)>(　);
   2. 极性(　)>(　)>(　)>(　)。

五、综合应用题

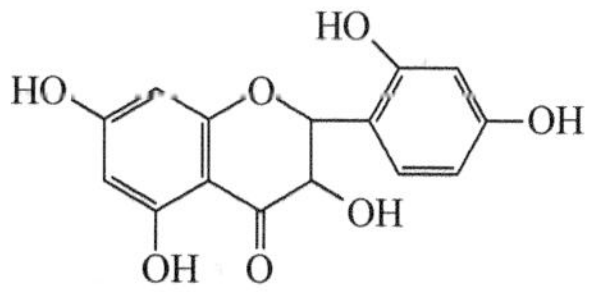

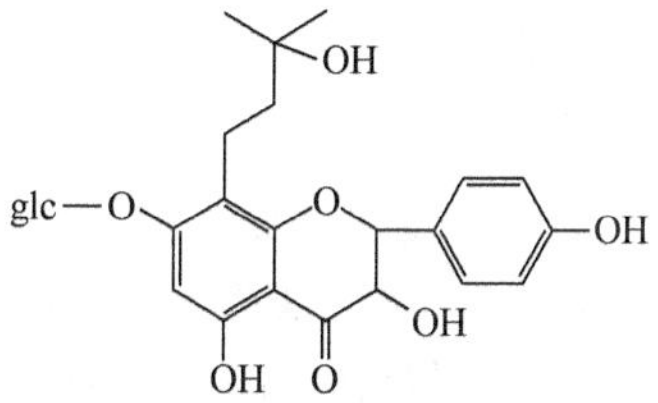

某混合物中含有以上两种物质,请说明他们属于哪种结构类型的黄酮类化合物,比较二者的极性、酸碱性,设计分离流程图,并选用合适的显色反应及检识反应鉴别两种化合物。

(付雪艳)

第5章 醌 类

学习目标

1. 掌握蒽醌的基本结构、性质和提取分离方法。
2. 理解醌类化合物的基本类型及其分类。
3. 理解大黄中游离蒽醌成分的酸性及pH梯度萃取的原理。
4. 了解蒽醌的结构鉴定及丹参、紫草中的醌类成分。

案例 5-1

番泻叶为豆科植物狭叶番泻或尖叶番泻的干燥小叶,属于临床常用中药,具有泻热行滞、通便、利水等功效。临床上常用番泻叶2~6 g入煎剂(宜后下)或开水泡服,治疗便秘。

问题:
1. 番泻叶中主要含有何种化学成分,使得其具有通便之功效?
2. 这类物质成分具有什么样的化学结构和性质?
3. 如何提取分离这类有效成分?
4. 番泻叶入煎剂"后下"有何意义?

醌类化合物(quinonoids)是指分子内具有不饱和环二酮结构(醌式结构)或者容易转变为具有醌式结构的化合物,以及在生物合成方面与醌类有密切联系的化合物。醌类化合物在自然界中分布广泛,主要存在于高等植物的蓼科、茜草科、豆科、鼠李科、百合科、紫草科等科植物中,如大黄、虎杖、何首乌、决明子、番泻叶、丹参、芦荟、紫草等天然药物中醌类化合物含量较高。此外,在一些低等植物如藻类、菌类、地衣类等的代谢产物中也含有醌类化合物。

醌类化合物从结构上主要分为苯醌、萘醌、菲醌、蒽醌等四大类,其中蒽醌及其衍生物种类最多。醌类是一类比较重要的活性成分,具有多方面的生物活性,如致泻、抗菌、利尿和止血等,还有一些醌类化合物具有抗癌、抗病毒、解痉平喘等作用,是一类很有前途的天然药物成分。

链接

研究表明醌类化合物具有多种生物活性:
1. 致泻作用 如番泻叶中番泻苷具有较强的泻下作用,故临床上常用番泻叶治疗习惯性便秘和导泻。
2. 抗菌作用 如大黄中的游离蒽醌对细菌,尤其是对金黄色葡萄球菌有明显的抑制作用。
3. 止血作用 如紫草中的萘醌类成分紫草素具有止血作用。
4. 扩张冠状动脉的作用 如丹参中的丹参醌类具有扩张冠状动脉的作用,用于治疗冠心病、心肌梗死等病症,如临床常用的复方丹参滴丸、丹参注射液等制剂。
5. 其他作用 驱虫,解痉,利尿,利胆,镇咳,平喘,抗癌等。

第1节 醌类化合物的结构类型

一、苯 醌 类

苯醌类(benzoquinones)化合物从结构上可分为邻苯醌和对苯醌两大类,由于前者不稳定,故天然存在的苯醌类化合物多为对苯醌的衍生物,且醌核上多有—OH、—CH$_3$、—OCH$_3$以及其他烃基等基团取代。

第5章 醌 类

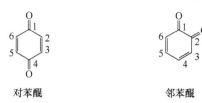

对苯醌　　　　邻苯醌

来源于中草药凤眼草果实中的2,6-二甲氧基苯醌具有较强的抗菌活性;存在于紫金牛科白花酸藤果(*Embelia ribes*)中的信筒子醌(embellin)具有驱除绦虫的作用;此外,广泛存在于生物界的泛醌类,也称为辅酶Q类(coenzymes Q),能参与生物体内的氧化还原过程,其中常见的辅酶Q_{10}用于辅助治疗心脏病、高血压以及癌症等。

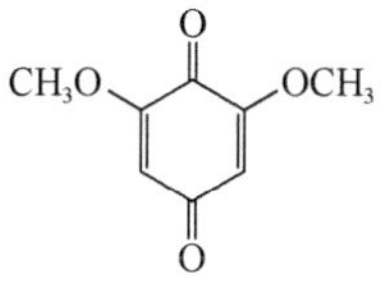

2,6-二甲氧基苯醌 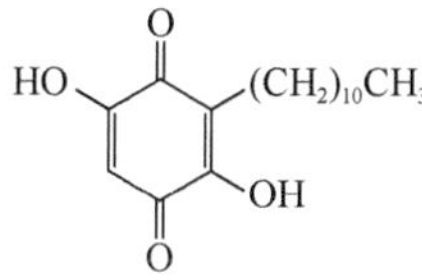　　　信筒子醌 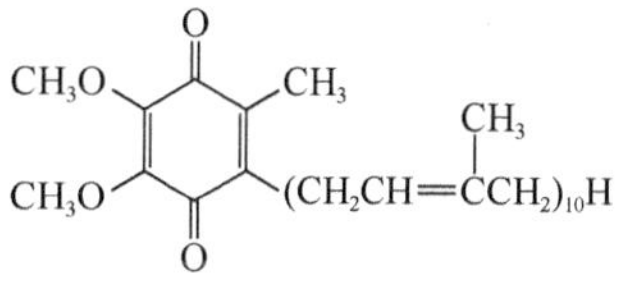　　　辅酶Q_{10}

二、萘 醌 类

萘醌类(naphthoquinones)从结构上考虑可以有α-(1,4),β-(1,2)及amphi-(2,6)三种类型,但目前从自然界得到的绝大多数为α-萘醌类。

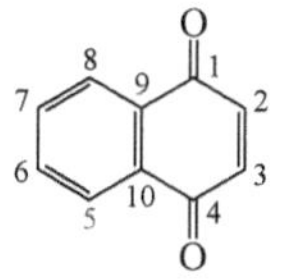

α-(1,4)萘醌　　　β-(1,2)萘醌 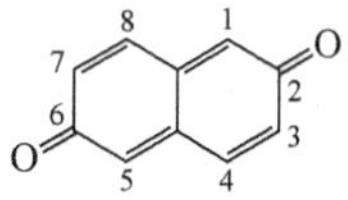　　　amphi-(2,6)萘醌

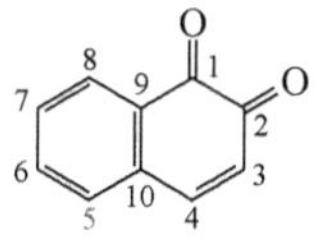

许多萘醌类化合物具有明显的生物活性,如从中药紫草及新疆紫草中分得的紫草素(shikonin),具有止血、抗炎、抗菌、抗病毒及抗癌作用,与其清热凉血的药性相符,可认为这些萘醌化合物为紫草的有效成分;存在于胡桃叶及未成熟果实中的胡桃醌(juglone)具有抗菌、抗癌及中枢神经镇静作用;维生素K类化合物也属于萘醌类化合物,如维生素K_1和K_2具有促进凝血功能,可用于新生儿出血、肝硬化及闭塞性黄疸引起的出血等症。

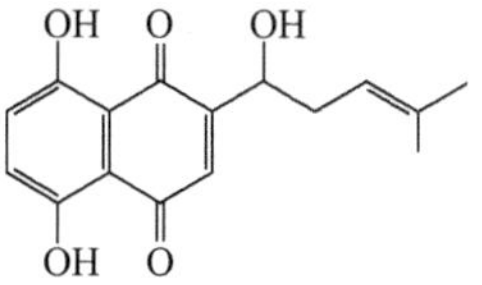

紫草素 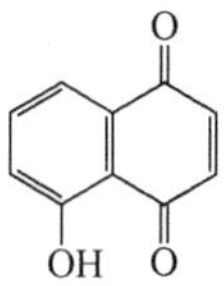　　　胡桃醌 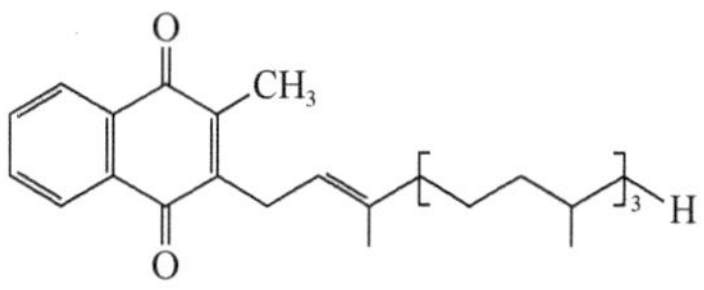　　　维生素K_1

> **链接**
>
> 胡桃醌,化学名称:5-羟基-1,4-萘醌,5-羟基-1,4-萘二酮;英文名称:Juglone, walnuts quinone, 5-hydroxy-1,4-naphthoquinone, 5-hydroxynaphthoquinone, regianin, Nucin;分子式:$C_{10}H_6O_3$;分子量174.15;熔点155℃。
>
> 胡桃醌药理作用广泛,研究表明其具有明确的抗肿瘤作用,可能成为有希望的化疗药物或肿瘤预防药物。此外,还具有抗菌、抗炎等药理作用,显现了良好的临床应用前景。
>
> 胡桃醌在林业和农业方面也有突出的作用。胡桃醌是现已证明唯一由高等植物产生的萘醌类克生物质,能够抑制其他植物的生长,可用于开发新型的无公害植物除草剂。

三、菲醌类

天然菲醌类化合物包括邻醌及对醌两种类型。如从中药丹参(*Salvia miltionrrhiza*)根中提取得到多种菲醌衍生物,其中丹参醌ⅡA(tanshinone ⅡA)、丹参醌ⅡB(tanshinone ⅡB)、丹参酸甲酯(methyl tanshinonate)、羟基丹参醌ⅡA(hydroxytanshinone ⅡA)等为邻醌类衍生物,而丹参新醌甲(neotanshinone A)、丹参新醌乙(neotanshinone B)、丹参新醌丙(neotanshinone C)则为对菲醌类化合物。

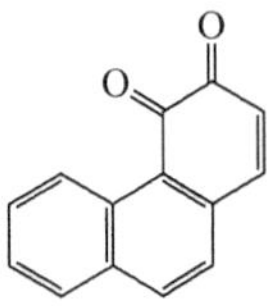

邻菲醌(1) 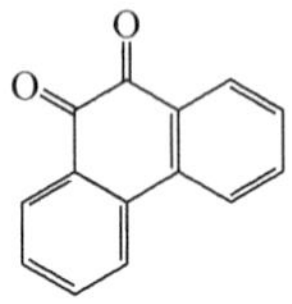　　　　　邻菲醌(2) 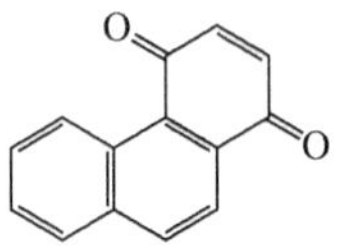　　　　　对菲醌

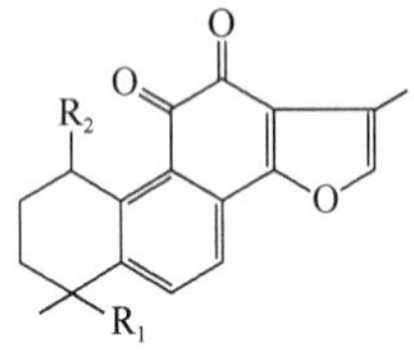

丹参醌ⅡA	$R_1 = CH_3$	$R_2 = H$
丹参醌ⅡB	$R_1 = CH_2OH$	$R_2 = H$
羟基丹参醌ⅡA	$R_1 = CH_3$	$R_2 = OH$
丹参酸甲酯	$R_1 = COOCH_3$	$R_2 = H$

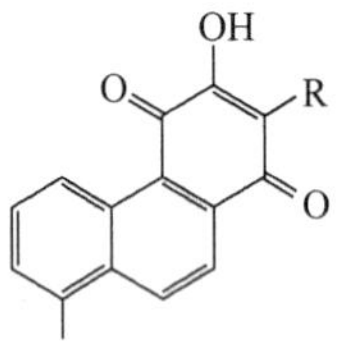

丹参新醌甲　$R = -CH(CH_2OH)(CH_3)$

丹参新醌乙　$R = -CH(CH_3)_2$

丹参新醌丙　$R = -CH_3$

丹参中的醌类化合物多为橙色、红色至棕红色的结晶,少数为黄色。具有抗菌及扩张冠状动脉的作用,是中药丹参的主要有效成分,总丹参酮可用于治疗金黄色葡萄球菌等引起的疖、痈、蜂窝组织炎、痤疮等疾病。由丹参酮ⅡA制得的丹参酮ⅡA磺酸钠注射液,为红色澄明液体,临床上主要用于冠心病、心绞痛、心肌梗死,也可用于室性早搏。

四、蒽醌类

蒽醌类具有多方面的生理活性,是醌类化合物中最重要的一类物质,蒽醌类成分包括总醌及其不同还原程度的产物。天然蒽醌以 9,10-蒽醌最为常见,其基本母核为:

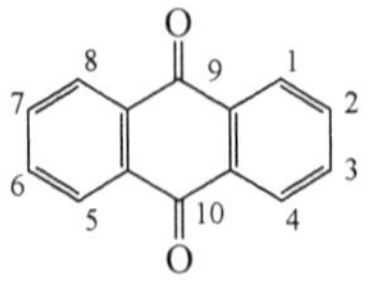

1,4,5,8 为 α 位

2,3,6,7 为 β 位

9,10 为 *meso* 位,又称中位

植物中存在的蒽醌类成分多在蒽醌母核上有不同数目的羟基取代,其中以二元羟基蒽醌为多,在 β 位多有一个甲基、羟甲基、甲氧基、醛基或羧基取代,个别蒽醌化合物还有两个碳原子以上的侧链取代。蒽醌类化合物呈游离形式或与糖结合成苷的形式存在于植物体内。

根据氧化型、还原型以及聚合型的不同,蒽醌类化合物主要可分为以下几类。

(一) 羟基蒽醌类

根据羟基在蒽醌母核中位置的不同,可将羟基蒽醌分为两类。

1. 大黄素型　这类蒽醌其羟基分布于两侧的苯环上,多数化合物呈黄色。许多中药如大黄、虎杖、何首乌等药物中的有效成分属于这一类型,大多与葡萄糖结合成苷。具有泻下、抗菌等作用。游离型蒽醌有大黄酸(rhein)、大黄酚(chrysophanol)、芦荟大黄素(aloe emodin)、大黄素(emodin)以及大黄素甲醚(physcion)等。

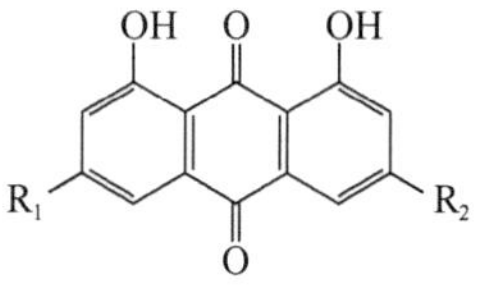

大黄酸	$R_1 = H$	$R_2 = COOH$
大黄酚	$R_1 = CH_3$	$R_2 = H$
芦荟大黄素	$R_1 = H$	$R_2 = CH_2OH$
大黄素	$R_1 = CH_3$	$R_2 = OH$
大黄素甲醚	$R_1 = CH_3$	$R_2 = OCH_3$

2. 茜草素型　这类蒽醌其羟基分布于一侧的苯环上,化合物颜色较深,多为橙黄色或橙红色。茜草科植物茜草中的有效成分属于此类型,如茜草素(alizarin)、羟基茜草素(purpurin)等。

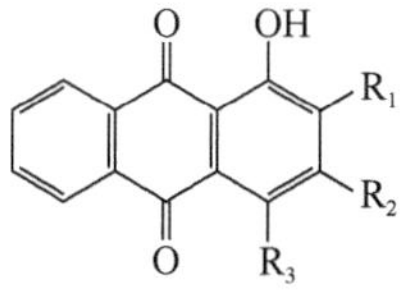

茜草素	$R_1 = OH$	$R_2 = H$	$R_3 = H$
羟基茜草素	$R_1 = OH$	$R_2 = H$	$R_3 = OH$

(二) 蒽酚或蒽酮衍生物

蒽醌在酸性条件下易被还原,生成蒽酚及其互变异构体蒽酮,此过程在生物体内亦可发生,故在含有蒽醌的新鲜药材中常伴有蒽酚、蒽酮等还原产物,如存在于新鲜大黄中的大黄素蒽酚(emodin anthranol)和大黄素蒽酮(emodin anthrone)。但此类成分一般仅存在于新鲜植物中,在加工和储藏过程中会逐渐氧化成蒽醌类成分。如新鲜大黄储存2年以上就检测不到蒽酚、蒽酮类成分。如果蒽酚衍生物的 *meso* 位羟基与糖缩合成苷,则性质比较稳定,只有经过水解去糖后,才容易被氧化转变成蒽醌类化合物。

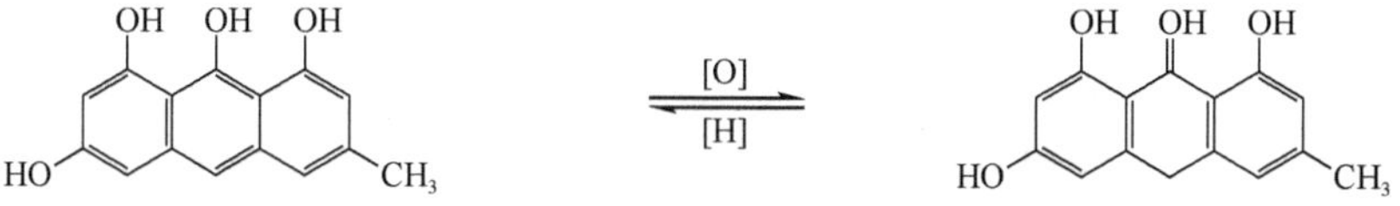

大黄素蒽酚　　　　　大黄素蒽酮

(三) 二蒽酮类衍生物

二蒽酮类是二分子蒽酮脱去一分子氢后相互结合而成的化合物,根据连接位置不同,又可分为中位连接体和α位连接体等形式。二蒽酮多以苷的形式存在,如中药大黄、番泻叶中致泻的主要成分番泻苷A、B、C、D(sennoside A、B、C、D)等皆为二蒽酮类衍生物。

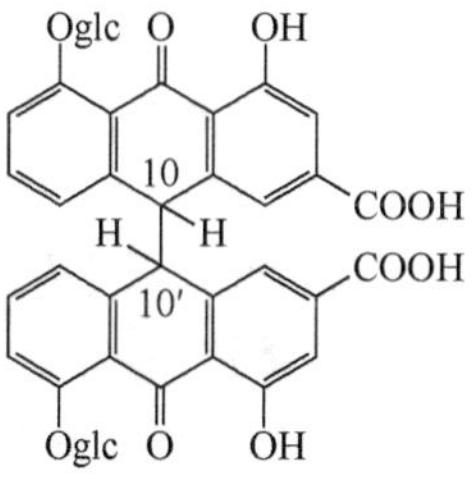

番泻苷A 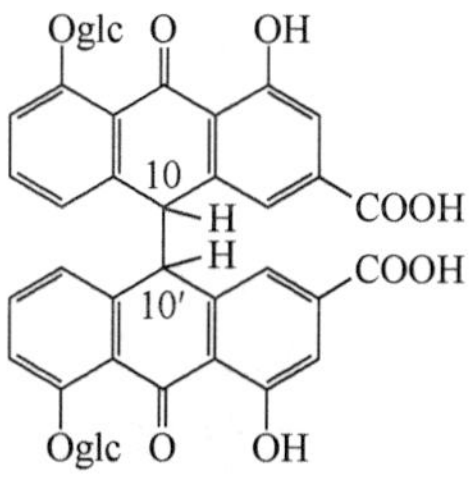　　　　　番泻苷B

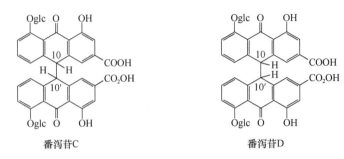

番泻苷C　　　　　　　　番泻苷D

第2节　醌类化合物的理化性质

一、物理性质

(一) 性状

1. 颜色　醌类化合物多为有色结晶,其颜色与母核上酚羟基等助色团的数量有关,如无酚羟基,则近乎无色。随着助色团酚羟基的引入而表现出一定的颜色,引入的助色团越多,颜色则越深。醌类化合物一般呈黄、橙、棕红以至紫红色等。

2. 状态　天然苯醌、萘醌及菲醌类化合物多以游离状态存在,有良好的晶形。蒽醌类化合物往往以苷的形式存在,因极性较大,多数难以得到完好的结晶,多为无定形粉末,而游离的蒽醌类成分多为结晶状。

3. 荧光　蒽醌类化合物多有荧光,并随pH变化而显示不同颜色。

(二) 升华性

游离醌类化合物多有升华性。小分子的苯醌和萘醌类还有挥发性,能随水蒸气蒸馏,此性质可用于该类成分的提取分离。

(三) 溶解性

1. 游离醌类化合物　极性较小,易溶于乙醇、丙酮、乙酸乙酯、氯仿、乙醚、苯等有机溶剂,微溶或不溶于水。

2. 醌苷类化合物　与糖结合成苷类后,极性显著增大,易溶于甲醇、乙醇等有机溶剂中,在热水中也可溶解,但在冷水中溶解度较小,不溶或难溶于苯、乙醚、氯仿等非极性有机溶剂。

蒽醌的碳苷在水中溶解度均很小,也难溶于亲脂性有机溶剂,易溶于吡啶中。

二、化学性质

(一) 酸性

醌类化合物多具有酚羟基,有的还具有羧基,因此表现一定的酸性,易溶于碱性溶剂。分子中酚羟基的数目及位置不同,酸性强弱也不一样,其规律如下。

1) 带有羧基的醌类衍生物酸性强,能溶于碳酸氢钠的水溶液。

2) 2-羟基苯醌或位于萘核上的羟基,属插烯酸结构,酸性与羧基类似而能溶于碳酸氢钠水溶液中。

3) 萘醌与蒽醌苯环上的 β-羟基大于 α-羟基的酸性。β-羟基由于受羰基吸电子的影响,使羟基上氧原子的电子云密度降低,对质子的吸引力降低,氢质子的解离度增大,故酸性较强。因此含 β-羟基的萘醌与蒽醌可溶于碳酸钠溶液中,而含 α-羟基者,由于 α-羟基中的—OH 与相邻的 C═O 形成分子内氢键,降低了质子的解离度,故酸性较弱,不溶于碳酸氢钠及碳酸钠溶液,只能溶于氢氧化钠溶液中。

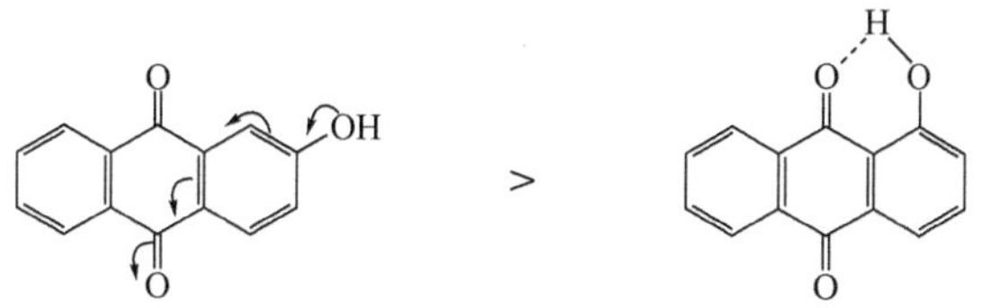

4) 酚羟基数目越多,酸性越强。一般而言,随着羟基数目的增加,无论 α 位或 β 位,其酸性都有一定程度的增强。如 1,4-二羟基蒽醌、1,5-二羟基蒽醌虽各自均能形成氢键,但酸性仍有增强。1,8-二羟基蒽醌因两个羟基中的一个与羰基形成氢键,故酸性大大增强,较碳酸第二步解离时的酸性高出近百倍,所以大黄酚能溶于沸碳酸钠溶液。但处于邻位的二羟基蒽醌的酸性比只有一个羟基的蒽醌酸性还弱,这是由于相邻羟基发生氢键缔合的原因。如 1,2-二羟基蒽醌的酸性小于 3-羟基蒽醌。

综上所述,醌类衍生物酸性强弱的排列顺序为:含—COOH >含两个以上 β-OH>含一个 β-OH >含两个以上 α-OH>含一个 α-OH。

基于醌类成分的酸性差异,故在分离工作中常采取 pH 梯度萃取法分离醌类化合物。如用碱性不同的水溶液(5%碳酸氢钠溶液、5%碳酸钠溶液、1%氢氧化钠溶液、5%氢氧化钠溶液)依次提取,其结果为酸性较强的化合物(带—COOH 或两个 β-OH)被碳酸氢钠提出;酸性较弱的化合物(带一个 β-OH)被碳酸钠提出;酸性更弱的化合物(带两个或多个 α-OH)只能被 1%氢氧化钠提出;酸性最弱的化合物(带一个 α-OH)则只能溶于 5%氢氧化钠。

(二) 碱性

醌类结构中羰基的氧原子有微弱的碱性,可与强酸形成锌盐。如蒽醌类衍生物能溶于浓硫酸或浓盐酸,生成锌盐后再转成阳离子,并伴有颜色的改变。如大黄酚为暗红色,溶于浓硫酸中转为红色,大黄素由橙红色变为红色,其他羟基蒽醌在浓硫酸中一般呈红至紫红色。

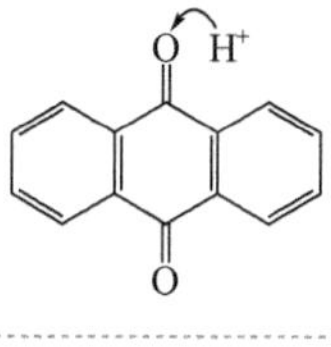

> **课堂互动**
>
> 某中药含有下列结构的化学成分,请根据所学知识设计提取分离流程,并说明理由。

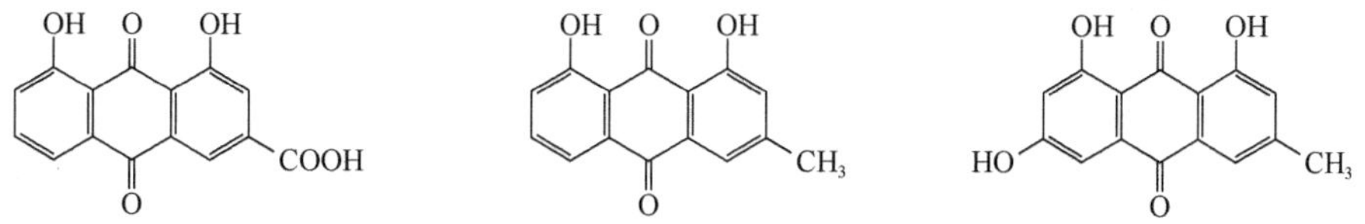

(三) 显色反应

1. 菲格尔(Feigl)反应 醌类衍生物在碱性条件下加热能迅速被醛类还原,再与邻二硝基苯反应,生成紫色化合物,这是鉴别醌类化合物的主要反应。醌类在反应前后实际并无变化,仅起传递电子作用,促进反应迅速进行,故醌类的含量越高,反应速度越快。试验时,取醌类化合物的水或苯溶液 1 滴,加入 25%碳酸钠水溶液、4%甲醛及 5%邻二硝基苯溶液各 1 滴,混合后置水浴上加热,1~4 分钟内产生显著的紫色。

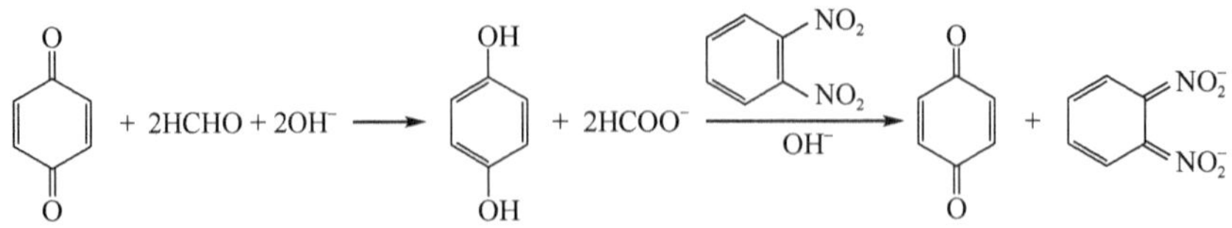

$$\text{(benzoquinone)} + 2HCHO + 2OH^- \longrightarrow \text{(hydroquinone)} + 2HCOO^- \xrightarrow{\text{o-dinitrobenzene}/OH^-} \text{(benzoquinone)} + \text{(o-dinitrobenzene anion)}$$

2. 无色亚甲蓝反应 此试验专用于检出苯醌及萘醌类成分，含有苯醌或萘醌化合物的样品在白色背景上，与无色亚甲蓝溶液反应，呈现蓝色，可与蒽醌类化合物相区别。常采用纸色谱或薄层色谱法，以无色亚甲蓝溶液为显色剂。也可将样品溶液滴于白瓷板或薄层板上1滴，加无色亚甲蓝溶液试剂1滴，观察颜色变化。

3. 活性次甲基试剂反应（Kesting-Craven 反应） 当苯醌及萘醌类化合物的醌环上有未被取代的位置时，在碱性条件下与活性次甲基试剂（如乙酰乙酸酯、丙二酸二乙酯等）的醇溶液反应，呈蓝绿色或蓝紫色。以萘醌与丙二酸二乙酯的反应为例，反应时丙二酸二乙酯先与萘醌环上未取代的氢反应生成产物（1），再进一步电子转移生成产物（2）。

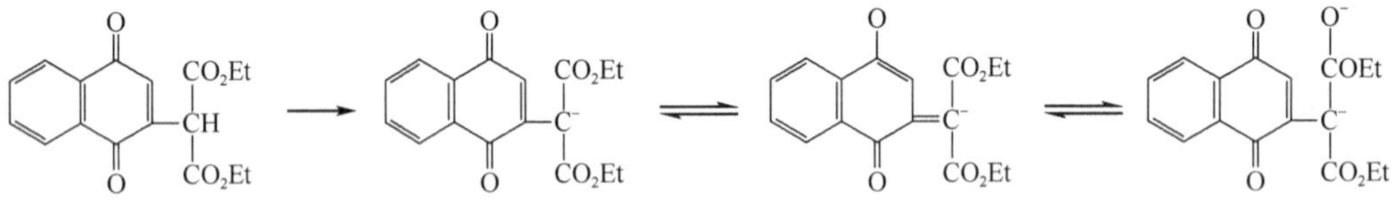

(structures showing reaction intermediates (1) and (2))

4. 碱液呈色反应（Borntrager 反应） 羟基蒽醌及其苷类在碱性溶液中（NaOH、KOH、Na$_2$CO$_3$等）显红至紫红色。反应机制如下：

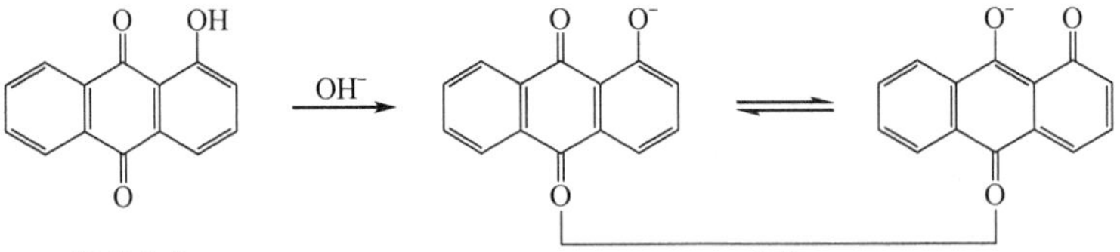

α-羟基蒽醌 $\xrightarrow{OH^-}$ 红色

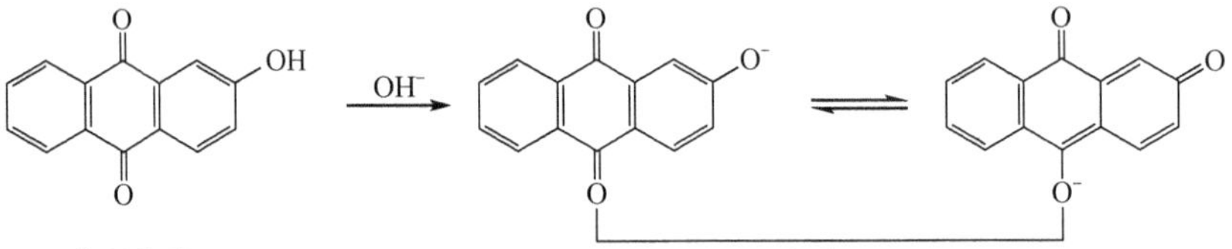

β-羟基蒽醌 $\xrightarrow{OH^-}$ 红色

酚羟基在碱性溶液中形成酚氧负离子，由于受羰基的影响，氧原子的电子通过其共轭效应转移至羰基氧原子上，形成新的共轭体系，因而发生颜色变化。

此反应的发生与形成共轭体系的羟基和羰基有关，因此羟基蒽醌以及具有游离酚羟基的蒽醌苷均可显色；而羟基蒽酚、蒽酮、二蒽酮类化合物遇碱液只能显黄色，需经过氧化形成蒽醌后才能显红色。该反应可用于检查药材中是否具有蒽醌类及其苷类。

> **课堂互动**
>
> 药典中决明子鉴别规定有如下方法：
> 取药材粉末 0.5 g，加稀硫酸 20 ml 与三氯甲烷 10 ml，激沸回流 15 分钟，放冷后，移入分液漏斗中，分取三氯甲烷层，加氢氧化钠试液 10 ml，振摇，放置，碱液层显红色。如显棕色，则分取碱液层加过氧化氢试液 1~2 滴，再置水浴中加热 4 分钟，即显红色。
> 请分析该鉴别方法的原理。

5. 乙酸镁显色反应 羟基蒽醌类化合物能和 0.5% 乙酸镁的甲醇或乙醇溶液反应显示橙红、紫红或蓝紫色,反应机制是 Mg^{2+} 与羟基蒽醌生成络合物。

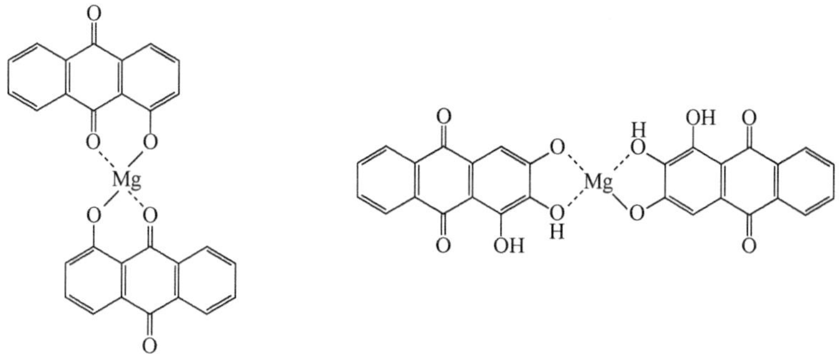

乙酸镁显色反应发生的条件是蒽醌母核上至少要有一个 α-OH 或有邻二酚羟基,且若羟基位置和数量不同,所生成的络合物颜色有差异。具体表现为:
1) 母核中只有一个 α-酚羟基,络合物呈黄橙色至橙色。
2) 邻位酚羟基的蒽醌,络合物呈紫色至蓝紫色。
3) 对位二酚羟基蒽醌,络合物呈紫红色至紫色。
4) 每个苯环上各有一个 α-羟基,或含有间位二羟基者,络合物呈橙红色至红色。

因此,该反应不仅可以鉴别蒽醌类化合物,还可初步判断其羟基的位置。试验时可将羟基蒽醌衍生物的醇溶液滴在滤纸上,干燥后喷 0.5% 乙酸镁醇溶液,90℃加热 5 min,即可显色。

6. 对亚硝基二甲基苯胺反应 羟基蒽酮类化合物,尤其是 1,8-二羟基蒽酮衍生物,由于蒽酮化合物酮基对位的次甲基上的氢很活泼,易与对亚硝基二甲基苯胺上的亚硝基氧原子脱去一分子水,缩合成共轭体系较长的有色化合物,其颜色可为紫红、绿、蓝以及灰等,随蒽醌分子结构而不同,多为绿色。

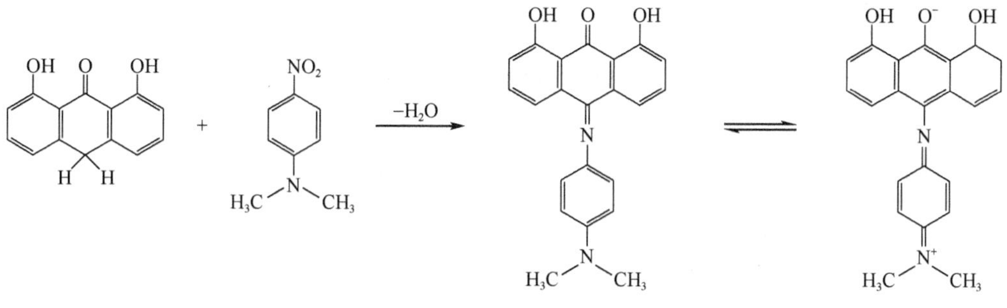

> **课堂互动**
>
> 请采用显色反应区别 1,2-二羟基蒽醌,1,4-二羟基蒽醌,1,8-二羟基蒽醌等化合物。

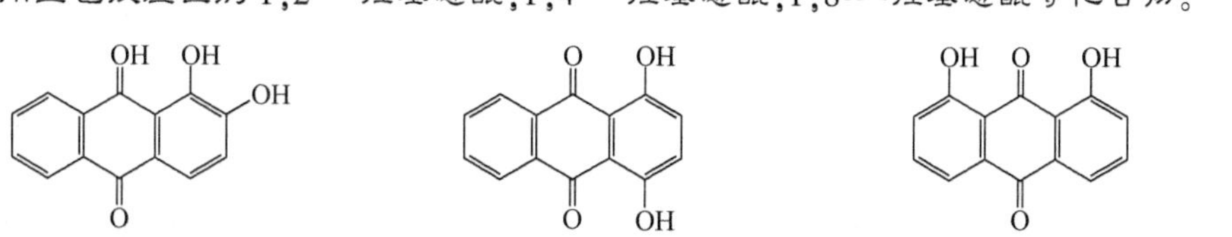

第 3 节 醌类化合物的提取与分离

一、提 取

醌类化合物结构不同,在植物体内存在形式多样,各类型之间的极性、溶解度各不相同,故提取方法也多种多样。常用的有以下几种。

(一) 有机溶剂提取法

游离醌类极性较小,易溶于亲脂性有机溶剂中,故药材多采用苯、氯仿、乙醚等溶剂提取,然后对提取液进行浓缩,如果有效成分在提取液中浓度较高,往往会析出结晶,再通过重结晶等精制处理即可获得游离醌类成分。

以醌为苷元的苷类,极性较大,难溶于亲脂性大的有机溶剂,而易溶于甲醇、乙醇、水等溶剂。一般选用甲醇或乙醇为溶剂进行提取。

实际工作中,一般选用甲醇、乙醇作为提取溶剂,把不同类型、性质各异的醌类成分提取出来,浓缩后再依次采用有机溶剂进行进一步提取分离。

(二) 碱溶酸沉法

对于含有酚羟基、羧基而显酸性的醌类化合物可用碱液进行提取,使之遇碱液成盐后溶于水,再加酸使其游离而沉淀析出。

(三) 水蒸气蒸馏法

利用小分子的醌类(苯醌、萘醌)具有挥发性的性质,采用水蒸气蒸馏法进行提取。

(四) 其他方法

近年来,超临界流体萃取和超声波提取等一些新方法在醌类成分提取中也有应用,既提高了提取率,又避免了醌类成分的分解。

二、醌类化合物的分离

(一) 游离蒽醌与蒽醌苷的分离

游离蒽醌苷元与蒽醌苷类的极性差别较大,故在有机溶剂中的溶解度不同。如苷类在氯仿中不溶,而苷元则溶于氯仿,可根据此性质差异进行分离。如可将药材醇提取液浓缩后的混合物在氯仿-水或乙醚-水等两相溶剂中进行液液萃取。苷元极性小,溶于有机溶剂层,而苷极性大,则留在水层。也可将混合物置于回流或连续回流提取器中,以氯仿或乙醚等有机溶剂提取游离的蒽醌衍生物,蒽醌苷类仍留在残渣中。

(二) 游离蒽醌的分离

1. pH 梯度分离法　游离蒽醌类成分由于结构中含有的羧基、羟基等酸性基团的数目、位置不同,所以酸性强弱有明显差异,可溶于不同强度的碱性溶液中,因此可采用不同 pH 的碱液进行萃取分离。一般将游离蒽醌类衍生物溶于氯仿、乙醚、苯等有机溶剂中,用不同浓度的碳酸氢钠、碳酸钠、氢氧化钠按 pH 由低到高的碱性溶液依次萃取,再将碱性萃取液加酸酸化,即可得到酸性强弱不同的羟基蒽醌类化合物。pH 梯度分离法是分离含有游离羧基、酚羟基蒽醌类的经典方法。较为通用的流程如下:

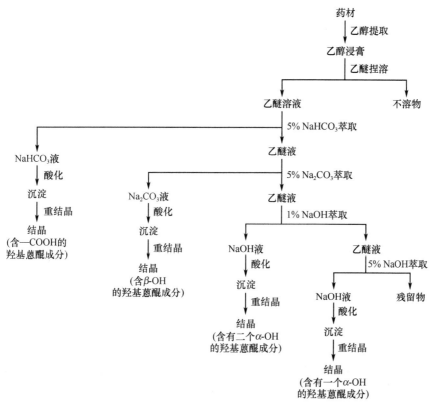

2. 色谱法 目前而言,色谱方法是系统分离羟基蒽醌化合物的最有效手段,当药材中含有一系列结构相近的蒽醌类化合物时,必须经过色谱方法才能彻底分离,而且常常还需要反复多次色谱分离才能收到良好分离效果。

游离羟基蒽醌的分离常用硅胶吸附色谱和聚酰胺色谱,此外还可使用磷酸氢钙、葡萄糖凝胶等,一般不使用氧化铝,尤其是碱性氧化铝,以免与酸性蒽醌类成分发生化学反应,生成牢固的络合物而难以洗脱。

(三) 蒽醌苷类的分离

蒽醌苷类因分子中含有糖,故极性大,水溶性较强,分离和纯化都较困难,一般都要使用色谱法。但在使用色谱之前,往往需先采用铅盐法或溶剂法处理粗提物,除去大部分杂质,制得较纯的总苷后,再进行色谱分离。

1. 铅盐法 通常是在已除去游离蒽醌类化合物的水溶液中加入乙酸铅溶液,使之与蒽醌苷类成分结合生成沉淀。滤过后所得沉淀用水洗净,再将沉淀悬浮于水中,按常法通入硫化氢气体使沉淀分解,释放出蒽醌苷类并溶于水中,滤去硫化铅沉淀,水溶液浓缩后再进行色谱分离。

2. 溶剂法 通常用正丁醇、乙酸乙酯等极性较大的溶剂,将蒽醌苷类成分从水溶液中萃取出来,再采用色谱法作进一步分离。

3. 色谱法 主要采用硅胶柱色谱、葡萄糖凝胶柱色谱和反相硅胶柱色谱等方法,分离植物中存在的蒽醌苷类化合物。有效结合应用以上所述的色谱方法,一般都能获得满意的分离效果。近年来,由于制备型高效液相色谱仪的采用,使得分离蒽醌苷类化合物更加方便、高效。

第4节 醌类化合物的鉴定与结构测定

一、色谱法在醌类化合物鉴定中的应用

(一) 理化鉴定

多采用显色反应,前已述及,具体见本章第2节显色反应。

(二) 色谱鉴定

1. 薄层色谱 蒽醌及其苷类的薄层色谱,多用硅胶作为吸附剂,也可用聚酰胺。氧化铝因有碱性,对蒽醌类化合物吸附性太强,故不适用。

展开剂多采用混合溶剂系统。游离蒽醌类化合物,由于极性较弱,可用亲脂性溶剂系统展开,如苯-乙酸乙酯(75∶25);石油醚(30~60℃)-乙酸乙酯(8∶2)等。蒽醌苷类常采用极性较大的溶剂系统展开,如乙酸乙酯-甲醇-冰醋酸(100∶17∶13);丁醇-丙酮-水(10∶2∶1)。具体试验时,对于不同性质的醌类,展开剂中各溶剂的比例可适当调整,以获得良好的分离效果。

对于蒽醌及苷的混合物,可以采用单向二次展开,如先用水饱和的正丁醇展开至薄层板的中部,取出层析板,挥干溶剂,再用正丁醇-乙醇-氯仿-水-乙酸(10∶10∶3∶4∶1)进行二次展开。

2. 纸色谱 游离蒽醌的纸色谱一般常在中性系统中进行,常用水、甲醇、乙醇、丙酮等饱和的石油醚或苯等,如石油醚-丙酮-水(1∶1∶3 上层),97%甲醇饱和的石油醚(30~60℃);也可用酸性溶剂系统,如正丁醇-乙酸-水(4∶1∶5 上层);非水溶剂系统如用10%甲酰胺的乙醇液处理滤纸,以石油醚-氯仿(47∶3)为展开剂,羟基蒽醌苷元可获得较好的分离效果。

蒽醌类化合物多呈颜色,故薄层色谱或纸色谱一般在可见光或紫外光下显色定位;也可采用氨熏、喷显色剂等方法进行定位。常用的显色剂如10%的氢氧化钾甲醇液、3%氢氧化钠溶液、5%的乙酸镁甲醇液(喷后90℃加热5分钟显色)等。

二、波谱法在醌类化合物结构测定鉴定中的应用

(一) 醌类化合物紫外光谱

1. 苯醌和萘醌的紫外光谱特征 醌类化合物由于存在较长的共轭体系,故在紫外区有较强的紫外吸收。苯醌类主要有三个吸收峰:~240 nm,强峰;~285 nm,中强峰;~400 nm,弱峰。萘醌类主要有四个峰,245 nm,251 nm,257 nm 和 335 nm,其峰位与结构的关系大致如下:

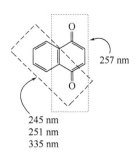

2. 蒽醌类的紫外光谱特征 蒽醌母核有四个吸收峰,分别由苯甲酰基结构(a)和苯醌样结构(b)引起,如下所示:

羟基蒽醌衍生物与蒽醌母核紫外特征吸收基本相似。此外，羟基蒽醌多在 230 nm 附近还有一强大的吸收峰，故羟基蒽醌可有五个主要吸收带。

第一峰：230 nm 左右，多数羟基蒽醌有此吸收，且为强峰。
第二峰：240~260 nm（由 a 部分的苯甲酰基结构引起）。
第三峰：262~295 nm（由 b 部分的醌样结构引起）。
第四峰：305~389 nm（由 a 部分的苯甲酰基结构引起）。
第五峰：400 nm 以上（由醌样结构中 C=O 引起）。

上述各吸收带的具体峰位及吸收强度与蒽醌母核上的取代基性质、数量及位置有关。大致有如下规律。

1）第一峰与酚羟基数目的关系：羟基蒽醌母核上羟基数目越多，第一峰越向长波方向移动，与羟基的位置无关。当蒽醌母核上带有一个、二个、三个、四个 α-酚羟基或 β-酚羟基时，第一峰位置分别出现在 λ_{max} 222.5 nm、225 nm、230 nm±2.5 nm、236 nm。

2）第三峰与 β-羟基的关系：第三峰的峰位和吸收强度主要受 β-羟基影响。因 β-羟基能通过蒽醌母核向羰基供电子，故使吸收峰波长红移，吸收强度也增加。一般情况下，若第三峰的吸收强度 lg ε 值大于 4.1，可推测有 β-羟基，若低于 4.1，则表示无 β-羟基。

3）第五峰与 α-酚羟基的关系：第五峰主要受 α-羟基数目的影响，α-羟基数目越多，峰带红移值就越大，规律如表 5-1 所示。

表 5-1 羟基蒽醌类第五峰的吸收

α-酚羟基数		λ_{max}/nm(log ε)
无		356~362.5(3.30~3.88)
1		400~420
2	(1,5-二羟基)	418~440
	(1,8-二羟基)	430~450
	(1,4-二羟基)	470~500（靠 500 nm 处有一肩峰）
3		485~530（2 至多个吸收峰）
4		540~560（多个重峰）

由于多数天然蒽醌化合物具有 4 个以上的取代基，故其吸收光谱并不特别规律，在进行蒽醌类衍生物鉴定时，应与已知标准品对照，若样品与标准品为同一物质，则两者的光谱应完全一致。

（二）红外（IR）光谱

醌类化合物的红外光谱的主要特征是羰基吸收峰以及双键和苯环的吸收峰。羟基蒽醌类化合物红外光谱中，主要有 $\nu_{C=O}$（1675~1653 cm^{-1}）、ν_{OH}（3600~3130 cm^{-1}）以及 ν 芳环（1600~1480 cm^{-1}）的吸收峰。其中 $\nu_{C=O}$ 吸收峰与分子中的 α-酚羟基的数目及位置有密切关系，呈现较强的规律性，可用于推测结构中 α-酚羟基的取代情况。

当蒽醌母核无取代时,因两个羰基的化学环境相同,故在 1675 cm^{-1} 处只显示一个羰基吸收峰,当其 α 位有一个羟基取代时,因与一个 C=O 形成氢键缔合,使吸收显著降低,另一个未缔合的 C=O 则变化不大;当芳环引入的 α-酚羟基数目增多及位置不同时,两个 C=O 缔合情况发生改变,其吸收峰位也随之变化,其变化规律见表 5-2。

表 5-2 羟基蒽醌衍生物羰基红外光谱数据

α-羟基数	羟基位置	游离 C=O 频率/cm^{-1}	缔合 C=O 频率/cm^{-1}	C=O 频率差/cm^{-1}
0	无 α-羟基	1678~1653		
1		1675~1647	1637~1621	24~38
2	1,4 或 1,5-二羟基	—	1645~1608	
	1,8-二羟基	1678~1661	1626~1616	40~57
3	1,4,5-三羟基	—	1616~1592	—
4	1,4,5,8-四羟基	—	1592~1572	

(三) 核磁共振谱

1. 蒽醌母核芳氢的核磁共振谱 蒽醌母核共有 8 个芳氢,可分为两类,一类是 1,4,5,8 位上的 α-芳氢,一类是 2,3,6,7 位上的 β-芳氢。其中 α-芳氢处于 C=O 负屏蔽区,共振发生在较低磁场,中心位置在 δ 8.07 ppm 处,而 β-芳氢则在较高磁场,峰中心位置在 δ 6.67 ppm 左右。在取代蒽醌中,若有孤立芳氢,则氢谱中出现芳氢单峰;相邻芳氢出现邻偶两个重峰(J=6.0~9.4 Hz);间位芳氢为远程偶合的两个重峰(J=0.8~3.1 Hz)。

2. 取代基的化学位移及对芳氢的影响

1) 甲基:甲基质子在蒽醌核上的化学位移为 δ 2.1~2.9 ppm,为单峰或宽单峰,并使相邻芳氢及间位芳氢的 δ 值均减少 0.1~0.15 ppm。

2) 甲氧基:芳环上甲氧基的 δ 值为 4.0~4.5 ppm,为单峰,并使邻位及对位芳氢减少 0.45 ppm。

3) 羟甲基(CH_2OH):与苯环相连的—CH_2OH,其—CH_2—质子的 δ 值约 4.6 ppm(2H,双峰),其—OH 质子的 δ 值约 5.6 ppm(1H)。

4) 酚羟基及羧基:α-酚羟基受 C=O 影响大,δ 值在低磁场区,δ 值约 11~12 ppm,为单峰;β-酚羟基 δ 值小于 11 ppm,—COOH 也在此范围内,但酚羟基使邻位及对位芳氢的化学位移减少 0.45 ppm,而—COOH 则使其增大 0.8 ppm。

(四) 醌类化合物的质谱

蒽醌质谱的特征是其分子离子峰多为基峰,裂解时均相继失去 2 分子 CO 形成 m/z 180[M-CO]及 152[M-2CO]的强峰,并在 m/z 90 及 m/z 76 出现较强的双电荷离子峰。蒽醌衍生物也经过同样的裂解,得到与之相应的碎片峰。

裂解过程如下:

m/z 208 $\xrightarrow{-CO}$ m/z 180 $\xrightarrow{-CO}$ m/z 152

> **案例 5-2**
>
> 从大黄中分得一淡黄色针状结晶,沸点:194~196℃,分子式为 $C_{15}H_{10}O_4$,与 2% 氢氧化钠反应呈红色,与 0.5% 的乙酸镁试液反应呈樱红色,光谱数据如下:
>
> UV λ_{max} nm(lg ε):225(4.37),258(4.33),279(4.01),356(4.07),432(4.08);
>
> IR ν^{KBr} cm^{-1}:3100,1675,1621。
>
> ^{1}H-NMR(CDCl$_3$)δ:12.02(1H,s),12.13(1H,s),7.82(1H,dd,J=1.5 Hz、8.5 Hz),7.67(1H,t,J=8.5 Hz),7.30(1H,dd;J=1.5 Hz、8.5 Hz),7.66(1H,brs),7.11(1H,brs),2.47(3H,brs)。
>
> EI-MS m/z(%):254(100),239(5.2),226(23),198(10.2)。
>
> 结构推测程序如下:
>
> 1. 根据化合物与 2% 氢氧化钠反应呈红色,与 0.5% 的乙酸镁试液反应呈樱红色,推测该化合物可能为羟基蒽醌衍生物。
>
> 2. 紫外光谱中Ⅰ峰(225 nm)提示可能含有 2 个酚羟基,Ⅲ峰(279 nm)的 lg ε 值(4.01),小于 4.1,表明分子内无 β-酚羟基,峰Ⅴ位于 432 nm,证明分子内有两个 α-酚羟基,位置可能为 1,5 位或 1,8 位。
>
> 3. IR 光谱中的 1675 cm^{-1} 为游离 C=O 峰,而 1621 cm^{-1} 为缔合 C=O 峰,两峰频率差为 54 cm^{-1},进一步证明为 1,8-二羟基蒽醌。
>
> ^{1}H-NMR 中的 12.02(1H,s),12.13(1H,s),为两个 α-酚羟基的氢,7.82(1H,dd,J=1.5 Hz、8.5 Hz),7.67(1H,t,J=8.5 Hz),7.30(1H,dd;J=1.5 Hz、8.5 Hz)为一个偶合系统,归属于 H-5、H-6、H-7,其中 H-6 与 H-5、H-7 邻位偶合,出现三重峰。H-5、H-7 除互相间位偶合外,又分别与 H-6 邻位偶合,各出现双二重峰。2.47 处为甲基峰,7.11、7.66 两个单峰位于甲基的两侧,因发生烯丙偶合,使三者均为宽峰,因而排除了甲基在 2、4 位的可能,只能在 3 位。
>
> EI-MS 谱中的 254(100)为分子离子峰,239 为[M-CH$_3$]$^+$,226 和 198 分别为[M-CO]$^+$ 和[M-2CO]$^+$。
>
> 综合以上分析结果,该化合物的结构确定为 1,8-二羟基-3-甲基蒽醌,即大黄酚。

三、提取分离实例

(一) 大黄

大黄系蓼科植物掌叶大黄(*Rheum palmatum* L.)、唐古特大黄(*Rheum tanguticum* Maxim. ex Balf)或药用大黄(*Rheum officinale* Baill.)的干燥根及根茎。具有泻热通便、凉血解毒、逐瘀通经、利胆退黄等作用。内服用于治疗肠胃积滞、肠痈腹痛、血热吐衄、目赤咽肿等,外用治疗烧伤,并有较强的抑菌作用。

1. 主要化学成分与结构 大黄化学成分较为复杂,化学结构已被阐明的至少有 136 种以上,但其主要成分为蒽醌类化合物,总含量约 2%~5%,主要包括游离羟基蒽醌及其苷类,其中游离的羟基蒽醌类化合物仅占 10%~20%,而大多数羟基蒽醌类化合物以苷形式存在,游离羟基蒽醌类主要为大黄酸、大黄素、大黄酚、芦荟大黄素、大黄素甲醚等,苷类如大黄酸葡萄糖苷、大黄酚葡萄糖苷、大黄素葡萄糖苷、芦荟大黄素葡萄糖苷、一些双葡萄糖链苷及少量的番泻苷 A、B、C、D 等。除上述成分外,还含有鞣质、脂肪酸以及少量土大黄苷。

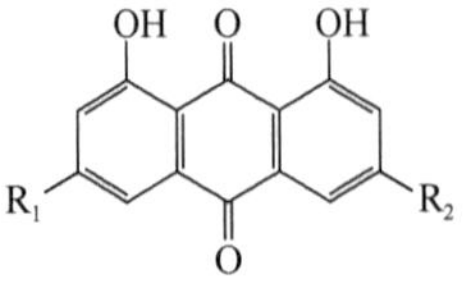

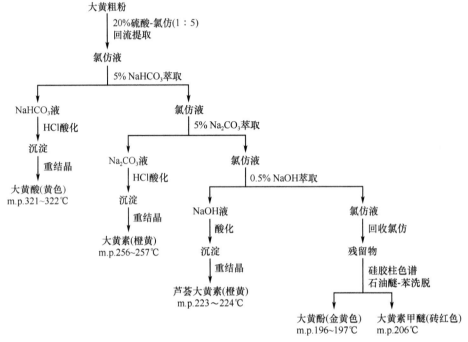

大黄酸	$R_1 = H$	$R_2 = COOH$
大黄酚	$R_1 = CH_3$	$R_2 = H$
芦荟大黄酚	$R_1 = H$	$R_2 = CH_2OH$
大黄素	$R_1 = CH_3$	$R_2 = OH$
大黄素甲醚	$R_1 = CH_3$	$R_2 = OCH_3$

2. 游离蒽醌类成分的提取分离 大黄中游离羟基蒽醌类成分的分离过程如下:

（二）紫草

紫草为紫草科植物新疆紫草[*Arnebia euchroma* (Royle)Johnst.]或内蒙紫草(*Arnebia guttata* Bunge)的干燥根。具有凉血、活血、解毒透疹的功效。用于治疗血热毒盛、斑疹黑紫、麻疹不透、疮疡湿疹、水火烫伤等。

1. 紫草中的主要化学成分 紫草中主要成分属于萘醌成分,主要包括紫草素等,详见表5-3。

表5-3 紫草中主要化学成分

基本结构	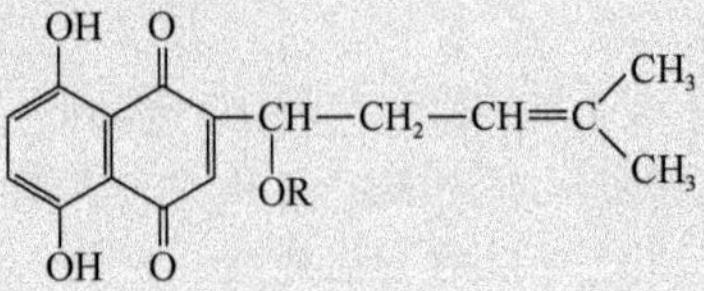	
名称	R	熔点(℃)
紫草素	H	147~149
乙酰紫草素	$COCH_3$	85~86
O-异丁酰紫草素	$COCH(CH_3)_2$	89~90
O-β,β-二甲基丙烯酰紫草素	$COCH=C(CH_3)_2$	113~114
O-β,β,γ-三甲基丁烯酰紫草素	$COH_2C-C=C(CH_3)_2$ 丨 CH_3	—
O-β-羟基异戊酰基紫草素	$COH_2C-\underset{OH}{\underset{|}{C}}-C(CH_3)_2$	90~92

2. 紫草中主要化学成分的提取与分离

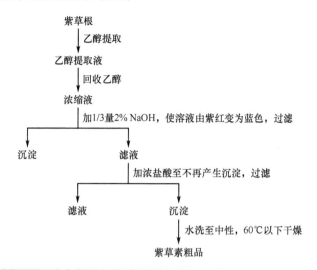

(三) 丹参

丹参为唇形科植物丹参(*Salvia miltiorrhiza* Bge.)的干燥根及根茎。主产于安徽、江苏、山西、河北以及四川等地,具有活血化瘀、调经止痛、凉血消痈、养血安神、清心除烦等功能,用于月经不调、经闭痛经、癥瘕积聚、胸腹刺痛、热痹疼痛、疮疡肿痛、心烦不眠、肝脾肿大、心绞痛等。现代药理研究亦表明丹参具有改善外周循环、提高机体耐缺氧能力,具有扩张冠状动脉与外周血管、增加冠脉流量、改善心肌收缩力等作用。

1. 丹参中的主要化学成分 丹参中主要含有脂溶性成分和水溶性成分两大类。脂溶性成分主要为菲醌类,且多为共轭醌、酮化合物,具有特征明显的橙黄或橙红色。如丹参醌Ⅰ、二氢丹参醌Ⅰ、次甲基丹参醌、隐丹参醌、丹参醌ⅡA、丹参醌ⅡB、羟基丹参醌ⅡA、丹参酸甲酯、丹参新醌甲、丹参新醌乙、丹参新醌丙、丹参新醌丁等。水溶性成分主要为丹参素(又称丹参酸甲)、丹参素乙、丹参素丙、原儿茶醛、原儿茶酸等。

2. 主要化学成分的提取与分离

(1) 提取分离流程

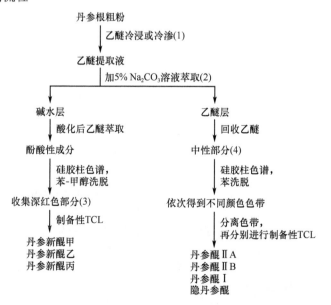

(2) 工艺流程分析及注意事项:①丹参中菲醌成分属于脂溶性成分,根据其溶解性,故可用乙醚提取。②丹参新醌类结构中有酸性羟基,可溶于碳酸钠中,借此可与其他菲醌类成分分离。③深红色部分为酸性成分,用硅胶柱色谱,苯-甲醇(10∶1)洗脱收集红色部分,再用制备性薄层色谱分离,可获得丹参新醌甲、乙、丙。④中性部分为丹参菲醌中性部分,用硅胶色谱、苯洗脱可获得丹参醌 I、隐丹参醌、丹参醌 II A、丹参醌 II B 等。

小 结

醌类化合物是指分子内具有不饱和环二酮结构(醌式结构)或者容易转变为具有醌式结构的化合物。从化学结构上分主要有苯醌、萘醌、菲醌、蒽醌等四类,其中蒽醌及其衍生物种类最多。

蒽醌类化合物常以游离状态或与糖结合存在,具泻下、抑菌等多方面生物活性。醌类化合物具有黄、橙、红色,且多有荧光,并随 pH 变化而显示不同颜色。游离蒽醌类化合物多具有升华性,小分子的苯醌和萘醌类还具有挥发性。游离醌类极性较小,易溶于亲脂性有机溶剂;醌苷类化合物极性较大,易溶于水或亲水性有机溶剂。醌类化合物因具有酚羟基或羧基,故多显酸性,易溶于碱性溶剂,其酸性强弱与分子中酚羟基的数目及位置有关,一般规律为:含—COOH>含两个以上 β-OH>含一个 β-OH>含两个以上 α-OH>含一个 α-OH,根据酸性强弱规律,可用 pH 梯度萃取法分离蒽醌类成分。

蒽醌类化合物的检识包括:

1) 显色反应:主要有菲格尔反应,可用于检测所有醌类;无色亚甲蓝反应,专用于检出苯醌和萘醌;活性次甲基试剂反应,苯醌和萘醌当其醌环上有未被取代位置时,可发生此反应;碱液呈色反应,用于检测蒽醌,特别是羟基蒽醌;乙酸镁反应,适于具有一个 α-OH 或有邻二酚羟基的蒽醌类化合物;对亚硝基二甲基苯胺反应,可检测羟基蒽酮类化合物。

2) 色谱检识:多用薄层色谱,也可采用纸色谱。

蒽醌类化合物的提取与分离方法有:有机溶剂提取法、碱溶酸沉法、水蒸气蒸馏法和其他方法;分离多采用 pH 梯度萃取分离法、色谱分离法;鉴定与结构测定主要采用色谱法和波谱法。色谱法常用薄层色谱和纸色谱。

目标检测

一、名词解释
1. 醌类化合物
2. pH 梯度萃取法

二、填空题
1. 羟基蒽醌苷及苷元,因具有_____基,可溶于_____溶液中,加酸酸化又可重新析出沉淀,这一性质常用于提取分离。
2. 醌类化合物主要包括苯醌、_____、_____、_____四种类型。
3. 羟基蒽醌衍生物在紫外光谱上共有五个吸收谱带:第 I 峰波长为_____nm,第 II 峰波长为_____nm,第 III 峰波长为_____nm,第 IV 峰波长为_____nm,第 V 峰波长为_____nm 以上。蒽醌的紫外光谱中第 II、第 IV 峰是由结构中_____部分引起的,第 III、第 V 峰是由_____

分引起的。

4. 用 pH 梯度萃取法分离游离蒽醌类衍生物,可溶于 5% $NaHCO_3$ 溶液的成分,其结构中应有_____基团;可溶于 5% Na_2CO_3 溶液的成分,其结构中应有_____基团;可溶于 5% NaOH 溶液的成分,其结构中应有_____基团。

三、选择题
(一) A 型题(单项选择题)
1. 专用于鉴别苯醌和萘醌的反应是( )
   A. 菲格尔反应　　　B. 无色亚甲蓝试验
   C. 活性次甲基反应　D. 醋酸镁反应
   E. 碱液反应
2. 采用柱色谱分离蒽醌类成分,常不选用的吸附剂是( )

A. 硅胶 B. 氧化铝
C. 聚酰胺 D. 磷酸氢钙
E. 葡萄糖凝胶

3. 大黄素型蒽醌母核上的羟基分布情况是( )
   A. 在一个苯环的 β 位
   B. 在二个苯环的 β 位
   C. 在一个苯环的 α 或 β 位
   D. 在二个苯环的 α 或 β 位
   E. 在醌环上

4. 下列蒽醌类化合物中,酸性强弱顺序是( )
   A. 大黄素>大黄酸>芦荟大黄素>大黄酚
   B. 大黄酸>芦荟大黄素>大黄素>大黄酚
   C. 大黄酸>大黄素>芦荟大黄素>大黄酚
   D. 大黄酚>芦荟大黄素>大黄素>大黄酸
   E. 大黄酸>大黄素>大黄酚>芦荟大黄素

5. 游离蒽醌类化合物大多具有( )
   A. 发泡性 B. 溶血性
   C. 升华性 D. 挥发性
   E. 旋光性

6. 若用冷 5% Na_2CO_3 溶液从含游离蒽醌的乙醚溶液中萃取,萃取液中可能含有下列成分( )
   A. 带 1 个 α-羟基蒽醌
   B. 有 1 个 β-羟基蒽醌
   C. 有 2 个以上 α-羟基蒽醌
   D. 1,5-二羟基蒽醌
   E. 1,4-二羟基蒽醌

7. 下列符合丹参醌 IIA 的说法有( )
   A. 有明显的泻下作用
   B. 能溶于水
   C. 能发生菲格尔反应
   D. 能与乙酸镁发生变红色
   E. 有较强的扩张冠状动脉作用

8. 分离游离羟基蒽醌混合物的最佳方案是( )
   A. 采用不同溶剂,按极性由弱至强顺次提取
   B. 采用不同溶剂,按极性由强至弱顺次提取
   C. 溶于氯仿或乙醚等溶剂后,依次用不同碱液萃取,碱度由强至弱
   D. 溶于氯仿或乙醚等溶剂后,依次用不同碱液萃取,碱度由弱至强
   E. 溶于碱水,依次加不同酸水后,用乙醚萃取,酸度由强至弱

9. 紫草素具有止血、抗菌、消炎、抗病毒等作用,其结构属于( )
   A. 邻苯醌
   B. 对苯醌

C. $amphi$(2,6)-萘醌
D. α-(1,4)-萘醌
E. β-(1,2)-萘醌

10. 中药大黄、番泻叶中致泻的主要化学成分是( )
    A. 大黄素 B. 大黄酚
    C. 大黄素甲醚 D. 番泻苷 A
    E. 芦荟大黄素

11. 下列化合物中酸性最强的化合物是( )
    A. 大黄素 B. 大黄酚
    C. 大黄素甲醚 D. 大黄酸
    E. 芦荟大黄素

12. 丹参醌类为中药丹参中所含活性成分,其结构属于( )
    A. 苯醌 B. 萘醌
    C. 菲醌 D. 蒽醌
    E. 蒽酮

13. 下列化合物中,Molish 反应阳性的是( )
    A. 大黄素 B. 番泻苷
    C. 紫草素 D. 丹参醌
    E. 大黄酚

14. 醌类化合物通用的显色反应是( )
    A. 活性次甲基反应 B. 无色亚甲蓝试验
    C. 菲格尔反应 D. 乙酸镁反应
    E. 碱液反应

15. 苯醌、萘醌化合物醌环上有未被取代的位置时,可以发生( )
    A. 无色亚甲蓝试验 B. 活性次甲基反应
    C. Borntrager 反应 D. 乙酸镁反应
    E. 菲格尔反应

16. 大黄的乙醇提取浓缩液,经乙醚萃取得到乙醚萃取液,采用 pH 梯度萃取法分离,$NaHCO_3$ 溶液中得到的是( )
    A. 大黄素 B. 大黄酸
    C. 芦荟大黄素 D. 大黄酚
    E. 大黄素甲醚

17. 下列化合物酸性最强的是( )
    A. 1,8-二羟基蒽醌 B. 1,4-二羟基蒽醌
    C. 1,2-二羟基蒽醌 D. 1,3-二羟基蒽醌
    E. 2,7-二羟基蒽醌

18. 大黄素型蒽醌与茜草素型蒽醌的区别在于( )
    A. 母核不同
    B. 羟基在苯环上的分布不同
    C. 羟基是否与糖结合

D. 酸碱性不同
E. 加碱后显色不同

19. 若羟基蒽醌与乙酸镁反应呈蓝紫色,则其羟基的位可能是(　　)
   A. 1,3-二羟基　　B. 1,5-二羟基
   C. 1,2-二羟基　　D. 1,4-二羟基
   E. 1,8-二羟基

20. 下列反应中可用于鉴别蒽醌类化合物的是(　　)
   A. 无色亚甲蓝试验　B. 活性次甲基反应
   C. Borntrager 反应　D. Molish 反应
   E. Vitali 反应

(二)B型题(配伍选择题)

[21~25题共用备选答案]
   A. 紫红色至紫色　B. 蓝至蓝紫色
   C. 橙红色至红色　D. 绿色
   E. 橙黄色至橙色

21. 核上只有一个羟基,与乙酸镁络合后,显(　　)
22. 1,2-二羟基蒽醌,与乙酸镁络合后,显(　　)
23. 1,3-二羟基蒽醌,与乙酸镁络合后,显(　　)
24. 1,4-二羟基蒽醌,与乙酸镁络合后,显(　　)
25. 1,8-二羟基蒽醌,显(　　)

[26~30题共用备选答案]
   A. 1,8-二羟基-3-甲基蒽醌
   B. 1,6,8-二羟基-3-甲基蒽醌
   C. 1,8-二羟基-3-羟甲基蒽醌
   D. 1,8-二羟基-3-甲基-6-甲氧基蒽醌
   E. 1,8-二羟基-3-羧基蒽醌

26. 大黄素的结构是(　　)
27. 大黄酸的结构是(　　)
28. 大黄酚的结构是(　　)
29. 芦荟大黄素的结构是(　　)
30. 大黄素甲醚的结构是(　　)

(三)X型题(多项选择题)

31. 下列有关游离蒽醌类化合物的论述,正确的是(　　)
   A. 多为有色固体　B. 多数具荧光
   C. 一般酸性　　　D. 多有升华性
   E. 易溶于水

32. 醌类化合物按结构可分为(　　)
   A. 苯醌　　　B. 萘醌
   C. 蒽醌　　　D. 甾醌
   E. 菲醌

33. 下列化合物结构属于蒽醌类的是(　　)
   A. 芦荟大黄素　B. 丹参醌
   C. 大黄酸　　　D. 番泻苷
   E. 茜草素

34. 可用于鉴别大黄素的反应是(　　)
   A. 无色亚甲蓝试验　B. Borntrager 反应
   C. 活性次甲基反应　D. 乙酸镁反应
   E. 菲格尔反应

35. 羟基蒽醌 UV 光谱中由苯甲酰基结构引起的吸收谱带为(　　)
   A. 230 nm　　　B. 240～260 nm
   C. 262～295 nm　D. 305～389 nm
   E. 400 nm 以上

四、简答题

1. 用显色反应鉴别下列化合物。

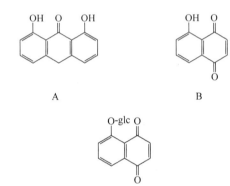

2. 简述 β-羟基蒽醌比 α-羟基蒽醌的酸性大的原因。

五、综合应用题

1. 从某一植物的根中利用 pH 梯度萃取法,分离得到 A、B、C、D 及 β-谷甾醇五种化学成分。请在下面的分离流程图的括号内填入正确的化合物代码。

	R_1	R_2	R_3	R_4
A	OH	H	COOH	OH
B	OH	H	CH_3	OH
C	OCH_3	OH	CH_3	OH
D	OCH_3	OCH_3	CH_3	OH

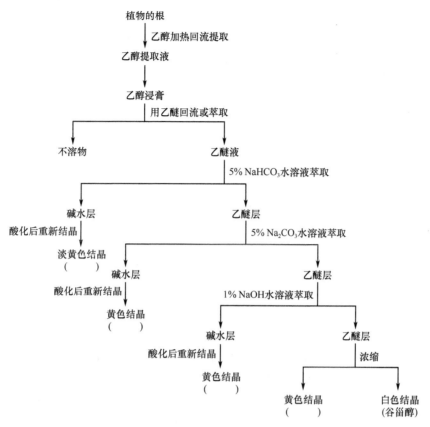

2. 某中药提取混合物,其中含有下列结构蒽醌化合物,请写出其化学结构式,比较其酸性强弱,并利用酸性差异设计分离流程。
   A. 1,4,7-三羟基蒽醌
   B. 1,5-二羟基-3-羧基蒽醌
   C. 1,8-二羟基蒽醌
   D. 1-甲基蒽醌

(于永军)

第6章 苯丙素类化合物

> **学习目标**
>
> 1. 掌握香豆素、木脂素的理化性质和检识方法。
> 2. 掌握香豆素、木脂素的提取分离方法。
> 3. 理解香豆素、木脂素的结构分类。
> 4. 理解香豆素的波谱分析。
> 5. 了解天然药物中香豆素和木脂素的分布、存在形式及生物活性。

案例 6-1

苯丙素类化合物如香豆素、木脂素等,广泛存在于植物中,已在很多领域如医药、食品、化妆品等成为重要的原料,其中许多化合物具有各种生物活性,在医药、生物等领域有着广阔的应用前景。

问题:

苯丙素类基本骨架是什么?主要包括哪几类化合物?

苯丙素是一类具有 C_6—C_3 基本骨架的化学成分。自然界存在的苯丙素衍生物种类较多,有单分子存在的苯丙烯类及其侧链氧化产生的苯丙醇、苯丙醛、苯丙酸及其缩酯和香豆素类,有2~4个分子聚合的木脂素类和多分子聚合的木质素类等。

苯丙素类化合物的生物合成途径是莽草酸途径,生物合成途径如图6-1所示。

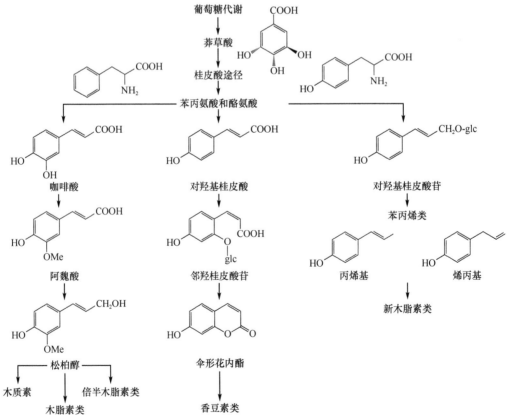

图6-1 苯丙素类化合物生物合成途径图

第6章 苯丙素类化合物

从上面的生源关系可看出,苯丙素类衍生物在植物体内是通过芳香氨基酸(L-苯丙氨酸和L-酪氨酸),再经脱氨、羟基化、偶合等一系列反应而形成。本章内容主要讨论香豆素和木脂素。

第1节 香豆素

> **案例6-2**
>
> 香豆素是一种用途极广的重要化合物,到现在为止,已发现的香豆素类有上千种。香豆素及其衍生物具有一定的香气,可在化妆品、饮料、食品等制品中作为增香剂。香豆素类化合物还具有多方面的重要生物活性如抗菌、抗病毒、抗癌、光敏、松弛平滑肌、降血压、抗凝血等作用。香豆素类化合物分子量较小,合成相对简单,生物利用度高,在制药行业中常被用作中间体和药物,因而,在医药等行业均表现出重要作用。
>
> 问题:
> 1. 哪些化合物属于香豆素类,香豆素的主要结构特征是什么?
> 2. 如何判断药材中是否含香豆素化合物?
> 3. 香豆素有哪些主要的理化性质?
> 4. 怎样从天然药物中提取分离香豆素?

香豆素(coumarin)又称香豆精,最早由豆科植物香豆中分得,因其具芳香气味而称香豆素。香豆素是一类具有苯骈 α-吡喃酮母核的天然化合物的总称。从结构上看,它是顺式邻羟基桂皮酸分子内脱水而成的内酯化合物。

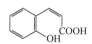
顺邻羟基桂皮酸

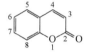
香豆素

香豆素广泛分布于植物界,少数来自动物和微生物,尤其在伞形科、豆科、芸香科、茄科、菊科、木樨科、瑞香科等植物中分布更为广泛。在植物体内,香豆素类一般以游离状态或与糖成苷的形式存在于叶、花、茎、果实中,通常以幼嫩的叶芽中含量较高。

香豆素类化合物具有多方面的生物活性,主要表现在以下几个方面。

1) 抗菌、抗病毒作用:如秦皮中的七叶内酯和七叶苷可治疗细菌性痢疾;胡桐中香豆素(+)calanolide A 是 HIV-1 逆转录酶抑制剂,美国 FDA 已批准其作为抗艾滋病药进入临床实验。

2) 平滑肌松弛作用:伞形科植物中许多香豆素有扩张血管作用,如白芷根中的白芷素有较显著的扩张冠状血管作用;亮菌甲素能松弛胆总管末端的括约肌,能显著促进胆汁分泌。

3) 光敏作用:如白芷中富含香豆精成分,其中线型呋喃香豆素具有光敏作用,可用于光化学疗法治疗银屑病。补骨脂中的补骨脂内酯类化合物具有光敏作用,外涂或内服后经日光照射可引起皮肤色素沉着,可用于白癜风病的治疗。

4) 抗凝血作用:如双香豆素和华法林等香豆素类药物可以抑制维生素 K 环氧化物还原酶,妨碍维生素 K 的循环利用而产生抗凝血作用,用于防治血栓形成。

一、香豆素的结构类型

香豆素种类很多,在自然界中,香豆素母核上常有羟基、烷氧基、异戊烯基、苯基等取代基,其中异戊烯基的活泼双键可与邻位的酚羟基环合成呋喃或吡喃等环氧结构,因此,常根据香豆素环上取代基与连接方式的不同进行分类。主要有以下几类。

(一) 简单香豆素类

这类是指仅在苯环有取代基的香豆素类。常见的取代基有羟基、甲氧基、亚甲二氧基、异戊烯基等。绝大部分香豆素在 C_7 位都有含氧取代基,仅少数例外。常见的简单香豆素有七叶内酯(esculetin)、七叶苷(aesculin)、伞形花内酯(umbelliferone)、蛇床子素(osthole)等。一些化合物的结构及其药理活性见表6-1。

表 6-1 简单香豆素类化合物的结构及其药理作用

结构类型	基本结构	化合物	作用
简单香豆素	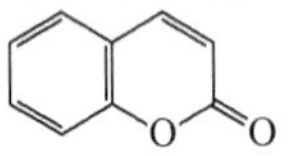 (香豆素母核)	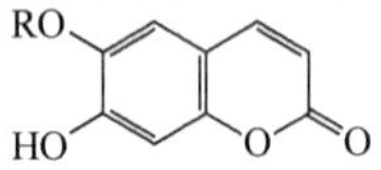 R=H 七叶内酯 R=glu 七叶苷	抗菌、消炎、止咳平喘,可用于治疗细菌性痢疾
		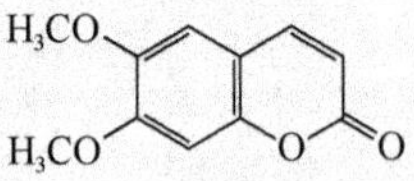 滨蒿内酯	松弛平滑肌,解痉利胆,可用于治疗肝炎
		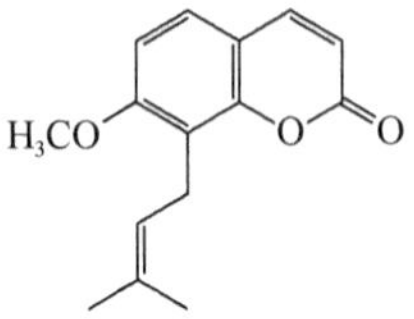 蛇床子素	可治疗脚癣、湿疹和阴道滴虫等

(二) 呋喃香豆素类

呋喃香豆素结构中的呋喃环往往是由香豆素母核上所存在的异戊烯基与其邻位的酚羟基环合而成,成环后有时伴随着失去3个碳原子的变化。

呋喃香豆素类成分又分为线型和角型两种结构。一些呋喃香豆素类化合物的结构及其药理活性见表6-2。

表 6-2 呋喃香豆素类化合物的结构及其药理作用

结构类型	基本结构	化合物	作用
呋喃香豆素	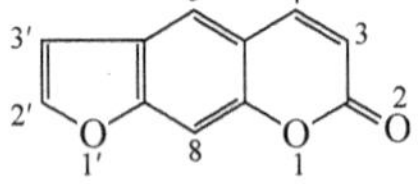 6,7-呋喃香豆素 (线型结构)	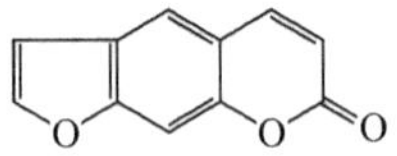 补骨脂素	有光敏作用,用于治疗白癜风等白斑症
		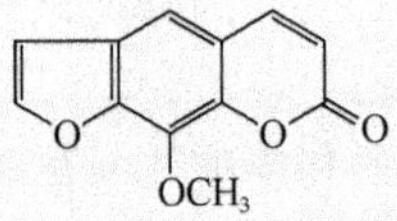 花椒毒内酯	有较强的光敏作用,可用于治疗银屑病
	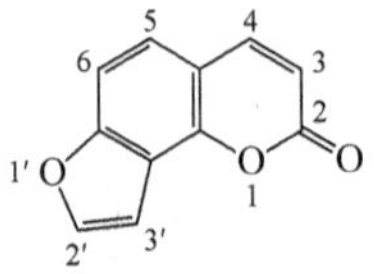 7,8-呋喃香豆素 (角型结构)	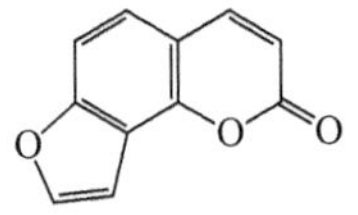 白芷内酯	有中枢神经抑制、解痉作用

> **链接** 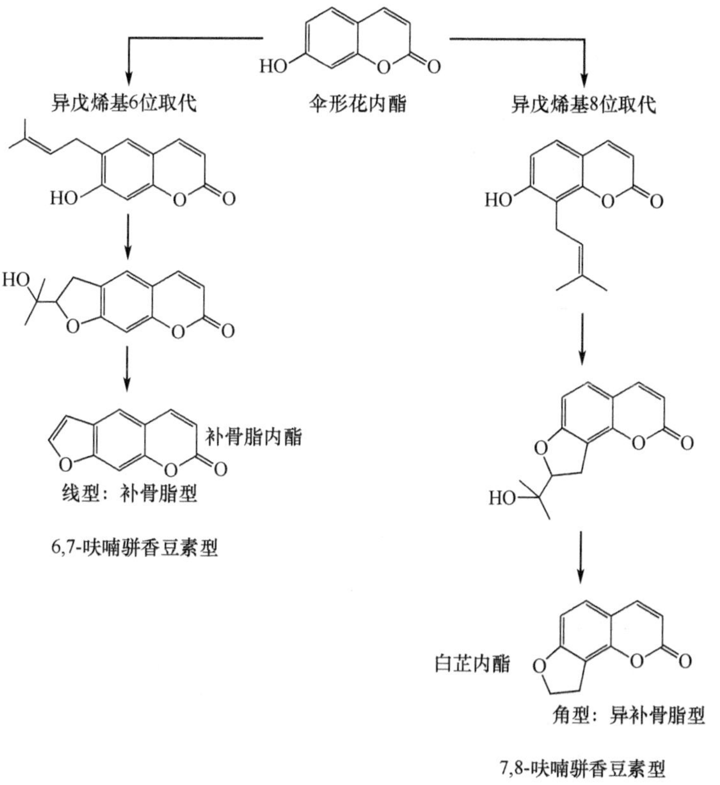
>
> 图 6-2 呋喃香豆素环合的全过程

1) 6,7-呋喃香豆素型(线型):是由 C_6-异戊烯基与 C_7-羟基环合而成,成环后三个环处于一条直线上。以补骨脂内酯为代表,又称补骨脂内酯型(psoralen)。如花椒毒内酯(xanthotoxin)、紫花前胡内酯(nodakenetin)、佛手柑内酯(bergapten)等。

2) 7,8-呋喃香豆素型(角型):是由 C_8-异戊烯基与 C_7-羟基环合而成,成环后三个环处在一折角线上。以白芷内酯为代表,又称白芷内酯型,如茴芹内酯(angelicin)、异佛手内酯(isobergapten)等。

(三) 吡喃香豆素类

吡喃香豆素是指香豆素母核苯环上 C_7 酚羟基与邻位异戊烯基环合成 2,2-二甲基-α-吡喃环结构,形成吡喃香豆素。

吡喃香豆素类也分为线型和角型两种结构。一些吡喃香豆素类化合物的结构及其药理活性见表 6-3。

1. 6,7-吡喃香豆素(线型) 以花椒内酯为代表,如美花椒内酯(xan-thoxyletin)。

2. 7,8-吡喃香豆素(角型) 以邪蒿内酯为代表,如白花前胡甲素(praeruptorin),它有抗心率不齐的的作用。

表 6-3　吡喃香豆素类化合物的结构及其药理作用

结构类型	基本结构	化合物	作用
吡喃香豆素	6,7-吡喃香豆素（线型结构）	美花椒内酯	抗心律不齐
	7,8-吡喃香豆素（角型结构）	白花前胡甲素	

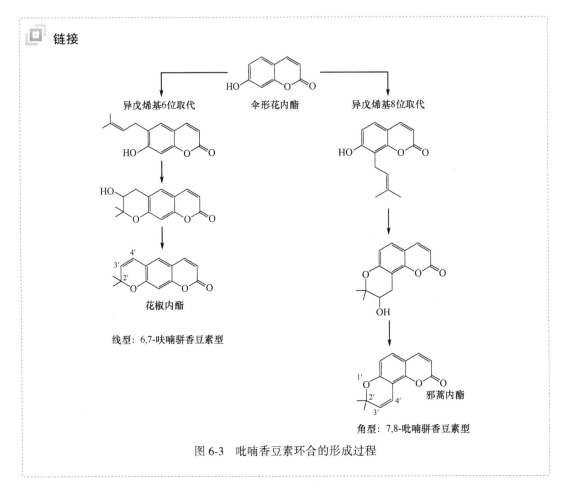

图 6-3　吡喃香豆素环合的形成过程

（四）异香豆素类

异香豆素是香豆素的异构体，可以认为是邻羧基苯乙烯醇分子内脱水缩合而成的内酯。如茵陈内酯（capillarin）、岩白菜素（bergenin）等。一些异香豆素类化合物的结构及其药理活性见表6-4。

表 6-4 异香豆素类化合物的结构及其药理作用

结构类型	基本结构	化合物	作用
异香豆素	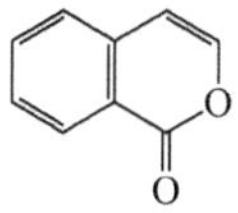 (异香豆素母核)	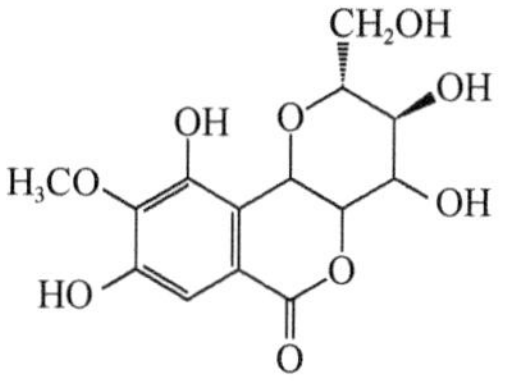 岩白莱素	镇咳、抗炎可治疗慢性支气管炎
		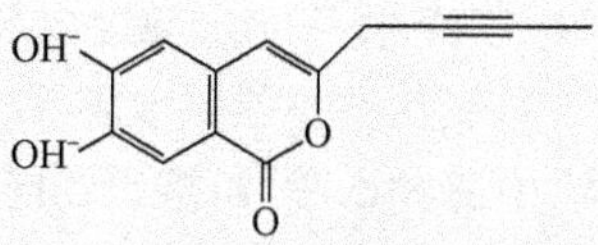 茵陈内酯	

(五) 其他类

指在香豆素的 α-吡喃酮环上具有取代基的一类香豆素,取代基接在 C_3 或 C_4 位置上,常见有苯基、羟基、异戊烯基等取代基。如海棠果内酯(callophylloide)有抗凝血作用,胡桐中的香豆素(+)calanolide A 具有显著的抗 HIV-1 逆转录酶作用,黄檀内酯(dalbergin)等。

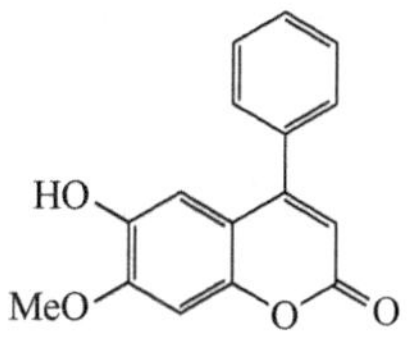

黄檀内酯 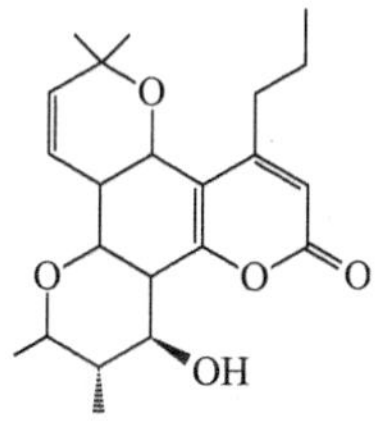　　　　(+) calanolide A

由两个或三个香豆素的基本母核通过碳碳键或醚键相连而成的为聚香豆素,如紫花苜蓿中的紫苜蓿酚(dicoumarol)、瑞香狼毒中的西瑞香素(daphnoretin),紫苜蓿酚有抗肿瘤、抗血栓的作用。

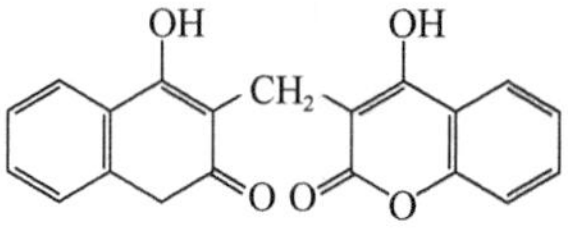

紫苜蓿酚 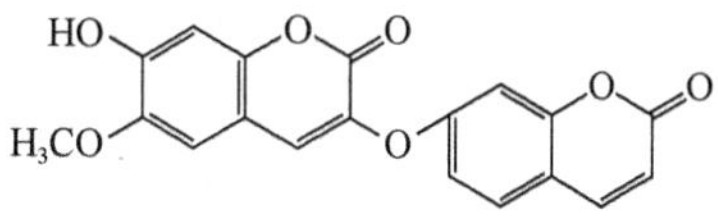　　　　西瑞香素

> **课堂互动**
>
> 请说出下列化合物的结构类型: 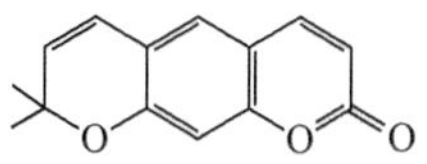
>
> 花椒内酯 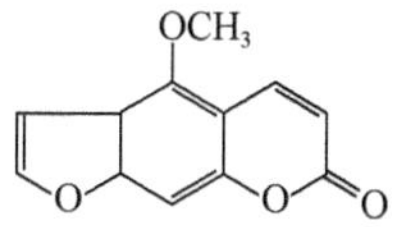　　　　佛手苷内酯 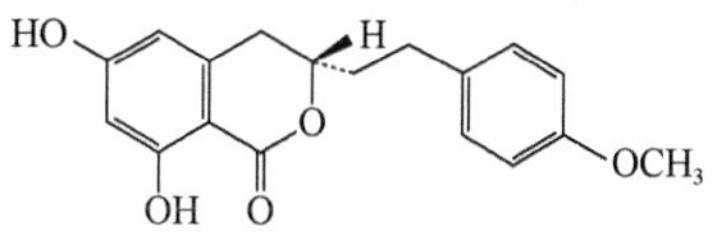　　　　仙鹤草内酯

二、香豆素的理化性质

(一) 性状

游离香豆素多为结晶形固体,有一定熔点,大多具有香气。分子量较小的游离香豆素有挥发性,可随水蒸气蒸馏出来,能升华。

香豆素苷多数则无香味和挥发性,也不能升华。

(二) 溶解度

游离的香豆素具有亲脂性,难溶于冷水,可溶于沸水,易溶于甲醇、乙醇、乙醚、氯仿等有机溶剂。含酚羟基的香豆素类能溶于氢氧化钠等强碱水溶液。

香豆素苷极性较大,能溶于水、甲醇和乙醇,难溶于乙醚、氯仿等极性小的有机溶剂。

(三) 与碱水解反应

香豆素分子中具有不饱和内酯环,在稀碱溶液中内酯环可水解开环,生成易溶于水的顺邻羟基桂皮酸盐,但加酸酸化后又重新环合成难溶于水的内酯而沉淀析出。此反应有可逆性,可用于香豆素及其他内酯类化合物的鉴别和提取分离。

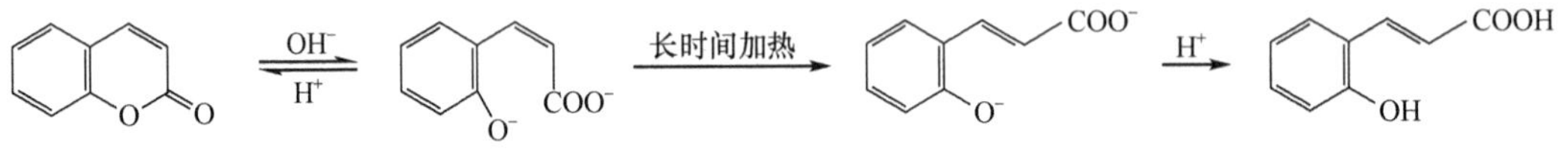

香豆素 ⇌(OH⁻/H⁺) 顺式邻羟基桂皮酸盐 →(长时间加热) 反式邻羟基桂皮酸盐 →(H⁺) 反式邻羟基桂皮酸

但香豆素类与碱长时间加热或经紫外光照射,水解生成的顺邻羟基桂皮酸则发生异构化,转变为稳定的反邻羟基桂皮酸盐,再经酸化也不再环合成内酯,失去了可逆性。

香豆素类成分与浓碱一起煮沸,则内酯环往往被破坏,常裂解为酚类或酚酸类。因此用碱液提取香豆素时,必须注意碱液的浓度和加热时间,以防破坏内酯环。

(四) 荧光性质

香豆素化合物在紫外光下大多具有荧光,有的在可见光下也能观察到荧光,在碱溶液中荧光增强。荧光的有无或强弱与分子中取代基的种类和存在位置有关。如香豆素母核无荧光;7-羟香豆素(伞形花内酯)呈强烈的蓝色荧光,甚至在可见光下也可见到;6,7-二羟基香豆素(七叶内酯)荧光则较弱;而7,8-二羟基香豆素(瑞香内酯)则无荧光。羟基香豆素羟基醚化则荧光减弱,颜色变紫,如七叶内酯二甲醚。呋喃香豆素荧光较弱,一般呈蓝色或棕色等。

香豆素的荧光性质常用于色谱法检识香豆素,具有容易辨认、灵敏度高等特点,有很大的实用性。

> **案例 6-3**
>
> 一些中药材可以通过药材粉末或其浸出液在紫外光或可见光下产生一定颜色的荧光来鉴别。如中药材白芷、秦皮的荧光鉴别:
>
> 1. 白芷的荧光鉴别:取白芷粉 0.5 g,加乙醚适量冷浸,振摇后过滤,取滤液 2 滴,滴于滤纸上,置紫外光灯下观察,显蓝色荧光。
>
> 2. 秦皮的荧光鉴别:秦皮热水浸出液,日光下显碧蓝色荧光。
>
> **问题**:
> 为什么可以通过荧光鉴别秦皮、白芷?

(五) 显色反应

香豆素分子中某些基团(如内酯、酚羟基等)可与一些试剂发生显色反应,这为鉴别香豆素类提供了一定的参考。

1. 异羟肟酸铁反应 此反应可以鉴别具有酯、内酯、酰胺、酸酐等结构的化合物。由于香豆素类具有内酯环,在碱性条件下可开环,与盐酸羟胺缩合成异羟肟酸,然后再于酸性条件下与三价铁离子络合成盐而显红色。

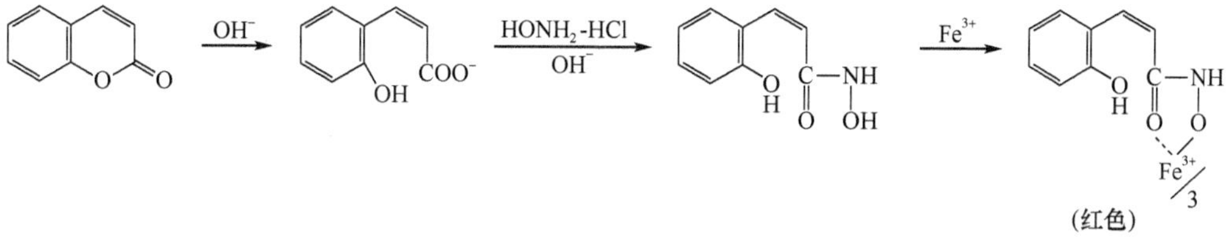

2. 三氯化铁反应 三氯化铁试剂可以判断酚羟基的有无。具有酚羟基的香豆素类在酸性条件下可与三氯化铁试剂络合产生不同的颜色,产生的颜色呈污绿色至蓝绿色。颜色的深浅与香豆素结构中酚羟基的数目与位置有关,一般酚羟基越多,颜色越深。

3. 重氮化试剂反应 当香豆素结构中酚羟基对位或邻位无取代,则能与重氮化试剂反应生成红色或紫红色的偶氮染料衍生物。

4. Gibb 反应和 Emerson 反应 当香豆素结构中酚羟基对位无取代或 C_6 位上无取代基的存在时,可与 Gibb 试剂、Emerson 试剂发生反应,呈现一定的颜色。Gibb 反应和 Emerson 反应都要求必须有游离的酚羟基,且酚羟基的对位要无取代才显阳性。

Gibb 试剂是 2,6-二氯(溴)苯醌氯亚胺,它在弱碱性条件下可与酚羟基对位的活泼氢缩合成蓝色化合物。

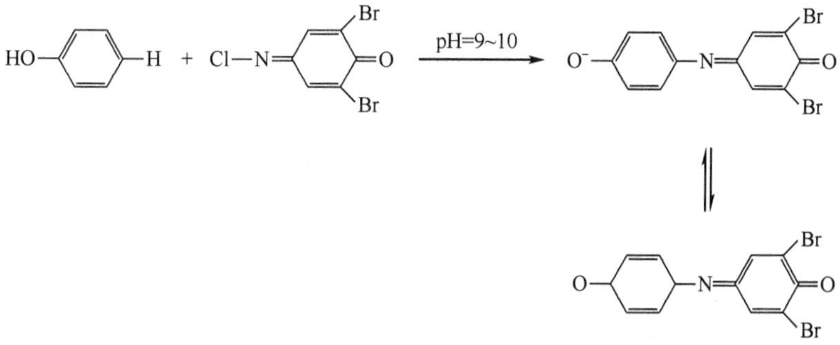

Emerson 试剂是 4-氨基安替比林-铁氰化钾,它可与酚羟基对位的活泼氢生成红色缩合物。

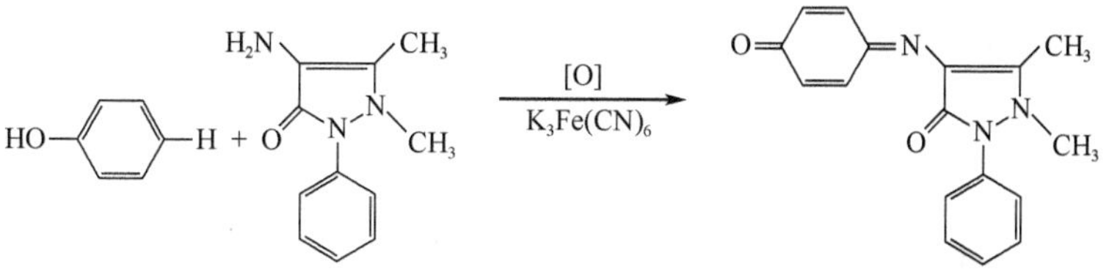

Gibb 反应和 Emerson 反应可判断香豆素的 C_6 位是否有取代基的存在。可先在碱性条件下水解,使内酯环打开生成一个新的酚羟基,如果其对位(即 C_6 位)无取代基存在,可与 Gibb 试剂或 Emerson 试剂呈阳性反应;若 C_6 位有取代基,则 Gibb 反应和 Emerson 反应为负反应。

课堂互动

请用化学反应试剂鉴别下列三种化合物：

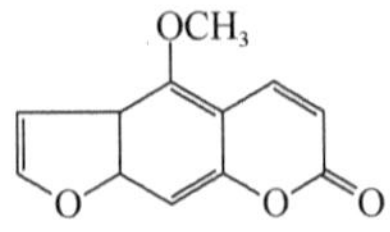

佛手苷内酯 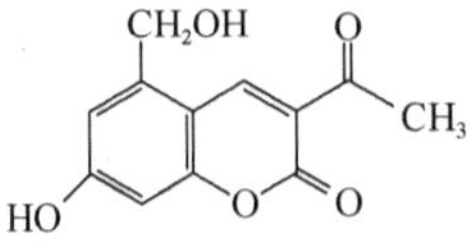　　　亮菌甲素 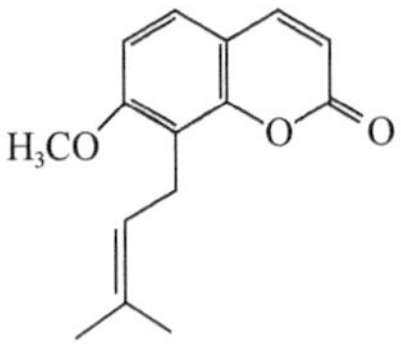　　　蛇床子素

三、香豆素的提取分离方法

游离香豆素多具有亲脂性，而香豆素苷类因极性增大而具亲水性，由此可选择合适的溶剂进行提取。目前，常用的提取分离方法主要有以下几种。

（一）溶剂提取法

根据药材中欲提取香豆素的溶解性大小选择适当的溶剂。游离香豆素大多极性较小，具亲脂性，可用亲脂性有机溶剂如乙醚、苯等提取。与糖结合成苷后极性较大，亲水性较强，可用水、乙醇等溶剂提取。

对结构不明的香豆素类，可以采用系统溶剂法进行提取，使各结构类型的香豆素都可能被提取出来。由于各种不同的游离香豆素和苷类存在明显的极性差异，系统溶剂法利用它们的极性差异在不同溶剂中的溶解度不同进行分离。

系统溶剂法通常先用极性较大的甲醇或乙醇提取，提取液中含有多种游离香豆素及其苷类，将提取液浓缩回收醇，加适量水后依次用不同极性的有机溶剂，由低极性至高极性萃取，常用石油醚、乙醚、乙酸乙酯、丙酮和甲醇顺次萃取。也可将提取液回收醇，拌入硅藻土，烘干粉碎后，置连续回流提取器中，用不同极性的有机溶液依次提取。各种提取液浓缩放冷，有的可析出结晶，有的尚需进一步分离。石油醚对香豆素的溶解度不大，石油醚中主要含有脂溶性色素等杂质，有些不含羟基的游离香豆素可能被提出，其萃取液浓缩后即可析出结晶。乙醚中主要含有游离香豆素，乙醚是多数香豆素的良好溶剂。乙酸乙酯中可能含有极性强的游离香豆素和极性低的香豆素苷，丙酮和甲醇主要含有香豆素苷。

案例6-4

采用溶剂法提取分离补骨脂中的香豆素类成分。

补骨脂为豆科植物补骨脂（*Psoralea corylifolia* L.）的干燥成熟果实，具有温肾助阳、纳气、止泻的作用。用于阳痿遗精、遗尿尿频、腰膝酸冷、肾虚作喘、五更泄泻；外用治疗白癜风、斑秃。

补骨脂含有多种香豆素类成分，包括补骨脂内酯（补骨脂素，呋喃香豆素类）、异补骨脂内酯（异补骨脂素，异呋喃香豆素类）和补骨脂次素等，为抗白癜风的主要有效成分，具有光敏性质。另外还含有黄酮类化合物、糖类、油脂等。

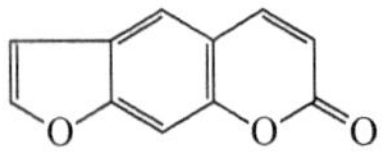

补骨脂内酯 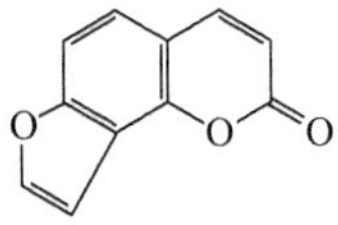　　　异补骨脂内酯

补骨脂内酯 m.p. 189~160℃，异补骨脂内酯 m.p. 138~139℃，均为白色细针状结晶，有升华性及蓝色荧光，能溶于氯仿、丙酮、苯，微溶于水、乙醚，难溶于冷石油醚、四氯化碳。

补骨脂种子内还含有大量油脂和糖类成分,易与碱水发生皂化反应,形成胶状物,难以过滤,不适合用碱溶酸沉法提取。因此,常用溶剂法提取分离补骨脂内酯和异补骨脂内酯。从补骨脂中提取补骨脂素和异补骨脂素的工艺流程如图 6-4 所示。

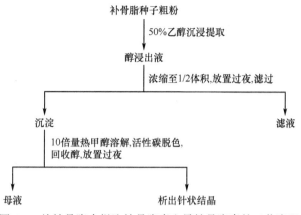

图 6-4 从补骨脂中提取补骨脂素和异补骨脂素的工艺流程

提取工艺流程分析:最后得到的白色针状结晶为补骨脂内酯和异补骨脂内酯的混合物,两者含量之比约为 1:1,均为有效成分,临床上多用其混合物,制成片剂、酊剂内服,或外用治疗白癜风病。

若想得到纯品,要进一步分离混合物,可采用柱色谱法。吸附剂为中性氧化铝,以苯-石油醚(4:1)为洗脱剂,每 50 ml 洗脱剂中加 15 滴丙酮,以干柱层析法进行,展开后在紫外光下可见二荧光色带,分别取下后,用甲醇回流提取,提取液回收溶剂,放置,析出结晶,分别得到补骨脂内酯(补骨脂素)、异补骨脂内酯(异补骨脂素)。

(二) 碱溶酸沉法

由于香豆素类结构有内酯环,且多数还有酚羟基,在热碱液中内酯环开环生成羧酸盐(或同时生成酚盐),加酸又重新环合成内酯而析出。利用此性质可提取分离香豆素。但必须注意:碱液的浓度不宜太浓,加热时间不宜过长,温度不宜过高,以免破坏内酯环。

常用 0.5% 氢氧化钠水溶液加热提取,提取液冷却后再用乙醚等亲脂性溶剂萃取除去杂质,然后加酸调节 pH 至中性,适当浓缩,再酸化,则游离香豆素类即可析出。

碱溶酸沉法分离香豆素的缺点:对酸碱敏感的香豆素类,使用碱溶酸沉法分离时很可能得不到原物质,如香豆素 C_8 位有酰基者,水解后不易恢复成原内酯型结构。碱易于使结构中的其他酯基水解者、酸可使具异戊烯基和邻位羟基的环合者、酸可使侧链环氧基的开环者,这些化合物不宜用碱溶酸沉法提取分离。

故在应用到酸或碱时,一定要加强对化合物的结构监测。

(三) 水蒸气蒸馏法

小分子的香豆素类因具有挥发性,可采用水蒸气蒸馏法进行提取。

(四) 超临界流体萃取法

超临界流体萃取技术已经被广泛应用于香豆素类成分的提取中。极性小的游离香豆素可直接提取,而苷可通过加入乙醇等极性溶剂作为夹带剂来提取。

(五) 色谱方法

结构相似的香豆素混合物常需经色谱方法才能有效分离。用于香豆素化合物分离的色谱法,通常采用的吸附剂是硅胶,洗脱剂常用石油醚、正己烷、乙醚、氯仿与乙酸乙酯等混合溶剂梯度洗脱。

用氧化铝柱色谱法分离香豆素时,可采用中性或酸性氧化铝,慎用碱性氧化铝,因为它对某些含酚羟基的香豆素有强烈吸附,还可能导致香豆素化合物发生降解。

此外,其他吸附剂有用混以甲酰胺或乙二醇的纤维素来分离呋喃香豆素或酯类香豆素,用活性炭-硅藻土混合物分离香豆素苷类的。也有报道大孔吸附树脂法、聚酰胺色谱法、凝胶色谱法及制备型 HPLC 等用于香豆素的分离。

> **案例 6-5**
>
> 色谱法分离蛇床子中的香豆素类成分。
>
> 蛇床子是伞形科植物蛇床[*Cnidium monnieri* (L) Cuss.]的果实。性温,味辛、苦。温肾壮阳,燥湿,祛风,杀虫。用于阳痿、宫冷、寒湿带下、湿痹腰痛;外治外阴湿疹、妇人阴痒、滴虫性阴道炎。蛇床子中含有蛇床子素、佛手苷内酯、异虎耳草素、欧芹属素乙等香豆素类化合物及挥发油类成分。
>
> 采用溶剂提取法提取,经大孔吸附树脂、硅胶柱色谱纯化,得到蛇床子素、佛手苷内酯、异虎耳草素等化合物。从蛇床子中提取分离香豆素的工艺流程如图 6-5 所示。
>
>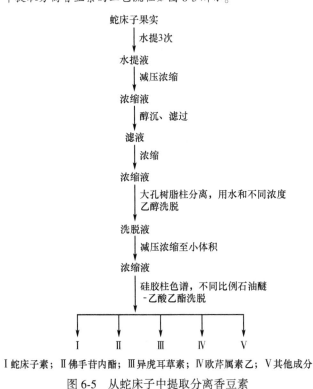
>
> Ⅰ 蛇床子素;Ⅱ 佛手苷内酯;Ⅲ 异虎耳草素;Ⅳ 欧芹属素乙;Ⅴ 其他成分
>
> 图 6-5 从蛇床子中提取分离香豆素

提取工艺流程分析:根据蛇床子素、佛手苷内酯、异虎耳草素、欧芹属素乙等香豆素类化合物溶解性,采用水提取、乙醇沉淀、大孔吸附树脂分离。大孔吸附树脂是一种高聚物吸附剂,可使天然药物中的黄酮类、生物碱类、苷类等有效成分高度富集,且杂质少,尤其是对皂苷类成分在水溶液中不仅吸附快,解吸附也快,而且吸附容量大,洗脱下来的成分纯度高、易结晶、提取率高。

四、香豆素化合物的色谱检识

(一) 纸色谱

常用的溶剂系统为含水有机溶剂系统,如水饱和的异戊醇或氯仿等,由于香豆素分子中多含有酚羟基显弱酸性,一般选用酸性展开剂如正丁醇-冰醋酸-水(4:1:5,上层)、乙酸乙酯-吡啶-水(2:1:1,上层)等,以避免用中性展开剂时产生斑点拖尾的现象。若用碱性展开剂,则因成盐而使 R_f 值偏小。

对于亲脂性较强的呋喃香豆素类化合物,可采用二甲基甲酰胺为固定相,常用己烷-苯(8:2)为展开剂。

色谱后的滤纸可先在紫外灯下观察香豆素特有的荧光,再喷以10%氢氧化钾醇溶液或20% $SbCl_3$ 氯仿溶液显色。

(二) 薄层色谱

吸附剂的选择:香豆素化合物多具有酚羟基结构,在薄层色谱中多选硅胶作吸附剂,并用一定 pH 的缓冲溶液处理,可以得到较好的分离效果。酸性氧化铝也可选作吸附剂用。

展开剂的选择:由于香豆素化合物常呈中性或弱酸性,故展开剂多为中等极性的中性或微酸性混合溶剂。如简单香豆素常用展开剂为甲苯-甲酸乙酯-甲酸(5:4:1)、苯-丙酮(9:1)等。呋喃香豆素由于亲脂性较强,常用的展开剂为氯仿、正己烷-乙酸乙酯(7:3)、石油醚-二氧六环(5:1)或乙醚-苯(1:1)等。香豆素苷类极性较大,一般采用极性较大的展开剂,如正丁醇-乙酸-水(4:1:5,上层)等。

薄层色谱显色:先在紫外灯下观察荧光斑点,通常含羟基的简单香豆素有较强的荧光,容易辨认。呋喃香豆素荧光相对较弱,但也能见到蓝、棕、绿、黄等荧光。必要时,用氨气熏、喷10%氢氧化钾醇液或20% $SbCl_3$ 氯仿溶液显色。

五、香豆素类化合物的结构鉴定

(一) 紫外光谱(UV)

未取代的香豆素可在 λ_{max} 274 nm 和 311 nm 有两个吸收峰,分别为苯环和 α-吡喃酮结构所引起。取代基的导入常引起吸收峰位置的变化,一般烷基取代影响很小,而羟基导入常使吸收峰红移。

(二) 红外光谱(IR)

香豆素类成分属于苯骈 α-吡喃酮,因此在红外光谱中应有 α-吡喃酮的吸收峰 1745~1715 cm^{-1} 及芳环共轭双键的吸收峰 1645~1625 cm^{-1} 特征,如果有羟基取代,还有 3600~3200 cm^{-1} 的羟基特征吸收峰。另外还可见到 C=C 的骨架振动。

(三) 核磁共振

1. 氢谱(^{1}H-NMR)　香豆素母核上的质子由于受内酯环上羰基吸电子共轭效应影响,可使 H_3、H_6、H_8 的信号在较高磁场,而 H_4、H_5、H_7 等质子信号出现在较低磁场。有如下特征:

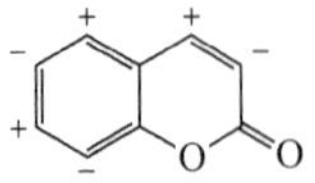

C_3、C_6、C_8—H 在较高场
C_4、C_5、C_7—H 在较低场

2. 碳谱(^{13}C-NMR) ^{13}C-NMR 数据对香豆素苷类中糖结构的确定十分有用。香豆素母核上碳原子的化学位移值多数在 100~160 ppm。

(四)质谱(MS)

香豆素类化合物质谱有如下特点:大多具有强的分子离子峰,简单香豆素和呋喃香豆素的分子离子峰经常是基峰;出现一系列失去 CO 的碎片离子峰,最主要碎片离子峰是[M-CO]$^+$峰,其丰度可达 100%(基峰);如果香豆素环上存在异戊烯基,则可失去甲基而形成高度共轭的碎片离子。图 6-6 为花椒毒内酯质谱裂解途径。

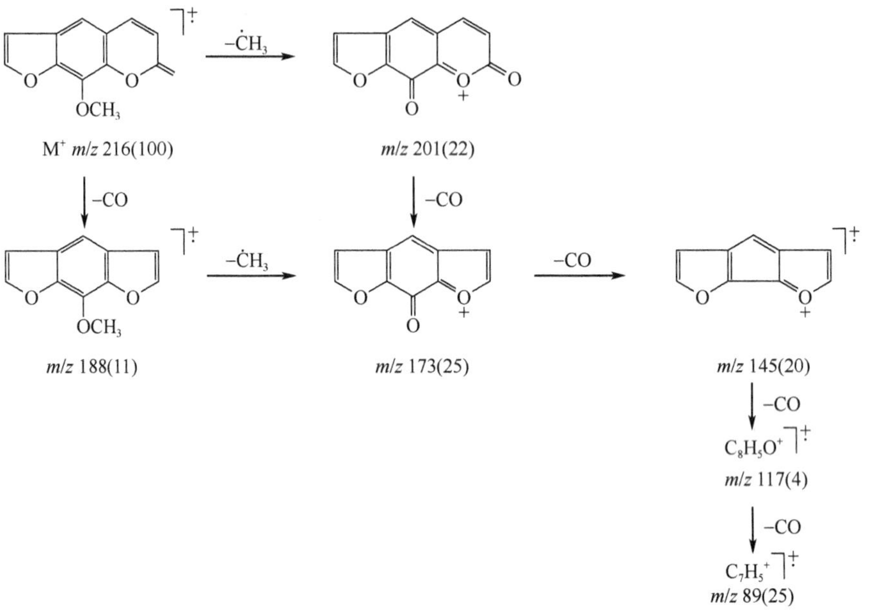

图 6-6 花椒毒内酯质谱裂解途径

六、含香豆素中药实例——秦皮

秦皮为木樨科苦枥白蜡树(*Fraxinus rhynchophylla* Hance)、白蜡树(*F. chinensis* Roxb.)、尖叶白蜡树(*F. szaboana* Lingelsh.)、宿柱白蜡树(*F. stylosa* Lingelsh.)的干燥树皮或枝皮,秦皮为常用中药,具有清热燥湿、清肝明目、止痢等功效,用于痢疾、泄泻、赤白带下、目赤肿痛等症。

(一)秦皮所含的主要化学成分及其活性

秦皮的主要化学成分为香豆素类,其中七叶内酯和七叶苷是抗痢疾杆菌的有效成分,具有抗菌、镇痛、止咳祛痰等功效。对细菌性痢疾、急性肠炎有较好治疗效果,兼有退热作用。此外,秦皮还含鞣质、皂苷、树脂和脂溶性色素等成分。

秦皮由于主含香豆素,对药用秦皮的鉴别,除形态鉴别外,其水浸出液在紫外灯下特有的蓝色荧光也是重要的鉴别依据。

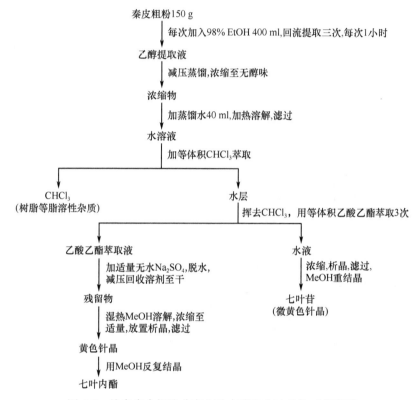

七叶内酯　　　　　　　　　　　　七叶苷

七叶内酯由于极性较大,难溶于氯仿等亲脂性有机溶剂,溶于亲水性有机溶剂和乙酸乙酯,也可溶于碱水。七叶苷溶于水和亲水性有机溶剂及碱水,难溶于乙酸乙酯,不溶于亲脂性有机溶剂。

(二) 从秦皮中提取分离七叶内酯和七叶苷的工艺

从秦皮中提取分离七叶内酯和七叶苷的工艺流程如图 6-7 所示。

图 6-7　从秦皮中提取分离七叶内酯和七叶苷的工艺流程

工艺流程分析及注意事项:①七叶苷、七叶内酯均能溶于沸乙醇,可用沸乙醇将二者提取出来,再利用二者在乙酸乙酯中的溶解性不同而分离之。②乙醇提取液中除含有香豆素外,还有鞣质、树脂及脂溶性色素等杂质。乙醇提取液浓缩后,加水温热溶解再加等体积的三氯甲烷萃取可除去树脂和脂溶性色素等杂质。③水层用乙酸乙酯萃取,七叶内酯极性小,转入乙酸乙酯层,无水硫酸钠干燥除去水分,有利于蒸干溶剂。④水层中则含有七叶苷及鞣质,因七叶苷在水中或甲醇-水中溶解度比鞣质小,可用重结晶法分离精制七叶苷。

(三) 七叶苷、七叶内酯的鉴定

1. 化学检识　取七叶苷、七叶内酯各少许分别置试管中,加乙醇 1 ml 溶解。加 1% $FeCl_3$ 溶液 2~3 滴,显暗绿色,再滴加浓氨水 3 滴,加水 6 ml,日光下观察显深红色。

2. 薄层鉴定

吸附剂:硅胶G;

标准品:七叶苷、七叶内酯标准品醇溶液;

样品:七叶苷、七叶内酯样品液;

展开剂:甲醇-甲酸乙酯-甲苯(1∶4∶5);

显色:先在紫外灯254 nm下观察,七叶苷为灰色荧光斑点,七叶内酯为灰褐色荧光斑点。再用重氮化对硝基苯胺喷雾显色,七叶苷和七叶内酯均呈玛瑙色。

第 2 节 木 脂 素 类

案例6-6

有关木脂素的研究近些年来引起广泛的关注,这是因为木脂素类具有多种生物活性。到目前为止,已发现许多木脂素如天然鬼臼类木脂素具有显著抗肿瘤活性。一些木脂素则具有抗病毒活性,已经显示出了其独特的对艾滋病病毒的抑制活性。近几年研究还发现,许多木脂素有明显的抗肝细胞损伤作用,能促进肝细胞的修复与再生,降低血清谷丙转氨酶(SGPT)等酶活性,如五味子中的木脂素成分在保护肝脏和抗氧化作用方面发挥着重要的作用。此外,木脂素还有抑制中枢神经、平滑肌解痉、杀虫作用等。因此,对木脂素的研究和开发有着重大意义。

问题:

1. 木脂素化合物的主要结构特征是什么?
2. 木脂素化合物有哪些主要的理化性质?
3. 采用什么方法把木脂素从天然药物中提取分离出来?

木脂素类(lignans)化合物是一类由苯丙素衍生物(即C_6—C_3基本骨架)氧化聚合而成的天然化合物。多数为二聚体,少数为三聚体或四聚体。由于此类化合物较广泛地存在于植物的木质部和树脂中,并在开始析出时呈树脂状,故称为木脂素。

从生源途径看,组成木脂素的基本单元有:①桂皮酸;②桂皮醇;③丙烯基苯;④烯丙基苯。由桂皮酸或桂皮醇氧化聚合而成的化合物称为木脂素,主要存在于双子叶植物中;由丙烯基苯或烯丙基苯氧化聚合而成的称为新木脂素(neolignan),只存在于樟科、木兰科、蒺藜科等少数科属植物中。

木脂素在植物体中多呈游离状态,少量与糖结合成苷的形式存在。结构中多具有羟基、甲氧基、亚甲二氧基、内酯等取代基,多数还具有旋光性。

近些年来,有关木脂素的研究引起广泛的关注,这是因为木脂素类具有多种生物活性。主要表现在以下几个方面。

1. 抗肿瘤作用　小檗科鬼臼属及近缘植物中含有的鬼臼毒素类木脂素都具有细胞毒活性,可抑制癌细胞的增殖。其中鬼臼毒素研究较多,由于毒性大,目前已开发其半合成产物鬼臼毒素乙叉苷 VP-16 和 VM-26,作为抗癌药物应用于临床。

2. 保肝降酶的作用　五味子和华中五味子中含有多种联苯环辛烯类木脂素,具有保肝和降低血清谷丙转氨酶(SGPT)的作用,联苯双酯是通过对此类结构构效关系研究合成开发的治肝炎新药,临床用于治疗慢性肝炎的五味子酯甲及其类似物即为此类。近年还发现此类木脂素还具有抗脂质过氧化和清除氧自由基作用,其结构特点是含有酚羟基,如五味子酚和戈米辛丁等。

3. 抗病毒作用　鬼臼毒素类木脂素对麻疹和Ⅰ型单纯疱疹有对抗作用。从内南五味子中得到的戈米辛丁等数种木脂素对艾滋病毒的增殖具有明显抑制作用。

此外,木脂素类化合物还具一些其他方面的作用,如抑制中枢神经的作用、平滑肌解痉、杀虫作用等。

一、结 构 类 型

木脂素由苯丙素衍生物缩合成各种碳架后,侧链基团可相互脱水缩合,形成四氢呋喃、半缩醛、内酯等环状结构,导致木脂素结构类型多样化。按木脂素的基本碳架和缩合情况进行分类,有以下几种。

(一) 简单木脂素

简单木脂素是指两分子的苯丙素以侧链 β-碳原子相连而成的一类化合物。愈创木树脂中的二氢愈创木脂酸(dihydroguaiaretic acid,DGA)和珠子草中的叶下珠脂素(phyllanthin)均属于简单木脂素。二氢愈创木脂酸的结构及其药理活性见表 6-5。

表 6-5 简单木脂素类化合物的结构及其药理作用

结构类型	基本结构	化合物	作用
简单木脂素	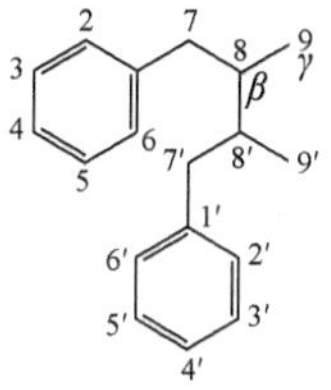 (简单木脂素骨架)	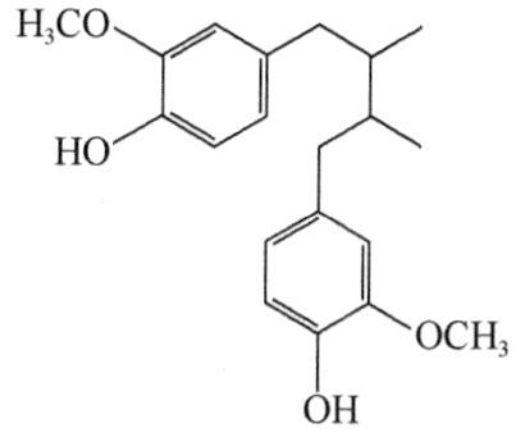 二氢愈创木脂酸	抗氧化

(二) 环木脂素

由简单木脂素环合而成的环木脂素有苯代四氢萘、苯代二氢萘、苯代萘等结构类型,自然界中以苯代四氢萘居多。中国紫杉中的异紫杉脂素(isotaxiresinol)和去氧鬼臼毒脂素葡萄糖苷都属于苯代四氢萘的结构。异紫杉脂素的结构及其主要的药理活性见表 6-6。

表 6-6 环木脂素类化合物的结构及其主要的药理作用

结构类型	基本结构	化合物	作用
环木脂素	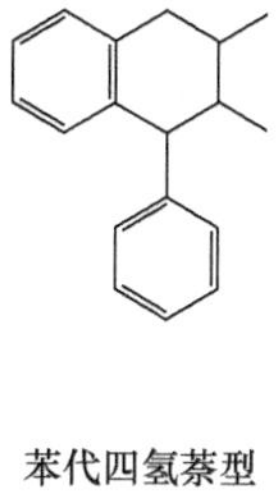 苯代四氢萘型	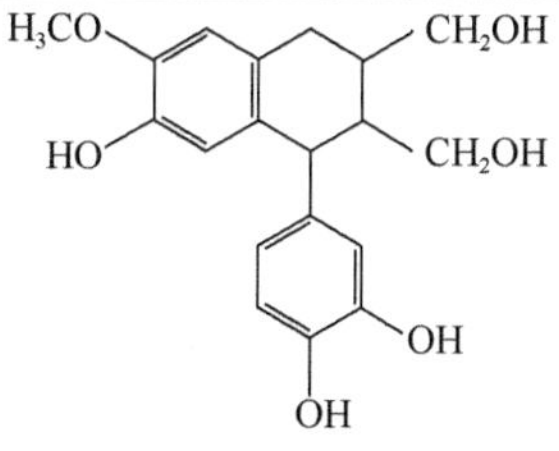 异紫杉脂素	抗骨质疏松等作用。

(三) 环木脂内酯

由环木脂素 C_9—C_9 间环合成内酯环即是环木脂内酯。依内酯环合方式分上向与下向两种。

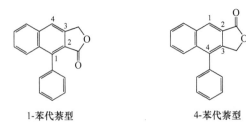

1-苯代萘型　　　　　　　　　4-苯代萘型

以鬼臼毒脂素(podophyllotoxin)为代表的环木脂内酯是很重要的一类天然产物,主要存在于鬼臼属及其近缘植物中。鬼臼毒脂素的结构及其药理活性见表6-7。

表6-7　环木脂内酯类化合物的结构及其药理作用

结构类型	基本结构(环合向下)	化合物	作用
环木脂内酯	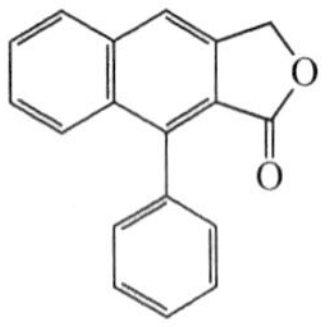	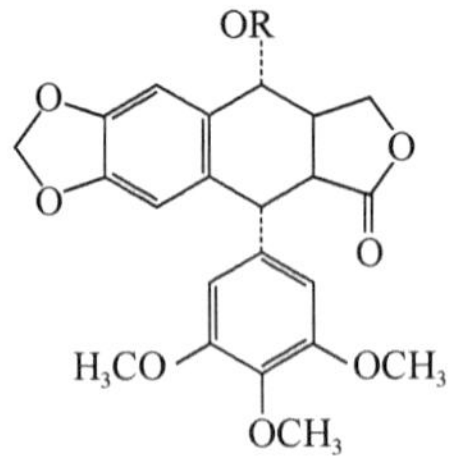 R=H　1-鬼臼毒脂素 R=glc　1-鬼臼毒脂素-β-O-葡萄糖苷	抗癌活性

(四) 木脂内酯

木脂内酯是由单环氧木脂素中的四氢呋喃环氧化成内酯环,它常与其去氢化合物共存于同一植物中。如牛蒡子的主要成分牛蒡子苷(arctiin)和牛蒡子苷元(arctigenin),它们的结构见表6-8。

表6-8　木脂内酯类化合物的结构及其药理作用

结构类型	基本结构	化合物	作用
木脂内酯	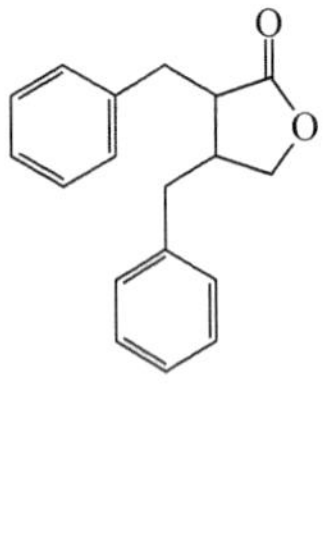	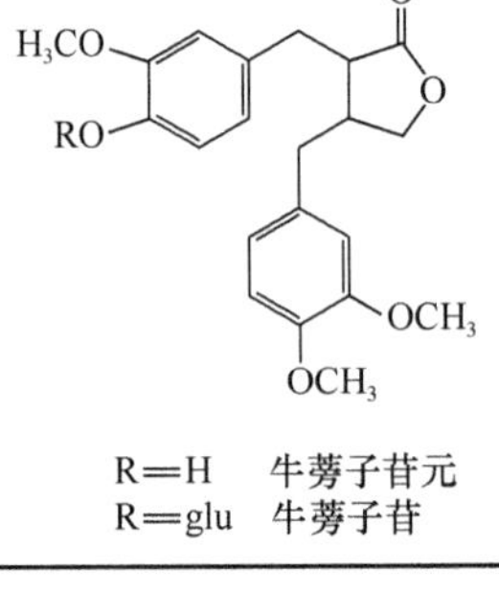 R=H　牛蒡子苷元 R=glu　牛蒡子苷	扩张血管,降低血压

(五) 单环氧木脂素

两分子 C_6—C_3 单元,除8-8′相连外,还有7-O-7′、9-O-9′、7-O-9′等形成的环氧结构(形成呋喃或四氢呋喃环)。

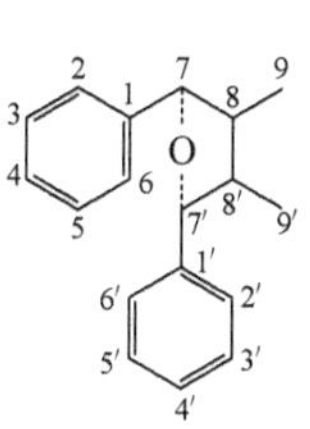

7-*O*-7'环合 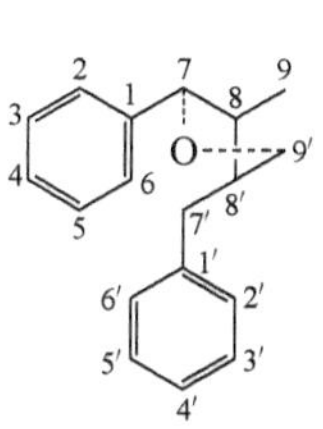　　　　7-*O*-9'环合 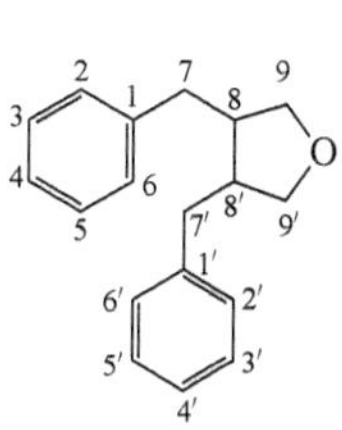　　　　9-9'环合

冀梗五味子中分离得到的恩施脂素是 C_7, C_7' 环合成四氢呋喃环,矮陀陀中的落叶松脂素(lariciresinol)是 C_7, C_9' 环合成四氢呋喃环,毕橙茄果实中的毕橙茄脂素(cubebin)是 C_9, C_9' 环合成四氢呋喃环。毕橙茄脂素的结构见表6-9。

表6-9　单环氧木脂素类化合物的结构

结构类型	结构(9,9'-环合)	化合物	来源
单环氧木脂素	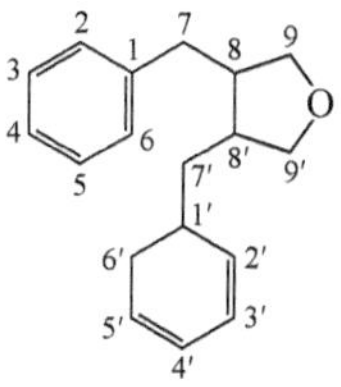	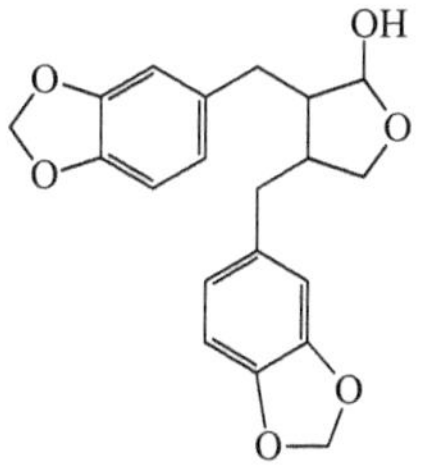 毕橙茄脂素	毕橙茄果实

(六) 双环氧木脂素

这是由两分子苯丙素侧链相互连接形成两个环氧结构的一类木脂素,天然存在的双环氧木脂素结构中都具有顺式连接的双骈四氢呋喃环。连翘中的连翘脂素(phillygenol)及连翘苷(phillyrin)和细辛中的 1-细辛脂素(1-asarinin)都是双环氧木脂素。

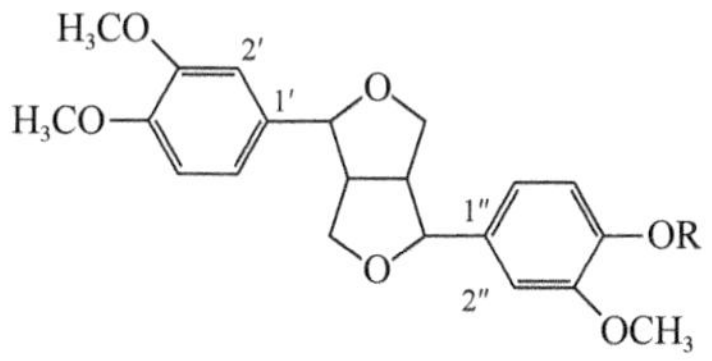

R=H 连翘脂素
R=glc 连翘苷

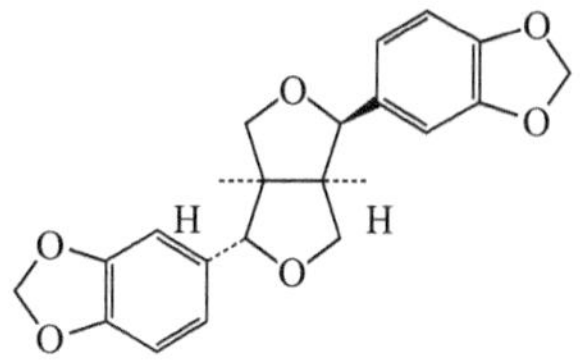

(1)-细辛脂素

(七) 联苯环辛烯型木脂素

这类木脂素的结构中既有联苯的结构,又具有联苯与侧链环合成的八元环结构,五味子科五味子属和南五味子属植物中含一系列联苯环辛烯型木脂素,如五味子酯甲(schizantherin)、乙、丙、丁、戊。它们多具有降低血清谷丙转氨酶的活性作用,其合成类似物联苯双酯已用于肝炎治疗。五味子酯甲的结构见表6-10。

(八) 新木脂素

这类木脂素中两个苯丙素连接的位置常常是由苯环与侧链相连接,或者通过氧键连接,其侧链 γ-碳原子多为未氧化型。从厚朴树皮中获得的厚朴酚(magnolol)及从日本厚朴树皮中得到的和厚朴酚(honokiol)属于新木脂素,为联苯型结构。厚朴酚具有显著的中枢神经抑制、肌肉松弛作用和应激性胃溃疡的预防作用,有明显的抗菌活性。厚朴酚、和厚朴酚均有较强的抗龋齿菌活性。

表6-10 联苯环辛烯型木脂素类化合物的结构及其药理作用

结构类型	基本结构	化合物	作用
联苯环辛烯型	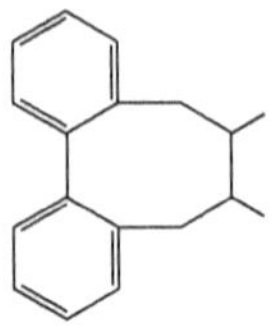	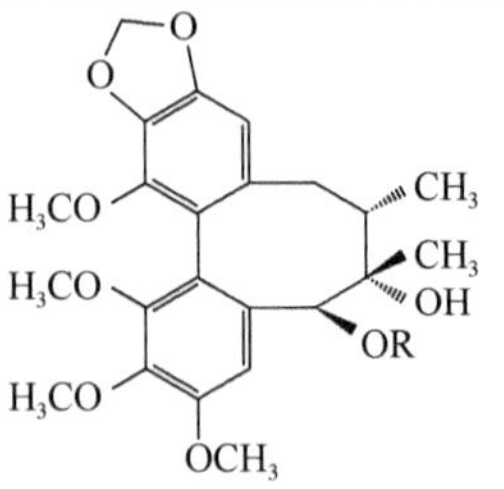 R=COC$_6$H$_5$ 五味子酯甲	降低谷氨转氨酶

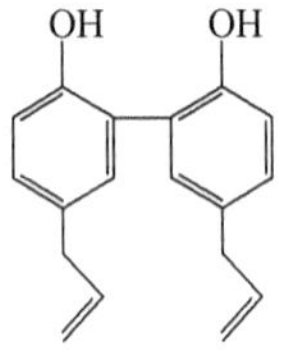

厚朴酚

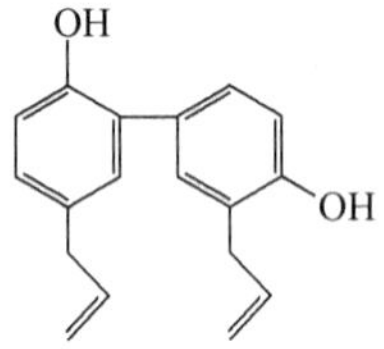

和厚朴酚

(九) 聚木脂素类

聚木脂素类是近年来才发现的,如牛蒡子根中的拉帕醇A(lappaol A)是由三分子苯丙素相聚而成的木脂素,拉帕醇A有抑制血小板凝聚活性;丹参中主要纤溶活性成分丹参酸乙(danshensuan B)则是由四分子苯丙素相聚而成。

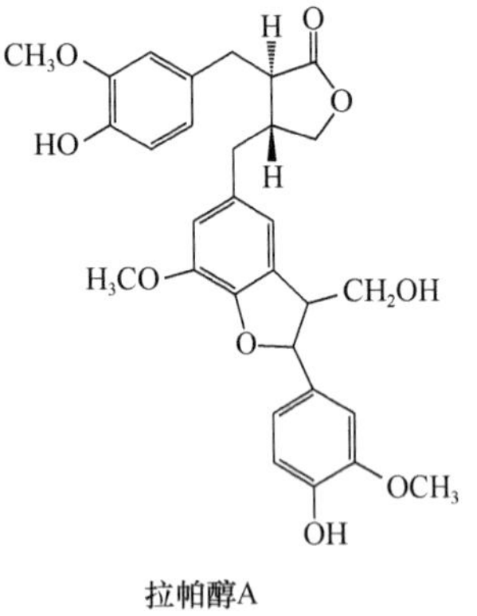

拉帕醇A

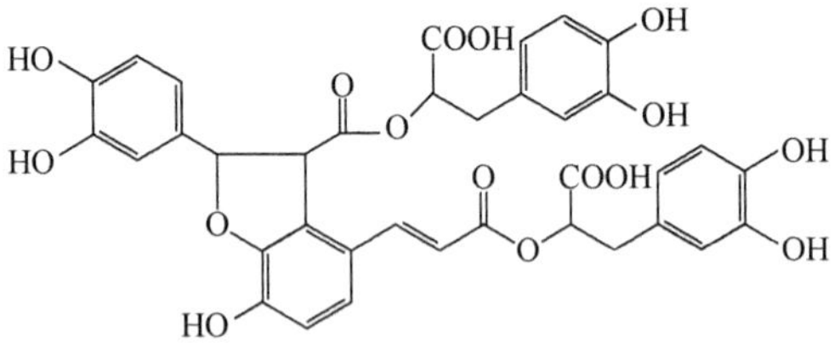

丹参酸乙

(十) 其他木脂素

目前,将不属于以上几类结构的木脂素,统称为其他木脂素。如猫眼草素与水飞蓟素均含有苯骈二氧六环结构,分别属于香豆素木脂素和黄酮木脂素。

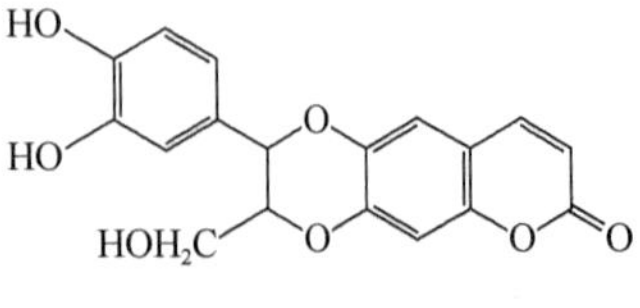

猫眼草素

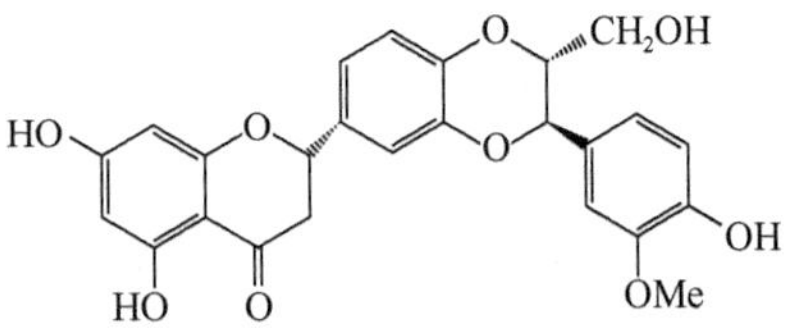

水飞蓟素

二、木脂素的理化性质

(一) 性状

木脂素多数为无色或白色结晶,但新木脂素较难结晶。大多数木脂素无挥发性,也不能升华。

(二) 溶解性

木脂素多数呈游离型,亲脂性较强,难溶于水,易溶于苯、氯仿、乙酸乙酯、乙醚、乙醇等有机溶剂。具有酚羟基的木脂素还可溶于碱性水溶液中。

木脂素与糖结合成苷,亲水性增加,水溶性增大。

(三) 光学活性与异构化作用

木脂素分子中常具有多个手性碳原子或手性中心结构,所以大部分具有光学活性。木脂素的生理活性常与手性碳的构型有关,遇酸或碱易发生异构化转变成立体异构休,因此也改变了光学活性和生理活性。如鬼臼毒脂素在碱性溶液中很易转变为失去抗癌活性的苦鬼臼脂素(picropodophyllin)。

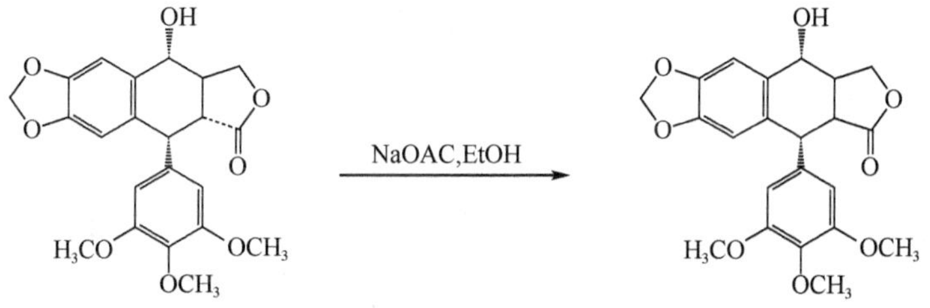

鬼臼毒脂素(有抗癌活性)　　　　苦鬼臼脂素(无抗癌活性)

此外,双环氧木脂素常有对称结构,在酸的作用下,呋喃环上的氧原子与苄基碳原子之间的键易开裂,在重新闭环时构型即发生了变化,例如,从细辛根中提得的左旋 L-表芝麻脂素(L-episesamin)也叫 L-细辛脂素(L-asarinin),在盐酸乙醇中加热时,即部分转变为立体异构体左旋的 L-芝麻脂素(L-sesamin)。

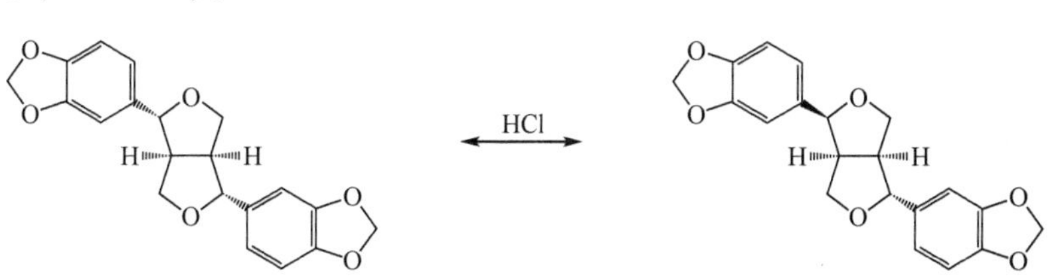

L-芝麻脂素　　　　L-细辛脂素(l-芝麻脂素)

因此,在提取过程中应注意操作条件,以避免提取的成分发生结构改变,造成其活性丧失或减弱。

(四) 显色反应

木脂素类化合物分子结构中常见酚羟基、醇羟基、甲氧基、亚甲二氧基、羧基和内酯环等结构。这些基团常可应用一些试剂进行检识。

酚羟基:应用三氯化铁试剂、重氮化试剂、Gibb 试剂和 Emerson 试剂等检识。

亚甲二氧基:应用 Labat 试剂(没食子酸和浓硫酸,显绿色)或 Ecgrine 试剂(变色酸和浓硫酸,显红色或紫红色)等检识。

内酯环:应用异羟肟酸铁试剂进行检识。

知识点归纳:

香豆素类、木脂素类化合物的显色反应

反应名称	反应试剂	检识结构	阳性结果
异羟肟酸铁反应	盐酸羟胺、三氯化铁、酸、碱试剂	酯、内酯、酰胺、酸酐	红色
三氯化铁反应	三氯化铁	酚羟基	污绿至蓝绿色
重氮化试剂反应	重氮化试剂	酚羟基邻、对位活泼氢	红色、紫红色
Gibb 反应	2,6-二氯(溴)苯醌氯胺、弱碱试剂	酚羟基对位上活泼氢	蓝色
Emerson 反应	4-氨基安替比林、铁氰化钾		红色
Labat 反应	浓硫酸、没食子酸	亚甲二氧基	蓝绿色
Ecgrine 反应	浓硫酸、变色酸		红色或紫红色

三、木脂素的提取分离方法

目前,从天然药物中提取分离木脂素类化合物常用的方法主要有以下几种。

(一) 溶剂提取法

游离的木脂素是亲脂性的,能溶于乙醚、氯仿等有机溶剂,在石油醚和苯中溶解度较小,但通过多次提取、浓缩后易得纯度较好的产品。若采用极性大的溶剂如乙醇等进行提取,由于这些溶剂易穿透细胞壁而能提高收得率。一般的提取方法是:将药材先用乙醇(或丙酮)提取,提取液浓缩后,再依次用石油醚、氯仿、乙醚、乙酸乙酯等萃取,经过多次溶出,容易得到纯品。

木脂素苷亲水性强,可以按苷类的提取方法进行提取,由于苷元分子相对较大,应采用中低极性的溶剂。

需要注意的是:木脂素在植物体内往往与大量树脂状物共存,在溶剂处理过程中容易树脂化,不宜分离。

案例 6-7

溶剂法提取分离细辛中的木脂素类成分。

细辛为马兜铃科植物北细辛[*Asarum heterotropoides* Fr. Schmidt var. *mandshuricum* (Maxim) Kitag.]、华细辛(*A. sieboldii* Miq.)和汉城细辛的干燥根部和全草。细辛具有祛风散寒、通窍止痛、温肺化饮的功效,用于治疗风寒感冒、头痛鼻塞、痰饮咳嗽等症。其主要成分为挥发油和木脂素类,其中 L-细辛脂素和 L-芝麻脂素均属于双环氧木脂素类成分。

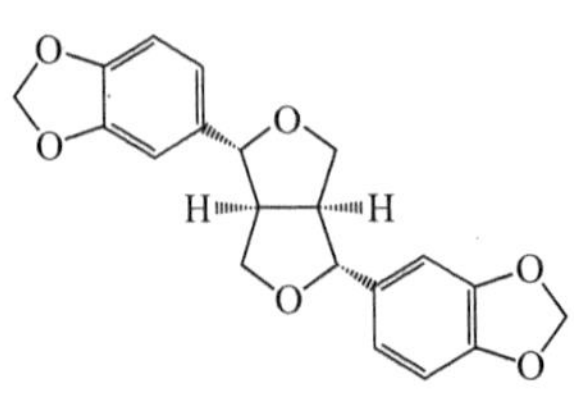

L-芝麻脂素 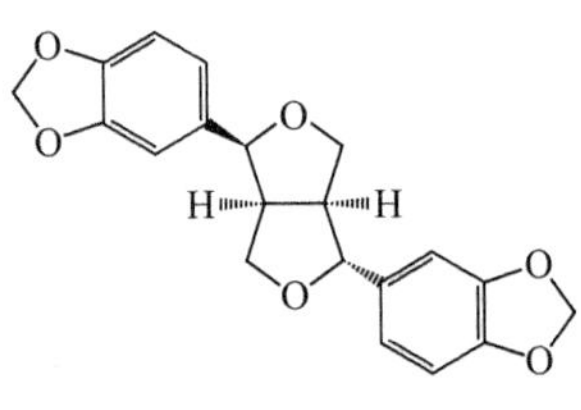　　　　　　　　　　　L-细辛脂素

从细辛中提取分离 L-细辛脂素和 L-芝麻脂素的工艺流程如图 6-8 所示。

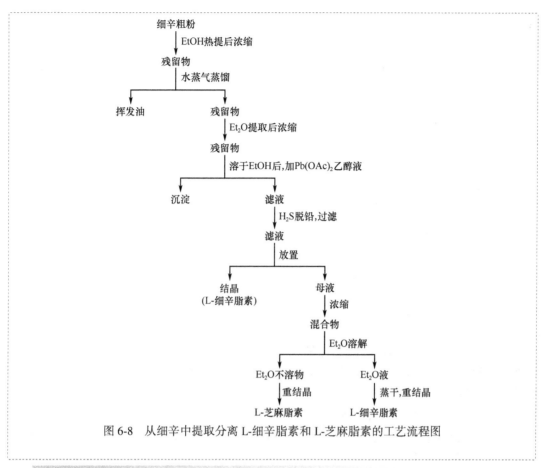

图 6-8 从细辛中提取分离 L-细辛脂素和 L-芝麻脂素的工艺流程图

(二) 碱溶酸沉法

具有酚羟基或内酯结构的木脂素,可采用碱溶酸沉法提取。利用其在碱液中成盐溶于水的性质,从而与其他非皂化的脂溶性成分分离。但要注意碱液易使木脂素异构化,从而降低或失去生理活性。故在酸碱法处理时应注意活性检测。

碱溶酸沉法不适用于有旋光活性的木脂素的提取,以避免其构型改变而失去生理活性。

(三) 色谱法

木脂素的分离可因被提取的木脂素的性质不同而采用溶剂萃取法、分级沉淀法、重结晶等方法,进一步分离还需要依靠色谱分离法,吸附柱色谱及分配柱色谱在木脂素的分离中都有广泛的应用。吸附色谱为主要方法,硅胶为吸附剂,石油醚-乙酸乙酯、石油醚-乙醚、氯仿-甲醇等为洗脱剂。

近年来,也有报道利用 Sephadex LH-20 凝胶柱色谱法、制备 HPLC 方法、高速逆流色谱法等分离木脂素。

知识点归纳:

木脂素类化合物的提取分离方法

常用的提取分离方法	原理	备注
溶剂提取法	极性差异	避免树脂化
碱溶酸沉法	酸性基团(酚羟基、羧基)或内酯可溶于碱水	避免异构化而失去活性
色谱法	极性吸附,常用硅胶或中性氧化铝	洗脱剂随情况而定

四、木脂素的鉴定

木脂素类成分一般具有较强的亲脂性,在色谱检识中采用吸附色谱法可获得较好的分离效果。最常用的是硅胶薄层色谱,展开剂一般以亲脂性的溶剂如苯、氯仿、氯仿-甲醇(9:1)、氯仿-二氯甲烷(1:1)、氯仿-乙酸乙酯(9:1)和乙酸乙酯-甲醇(95:5)等系统。

薄层显色可利用木脂素在紫外光下呈暗斑,或使用通用显色剂,常用的通用显色剂有以下几种。

1) 茴香醛浓硫酸试剂在110℃下加热5 min。
2) 5%或10%磷钼酸乙醇溶液在120℃下加热至斑点明显出现。
3) 10%硫酸乙醇溶液在110℃下加热5 min。
4) 三氯化锑试剂在100℃下加热10 min,在紫外光下观察。
5) 碘蒸气在熏后观察应呈黄棕色或置紫外灯下观察荧光。

五、含木脂素的中药实例——五味子

五味子系木兰科植物五味子(*Schizandra chinensis* Baill.)或华中五味子(*Schizandra sphenanthera* Rehd. et wils)的干燥成熟果实。商品名将五味子称为北五味子,将华中五味子称为南五味子。五味子味酸收敛,性温而不热不燥,有收敛固涩、益气生津、补肾宁心等功效。临床上常用于敛肺、止汗、涩精、止泻等。现在五味子应用范围有所发展,还可用于治疗神经衰弱、失眠,并可保护肝脏、降低转氨酶等。

(一) 五味子所含的主要化学成分及其活性

五味子所含的化学成分主要有木脂素类和有机酸类,此外,还含挥发油和鞣质等。木脂素类成分多为联苯环辛烯型,主要有:五味子酯甲、乙、丙、丁、戊,五味子醇甲、乙,五味子酚等。我国临床研究中发现五味子中的木脂素类能明显降低血清谷丙转氨酶(SGPT)的水平,对肝功能有很好的保护作用,五味子酯甲是其中的主要有效成分,并由此开发出治疗肝炎药物联苯双酯,从此掀起了对五味子木脂素的研究热潮。

五味子酯甲为长方形结晶,可溶于甲醇、乙醇,易溶于苯、三氯甲烷和丙酮等溶剂,难溶于石油醚,不溶于水。

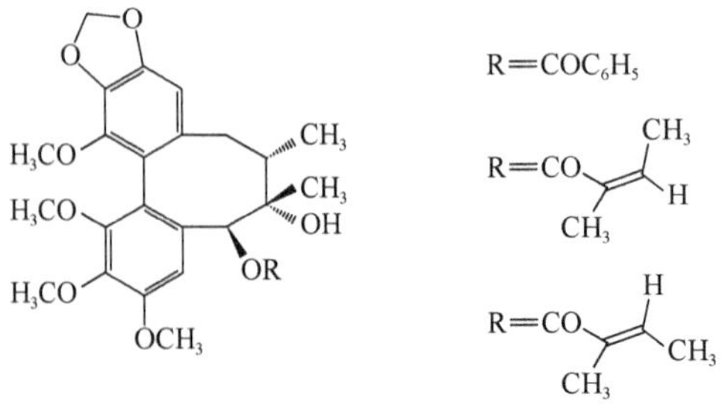

$R=COC_6H_5$ 五味子酯甲

$R=CO-C(CH_3)=CH-CH_3$ 五味子酯乙

$R=CO-C(CH_3)=CH-CH_3$ 五味子酯丙

(二) 从五味子中提取五味子酯甲的工艺

五味子酯甲主要存在于南五味子中,因此提取原料选择南五味子果实。主要是根据五味子酯甲的溶解性进行提取分离。从南五味子中提取分离五味子酯甲的流程如图6-9所示。

提取工艺流程分析及注意事项:根据五味子酯甲的溶解性,用水煎煮主要目的是先除去鞣质等水溶性杂质,再用乙醇提取五味子酯甲,汽油萃取除去脂溶性杂质,乙醇结晶得到五味子酯甲。

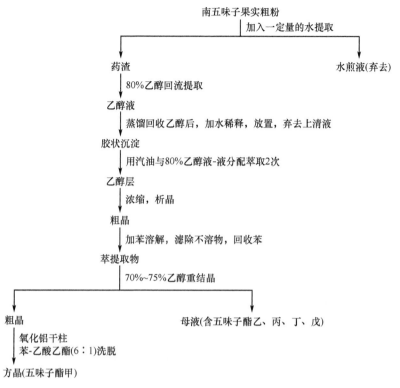

图 6-9 从五味子中提取五味子酯甲工艺流程图

此外,也有采用超声波提取法、超临界流体萃取、微波辅助萃取、高速逆流色谱法等方法提取、分离纯化五味子中的木脂素。

小 结

苯丙素是指基本母核具有一个或几个 C_6—C_3 单元的天然有机化合物类群。狭义而言,是指简单苯丙素类、香豆素类、木脂素类;广义而言,则包括木质素、黄酮类,涵盖了多数天然芳香族化合物。本章重点讲述香豆素和木脂素的结构特点及其分类、理化性质、提取分离方法、色谱检识和结构鉴定。木脂素和香豆素在提取分离过程中尽量避免与酸、碱接触。这是由于香豆素类分子中具内酯结构,碱性条件下可水解开环,生成顺式邻羟基桂皮酸的盐。如果与碱液长时间加热,就会转变为反式邻羟基桂皮酸衍生物,此时,再经酸化也不能环合为内酯。木脂素则因为生理活性常与手性碳的构型有关,应避免与酸、碱接触,以防止其构型的改变。结构决定性质,性质决定提取分离方法。所以要重点掌握香豆素和木脂素的结构特点,学会根据结构推测其性质及其提取分离方法。

香豆素的检识方法有显色反应、荧光检识、色谱检识。羟基香豆素在紫外光下大多能显蓝色或蓝绿色荧光,在碱性溶液中荧光更显著;7,8-二羟基香豆素荧光消失。

目标检测

一、名词解释
1. 苯丙素 2. 香豆素 3. 木脂素

二、填空题
1. 香豆素具有_____的基本母核。结构上可看成是_____分子内脱水环合而成的_____化合物。

2. 香豆素根据其结构,通常可分为_____、_____、_____和_____四大类。

3. 游离香豆素大多具_____气,分子量较小的香豆素具有_____性和_____性,结合成苷则

_____此性质。

4. 香豆素及其苷因分子中具有_____结构,在稀碱液中_____生成顺式邻羟基桂皮酸盐而溶于水。若与浓碱共沸,则_____破坏,裂解成_____或_____类。

5. 香豆素及其苷在_____条件下,能与盐酸羟胺作用生成_____。在酸性条件下,再与三氯化铁试剂反应,生成_____,为_____色配合物。香豆素 C_6 位上无取代基,在碱性条件下,可与_____和_____生成红色缩合物。

三、选择题

(一) A 型题(单项选择题)

1. 香豆素的基本母核是(　　)
   A. 苯骈 γ-吡喃酮　　B. 苯骈 α-吡喃酮
   C. 苯骈 γ-呋喃酮　　D. 苯骈 α-呋喃酮
   E. 苯骈 β-吡喃酮

2. 下列哪些不是香豆素的性质(　　)
   A. 具有芳香气
   B. 分子量小的香豆素有挥发性、升华性
   C. 易溶于水
   D. 在稀碱溶液中内酯环可开环
   E. 能发生异羟肟酸铁反应
   F. 游离香豆素多为完好结晶

3. Emerson 试剂组成是(　　)
   A. 2,6-二溴苯醌氯亚胺
   B. 盐酸羟胺-三氯化铁
   C. 4-氨基安替匹林-铁氰化钾
   D. 苯胺-二苯胺磷酸
   E. 邻苯二甲酸苯胺

4. 能与 6-甲氧基香豆素起反应的试剂是(　　)
   A. 溴酚兰试剂　　B. Emerson 试剂
   C. $FeCl_3$ 试剂　　D. 异羟肟酸铁试剂
   E. 碱液显色反应

5. Gibb 或 Emerson 反应可用于鉴别香豆素母核上(　　)
   A. 游离的酚羟基
   B. 酚羟基的对位有无氢原子
   C. 内酯环是否开裂
   D. 酚羟基的对位有无甲氧基取代
   E. 酚羟基对位的羟基是否成苷

6. 主要含有香豆素成分的中药是(　　)
   A. 五味子　　B. 厚朴
   C. 补骨脂　　D. 连翘
   E. 人参

7. 下列化合物中显强烈的天蓝色荧光的是(　　)
   A. 七叶内酯　　B. 大黄素
   C. 麻黄碱　　D. 甘草酸
   E. 大豆皂苷

8. 游离香豆素不能采用的提取方法是(　　)
   A. 升华法　　B. 水提取法
   C. 乙醚提取法　　D. 水蒸气蒸馏法
   E. 碱水加热提取法

(二) B 型题(配伍选择题)

[9~13 题共用备选答案]
   A. 呋喃香豆素　　B. 联苯环辛型木脂素
   C. 吡喃香豆素　　D. 简单香豆素
   E. 新木脂素

9. 五味子酯甲属于(　　)
10. 补骨脂内酯属于(　　)
11. 白花前胡甲素属于(　　)
12. 厚朴酚属于(　　)
13. 七叶苷属于(　　)

[14~18 题共用备选答案]
   A. 加热冷凝法
   B. 石油醚或乙醚回流提取法
   C. 水蒸气蒸馏法
   D. 碱水加热提取加酸沉淀法
   E. 硅胶层析法

14. 利用香豆素内酯的性质,可采取的提取方法是(　　)
15. 利用香豆素挥发性,可采取的提取方法是(　　)
16. 利用香豆素亲脂性,可采取的提取方法是(　　)
17. 利用香豆素升华性,可采取的提取方法是(　　)
18. 结构相近的香豆素分离需用(　　)

(三) X 型题(多项选择题)

19. 7,8-二羟基香豆素类可与(　　)
    A. 异羟肟酸铁试剂反应
    B. Gibb 试剂呈阳性反应
    C. Emerson 试剂呈阳性反应
    D. 碱试液反应,用于薄层检识
    E. 稀盐酸反应

20. 游离香豆素的提取方法有(　　)
    A. 酸溶碱沉法　　B. 碱溶酸沉法
    C. 乙醚提取法　　D. 冷水提取法
    E. 乙醇提取法

21. 采用色谱方法分离香豆素混合物,可选用的吸附剂有(　　)
    A. 硅胶　　B. 酸性氧化铝
    C. 碱性氧化铝　　D. 中性氧化铝
    E. 活性炭

22. 对 Gibb 反应呈阳性的化合物是( )
   A. 6,7-二羟基香豆素
   B. 5,7-二羟基香豆素
   C. 6,7-呋喃香豆素
   D. 7,8-吡喃香豆素
   E. 对羟基苯甲酸

23. 中药秦皮治疗痢疾的有效成分是( )
   A. 七叶苷   B. 七叶内酯
   C. 白蜡素   D. 白蜡树苷
   E. 7-羟基香豆素

24. 含有木脂素类成分的中药有( )
   A. 补骨脂   B. 牛蒡子
   C. 连翘   D. 厚朴
   E. 五味子

25. 游离木脂素能溶于( )
   A. 乙醇   B. 水
   C. 氯仿   D. 乙醚
   E. 苯

26. 属于木脂素性质的是( )
   A. 为无色或白色结晶
   B. 有挥发性
   C. 能溶于乙醇
   D. 有光学活性,易异构化不稳定
   E. 均能发生 Labat 反应

四、实例分析

鬼臼毒素、脱氧鬼臼毒素、鬼臼脂素为民间草药窝儿七的主要抗癌成分,试写出这三种化合物的结构类型,若用硅胶吸附柱色谱法分离它们,试分析三者的 R_f 值大小顺序。

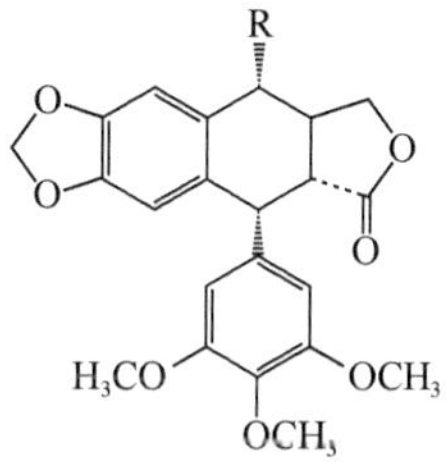

鬼臼毒素 R=OH
脱氧鬼臼毒素 R=H

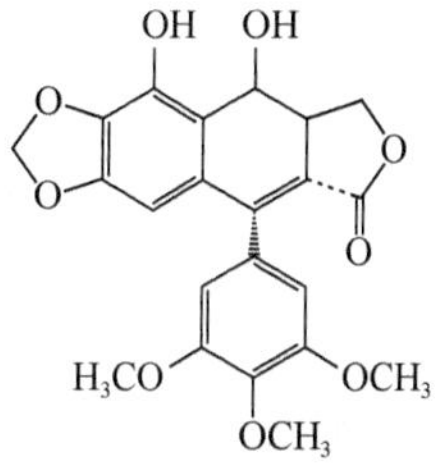

鬼臼脂素

五、问答题

1. 苯丙素类化合物主要包括哪些类别?
2. 常用于鉴别香豆素类化合物的方法有哪些?
3. 简述碱溶酸沉法提取分离香豆素类成分的基本原理,并说明提取分离应注意的问题。
4. 木脂素主要有哪些性质?

(徐玉琳)

第7章 萜类和挥发油

> **学习目标**
>
> 1. 掌握萜的概念、主要分类方法、理化性质。
> 2. 掌握挥发油的概念、通性、化学组成。
> 3. 掌握草酚酮、环烯醚萜和薁类的结构类型及主要性质。
> 4. 理解单萜、倍半萜、二萜、三萜等萜类化合物存在的形式和代表化合物。
> 5. 了解萜类化合物的波谱分析。
> 6. 了解萜类化合物生源的异戊二烯规则。

 案例 7-1

青蒿素是我国在世界上首先研制成功的抗疟药,也是我国自主研究开发并在国际上注册的为数不多的一类新药,被世界卫生组织评价为治疗恶性疟疾唯一真正有效的药物。它是从我国民间治疗疟疾的草药菊科蒿属植物黄花蒿中分离出来的一种倍半萜内酯,由于青蒿素不溶于水,在油中溶解度也不大,其剂型仅为栓剂,生物利用度较低,影响了其疗效的发挥,从 20 世纪 80 年代中期,我国开始研制其衍生物及复方,并成功研制出青蒿琥酯、蒿甲醚和双氢青蒿素等新药,从而极大地推动了青蒿素在临床上的应用,并形成了每年 10 亿美元的潜在市场。

问题:
1. 根据结构,青蒿素属于哪一类化合物?
2. 这类化合物的主要结构特点是什么呢?
3. 青蒿素是怎样从黄花蒿中提取出来的呢?

第 1 节 概 述

一、萜的含义和分类

萜类化合物(terpenoids)是一类骨架庞杂、种类繁多的重要天然药物化学成分。从化学结构来看,它是一类天然烃类化合物,由两个或两个以上异戊二烯分子聚合衍生而成,链状化合物通式为 $(C_5H_8)_n$。它们除了以萜烃的形式存在以外,许多是以其含氧衍生物,如醇、酮、醛、羧酸、酯及苷等形式存在。目前仍按照异戊二烯的数目进行分类,见表 7-1。根据各萜分子结构中碳环的有无和数目的多少,进一步分为链萜、单环萜、双环萜、三环萜、四环萜等。

表 7-1 萜类化合物的分类及分布

分类	碳原子数	通式 $(C_5H_8)_n$	存在
半萜	5	$n=1$	植物叶
单萜	10	$n=2$	挥发油
倍半萜	15	$n=3$	挥发油
二萜	20	$n=4$	树脂、苦味质、植物醇
二倍半萜	25	$n=5$	海绵、植物病菌、昆虫代谢物
三萜	30	$n=6$	皂苷、树脂、植物、乳汁
四萜	40	$n=8$	植物胡萝卜素
多聚萜	$(3\sim7.5)\times10^5$	$n>8$	橡胶、硬橡胶

萜类化合物在自然界分布广泛,除主要分布于植物外,近年从海洋生物中发现了大量的萜类化合物,据统计,萜类化合物已超过 26 000 种。在天然药物化学成分的研究中,萜类成分的研究一直是较为活跃的领域,生物活性也是多种多样,有的已用于临床并具有良好的疗效。

> **链接**
>
> 从芫花的根茎中分得的芫花酯甲素是有效的引产剂;穿心莲内酯是穿心莲清热解毒、消炎止痛的有效成分;葫芦科数十种植物中广泛分布的葫芦素类化合物,对迁延性肝炎和原发性肝癌有一定的疗效;中药泽泻中降低血清胆固醇的主要成分泽泻萜醇 A 属四环三萜类化合物;许多新的三萜衍生物如冬凌草、雷公藤内酯等作为抗肿瘤药物已越来越引起人们的研究兴趣。

二、萜类化合物的生源关系

在研究萜类化合物生源合成途径的过程中,先后占主导地位的法则有两种,即经验异戊二烯法则(empirical isoprene rule)和生源异戊二烯法则(biogenetic isoprene rule)。

(一) 经验异戊二烯法则

早期在萜类化合物的研究过程中,曾一度认为异戊二烯是萜类化合物在植物体内形成的生源物质。将橡胶进行焦化反应,或将柠檬烯或松节油的蒸汽经氮气稀释后,在低压下通过灼热铂丝网时,均能获得产率很高的异戊二烯;1875 年,Boochardat 将异戊二烯加热到 280℃,发现每两分子异戊二烯可发生 Diels-Alder 反应而聚合成二戊烯。二戊烯是柠檬烯的外消旋体,是典型的单萜类化合物,存在于多种植物的挥发油中。

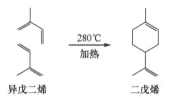

异戊二烯   二戊烯

此外,在萜类化合物的结构研究中发现,绝大多数萜类物质可以看成是异戊二烯首尾相连形成的聚合体。基于这些事实,Wallach 于 1887 年提出了"异戊二烯法则",其认为:自然界存在的萜类化合物都是由异戊二烯衍变而来的,是由异戊二烯衍生而成的首尾相连的聚合体及其衍生物,并以是否符合异戊二烯法则作为判断萜类物质的一个重要原则。

但是,后来对萜类化学更深入的研究表明,许多萜类化合物的碳架结构无法用异戊二烯的基本单元来划分,并且当时也很难在植物界发现游离的异戊二烯存在。所以,德国学者 Ruzicka 于 1938 年提出了生源异戊二烯法则。

(二) 生源异戊二烯法则

假设所有萜类化合物的前体是"活性的异戊二烯"。这一假说首先由 Lynen 实验证明焦磷酸异戊烯酯(isopentenyl pyrophosphate,IPP)的存在而得到验证,其后至 1956 年,Folkers 又证明 IPP 的关键性前体物质是一种 6-C 的羟酸——3(R)甲戊二羟酸(3R-mevalonic acid,MVA)。

由此证实萜类化合物是经由甲戊二羟酸途径衍生的一类化合物,其真正基本单元是甲戊二羟酸。用同位素标记实验,证明萜类的生源途径是由乙酸与辅酶 A 结合形成甲戊二羟酸,进而形成焦磷酸异戊烯酯(IPP),由它及其异构体聚合成焦磷酸牻牛儿酯(GPP),继续衍化或聚合,生成各种类型的萜类化合物,这就是生源的异戊二烯法则。焦磷酸异戊烯酯则是活性的异戊二烯。萜类化合物主要生源途径如图 7-1 所示。

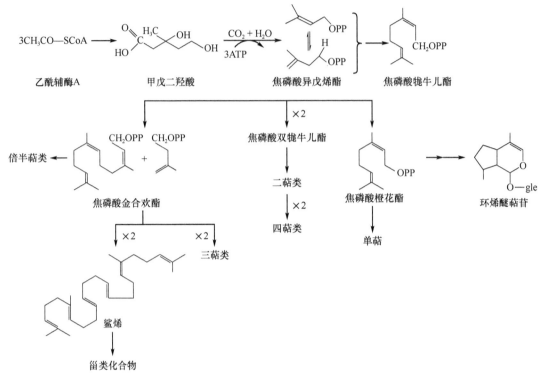

图 7-1 萜类化合物生源途径

三、萜类化合物的主要理化性质

萜类成分的范围很广,彼此间的结构与性质差异很大,但它们都由同一生源途径衍变而来,分子结构中绝大多数具有双键、共轭双键及活泼氢原子,较多萜类具有内酯结构,因而具有一些相同的理化性质及化学反应,现归纳如下。

(一) 物理性质

1. 性状 单萜、倍半萜类多为具有挥发性及特殊香气的油状液体,少数为低熔点的固体。分子量高的萜类化合物多为固体结晶,不具挥发性。

萜类化合物多具有苦味,有的味极苦,早年称苦味素;也有少数萜具有较强的甜味,如甜菊苷。

2. 旋光性 大多数萜类化合物具有手性碳原子,有光学活性。

3. 溶解性 萜类化合物一般为亲脂性成分,难溶或不溶于水,易溶或可溶于有机溶剂,如乙醚、氯仿、丙酮、甲醇、乙醇等,但单萜和倍半萜类能随水蒸气蒸馏。具有内酯结构的萜类化合物能溶于碱水,酸化后,又自水中析出,利用此性质可用于具有内酯结构的萜类的分离与纯化。

萜类化合物与糖成苷后,具有一定的亲水性,能溶于热水,易溶于甲醇、乙醇溶液,难溶或不溶于亲脂性有机溶剂。

(二) 化学性质

1. 加成反应 含有双键和醛、酮等羰基的萜类化合物可与相应的试剂发生加成反应,加成产物往往是结晶性的。这不但可供识别萜类化合物分子中不饱和键的存在和不饱和程度,还可利用加成产物完好的晶型进行鉴别、分离及纯化。例如,柠檬烯(limonene)的冰醋酸溶液与氯化氢的冰乙醋酸溶液反应后,加入冰水稀释即有柠檬烯二氢二氯化物晶体析出。

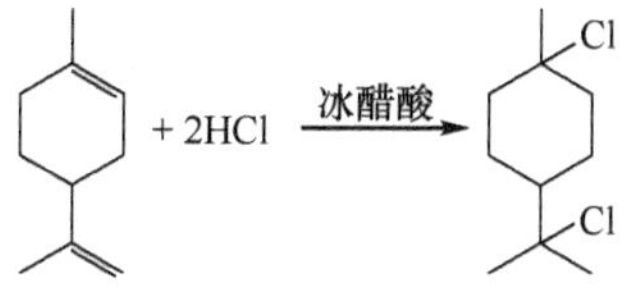

$$\text{柠檬烯} + 2\text{HCl} \xrightarrow{\text{冰醋酸}} \text{柠檬烯二氢二氯化物}$$

不饱和萜类常用荧光素——溴试剂在薄层上进行加成反应来鉴别。

如果萜类成分中具有共轭双键,则能与顺丁烯二酸酐进行 Diels-Alder 反应,生成结晶性加成物,此即证明共轭双键的存在。

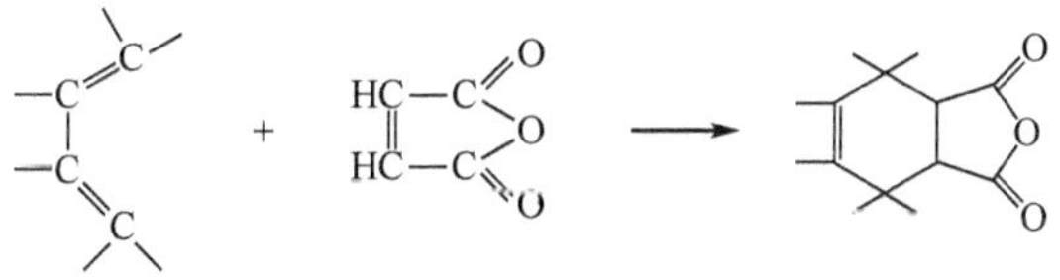

2. 氧化反应 氧化反应是用化学方法研究萜类化合物成分结构的经典手段之一。不同的氧化剂在不同的条件下,可以将萜类成分中各种基团氧化,生成各种不同的氧化产物。常用的氧化剂有臭氧、高锰酸钾、铬酐(三氧化铬)等,其中以臭氧的应用最为广泛。例如,臭氧氧化萜类化合物中的烯烃反应,即可用来测定分子中的双键位置,亦可用于萜类化合物酮醛合成。

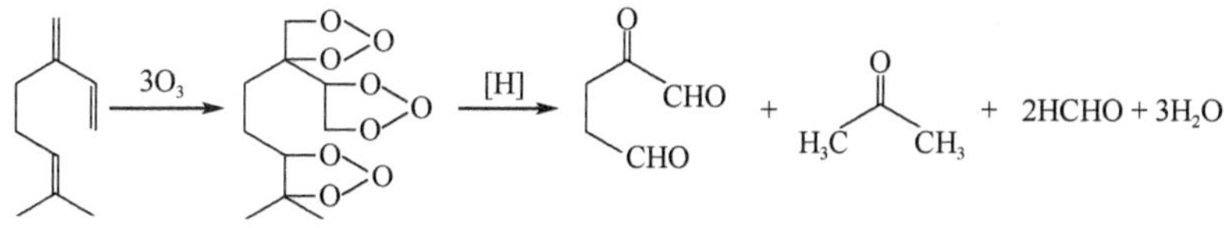

$$\text{月桂烯} \xrightarrow{3O_3} \xrightarrow{[H]} \alpha\text{-羰基戊二醛} + H_3C-CO-CH_3 + 2HCHO + 3H_2O$$

铬酐是应用非常广泛的一种氧化剂,几乎与所有的可氧化的基团作用。利用强碱型离子交换树脂与三氧化铬制得具有铬酸基的树脂,它与仲醇在适当溶剂中回流则生成酮,产率高达 73%~98%,副产物少,产物极易分离纯化。如薄荷醇氧化成薄荷酮的反应。

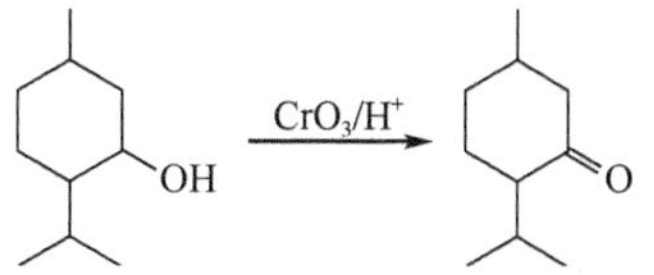

$$\text{薄荷醇} \xrightarrow{CrO_3/H^+} \text{薄荷酮}$$

3. 脱氢反应 脱氢反应在研究萜类化合物中是一种很有价值的反应,特别是在早期研究萜类化合物母核骨架时具有重要意义。脱氢反应通常在惰性气体的保护下,用铂黑或钯做催化剂,在 200~300℃ 温度下将萜类成分与硫或硒共热而实现萜类成分的环状结构脱氢。例如,从桉叶油中得到的桉叶醇(eucalyptol)经脱氢反应得到少一个碳原子的产物(1-甲基-7-异丙基萘)。说明桉叶醇结构中的角甲基在脱氢转变成萘的同时失去甲烷,同时,证实了 β-桉叶醇具有萘形的母核。

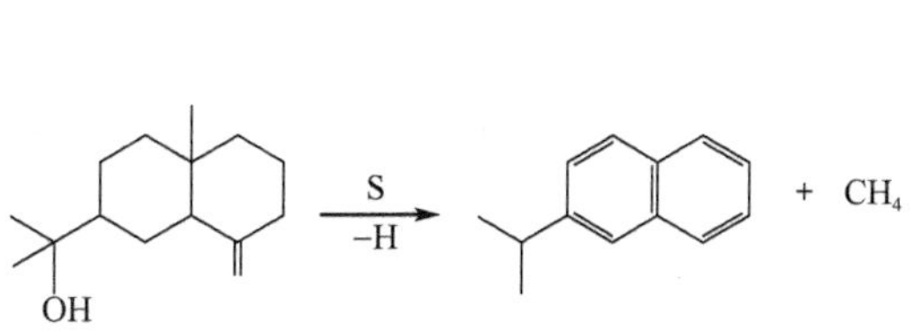

$$\beta\text{-桉叶醇} \xrightarrow[-H]{S} + CH_4$$

然而有些情况,脱氢反应可致环裂解或环合发生。例如,

杜松烯 → 卡达烯 ← 姜烯 (Se/Δ)

四、萜类化合物的波谱分析

萜类化合物目前是天然药物研究中最活跃的领域之一,其结构研究快速、微量、准确,这得益于现代波谱分析技术的应用。

(一) 紫外光谱

许多萜类化合物分子中具有共轭双键或 α、β-不饱和羰基的结构,在紫外光区产生吸收。一般共轭双烯在 λ_{max} 215~220 nm 处,而含有 α、β-不饱和羰基功能团的萜类则在 λ_{max} 220~250 nm 处有最大吸收,但具有紫外吸收功能团的最大吸收波长将取决于共轭体系在分子结构中的化学环境。例如,链状萜类的共轭双键体系在 λ_{max} 217~228 nm 处具有最大吸收;共轭双键体系在环内时,最大吸收波长出现在 λ_{max} 256~265 nm(ε 2500~10000)处;当共轭双键有一个在环内时,则最大吸收波长出现在 λ_{max} 230~240 nm 处。此外共轭双键的碳原子上有无取代基及共轭双键的数目也会影响最大吸收波长。

(二) 红外光谱

红外光谱主要用来检测化学结构中的功能团。在萜类化合物中,绝大多数具有双键、共轭双键、甲基、偕二甲基、环外亚甲基和含氧功能团等,一般都可以很容易地分辨出来。例如,偕碳二甲基($\mathrm{CH_3-C-CH_3}$)在吸收峰处裂为双峰,ν 为 1370 cm^{-1} 和 1385 cm^{-1}。贝壳杉烷型二萜的环外亚甲基通常在 ν 900 cm^{-1} 左右具有最大吸收峰。在无环单萜中经常出现的端基结构如异丙烯基($\mathrm{H_2C{=}C{-}CH_3}$)或异丙叉基($\mathrm{{=}C(CH_3)_2}$),可根据异丙烯基的末端亚甲烯基在 ν 1420~1410 cm^{-1} 的特征吸收峰而区分;而异丙叉基团的红外吸收特征为弱或见不到 $\nu_{C=C}$。

红外光谱在解决萜类内酯的存在及内酯环的种类上有实际意义。在 ν_{max} 1700~1800 cm^{-1} 间出现的强峰为羰基的特征吸收峰,可考虑有内酯化合物存在,而内酯环大小及有无不饱和键共轭体系可使其最大吸收有较大差异。如在饱和内酯环中,随着内酯环碳原子数的减少,环的张力增大,吸收波长向高波数移动,六元环、五元环及四元环内酯羰基的吸收波长分别在 ν_{max} 1735 cm^{-1}、1770 cm^{-1} 和 1840 cm^{-1} 处;不饱和内酯则由于共轭双键的位置和共轭的长短不同,其羰基的吸收波长亦有较大差异。

萜类化合物结构类型纷杂,在其结构测定中,应综合利用各波谱所提供的各个谱图进行细致的分析,互相印证及反复验证,使推得的结构与真实物相吻合。

第2节 萜类化合物结构类型及其重要化合物

一、单萜类

单萜类化合物(monoterpenoids)可看成是由2个异戊二烯单元聚合而成的化合物及其衍生物,是一类含有10个碳原子的化合物,广泛分布在高等植物中,在昆虫激素和海洋生物中也有存在,多具有较强的生物活性和浓郁的香气,有芳香开窍、疏通理气等作用,是医药、化妆品和食品工业的重要原料。

近年来单萜类化合物研究进展很快,化合物也较多,其基本骨架就有30余种,部分基本骨架如图7-2所示。

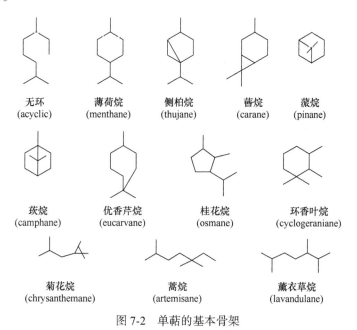

图7-2 单萜的基本骨架

由基本骨架可见,单萜类化合物按结构中碳环的有无及数目,可分为链状单萜、单环单萜、双环单萜和三环单萜。其中以单环单萜和双环单萜化合物最多,并比较集中存在于挥发油中。

(一) 链状单萜

链状单萜多为芳香性的液体,如存在于罗勒油、吴茱萸油中的罗勒烯(ocimene),存在于月桂油、马鞭草油、蛇麻油及松节油中的月桂烯(myrcene),两者互为同分异构体。

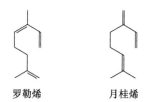

罗勒烯　　月桂烯

链状单萜比较重要的化合物是一些含氧衍生物,如萜醇、萜醛等。香叶醇(geraniol)又称"牻牛儿醇",与橙花醇(nerol)互为顺反异构体,常共存于同一挥发油中。香叶醇是香叶油、玫瑰油、柠檬草油和香茅油等的主要成分,具有似玫瑰的香气,沸点229~230℃。橙花醇存在于橙花油、柠檬草油和其他多种植物的挥发油中,具有玫瑰香气,沸点 255~260℃。香茅醇(citronellol)存在于香茅油、玫瑰油等多种植物的挥发油中,其右旋体沸点 224~226℃。以上三种萜醇都是玫瑰香系香料,是很重要的香料工业原料。

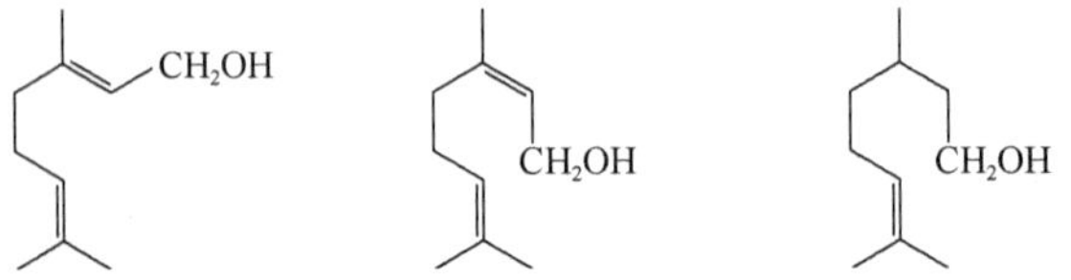

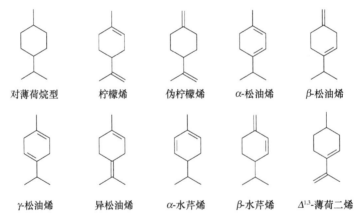

香叶醇　　　橙花醇　　　香茅醇

柠檬醛(citral)具有顺反异构体,反式为 α-柠檬醛,又称香叶醛(geranial),顺式为 β-柠檬醛,又称橙花醛(neral),通常是混合物,以反式柠檬醛为主;具有柠檬香气,为重要的香料;在香茅油中其含量可达 70%~85%,因此在医药中有广泛用途。

香茅醛(citronellal)是香茅醇的氧化产物,在香茅油中含量较高,也存在于桉叶油、柠檬油等挥发油中。

(二) 单环单萜

单环单萜可视为是由链状单萜环合衍生而成,在植物体内的存在形式多种多样。

1. 对-薄荷烷型　以对-薄荷烷型为碳架的单萜在自然界存在数量很多。柠檬烯和松油烯是同分异构体,均属于薄荷二烯。理论上薄荷二烯应有 14 种双键位置的异构体,但自然界到目前为止只发现 10 种,它们的名称和结构式如下:

对薄荷烷型　柠檬烯　伪柠檬烯　α-松油烯　β-松油烯

γ-松油烯　异松油烯　α-水芹烯　β-水芹烯　$\Delta^{1,3}$-薄荷二烯

柠檬烯(limonene)为无色油状液体,有柠檬香味,沸点 176~178℃。右旋体广泛分布于植物挥发油中,特别是柑属(柠檬、柑、橘、佛手)果皮的挥发油中含量达 90% 以上。L-柠檬烯存在于薄荷、土荆芥、缬草的挥发油中,dL-柠檬烯存在于松节油中,常用中药砂仁、香附、薄荷、荆芥、紫苏等的挥发油中也含有柠檬烯。经动物实验证实具有镇咳、祛痰、抗菌等活性。

α-松油烯(α-terpinene)在中药大叶香薷、芫荽子、茴香根等的挥发油中均有存在。天然来源的 α-松油烯中通常都夹杂着少量的 β- 及 γ-松油烯。

薄荷醇(menthol)是薄荷和欧薄荷等挥发油中的主要成分。其左旋体习称"薄荷脑",为白色块状或针状结晶,熔点 42~43℃,沸点 212℃,对皮肤和黏膜有清凉和麻醉作用,用于镇痛和止痒,亦有防腐和杀菌作用。

辣薄荷酮(poperitone)存在于多种中药的挥发油中,有松弛平滑肌的作用,对支气管哮喘及哮喘型慢性支气管炎有效。从芸香提取的挥发油——芸香油含辣薄荷酮 35% 以上,是其平喘的主要成分。

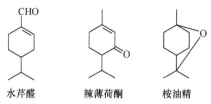

桉油精(cineole)是桉叶挥发油中的主要成分,具有解热、抗菌消炎的作用。也存在于其他一些挥发油中,其分子中具有一个环醚结构,可视为1,8-松油二醇的脱水产物。

自然界中发现的萜醛甚少。水芹醛(phellandral)又称菲兰醛存在于水芹油、榄香油、茴香油、姜油和多种桉叶油中。

2. 环香叶烷型　西红花醛(safranal)即藏红花醛,是藏红花中提得的藏红花苷(苦藏红花素)水解后的脱水产物,具有藏红花的特有香气。藏红花醛也可用 β-环柠檬醛经二氧化硒氧化得到。

紫罗兰酮(ionone)存在于千屈菜科指甲花挥发油中,有 α、β 两种异构体。α-紫罗兰酮具有馥郁的香气,用于配置高级香料,β-紫罗兰酮可作为合成维生素 A 的原料。

3. 䓬酚酮类　䓬酚酮类化合物(troponoides)是一类变形的单萜,其碳架不符合异戊二烯法则。䓬酚酮具有芳香化合物的性质,具有酚的通性,也显酸性,其酸性介于酚类和羧酸之间。分子中的羰基类似于羧酸中的羰基的性质,但不能和一般羰基试剂反应,能与多种金属离子形成配合物结晶体,并显示不同颜色,可供鉴别,如铜配合物为绿色结晶,铁配合物呈赤色结晶。

较简单的䓬酚酮类化合物是一些霉菌的代谢产物,在柏科的心材中也含有䓬酚酮类化合物,多具抗菌活性,但有毒性。例如,扁柏素(kinokitol)又称 β-崖柏素,存在于台湾扁柏及罗汉柏心材中。α-崖柏素(α-thujaplicin)和 γ-崖柏素(γ-thujaplicin)存在于欧洲产的崖柏、北美崖柏以及罗汉柏的心材中。

(三) 双环单萜

双环单萜的结构类型有 15 种以上,比较常见的有 6 种,其中 4 种可看成是由薄荷烷在不同位置间环合形成的产物。

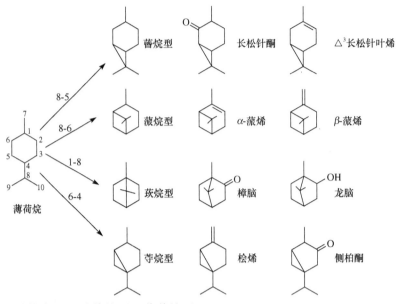

另外两种结构类型是异崁烷型和莳崁烷型。

双环单萜在一定条件下能发生分子重排,产生更多种结构类型的化合物。

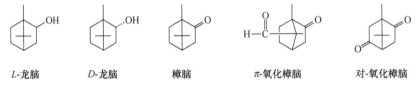

1. 龙脑(borneol) 龙脑俗称"冰片",为白色片状结晶,有升华性,熔点 204~208℃,合成品为外消旋体。用于香料、清凉剂及中成药。

2. 樟脑(camphor) 右旋樟脑在樟脑油中约占 50%,左旋樟脑在菊蒿油中存在,合成品为消旋体。樟脑为白色结晶性固体,熔点 179.8℃,易升华。樟脑有局部刺激和防腐作用,可用作神经痛、炎症及跌打损伤的擦剂。

3. 蒎烯(pinene) 蒎烯广泛存在松树、柠檬、八角茴香、蓝桉叶、百里香、茴香、芫荽、橙花、薄荷的挥发油中。

此外,尚有其他结构形式的双环单萜衍生物。在中药赤芍和白芍中所含的芍药苷也是蒎烷的衍生物。

(四) 三环单萜

三环单萜化合物比较少见。如三环烯存在于加铁杉叶的挥发油中;香芹樟脑是藏茴香酮光照日久后的产物。

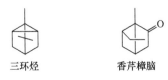

二、环烯醚萜

环烯醚萜(iridoids)为臭蚁二醛(iridodial)的缩醛衍生物,分子中带有环烯醚键,是一类特殊的单萜。臭蚁二醛是从臭蚁的防卫性分泌物中分离出来的物质,系由活性焦磷酸牻牛儿酯经羟醛缩合而构成的。环烯醚萜及其苷类在植物界分布较广,以玄参科、茜草科、龙胆科和唇形科分布最为普遍。据不完全统计,已从植物中分离并鉴定结构的环烯醚萜类化合物超过 900 种,其中大多数为成苷的形式。

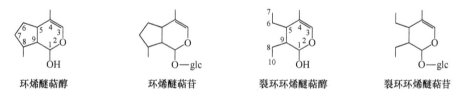

臭蚁二醛　　　　环烯醚萜

(一) 环烯醚萜的结构特点

环烯醚萜类化合物的结构特点是:C_1多为羟基,性质活泼,易与糖结合成苷。C_3和C_4、C_5和C_6、C_6和C_7、C_7和C_8间大多有双键,C_4—CH_3易被氧化成—CH_2OH、—CH_2OR、—$COOH$ 和—$COOR$,若为—$COOH$,脱酸后可形成降解环烯醚萜。C_8—CH_3也易被氧化成—CH_2OH、—$COOH$等。此外,分子结构中环戊烷部分也可呈现不同的氧化状态,C_7和C_8可连环氧结构,C_6或C_7可形成环酮结构,C_5、C_6、C_7位均可能连接羟基。

(二) 结构分类及重要代表物

环烯醚萜类化合物最基本的母核是环烯醚萜醇,天然界的环烯醚萜多以苷的形式存在,其结构类型主要分为环烯醚萜苷和裂环环烯醚萜苷。

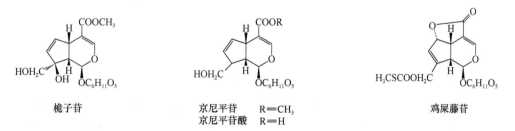

环烯醚萜醇　　　　环烯醚萜苷　　　　裂环环烯醚萜醇　　　　裂环环烯醚萜苷

1. 环烯醚萜苷类　这类环烯醚萜苷数目较多,其结构上C_1羟基多与葡萄糖形成苷,且大多数为单糖苷;C_{11}有的氧化成羧酸,并可形成酯。根据C_4位有无取代基又可分为两小类:①C_4位有取代环烯醚萜苷,该类占多数,其取代基一般为甲基、羧基、酯基、内酯等,如栀子果仁中的栀子苷和鸡矢藤苷;②C_4位无取代的环烯醚萜苷,这类化合物的基本母核只有 9 个碳原子,是由于其C_4位羧基在植物体内生物合成过程中脱羧所致。如车前草中的桃叶珊瑚苷(aucubin)、地黄中的樟脑醇(campherenol)等。

栀子苷　　　　京尼平苷　R=CH_3　　　　鸡屎藤苷
　　　　　　　京尼平苷酸　R=H

栀子苷(gardenoside)、京尼平苷(geniposide)和京尼平苷酸(geniposidic acid)是清热泻火中药山栀子的主要成分。其中京尼平苷显示有显著的泻下作用和利胆作用,而京尼平苷苷元(ginipin,京尼平)具有显著的促进胆汁分泌作用和泻下作用。

梓醇(catalpol)又称梓醇苷,是地黄中降血糖作用的主要有效成分,并有很好的利尿作用和迟发性的缓泻功能,这些与地黄的药效相一致。

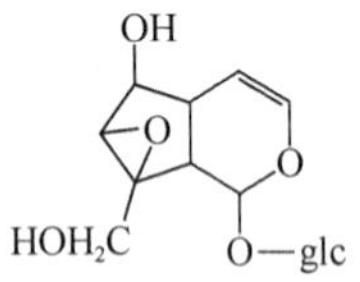

梓醇 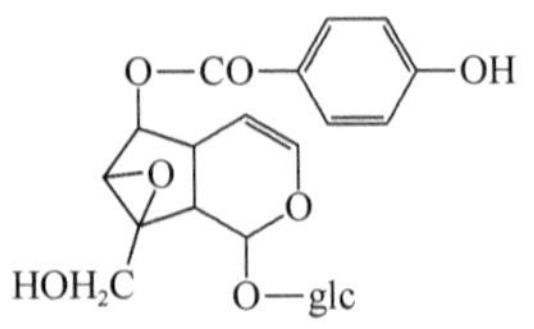   梓苷 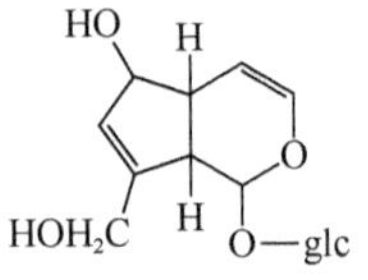   桃叶珊瑚苷

梓苷(catalposide)存在于梓实中,经试验表明,梓苷的药理作用与梓醇相似。

桃叶珊瑚苷(aucubin)是车前草清湿热、利小便的有效成分,药理实验证明桃叶珊瑚苷的苷元及其多聚体有抗菌作用,是一种抗菌药。

2. 裂环环烯醚萜苷　裂环环烯醚萜苷是由环烯醚萜苷苷元部分在 C_7、C_8 处开环衍生而来的苦味苷,如番木鳖苷在 C_7、C_8 处开环即形成龙胆苦苷。这类化合物在龙胆科、茜草科、木樨科等植物中分布广泛,尤其在龙胆科的龙胆属和獐芽菜属植物中存在更为普遍。

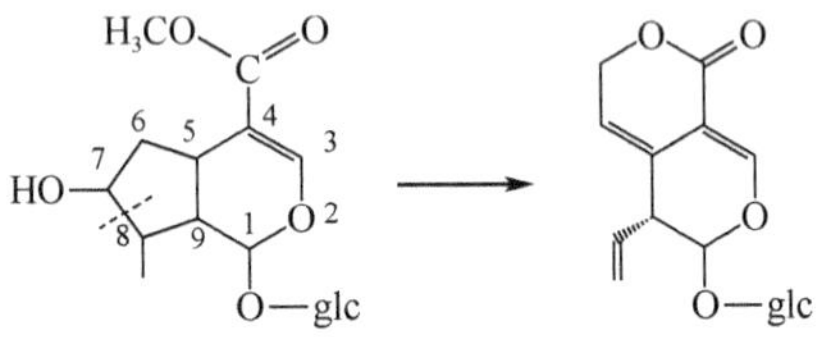

番木鳖苷   龙胆苦苷

龙胆苦苷(gentiopicroside)是龙胆科植物龙胆、当药、獐芽菜等植物中的苦味成分。

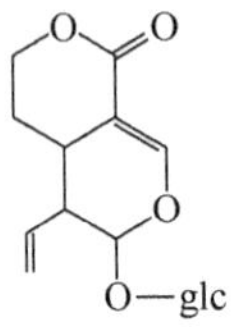

当药苷 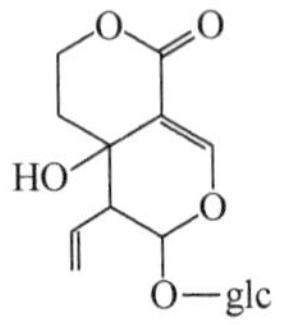   当药苦苷

当药苷(獐芽菜苷,sweraside)、当药苦苷(獐芽菜苦苷,swertiamarin)均为当药和樟芽菜中的苦味成分。

(三) 环烯醚萜的理化性质

1. 性状　环烯醚萜苷和裂环环烯醚萜苷大多数为白色结晶体或粉末,多具有旋光性、苦味,是中草药中显苦味的成分之一。

2. 溶解性　环烯醚萜苷类易溶于水和甲醇,可溶于乙醇、丙酮、正丁醇等溶剂,难溶于氯仿、乙醚、苯等亲脂性有机溶剂。

3. 水解性　环烯醚萜苷对酸很敏感,苷键容易被酸水解断裂,产生的苷元因具有半缩醛结构,化学性质活泼,容易进一步发生氧化或聚合等反应,故水解后不但难以得到原苷的苷元,而且还随水解条件(温度、酸的浓度)的不同产生各种不同颜色的沉淀。因此,可以利用酸水解反应检测植物中环烯醚萜苷的存在。如桃叶珊瑚苷和梓苷水解后均得到黑色沉淀。中药玄参、地黄等加工后变黑就是由于这类成分所起的作用。游离的苷元遇氨基酸并加热即产生深红色至蓝色,最后生成蓝色沉淀。因此,若其与皮肤接触,也能使皮肤染成蓝色。苷元溶于冰醋酸溶液中,加少量铜离子加热,也能显蓝色。这些呈色反应,可用于环烯醚萜苷的检识及鉴别。

（四）提取分离和鉴定

环烯醚萜苷类化合物成分亲水性较强，性质不太稳定，一般在室温下或较低温度下（50℃以下）提取及处理提取液。多种结构类似的环烯醚萜苷共存时，必须采用硅胶柱色谱或高效液相色谱法进一步分离纯化。有的需制成衍生物如乙酰化合物才能达到有效的分离。例如，从马缨丹根中分离环烯醚萜葡萄糖苷的提取分离流程如图 7-3 所示。

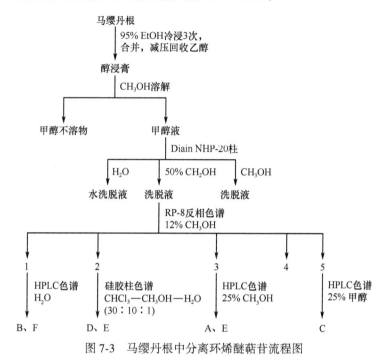

图 7-3 马缨丹根中分离环烯醚萜苷流程图

A：黄夹子苦苷
　　$R_1=\beta\text{-OH}$　$R_2=R_3=R_4=H$
B：黄夹苦苷
　　$R_1=\beta\text{-OH}$　$R_2=R_3=H$　$R_4=CH_3$
C：京尼平苷
　　$R_1=R_2=R_3=H$　$R_4=CH_3$
D：山栀子苷甲酯
　　$R_1=R_3=\beta\text{-OH}$　$R_2=H$
E：lamiridoside
　　$R_1=R_2=R_3=\beta\text{-OH}$
F：8-表马钱素
　　$R_1=R_3=H$　$R_2=\beta\text{-OH}$

三、倍 半 萜

倍半萜类（sesquiterpenoids）是由 3 个异戊二烯单位构成，含 15 个碳原子的化合物。倍半萜类主要分布在植物界和微生物界，在海洋生物中发现的倍半萜越来越多，是萜类化合物中最多的一类。

> **链接**
>
> 倍半萜的研究、发展较快,无论是化合物的数目,还是结构骨架的类型都是萜类化合物中最多的一类。迄今骨架类型超过 200 种,化合物有数千种,近年来在海洋生物中发现有 300 多种。

倍半萜类化合物按其结构碳环数分为开链、单环、双环、三环和四环等几大类,按构成环的碳原子数分为五元环、六元环、七元环直到十二元环等,也有按含氧功能团分为倍半萜醇、醛、酮、内酯等。

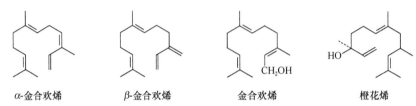

α-金合欢烯　　　β-金合欢烯　　　金合欢醇　　　橙花醇

(一) 链状倍半萜

金合欢烯、金合欢醇和橙花醇都是链状倍半萜衍生物。

金合欢醇(farnesol)在金合欢花油、橙花油、香茅中含量较多,为重要的高级香料原料。

橙花醇(nerolidol)又称苦橙油醇,具有苹果香气,是橙花油中的主要成分之一。

(二) 单环倍半萜

环合位置不同可形成多种不同的结构类型。

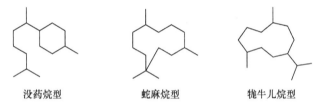

没药烷型　　　蛇麻烷型　　　䔲牛儿烷型

属于没药烷型的衍生物,如没药烯存在于没药油、各种柠檬油、八角油、松叶油、檀香油等多种挥发油中。

蛇麻烷型为十一元碳大环的倍半萜类,主要存在于蛇麻花(啤酒花)的挥发油中。蛇麻的球果具有苦补健胃和抗结核的作用,其挥发油中含有 α- 及 β-蛇麻烯(α-humulene、β-humulene)、蛇麻二烯酮(humuladienone)和蛇麻二烯醇(humulol)等。

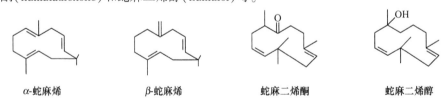

α-蛇麻烯　　　β-蛇麻烯　　　蛇麻二烯酮　　　蛇麻二烯醇

具有十元碳的大环䔲牛儿烷型分布较广,已发现的化合物较多,且具有多种生物活性,深受重视。这类化合物主要存在于姜科、杜鹃花科、菊科等植物中。如兴安杜鹃叶中含有的挥发油有止咳、平喘的作用,其有效成分证明是大䔲牛儿酮(吉马酮)。

> **链接**
>
> 药理试验及临床观察结果表明,温莪术抗肿瘤有效成分存在于挥发油中。莪术二酮正是治疗早期宫颈癌的有效成分之一。菊科地胆属植物可分离得䔲牛儿烷型内酯,如苦地胆素、去氧苦地胆素等都被证实具有抑制肿瘤生长的作用。

(三）双环倍半萜

双环倍半萜的结构类型有近 20 种，其中以桉烷型、杜松烷型和愈创木烷型较多。

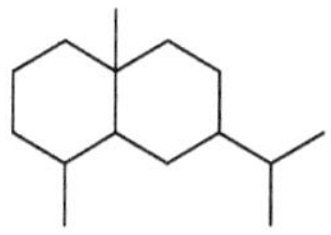

桉烷型 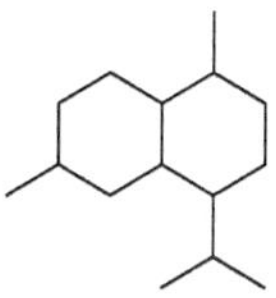　　　　　　杜松烷型 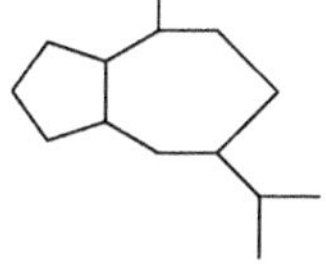　　　　　　愈创木烷型

杜松烯（cadinene）广泛存在于艾叶、罗汉松叶、茵陈蒿、高良姜、荜澄茄等多种植物的挥发油中。棉酚（gossypol）为杜松烷型二聚倍半萜，存在于锦葵科陆地棉成熟的种子及根皮中，具有抗菌、抗病毒、抗肿瘤、抗生育作用。

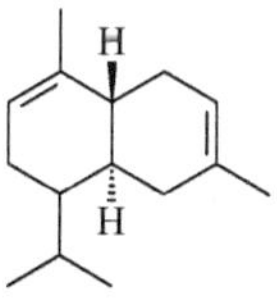

杜松烯 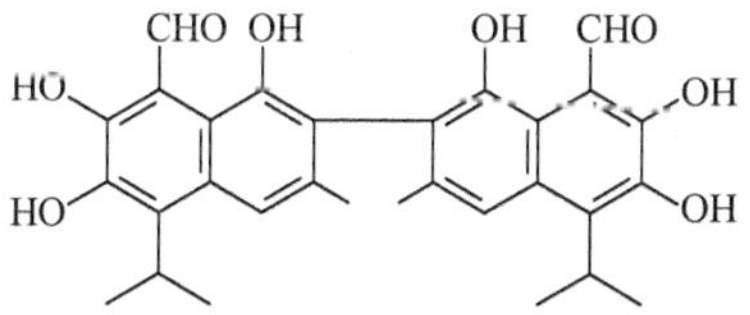　　　　　　棉酚

桉烷型衍生物在自然界中分布较广。芹子烯（selinene）属于桉烷型衍生物，因最早从芹子油中获得，故又称为芹子烷型。此型衍生物结构中的两个环通常以反式稠和。

桉叶醇（eucalyptol）存在于各种桉叶油中，双键位置有 α 和 β 两种异构体，均为低熔点的固体；苍术酮（atractylone）分子中有一个呋喃环，但仍属桉烷型。

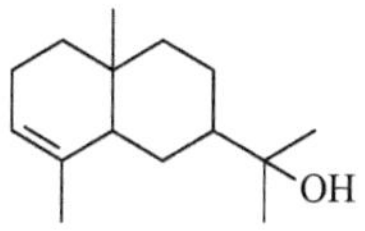

α-桉叶醇　　　β-桉叶醇 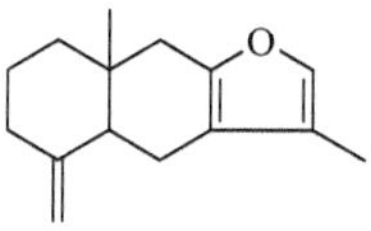　　　苍术醇 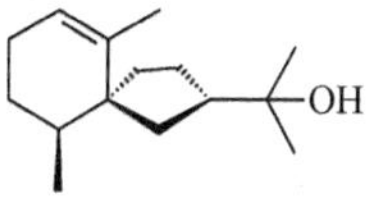　　　苍术螺醇

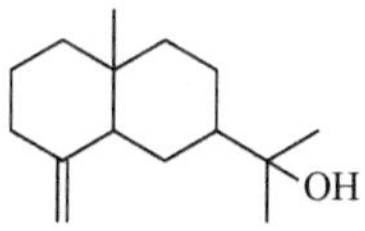

α-香附酮（α-cyperone）是具有理气止痛作用的香附挥发油成分之一，其分子的双键在酸的作用下能转位发生异构化而形成 β-香附酮。土木香内酯为菊科土木香根的驱虫成分。

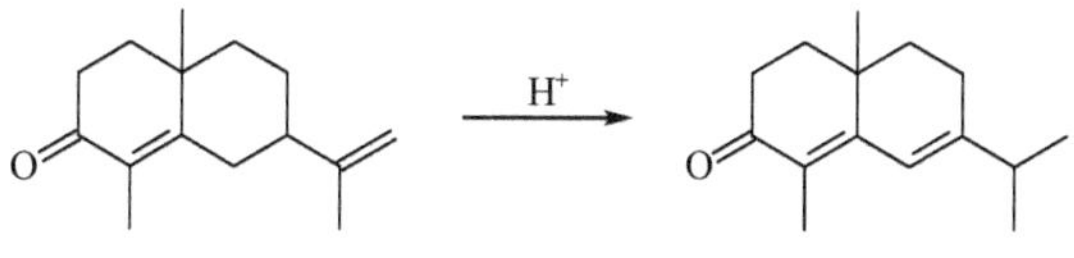

α-香附酮　　　β-香附酮 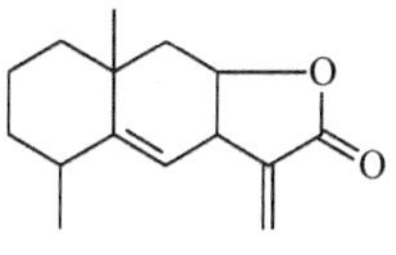　　　土木香内酯

（四）薁类衍生物

凡由五元环与七元环拼合而成的芳香骨架都称为薁类（azulenoids）化合物。这类化合物多具有抑菌、抗肿瘤、杀虫等生物活性，在愈创木油、香附子油、桉叶油、胡萝卜油、苍耳子油、洋甘菊油及天名精、野菊花、泽兰等挥发油中均有存在。

薁类化合物沸点较高，一般在 250～300℃，在挥发油分馏时，高沸点馏分出现美丽的蓝色、紫色或绿色的现象时，表示可能有薁类化合物的存在。薁类不溶于水，可溶于有机溶剂和强酸，加水稀释后又可析出，故可用 60%～65% 硫酸或磷酸提取。此外，薁类化合物能与苦味酸或三硝基苯试剂作用，形成有敏锐熔点的 π 配合物，可供鉴别；亦可在可见光（360～700 nm）吸收光谱中观察到强吸收峰。

愈创木醇(guaiol)存在于愈创木的挥发油中,属于薁类的还原产物。该化合物在蒸馏、酸处理时,可氧化脱氢而形成薁类。

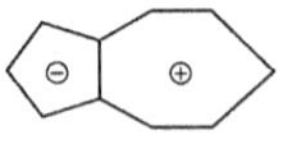

薁烃 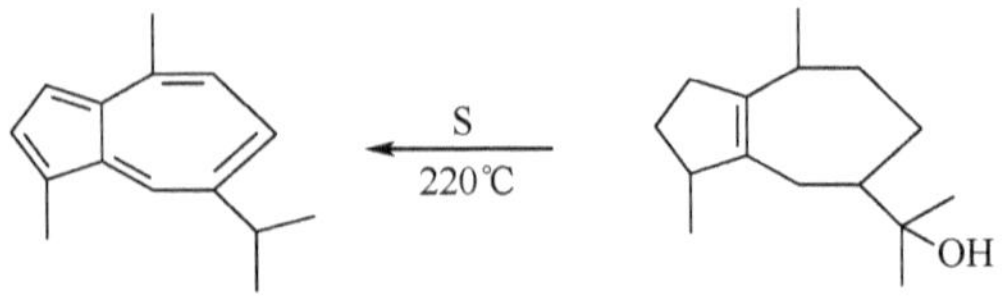　　　　愈创木薁　　　　愈创木醇 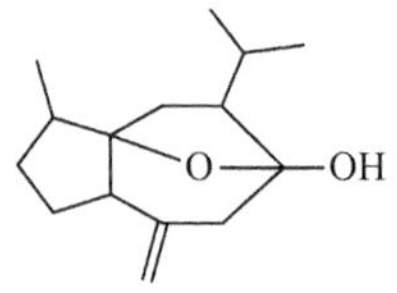　　　　莪术醇

愈创木薁存在于桑科无花果根皮、兴安杜鹃的叶、母菊等挥发油中,具有抗炎和兴奋子宫的作用。从姜科中药莪术、郁金的根茎中分离得到的莪术醇具有抗肿瘤活性,临床用于宫颈癌的治疗。二者均属愈创木烷型衍生物。

莪术醇(curcumol)存在于莪术根茎的挥发油中,具有抗肿瘤活性。

预试挥发油中的薁类成分时,多用溴化反应(Sabaty 反应)。其方法是:取挥发油 1 滴溶于 1 ml 氯仿中,加入 5%溴的氯仿溶液数滴,若溶液显蓝色、紫色或绿色时表明有薁类存在。用对-二甲氨基苯甲醛-浓硫酸试剂(Ehrlich 试剂)与含薁类成分的挥发油反应显紫色或红色。

(五) 倍半萜内酯类

倍半萜内酯类化合物在菊科、芸香科、木兰科植物中较常见,是一类生物活性较强的成分。青蒿素(qinghaosu, arteannuin, artemisinin)是过氧化倍半萜,系从中药青蒿中分离到的抗恶性疟疾的有效成分。青蒿素在水中及油中均难溶解,影响其治疗作用的发挥,临床应用也受到一定的限制。因此,对它的结构进行修饰后合成了大量衍生物,从中筛选出具有抗疟效价高、原虫转阴快、速效、低毒等特点的双氢青蒿素(dihydroqinghaosu),再进行甲基化,将它制成油溶性的蒿甲醚(artemether)及水溶性的青蒿琥珀酸单酯(artesunate),现已有多种制剂用于临床。

青蒿素　　　　双氢青蒿素　　　　蒿甲醚　　　　青蒿琥珀单酯

泽兰苦内酯(euparotin)和泽兰氯内酯(eupachlorin)是从圆叶泽兰中分得的薁类倍半萜内酯;它们与天人菊中的天人菊内酯(gaillardin)都有一定的抗癌活性,因而引起人们的注意。

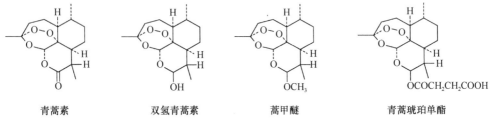

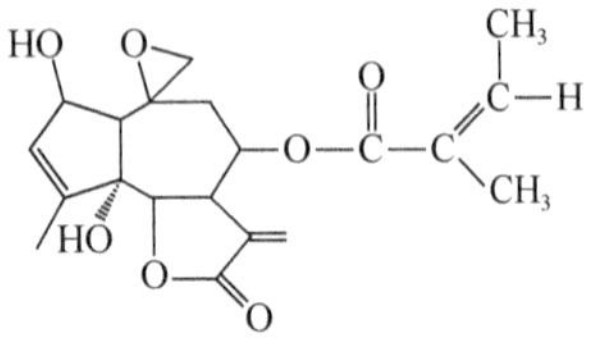

泽兰苦内酯 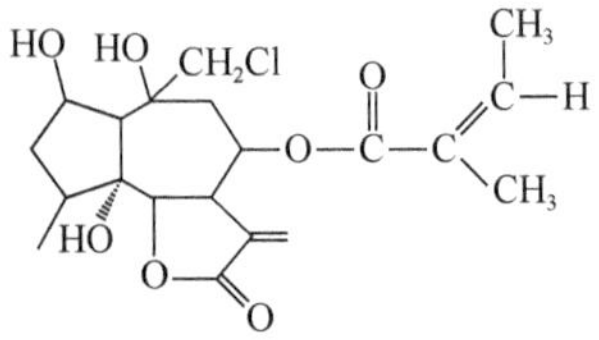　　　　泽兰氯内酯 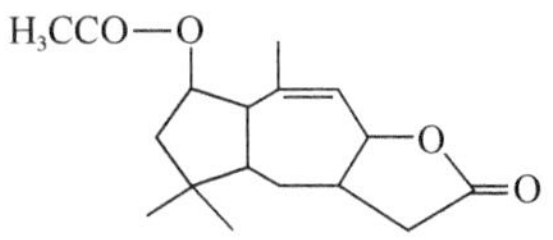　　　　天人菊内酯

四、二 萜

二萜(diterpenoids)是由 4 个异戊二烯单位构成,含 20 个碳原子的化合物,绝大多数不能随水蒸气蒸馏。二萜类化合物在植物界分布很广,如属于二萜衍生物的植物醇为叶绿素的组成部分,在整个绿色植物界广泛存在。植物分泌的乳汁、树脂等均以二萜类衍生物为主,尤以松柏科植物最为普遍。许多二萜的含氧衍生物具有多方面的生物活性,如紫杉醇、穿心莲内酯、银杏内

酯、雷公藤内酯、甜菊苷等,有的已是重要的药物。此外,菌类代谢产物及海洋生物中也发现不少二萜类化合物。

(一) 链状二萜

链状二萜类在自然界存在较少,常见的只有广泛存在于叶绿素中可与叶绿素分子中的卟啉结合成酯的植物醇(phytol),曾作为合成维生素 E_1、维生素 K 的原料。

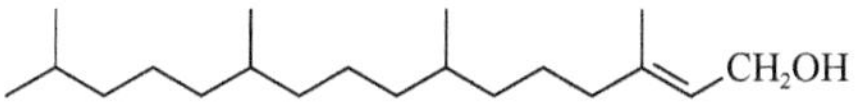

植物醇

(二) 单环二萜

维生素 A(vitamin A)存在于动物肝脏中,特别是在鱼肝中含量较丰富,维生素 A 可与眼睛的视网膜内的蛋白质结合,形成光敏感色素,是保持夜间视力的必需物质,而且维生素 A 也是哺乳动物生长必不可少的物质。单环二萜类化合物在自然界存在的数目不多,存在于樟油高沸点馏分中的樟二萜烯可通过月桂烯加热发生聚合反应得到,所以它可看作由两分子月桂烯发生聚合反应形成的产物。

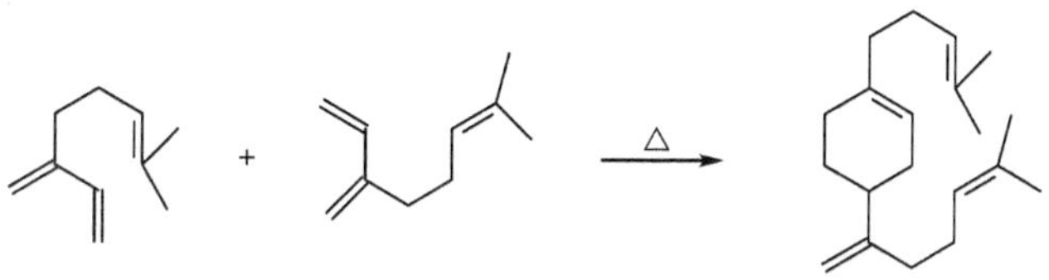

月桂烯(二分子) → 樟二萜烯

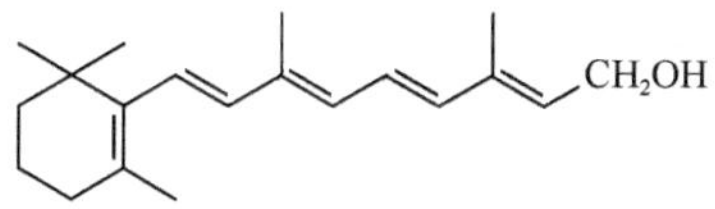

维生素A

(三) 双环二萜

双环二萜多数属于半日花烷型,以含氧衍生物为主,如香紫苏醇(sclareol)存在于香紫苏叶中。紫背金牛酸(alepterolic acid)是草药紫背金牛治疗膀胱炎、乳腺炎的主要成分。

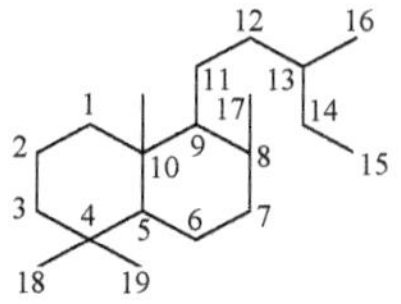

半日花烷型 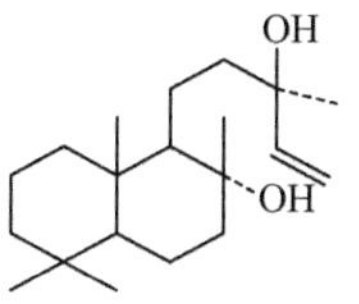　　　　　香子苏醇 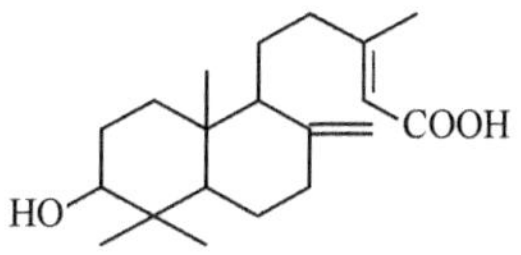　　　　　紫背金牛醇

银杏内酯(ginkgolides)是银杏根皮及叶的强苦味成分,现已分离出银杏内酯 A、B、C、M、J(ginkgolides A,B,C,M,J)等多种内酯。银杏内酯及银杏双黄酮是银杏制剂中的主要有效成分,为治疗心脑血管疾病的有效药物。

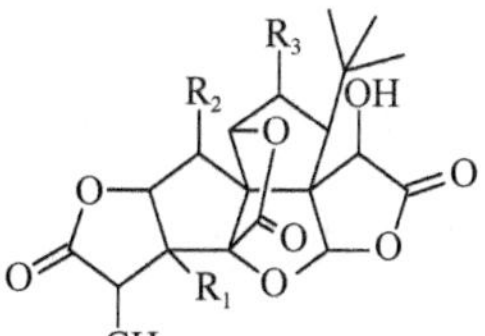

	R_1	R_2	R_3
银杏内酯 A	OH	H	H
银杏内酯 B	OH	OH	H
银杏内酯 C	OH	OH	OH
银杏内酯 M	H	OH	OH
银杏内酯 J	OH	H	OH

穿心莲内酯(andrographolide)系穿心莲中抗炎作用的主要活性成分,临床用于治疗急性菌痢、胃肠炎、咽喉炎、感冒发热等,疗效确切。

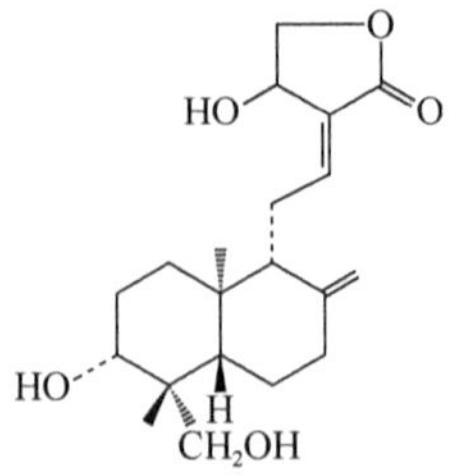

穿心莲内酯

(四) 三环二萜

雷公藤甲素(triptolide)、雷公藤乙素(tripdiolide)、雷公藤内酯(triptolidenol)及16-羟基雷公藤内酯醇(16-hydroxytriptolide)是从雷公藤根中分离出来的抗癌活性物质。雷公藤甲素对乳腺癌和胃癌细胞系集落形成有抑制作用,16-羟基雷公藤内酯醇具有较强的抗炎、免疫抑制和雄性抗生育作用。

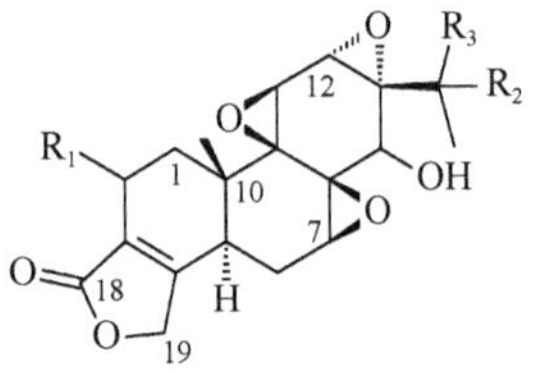

	R_1	R_2	R_3
雷公藤甲素	H	H	CH_3
雷公藤乙素	H	H	CH_3
雷公藤内酯	H	OH	CH_3
16-羟基雷公藤内酯醇	H	OH	CH_2OH

紫杉醇(taxol)又称红豆杉醇,是红豆杉树皮中含有八元环的二萜成分。它是新一代紫杉烷类抗癌药物,临床用于治疗卵巢癌、乳腺癌和肺癌,疗效较好。

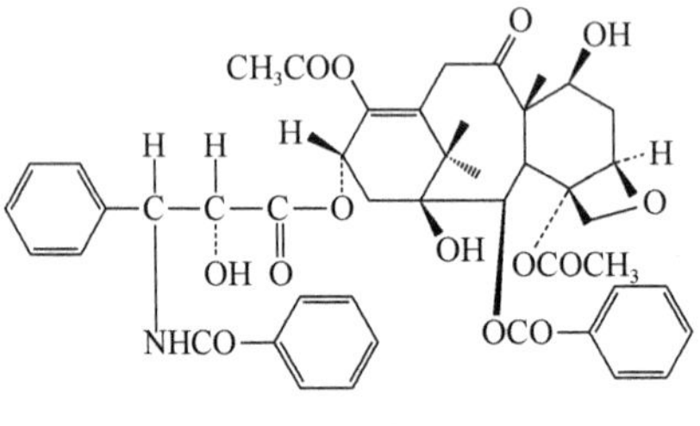

紫杉醇

(五) 四环二萜

四环二萜类化合物有多种基本骨架,其中最多的是贝壳杉烷型,次之为木藜芦毒烷和大戟二萜醇型。

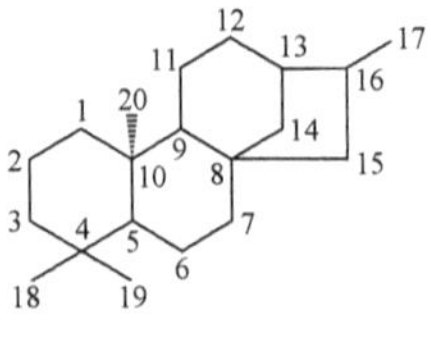

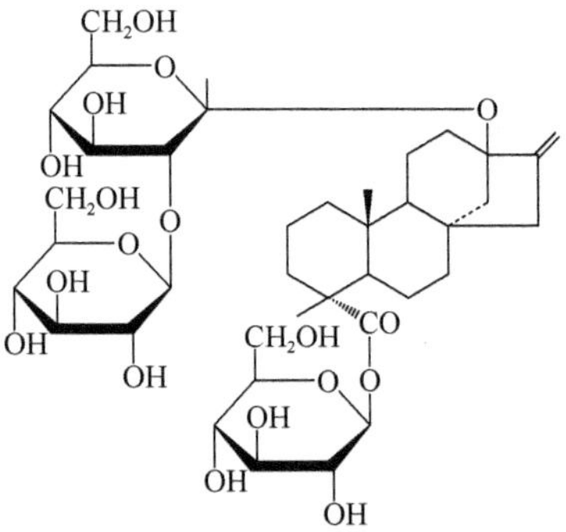

贝壳杉烷　　　　　甜菜苷

甜菊苷(stevioside)是从甜叶菊分得的比蔗糖甜 300 倍的四环二萜类甜味剂,其在医药食品工业中应用日益广泛。我国已大面积种植甜菊,并生产甜菊苷。

贝壳杉烯类化合物主要见于唇型科香茶菜属和 *Englrasteum scandens* 植物中,如冬凌草素(oridonin)是从冬凌草分得的抗癌成分。香茶菜甲素(rabdoforrestin A)是从香茶菜叶中分得的具有抗肿瘤和抑制金黄色葡萄球菌作用的成分。

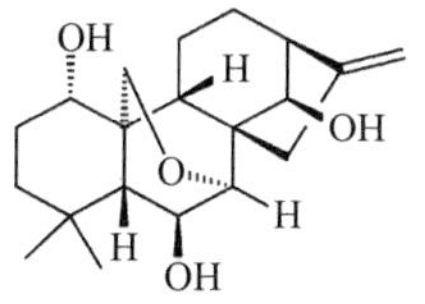

冬凌草素 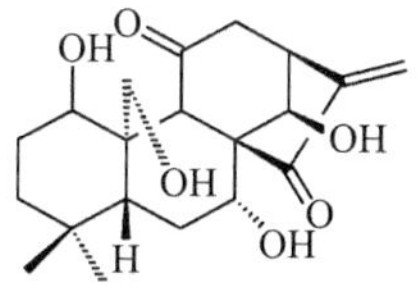　　　　　香茶菜甲素

木藜芦毒烷型可看成是贝壳杉烷型的变形碳架结构,如从兴安杜鹃叶中所得的杜鹃毒素(rhodotoxin),从中药羊踯躅果实中分得的八厘麻毒素(rhomotoxine)对重症高血压有紧急降压及对室上性心动过速有减慢心率作用。但毒性皆较大,宜慎用。

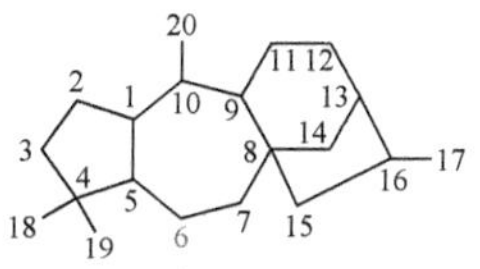

木藜芦毒烷 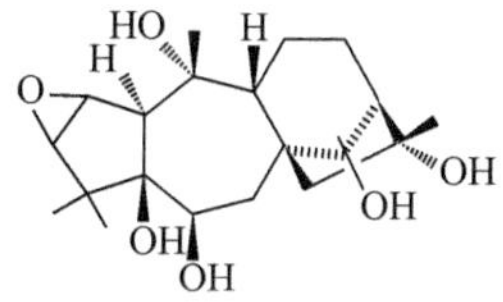　　　　八厘麻毒素 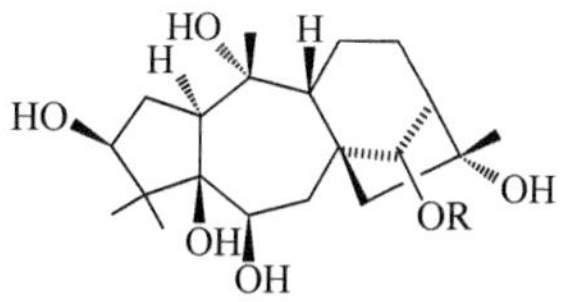　　　　杜鹃毒素
　　　　　　　　　　　　　　　　　R= $COCH_3$

大戟二萜醇型存在于大戟科和瑞香科的许多植物中,其母核不具致癌活性。

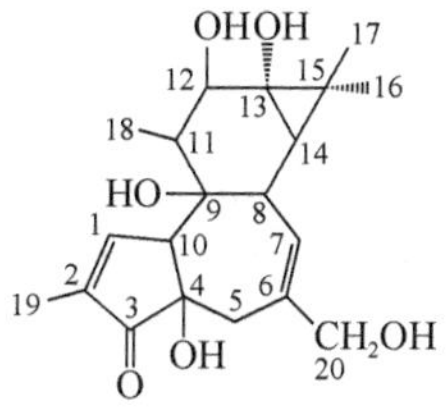

大戟二萜醇

当大戟二萜醇碳架上的 C_{14} 和 C_{15} 之间的键断裂开环后,则形成瑞香烷型化合物。如瑞香属的一些植物皮中,含有一种称为瑞香毒素(daphnetoxin)的毒性成分即具有抗白血病活性;而存在于中药芫花中的类似成分,如芫花酯甲(yuanhuacine)、芫花酯乙(yuanhuadine),均为有效的引产剂,现已被应用于临床。

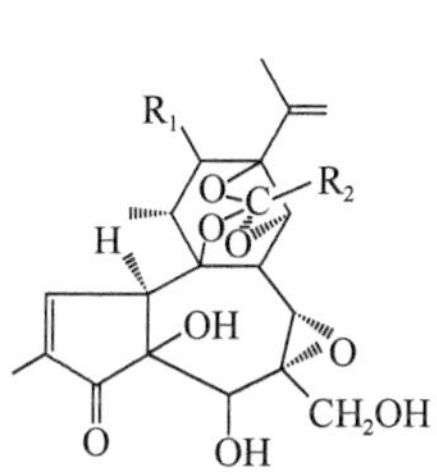

	R_1	R_2
瑞香毒素	C_6H_5	C_6H_5
芫花酯甲	$OCOC_6H_5$	$(CH=CH)_2-(CH_2)_4-CH_3$
芫花酯乙	$OCOCH_3$	$(CH=CH)_2-(CH_2)_4-CH_3$

五、其他萜类

其他萜类包括二倍半萜、三萜、四萜及多萜类。

(一) 二倍半萜

二倍半萜类化合物(sesterpenoids)是由 5 个异戊二烯单位构成,含 25 个碳原子的化合物。与其他各萜类化合物相比,此类化合物数量少,迄今来自天然的二倍半萜有 6 种类型 30 余种化合物,分布在羊齿植物、植物病原菌、海洋生物海绵、地衣及昆虫分泌物中。其中海绵是二倍半萜的主要来源,约占目前已知二倍半萜的 70%,如从海绵 *pridanos* sp. 分得的 prianicin A 和 B 对革兰阳性细菌的生长有显著的抑制作用,其抑制 β-溶血性链球菌的有效率是四环素的 4~10 倍。

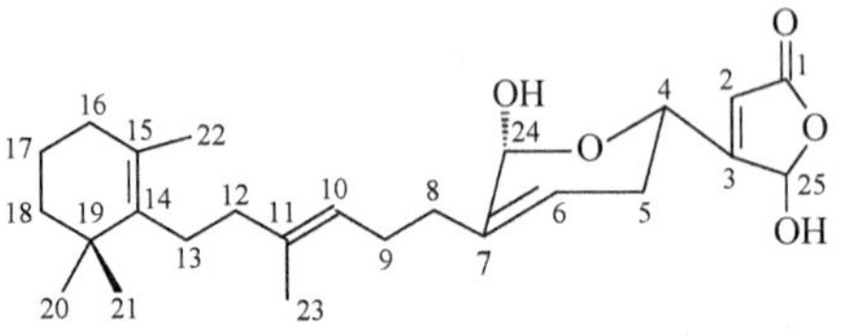

manoalide

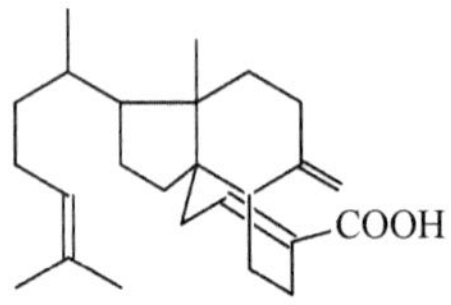

gascardic acid

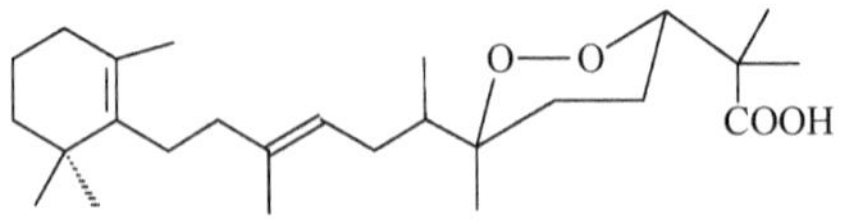

prianicin A

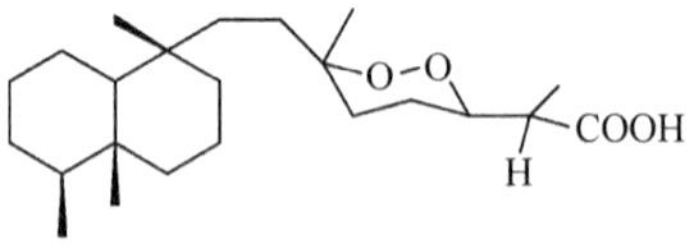

prianicin B

从海绵 *Luffariella Variabilis* 中提取得到的无定形固体 manoalide,是目前少有的能直接灭活磷脂酶 A_2(PLA$_2$)的抗炎药物,其抗炎能力介于氢化可的松和吲哚美辛之间,现作为肿瘤抑制剂和银屑病等皮肤增生性疾病的治疗药物试用于临床。

(二) 三萜

三萜类(triterpenosids)化合物是由 30 个碳原子组成的萜类化合物。它在植物界分布很广,是萜类化合物中最大的一类,多以游离状态或成苷、酯的形式存在于自然界。常用中草药如人参、甘草、三七、远志、麦冬、桔梗、柴胡、茯苓、甘遂和泽泻等都含有三萜成分。少数的三萜类化合物也存在于动物体中。

无环三萜多为鲨烯类化合物,单环三萜中的单环多为六元环,从蓍属植物 *Achillea odorata* 分离得到的蓍醇 A(achilleol A)具有新单环骨架。从一种太平洋的海绵中得到的 2 个双环三萜醇(naurol A 和 B)是一对立体异构体,在结构中心具有一个线型共轭四烯。蓍醇 B(achilleol B)和蓍醇 A 是从同一植物获得的,具有新的三环结构骨架。

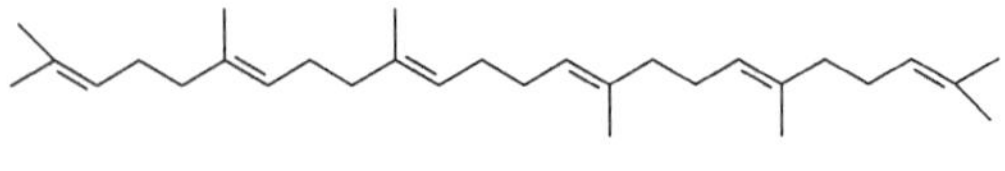

鲨烯

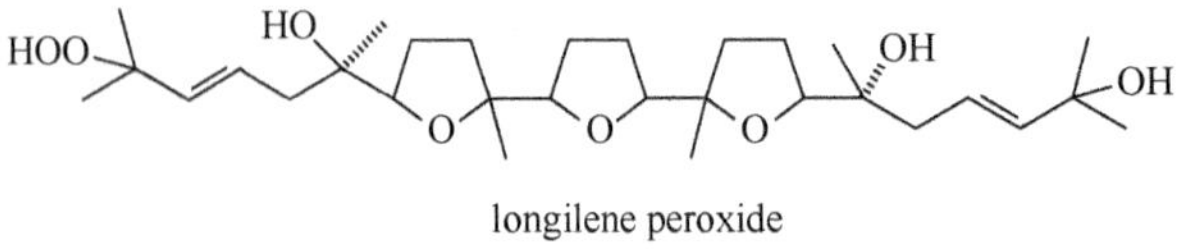

longilene peroxide

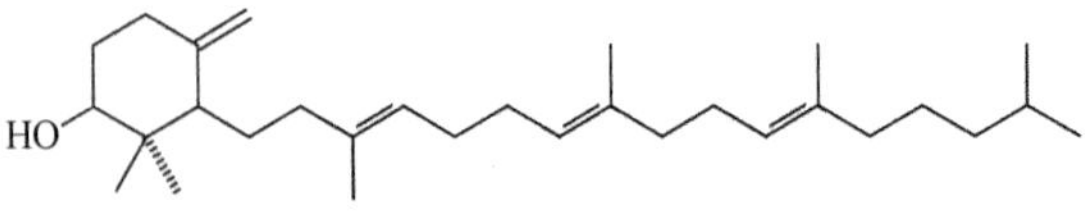

achilleol A

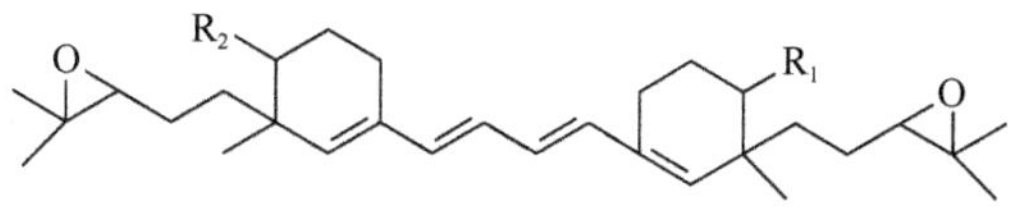

naurol A R$_1$=R$_2$=β-OH
naurol B R$_1$=R$_2$=α-OH

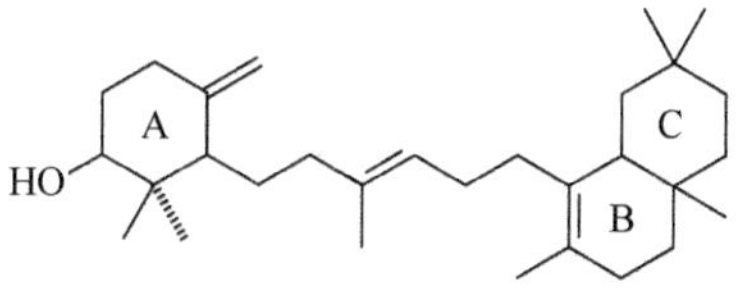

achilleol B

四环三萜和五环三萜是三萜类化合物的重要结构类型,将在本书的第八章介绍。

(三) 四萜和多萜

四萜(tetraterpenes)类化合物是由 8 分子的异戊二烯组成的链状脂溶性色素,其通式为 $(C_5H_8)_8$。由于其分子中存在一系列的共轭双键发色团,故具有颜色,称为多烯烃类。它几乎存在于整个植物界,同时也存在于某些昆虫、鸟类和其他动物体内,主要以苷和酯的形式存在,最重要的是胡萝卜素类和类胡萝卜素类。

胡萝卜素类是指胡萝卜烯烃类,主要存在于胡萝卜根、南瓜果肉、桔属植物果皮及油棕油中,在一般绿叶中也广泛存在,α、β、γ 三种异构体共存,但 β-胡萝卜素(beta carotene)占 90% 以上。胡萝卜素类中的有些化合物除可成为维生素 A 原、天然色素添加剂外,近年来发现其新的生物活性,如抗氧化作用、防治肿瘤、增强免疫作用等。

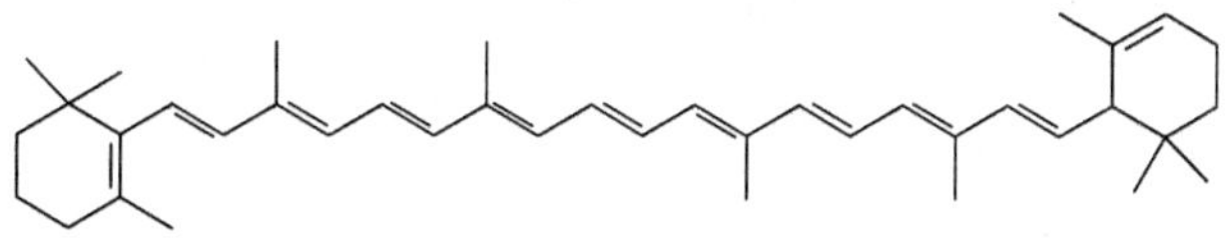

α-胡萝卜烯

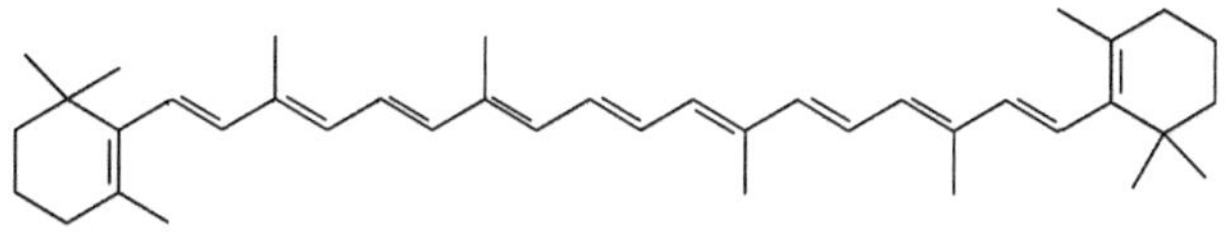

β-胡萝卜烯

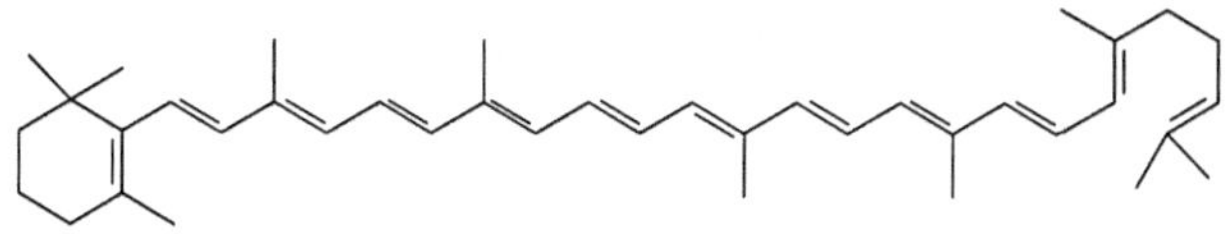

γ-胡萝卜烯

玉米黄素(zeaxanthin)为橙红色结晶,含于玉米种子、辣椒果皮、柿的果肉、酸橙果皮、褐藻软体动物中。玉米黄素清除自由基作用的强度,仅为 β-胡萝卜素的 2/5;而 β-胡萝卜素清除自由基作用的强度为维生素 E 的 1/3。

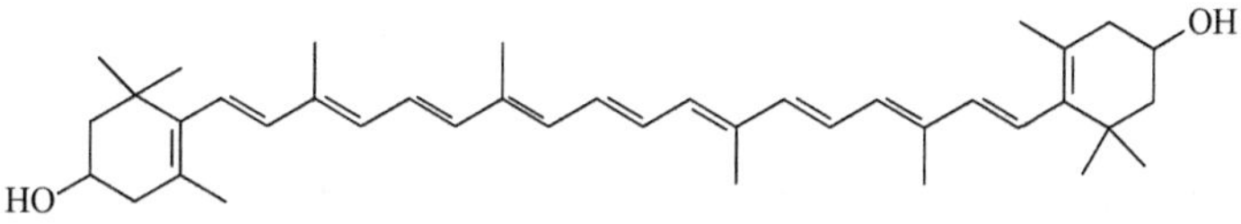

玉米黄素

分子结构中具有 6 个或 8 个以上异戊二烯单元的化合物一般就可称为多萜或复萜,其生源合成途径略不同于胡萝卜素类,而是由异戊二烯头接尾缩合而成。弹性橡胶及杜仲胶属于多萜类。

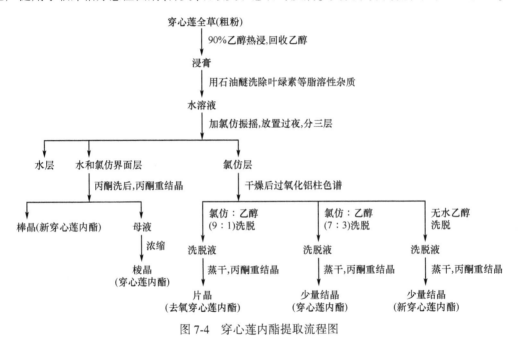

弹性橡胶

杜仲胶(反式)

六、提取分离实例——穿心莲内酯的提取分离

穿心莲内酯是从爵床科穿心莲属植物一见喜中提取得到的二萜内酯类抗炎成分之一。现已广泛用于临床治疗急性菌痢、胃炎、咽喉炎和感冒等疾病。其提取分离流程如图7-4所示。

图7-4 穿心莲内酯提取流程图

穿心莲内酯　　　新穿心莲内酯　　　去氧穿心莲内酯

工艺流程分析及注意事项:①穿心莲萜类内酯成分性质很不稳定,易受潮、氧化而变质,因此要选用当年采收的药材;穿心莲药材储存超过一年以上时,则成分含量降低50%甚至更多。②采用乙醇浸提取法提取的杂质较少,容易精制处理。

第3节 挥 发 油

一、概 述

挥发油(volatile oil)又称精油(essential oil),是一类具有芳香气味的油状液体的总称。在常温下能挥发,可随水蒸气蒸馏。

挥发油在植物界分布很广,在我国野生和栽培的芳香植物有56科、136属,约300种,供药用的很多,特别是菊科植物如菊、蒿、苍术、木香等,芸香科植物如芸香、桔、吴茱萸等,伞形科植物如小茴香、当归、柴胡等,姜科植物如姜、莪术、豆蔻等,樟科植物如山鸡椒、肉桂等,唇形科植物如薄荷、藿香、荆芥,木兰科植物如五味子、八角茴香等,马鞭草科植物如马鞭草、牡荆等,马兜铃科植物如细辛等,桃金娘科植物如丁香等,禾木科植物如香茅、芸香草等,败酱科植物如败酱、甘松等富含挥发油。此外,如胡椒科、杜鹃花科、松科、柏科、木樨科、瑞香科、檀香科、天南星科、毛茛科等科的植物中的某些植物,也含有丰富的挥发油。

挥发油在植物体中存在的部位常各不相同,很多种挥发油存在于花蕾中,如丁香、辛夷、野菊花等。有些存在于果实中,如砂仁、吴茱萸、八角茴香等。有的存在于果皮中,如橙、橘。还有的存在于根中,如当归、独活、防风等。而莪术、姜黄、川芎等存在于根茎中。细辛、薄荷、藿香、鱼腥草等全株植物中都含有挥发油。少数的如肉桂、厚朴等存在于树皮中。此外,有些植物的用药部位不同,其所含挥发油的组成成分也有差异,如樟科桂属植物的树皮挥发油多含桂皮醛,叶中则主要含丁香酚,而根和木部含樟脑多。

有的植物由于采集时间不同,同一药用部位所含的挥发油成分也不一样,如胡荽子当果实未熟时,其挥发油主含桂皮醛和异桂皮醛,成熟时则主含芳樟醇、杨梅叶烯。因此在研究挥发油成分时,必须注意植物品种、产地、采收季节及药用部位。挥发油在植物中的含量一般在1%以下,也有少数达10%以上,如丁香中的丁香油含量高达14%~21%。

挥发油生理活性多样,如香柠檬油对淋球菌、葡萄球菌、大肠杆菌和白喉杆菌有抑制作用;土荆芥油有驱虫作用;柴胡挥发油制备的注射液,有较好的退热效果;丁香油有局部麻醉、止痛作用;薄荷油有清凉、祛风、消炎、局麻作用;大蒜油可治疗肺结核、支气管炎、肺炎和霉菌感染;生姜油对中枢神经系统有镇静催眠、解热镇痛、抗惊厥、抗氧化能力和保肝等作用等。挥发油不仅在医药上具有重要的作用,在香料工业、食品工业及化学工业上也是重要原料。

二、挥发油的组成

挥发油中所含的化学成分比较复杂,常常由数十种乃至数百种成分组成,如保加利亚玫瑰油中已检出275种化合物。按化学结构可将挥发油分为萜类化合物、芳香族化合物、脂肪族化合物以及它们的含氧衍生物,如醇、醛、酮、酸、酚、醚、酯、内酯等。此外,有少数挥发油中还存在一些含硫和含氮的化合物。

(一) 萜类化合物

挥发油的组成成分中,以萜类多见,主要是单萜、倍半萜以及其含氧衍生物,且多半是生物活性较强或具有芳香气味的主要成分。如松节油中蒎烯含量为80%左右;薄荷油含薄荷醇8%左右;山苍子油含柠檬醛8%;樟脑油含樟脑约50%等。

(二) 芳香族化合物

在挥发油中,芳香族化合物仅次于萜类,存在也相当广泛。挥发油中的芳香族化合物,有的是萜源衍生物，如百里香草酚（thymol）、α-姜黄烯（α-curcumene）等。大多是苯丙素类衍生物，其结构多具有 C_6—C_3 基本骨架，如桂皮油中的桂皮醛（cinnamaldehyde）、丁香油中的丁香酚（eugenol）、八角茴香油中的茴香醚（anethole）。

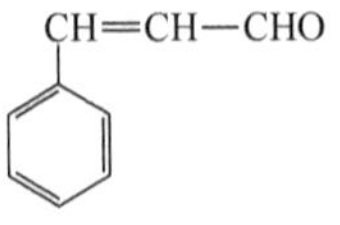

桂皮醛

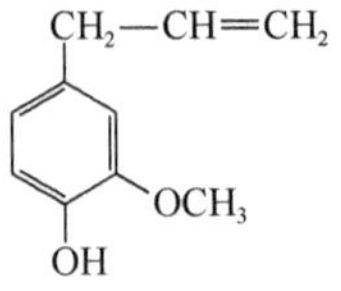

丁香酚

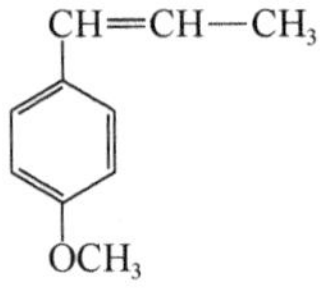

茴香醚

（三）脂肪族化合物

一些小分子脂肪族化合物在挥发油中常有存在。例如，甲基正壬酮（methyl nonylketone）在鱼腥草、黄柏果实及芸香挥发油中存在，正庚烷（n-keptane）存在于松节油中，正癸烷（n-decane）存在于桂花的头香成分中。

$$CH_3-\overset{\overset{\displaystyle O}{\|}}{C}-(CH_2)_8CH_3$$

甲基正壬酮

$$CH_3(CH_2)_8CH_3$$

正癸烷

$$CH_3(CH_2)_5CH_3$$

正庚烷

$$CH_3(CH_2)_7CH_2OH$$

正壬醇

$$CH_3(CH_2)_8-\overset{\overset{\displaystyle O}{\|}}{C}-CH_2CHO$$

癸酰乙醛

（四）其他类化合物

除以上三类化合物外，少数挥发油中有含 S 和含 N 的化合物，如麻黄挥发油中含有的川芎嗪（tetramethylpyrazine）属于含氮化合物，芥子油中由芥子苷水解而得到的异硫氰酸酯类化合物含有氮和硫元素，大蒜挥发油中含有多种硫醚类化合物，如大蒜辣素（allicin）、反式大蒜烯（yrans-allicinene）、二硫杂环戊烯（disulfo-cyclohexene）等。

$$CH_2=CH-CH_2-\overset{\overset{\displaystyle O}{\|}}{S}-S-CH_2-CH=CH_2$$

大蒜辣素

$$CH_2=CH-CH_2-N=C=S$$

异硫氰酸丙烯酯

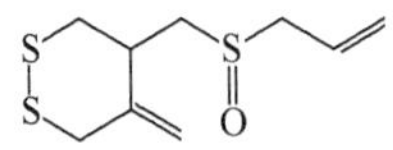

反式大蒜烯

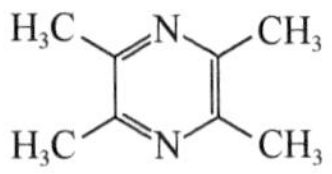

川芎嗪

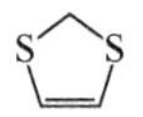

二硫杂环戊烯

三、挥发油的性质

（一）性状

1. 颜色与状态 挥发油在常温下为无色或微带淡黄色的油状液体，少数因含有薁类成分或溶解有色素而有颜色。如洋甘菊油显蓝色，麝香草油显红色，艾叶油显蓝绿色，佛手油显绿色等。挥发油在常温下为透明液体，低温时某些挥发油中含量高的主要成分可析出结晶，这种析出物习称为“脑”，如薄荷脑、樟脑。滤除脑的油称为“脱脑油”。

2. 气味 挥发油大多数具有浓烈的香气和辛辣味，少数有其他特殊的气味。如鱼腥草油有腥味、土荆芥油有臭气。挥发油的气味，往往是其品质优劣的重要标志或鉴别的重要依据。

3. 挥发性 在常温下可自行挥发而不留任何痕迹，这是挥发油与脂肪油的本质区别。

(二) 溶解度

挥发油难溶于水而易溶于有机溶剂,如石油醚、乙醚、氯仿、苯、二硫化碳、油脂等,在高浓度乙醇中能全部溶解,乙醇浓度越小,挥发油溶解的量也越少。挥发油难溶于水,在水中只能溶解极少量,溶解的部分主要是含氧化合物,能使水溶液具有该挥发油的特有香气。医药上常利用这一性质制备芳香水剂,如薄荷水等。

(三) 物理常数

挥发油是由多种成分组成的混合物,无确定的物理常数。但由于各挥发油的组成基本稳定,故相对而言其物理常数有一基本范围。挥发油的沸点一般常压下在70~300℃,具有随水蒸气而蒸馏的特性;相对密度一般在0.85~1.065;挥发油几乎都有光学活性,比旋度在+97°~-177°范围之内;挥发油具有强折光性,折光率在1.43~1.61。这些常数可用于挥发油的检测和质量控制。表7-2列举了常见挥发油的物理常数。

表7-2 常见挥发油的物理常数

名称	相对密度(15℃)	比旋度(20℃)	折光率(20℃)
桂皮油	1.045~1.072	-1°~+1°	1.602~1.614
丁香油	1.038~1.060	-1°30′以下	1.530~1.533
香附油	0.960~0.992	-74.5°	1.418~1.528
桉叶油	0.904~0.924	-5°~+5°	1.458~1.470
姜油	0.872~0.895	-25°~50°	1.480~1.499
藿香油	0.962~0.967	+5°~6°	1.506~1.516
薄荷油	0.890~0.910	-18°~-32°(25℃)	1.458~1.471
橙皮油	0.842~0.846(25℃)	+94°~+99°(25℃)	1.4723~1.4737
八角茴香油	0.978~0.988(25℃)	-2°~+1°(25℃)	1.553~1.560

(四) 稳定性

挥发油对光、空气、热均比较敏感,挥发油长时间与空气、光线接触,常会逐渐氧化变质,使其相对密度增加、颜色变深、失去原有的香味,并逐渐聚合成树脂样物质,不能再随水蒸气蒸馏。因此,挥发油的制备方法的选择是很重要的,其产品应储于棕色瓶内,装满、密塞并在阴凉处低温保存。

四、挥发油的提取与分离

(一) 提取

1. 水蒸气蒸馏法　水蒸气蒸馏法是从中草药中提取挥发油最常用的方法。挥发油具有挥发性,与水不相混合,当受热后,二者的蒸汽压总和与大气压相等时,溶液即开始沸腾,继续加热则挥发油可随水蒸气蒸馏出来,溶液冷却,二者即分层。根据操作方法的不同,分为共水蒸馏和通入水蒸气蒸馏两种方法。

1) 共水蒸馏法:将已粉碎的中药放入蒸馏器中,加水浸泡,直火煮沸,使挥发油和水蒸气一起蒸出。此法操作简单,但因蒸馏时蒸馏器底部温度较高,可使挥发油中某些成分分解,同时过热时药材也会焦化,影响挥发油质量。

2) 水蒸气蒸馏法:此法将水蒸气通入待提取的中药材中,使挥发油和水蒸气一起蒸出,避免直火高温而影响其挥发油质量。方法是将药材粗粉先用水浸泡，然后通入水蒸气，或在蒸馏器内安装一个多孔隔板，润湿的药材置于隔板上，水在隔板下加热，使挥发油和水一起蒸出。

用蒸馏法得到的馏出液，大多因挥发油难溶于水而油水分层；但如果挥发油在水中溶解度稍大，油水不易分层，则可用盐析法使挥发油自水中析出，或盐析后用低沸点有机溶剂萃取，低温蒸去萃取剂即得挥发油。

2. 油脂吸收法　油脂类一般具有吸收挥发油的性质，往往利用此性质提取贵重的挥发油，如玫瑰油、茉莉花油常采用吸附法进行。通常用无臭味的3份猪油与2份牛油的混合物，均匀地涂在面积50 cm×100 cm 的玻璃板两面，然后将此玻璃板嵌入高5~10 cm 的木制框架中，在玻璃板上面铺放金属网，网上放一层新鲜花瓣，这样一个个的木框玻璃板重叠起来，花瓣被包围在两层脂肪的中间，挥发油逐渐被油脂所吸收，待脂肪充分吸收芳香成分后，刮下脂肪，即为"香脂"，谓之冷吸收法。或者将花等原料浸泡于油脂中，于50~60℃条件下低温加热，让芳香成分溶于油脂中，此则为温浸吸收法。吸收挥发油后的油脂可直接供香料工业用，也可加入无水乙醇共搅，醇溶液减压蒸去乙醇即得精油。

3. 溶剂提取法　药材用低沸点的有机溶剂如乙醚、石油醚（30~60℃）等回流提取或冷浸，提取液低温蒸去溶剂即得浸膏。此法所得浸膏含杂质较多，原料中其他脂溶性成分如树脂、油脂、蜡等也同时被提出。可利用乙醇对植物蜡等脂溶性杂质的溶解度随温度的下降而降低的特性除去杂质，一般用热乙醇溶解浸膏，放置冷却，滤除杂质，减压蒸去乙醇可得较纯的挥发油。

4. 冷压法　此法适用于挥发油含量较高的新鲜药材，如橘、柑、柠檬果皮等原料，可经撕裂、捣碎冷压后静置分层，或用离心机分出油分，即得粗品。此法在常温下进行，产品保持原有挥发油的新鲜香味，但所得的挥发油含有水分、黏液质及细胞组织等杂质，需进一步处理，同时此法也很难将挥发油全部压榨出来，需再将压榨后的药渣进行水蒸气蒸馏，才能使挥发油提取完全。

5. 超临界流体萃取法　该法是一种新的提取分离技术，用这种技术提取挥发油，具有防止氧化、热解及提高质量等优点，若挥发油中的成分不稳定，受热易分解，可用超临界二氧化碳流体萃取技术提取挥发油，所得的挥发油气味芳香纯正，明显优于其他方法。现此项技术在月见草、桂花、柠檬等药材挥发油的提取应用上均获得了良好的效果。但由于工艺技术要求高，设备费用投资大，在我国应用还不普遍。

> **链接**
>
> 大多数中药含挥发油量很少，在生产过程中挥发油的提取率较低；又因其容易挥发，得到的挥发油也很难保存在成药中，常因制剂过程中因加热干燥而挥发，或在存储过程中随时间的推移而散失。这给现代中药生产提出了不小的难题，目前这一难题的解决取得了突破性进展。采用一种叫做"提取-共沸精馏耦合"的技术提取中药挥发油，挥发油提取率较传统水蒸气蒸馏法可提高一倍以上，尤其是解决了含挥发油小于2%的药材的提油问题，使许多原来不能提到油的药材提出了挥发油。此外还发明了一种叫做"中药挥发油环糊精包结"的工艺技术，可以将挥发油分子包裹到环糊精分子中，形成挥发油-环糊精分子复合物。该复合物具有较好的水溶性，在热水中或胃液中可释放出挥发油而发挥药物疗效。以上技术已经成功地应用在治疗颈椎病的颈复康颗粒、治疗小儿积滞发热的清热化滞颗粒等产品的生产中，取得了令人满意的效果，并获得国家发明专利。

（二）分离

从植物中提取出来的挥发油往往是一成分复杂的混合物，根据要求和需要，可作进一步分离和纯化，才能获得单体成分。目前常用的分离方法有冷冻法、分馏法、化学分离法和色谱法。在实际工作中往往需要几种方法配合使用，才能达到分离的目的。

1. 冷冻法 将挥发油置于0℃以下以析出结晶,如无结晶析出可将温度降至-20℃,继续放置,取出结晶再经重结晶可得纯品。例如,薄荷油冷至-10℃时,12小时析出第一批粗脑,油继续在-20℃冷冻24小时后可析出第二批粗脑,合并粗脑,加热熔融,在0℃冷冻结晶即可得较纯薄荷脑。此法优点是操作简单,但有时分离不完全。

2. 分馏法 挥发油的成分大多为单萜、倍半萜类化合物,因其结构中所含的双键数目和含氧功能基的不同,各成分间的沸点有所不同,可用分馏法将其初步分离。挥发油中的成分大多对热不稳定,分馏时宜减压进行,按温度的不同一般可分为三段:低沸程流程(35~70℃/1.333kPa)为单萜类化合物;中沸程流程(70~100℃/1.333kPa)为单萜含氧化合物,包括醛、酮、醇、酚和酯等;高沸程流程(100~140℃/1.333kPa)为倍半萜烯及其含氧衍生物和薁类化合物。

3. 化学分离法 根据挥发油各组成成分的结构和功能基的不同,用化学法进行处理,使各成分达到分离的目的。

(1) 碱性成分的分离:将挥发油溶于乙醚中,加1%~2%的盐酸或硫酸萃取,分取酸水层,碱化,用乙醚萃取,回收乙醚可得碱性成分。

(2) 酚、酸性成分的分离:将挥发油溶于等量乙醚中,先以5%的碳酸氢钠溶液进行萃取,分出碱水层,加稀酸酸化后,用乙醚萃取,回收乙醚,可得强酸性成分。乙醚层再用2%氢氧化钠溶液萃取,分出碱水层,酸化后,用乙醚萃取,回收乙醚可得酚性或其他弱酸性成分。工业上从丁香罗勒油中提取丁香酚就是应用此法。

(3) 羰基化合物的分离:挥发油中醛、酮类羰基化合物可与多种羰基试剂形成水溶性加成物,而与挥发油中的其他成分分离。常用的有亚硫酸氢钠和吉拉德(Girard)试剂,亚硫酸氢钠只能与醛类和部分酮类成分形成加成物,而吉拉德试剂能与所有羰基化合物迅速而定量地发生缩合反应。

(4) 醇类的分离:挥发油中的醇类成分,可利用其与过量的邻苯二甲酸酐或丙二酸单酰氯或丁二酸酐反应生成酯,将生成物溶于碳酸氢钠溶液,用乙醚洗去未作用的挥发油部分而分离,碱溶液用20%硫酸酸化,再以乙醚提出所生成的酯,回收乙醚,残留物经皂化后,用乙醚萃取出原有的醇类成分。

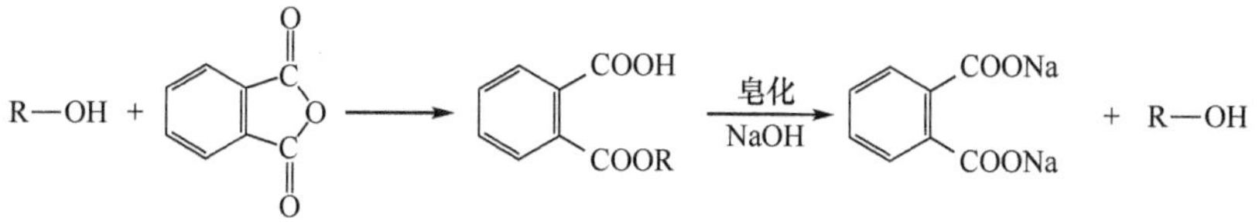

$$R-OH + \text{邻苯二甲酸酐} \longrightarrow \text{酸性邻苯二甲酸萜醇酯} \xrightarrow[\text{NaOH}]{\text{皂化}} \text{(COONa)}_2 + R-OH$$

萜醇　邻苯二甲酸酐　　酸性邻苯二甲酸萜醇酯　　　　　　　　　　萜醇

(5) 其他成分的分离

1) 挥发油中酯类除了分馏与色谱分离外,尚无合适的化学分离法。

2) 萜醚在挥发油中不多见,有些萜醚可与浓酸生成𬭩盐,容易析出结晶,使之分离,𬭩盐加水稀释萜醚后又游离出,用乙醚萃取即得萜醚。例如,桉叶油中的桉油精属于醚成分,它与浓磷酸可形成白色磷酸盐结晶。

3) 萜烃可利用其不饱和双键与溴、盐酸或氢溴酸等生成加成物析出结晶。

4) 薁类有溶于强酸中生成加成物的特性,所以可用60%~65%磷酸或硫酸提取挥发油中的薁类成分,生成的加成物加水稀释,薁类又游离出,用乙醚萃取即得。

挥发油化学法系统分离流程如图7-5所示。

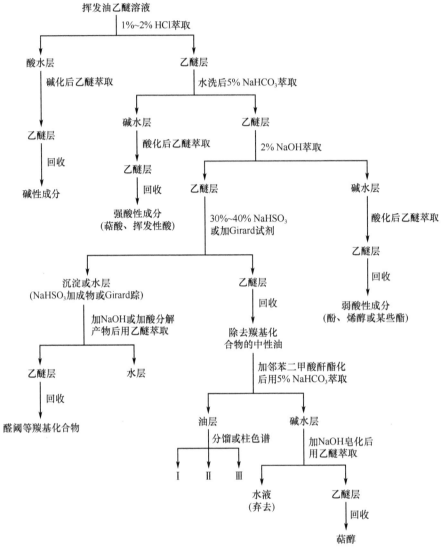

图 7-5 挥发油化学法系统分离流程图

4. 色谱分离法 色谱分离法中以硅胶和氧化铝吸附柱色谱应用最广泛。由于挥发油的组成成分多而复杂,分离多采用分馏法与吸附色谱法相结合,往往能得到较好效果。一般将分馏的馏分溶于石油醚或己烷等极性小的溶剂,使其通过硅胶或氧化铝吸附柱,依次用石油醚、己烷、乙酸乙酯等,按一定比例组成的混合溶剂进行洗脱。洗脱液分别以 TLC 进行检查,这样使每一馏分中的各成分又得到了分离。如香叶醇和柠檬烯常常共存于许多植物的挥发油中,如将其混合物溶于石油醚,使其通过氧化铝吸附柱,用石油醚洗脱,由于柠檬烯的极性小于香叶醇,吸附较弱,可被石油醚先洗脱下来,然后再改用石油醚加入少量甲醇的混合溶剂冲洗,则香叶醇就被洗脱下来,使二者得到分离。

除采用一般色谱法之外,还可采用硝酸银柱色谱或硝酸银 TLC 进行分离。这是根据挥发油成分中双键的多少和位置不同,与硝酸银形成 π 配合物难易程度和稳定性的差别,而得到色谱分离。一般硝酸银浓度为 2%~2.5% 较为适宜。例如,α-细辛醚(α-asarone)、β-细辛醚(β-asarone)和欧细辛醚(eduasarone)的混合物,通过用 2% $AgNO_3$ 处理的硅胶柱,用苯-乙醚(5∶1)洗脱,分别收集,并用 TLC 检查。α-细辛醚苯环外双键为反式,与 $AgNO_3$ 配合不牢固,先被洗下来。β-细辛醚为顺式,与 $AgNO_3$ 配合的能力虽大于 α-细辛醚,但小于欧细辛醚,因欧细辛醚的双键为末端双键,与 $AgNO_3$ 结合能力最强,故 β-细辛醚第二个被洗下来,欧细辛醚则最后被洗下来。

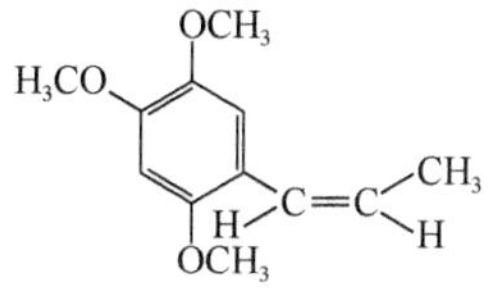

α-细辛醚 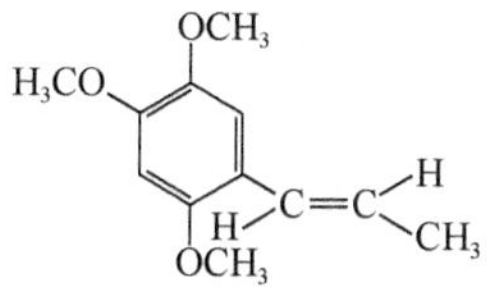　　　　　β-细辛醚 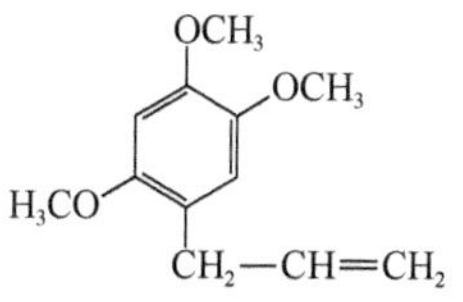　　　　　欧细辛醚

气相色谱是研究挥发油组成成分的好方法,有些研究应用制备性气-液色谱,成功地将挥发油成分分开,使所得纯品能进一步应用四大波谱加以确切鉴定。制备性薄层色谱结合波谱鉴定,也是常用的方法。

五、挥发油的鉴定

(一) 一般检查

将试样制成石油醚溶液滴在滤纸上,如滤纸上的油斑在空气中能挥散,可能含有挥发油;如油斑不消失,可能含油脂。

(二) 物理常数的测定

相对密度、比旋度、折光率是鉴定挥发油常测的物理常数。

(三) 化学常数的测定

酸值、皂化值、酯值是重要的化学常数,也是表示挥发油质量的重要指标。

1. 酸值　酸值代表挥发油中游离羧酸和酚类成分的含量,以中和 1g 挥发油中含有游离的羧酸和酚类所需要氢氧化钾毫克数来表示。

2. 酯值　酯值代表挥发油中酯类成分含量,以水解 1g 挥发油所需氢氧化钾毫克数来表示。

3. 皂化值　皂化值以皂化 1g 挥发油所需氢氧化钾毫克数来表示。事实上,皂化值等于酸值和酯值之和。

(四) 功能基的鉴定

挥发油中由于不同成分有不同的功能基而显示不同的化学特性,因此通过功能基的鉴别,可以了解挥发油的组成情况。

1. 酚类　将挥发油少许溶于乙醇中,加入三氯化铁的乙醇溶液,如果产生蓝色、篮紫或绿色,则表示挥发油中有酚类物质存在。

2. 羰基化合物　用硝酸银的氨溶液检查挥发油,如发生银镜反应,表示有醛类还原性物质存在,挥发油的乙醇溶液加 2,4-二硝基苯肼、氨基脲、羟胺等试剂,如产生结晶形衍生物沉淀,表明有醛或酮类化合物存在。

3. 不饱和化合物和薁类衍生物　于挥发油的氯仿溶液中滴加 5% 溴的氯仿溶液,如红色褪去表示油中含有不饱和化合物,继续滴加溴的氯仿溶液,如产生蓝色、紫色或绿色反应,则表明油中含有薁类化合物。此外,在挥发油的无水甲醇溶液中加入浓硫酸时,如产生蓝色或紫色反应,也表示有薁类化合物存在。

4. 内酯类化合物　于挥发油的吡啶溶液中,加入亚硝酰铁氰化钠试剂及氢氧化钠溶液,如出现红色并逐渐消失,则表示油中有 α、β 不饱和内酯类化合物存在。

(五) 色谱检识

挥发油的色谱检识常用的是薄层色谱和气相色谱。

1. 薄层色谱 薄层色谱多采用200目以上硅胶G或180目2~3级中性氧化铝G为吸附剂。取挥发油点样后,若用石油醚-乙酸乙酯(85∶15)为展开剂时,可将挥发油中不含氧的化合物展至前沿,而含氧化合物较好地展开(图7-6);若用石油醚或正己烷为展开剂,可使挥发油中的不含氧化合物较好地展开,而极性较大的含氧化合物仍留在原点(图7-7)。在实际工作中常分别用这两种展开剂对同一薄层作单向二次展开。

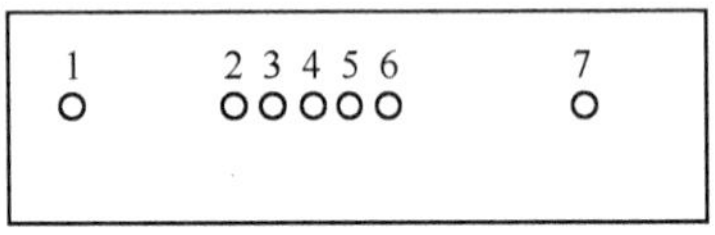

图7-6 挥发油薄层分离示意图(含氧物) 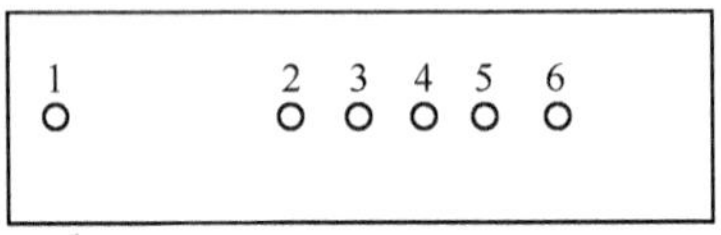　　图7-7 挥发油薄层分离示意图(烃类)

> **课堂互动**
> 在单向二次色谱中,为什么必须先用极性大的展开剂,然后用极性较小的展开剂?如果交换展开剂的使用顺序,会出现什么结果?

常用的显色剂有两大类:一类是5%香草醛-浓硫酸试剂或5%香草醛-浓盐酸试剂,喷后105℃加热,挥发油中各种成分显不同的颜色;另一类是挥发油各类功能基显色剂,常用的有以下几种。

1) 2%高锰酸钾水溶液:如在粉红色背景上产生黄色斑点表明含有不饱和化合物。

2) 2,4-二硝基苯肼试剂:如产生黄色斑点,表明含有醛或酮类化合物。

3) 异羟肟酸铁试剂:如斑点显淡红色,可能是酯或内酯类化合物。

4) 三氯化铁试剂:如斑点显绿色或蓝色,表明含有酚性物质。

5) 3%邻联二茴香胺-冰乙酸溶液:醛或酮类化合物显各种颜色。

6) 硝酸铈铵试剂:在黄色背景上显棕色斑点表明含有醇类化合物。

7) 对-二甲氨基苯甲醛试剂:薁类化合物在室温显深蓝色,薁类前体在80℃烘烤105分钟才显色。

8) 0.05%溴酚蓝乙醇溶液:如产生黄色斑点表明含有机酸类化合物。

9) 黄光素-溴试剂:在波长365 nm紫外光下观察,如果斑点显黄色荧光,表明含乙烯基化合物。

10) 碘化钾-冰乙酸-淀粉试剂:斑点显蓝色则为过氧化物。

11) 4-氨基安替比林-铁氰化钾试剂:斑点显橙红色至深红色,表明为邻、对位无取代基的酚性成分。

12) 1%香草醛-浓硫酸试剂:喷后105℃烘烤,挥发油中各成分显不同颜色。

2. 气相色谱 气相色谱法现已广泛用于挥发油的定性和定量分析。用于定性分析主要解决挥发油中已知成分的鉴定,即利用已知成分的标准品与挥发油在同一条件下,相对保留值所出现的色谱峰,以确定挥发油中某一成分。

3. 气相色谱-质谱联用法 该法已成为对化学组成极其复杂的挥发油进行定性分析的一种有力手段。现多采用气相色谱-质谱-数据系统联用(GC/MS/DS)技术,大大提高了挥发油分析鉴定的速度和研究水平。分析时,首先将样品注入气相色谱仪内,经分离后得到的各个组分依次进入分离器,浓缩后的各组分又依次进入质谱仪。质谱仪对每个组分进行检测和结构分析,得到每个组分的质谱,通过计算机与数据库的标准谱对照的组分,则可根据质谱碎片规律进行解析,并参考有关文献加以确认。

小 结

萜类是概括所有异戊二烯的聚合物及其衍生物的总称,符合通式$(C_5H_5)_n$。有些分子结构不符合此通式,而生源上有同源的衍生物如甾体化合物,则统称为萜源类化合物(terpenoids)。Ruzicka 将上述"经验异戊二烯规则"发展成"生源异戊二烯规则"。经过多次实验,Folkers 在 1956 年证明:形成萜类化合物的真正前体不是异戊二烯,而是甲戊二羟酸(MVA)。根据异戊二烯单位数的不同,将萜类分为单萜、倍半萜、二萜、三萜、多萜等。其中,单萜、倍半萜是挥发油的主要组成成分,他们的含氧衍生物具较强的香气和生物活性,是医药、化妆品和食品工业的重要原料。如倍半萜内酯-青蒿素,是高效、速效的抗疟药;二萜内酯-穿心莲内酯,具抗菌消炎作用,临床上用于治疗急性菌痢、胃肠炎等。

挥发油是植物体内一类具有芳香气味、在常温下能挥发的油状液体总称。他由萜类、芳香族化合物、脂肪族化合物以及他们的含氧衍生物等所组成。在少数挥发油中还存在一些含硫和含氮的化合物。挥发油大多为无色或淡黄色透明液体,具有特殊而强烈的香气和辛辣味,在低温可析出"脑"。一般难溶于水,易溶于各种有机溶剂,有固定的物理常数,多数比重比水轻,具强烈的折光性,折光率在 1.43~1.61,无固定的沸点和凝固点,与空气和光线常接触会逐渐氧化变质。挥发油的检识反应有一般检查、物理常数检识、化学常数检识及色谱检识等;提取方法有水蒸气蒸馏法、溶剂提取法、压榨法、超临界流体萃取法;可采用冷冻处理、分馏法、化学法及色谱法分离挥发油。

目标检测

一、名词解释

1. 挥发油
2. 萜类
3. 薄荷脑

二、填空题

1. 凡由_____聚合衍生的化合物,其分子式符合_____通式,统称为萜类化合物。
2. 实验证明:形成萜类化合物的真正前体不是异戊二烯,而是_____,1956 年 Folkers 证明它是萜类形成的真正基本单位。
3. 环烯醚萜及其苷类在植物界分布较广,以_____、_____和_____分布最为普遍。
4. 含有萜类的中药常有多方面的生理作用,如青蒿含的青蒿素为倍半萜内酯,对_____有速效;三环二萜衍生物雷公藤甲素对_____和_____形成有抑制作用;穿心莲内酯_____,临床用于治疗急性菌痢、胃肠炎、咽喉感冒发热等,疗效确切。
5. 在挥发油的色谱中,对各种成分均显色的显色剂称通用显色剂,它是_____,而专属性显色剂,如溴酚蓝常用于检出_____类物质,2,4-二硝基苯肼常用于检出_____类成分。

三、选择题

(一) A 型题(单项选择题)

1. 中草药中地黄、玄参、栀子中的主要成分是( )
   A. 黄酮类   B. 生物碱
   C. 皂苷   D. 香豆素
   E. 环烯醚萜

2. 用哪种方法可区分挥发油与脂肪油( )
   A. 性状不同   B. 是否溶于水
   C. 比重大小   D. 挥发油是否有油迹
   E. 比旋度不同

3. 薄荷油的主要成分为( )
   A 单萜类   B. 酚类
   C. 苯丙素类   D. 香豆素类
   E. 醇类

4. 通式为 $C_{10}H_{16}$,有 3 个不饱和度的化合物归类于( )
   A. 三萜   B. 二萜
   C. 单萜   D. 倍半萜
   E. 四萜

5. 组成挥发油最主要的成分是( )
   A. 脂肪族化合物 B. 芳香族化合物
   C. 二萜类   D. 二倍半萜类
   E. 单萜、倍半萜及其含氧衍生物

6. 提取稳定结构挥发油组分常用的方法是( )
   A. 95%乙醇回流   B. 甲醇回流
   C. 乙酸乙酯回流 D. 热水提取
   E. 水蒸气蒸馏

7. 挥发油不具有的性质是( )

A. 挥发性 B. 亲脂性
C. 折光性 D. 旋光性
E. 稳定性
8. 挥发油的组成成分中能被65%硫酸溶出的成分为( )
   A. 芳香族化合物 B. 脂肪族化合物
   C. 含氧化合物类 D. 含S、N的化合物
   E. 薁类
9. 挥发油显绿色、蓝色或紫色可能含有( )
   A. 芳香醛类 B. 脂肪族类
   C. 薁类 D. 含氮化合物
   E. 含硫化合物
10. 硝酸银络合色谱分离挥发油中成分的原理是硝酸银与哪种官能团结合( )
    A. 羰基 B. 羟基
    C. 醛基 D. 羧基
    E. 双键
11. 用溶剂法提取挥发油时,首选的有机溶剂是( )
    A. 乙醚 B. 乙酸
    C. 氯仿 D. 水
    E. 丙酮
12. 分馏法分离挥发油时,主要的分离依据是( )
    A. 相对密度的差异
    B. 溶解度的差异
    C. 沸点的差异
    D. 官能团化学性质的差异
    E. 酸碱性的差异
13. Girard试剂法主要用于挥发油中哪类成分的分离( )
    A. 碱性成分 B. 酸性成分
    C. 醛、酮类成分 D. 醇类成分
    E. 醚类成分

(二) B型题(配伍选择题)

[14~17题共用备选答案]
A. 三氯化铁试剂
B. 2%高锰酸钾溶液
C. 异羟肟酸铁试剂
D. 2,4-二硝基苯肼试剂
E. 硝酸铈铵试剂
14. 检查挥发油中是否含有不饱和化合物常选用( )
15. 检查挥发油中是否含有羰基成分常选用( )
16. 检查挥发油中是否含有酚羟基成分常选用( )
17. 检查挥发油中是否含有酯或内酯成分常选用( )

[18~21题共用备选答案]
A. 冷冻析晶法 B. 分馏法
C. 硝酸银络合色谱法 D. Girard试剂法
E. 酸液萃取法
18. 分离双键数目及位置不同的挥发油的方法为( )
19. 分离薄荷脑常用的方法为( )
20. 分离沸点不同的挥发油的方法为( )
21. 分离醛酮类的挥发油的方法为( )

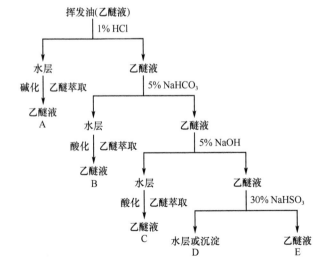

[22~25题共用备选答案]

22. 挥发油中含酸性成分应在何部得到(　　)
23. 挥发油中含醛类成分应在何部得到(　　)
24. 挥发油中含酚性成分应在何部得到(　　)
25. 挥发油中含碱性成分可在何部得到(　　)

（三）X型题（多项选择题）

26. 挥发油的通性是(　　)
    A. 能随水蒸气蒸馏
    B. 与水不相混溶
    C. 具有浓烈而特殊的气味
    D. 能留下持久性的油渍
    E. 易氧化变质
27. 挥发油的提取方法有(　　)
    A. 水蒸气蒸馏法　　B. 溶剂提取法
    C. 压榨法　　D. 超临界流体萃取法
    E. 升华法
28. 挥发油的分离方法有(　　)
    A. 冷冻析晶法　　B. 沉淀法
    C. 分馏法　　D. 色谱法
    E. 化学方法
29. 分离挥发油中的醛酮类成分可用(　　)
    A. 碳酸氢钠　　B. 亚硫酸氢钠
    C. Girard T　　D. Girard P
    E. 磷酸
30. CO_2超临界萃取最适用于(　　)

A. 皂苷　　B. 挥发油
C. 蛋白质　　D. 多糖
E. 单萜

四、简答题

1. 挥发油如何保存？为什么？
2. 某挥发油中含以下几种成分，若采用硅胶薄层检识，用乙酸乙酯-石油醚展开，试写出各成分 R_f 值大小排列顺序。

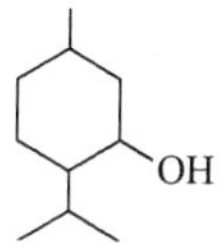

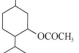

A　　　　　　　　　　B

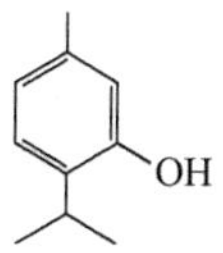

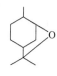

C 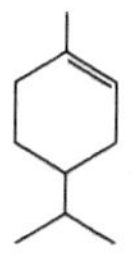　　　　　　　　　　D

E

（项贵贤）

第8章 三萜及其苷类

> **学习目标**
>
> 1. 掌握三萜及苷类结构类型、理化性质。
> 2. 掌握三萜皂苷和三萜皂苷元的提取分离方法。
> 3. 理解三萜皂苷的生物活性和色谱鉴定方法。
> 4. 理解人参、甘草中主要化学成分的结构类型、理化性质、提取分离方法和生物活性。
> 5. 了解波谱法在三萜皂苷结构测定中的应用。

案例 8-1

豆科植物皂荚是我国古代延用至今的一种洗涤物质,其中含有的皂苷是一种无碱性的优质苷类,在硬水和软水中均能生成持久性的泡沫,具有去污作用,而且能使丝毛织物洗后具有较好的光泽和手感。皂苷类成分不仅能去污,更重要的是其还有抗菌消炎、抗病毒、抗肿瘤、降血脂、降血糖、调节机体代谢、增强免疫功能等生物活性。如人参、三七、甘草、柴胡等传统天然药物中均含有皂苷类成分。有研究表明,皂荚皂苷对解脲支原体有较高的抑制活性,对 HIV-1 有一定的抑制作用。

问题:
1. 什么是三萜类化合物?三萜类化合物主要组成天然药物中的哪类化学成分?
2. 三萜类化合物有哪些方面的生物活性?

三萜是指由 30 个碳原子组成的萜类化合物,大多数三萜化合物可视为 6 个异戊二烯单位的聚合体。三萜类化合物广泛存在于植物界,在单子叶植物和双子叶植物中均有分布,尤其在五加科、桔梗科、远志科、豆科、石竹科、玄参科、七叶树科等植物中分布广泛,含量也较高,许多常见中药如人参、黄芪、甘草、桔梗、柴胡、川楝皮、泽泻等中均含有该类成分。由真菌灵芝、茯苓中曾分离出许多三萜成分。少数三萜化合物也存在于动物体中,如从羊毛脂中分离出羊毛脂醇,从鲨鱼肝脏中分离出鲨烯。此外海洋生物,如海参、软珊瑚、海绵等中也分离出各种类型的三萜化合物。

近几十年来,由于分离纯化及结构测定方法的进展,使得一些复杂三萜类化合物的分离、结构鉴定能够比较顺利地进行,因此三萜类化合物的研究进展很快,发现了不少新的化合物。同时由于三萜类化合物生理和生物活性的多样性,如人参皂苷(ginsenosides)能促进 RNA 蛋白质的生物合成、调节机体代谢、增强免疫功能;七叶皂苷(aescin)具有明显抗渗出、抗炎、抗瘀血作用,能恢复毛细血管正常渗透性,提高毛细血管张力,控制炎症,改善循环,对脑外伤及心血管病有较好的作用;灵芝酸具有保肝、抗肿瘤、抑制血小板聚集、抗氧化等作用等,使三萜类化合物得到了国内外学者的普遍重视,被认为是许多中药的有效成分,成为较为活跃的一个研究领域。

三萜类化合物在自然界中有的以游离形式存在,有的与糖结合成苷。游离三萜类化合物通常多不溶于水,而与糖结合成苷后,则大多可溶于水,振摇后可生成胶体溶液,并有持久性似肥皂溶液的泡沫,故称为三萜皂苷(triterpenoid saponin)。三萜皂苷是由三萜皂苷元(triterpenoid sapogenin)与糖、糖醛酸或其他有机酸所组成。组成三萜皂苷的糖常见的有葡萄糖、鼠李糖、半乳糖、阿拉伯糖、木糖以及其他戊糖类等。常见的糖醛酸有葡萄糖醛酸、半乳糖醛酸等。这些糖或糖醛酸先结合成糖链(寡糖)的形式,再与皂苷元相连。少数以单糖的形式与皂苷元相连。三萜皂苷除以单糖链皂苷形式存在外,尚有双糖链皂苷,甚至发现有三糖链皂苷(tridesmosidic saponin)存在。在糖分子上也可能由乙酰基或其他有机酸(如桂皮酸、阿魏酸)等取代,三萜皂苷的结构中也可能有其他基团(如磺酰基、氨基)的取代。例如,从伞形科柴胡属植物圆叶柴胡(*Bup-*

leurum rotundifolium)的叶中分离得到的圆叶柴胡皂苷A(rotundioside A)的苷元C_3位由磺酰基取代。从含羞草科猴耳环属植物(*Pithecellobium cubense*)的叶中分离得到齐墩果酸2-乙酰氨基-α-去氧-β-D-葡萄糖苷。含有磺酰基或氨基糖的皂苷在天然产物中较少。

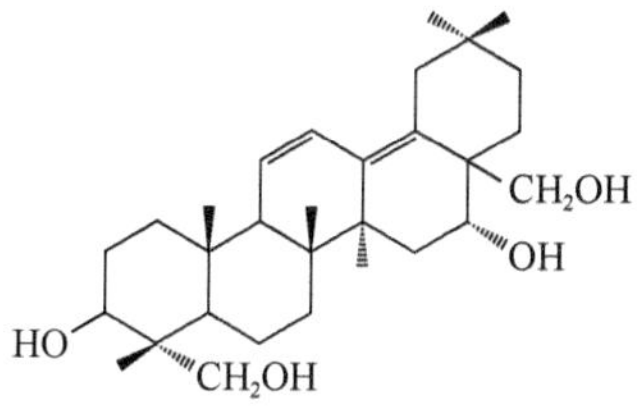

圆叶柴胡皂苷A

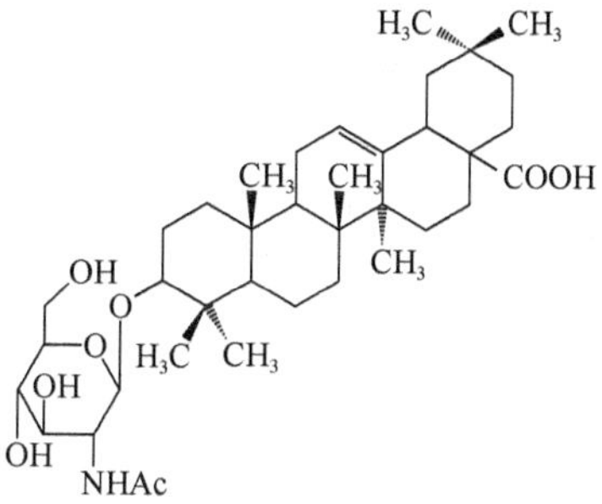

齐墩果酸2-乙酰氨基-α-去氧-β-D-葡萄糖苷

三萜皂苷中的糖基大多数是与皂苷元中C_3-OH相连,但少数情况C_3-OH游离,而糖基和其他位置羟基相连,即C_{23}、C_{29}或C_{21}位羟基均有可能与糖结合成苷键存在。在圆叶柴胡皂苷A中,糖和皂苷元中—COOH相连形成酯苷键,这种带有酯苷键的皂苷称为酯皂苷(ester saponin)。皂苷元分子中羟基除与糖基结合成苷的形式外,也有与有机酸结合形成酯的形式。例如,由线叶旋复花(*Inula linariaefolia*)中分离得到蒲公英醇棕榈酸酯(taraxasteryl palmitate),说明三萜类在植物体中除以苷为主要存在形式外,还可能以酯的形式存在。

与皂苷共存于植物体内的酶,能够使皂苷酶解生成次级苷,可以促使单糖链皂苷的糖链缩短,也可能使双糖链皂苷水解成单糖链皂苷。特别是由羧基与糖结合的酯苷键易酶解断键。酸性水解甚至碱性水解都可能使苷转变为次级苷,这些次级苷一般称为次皂苷(prosapogenin)。

按照生物来源的观点,三萜类化合物可看作由鲨烯(squalene)通过不同方式环合形成。而鲨烯则是由倍半萜金合欢醇(farnesol)焦磷酸酯尾-尾缩合生成。这样就沟通了三萜与其他萜类之间的生源关系。

三萜类化合物的结构类型很多,除了个别是无环三萜(鲨烯)、二环三萜(榔色酸,lansic acid)及三环三萜(龙涎香醇,ambrein)外,主要是四环三萜和五环三萜两大类。

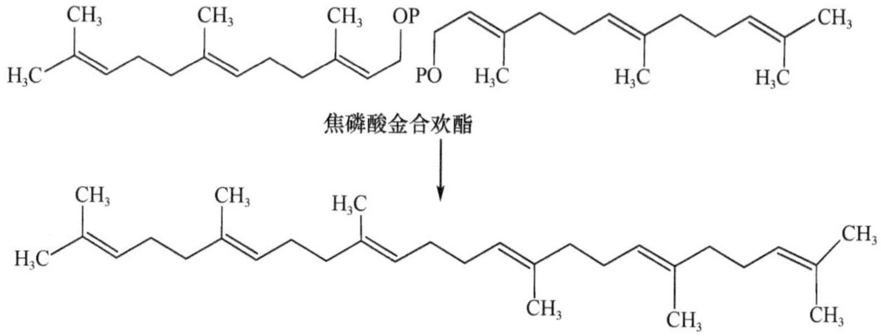

焦磷酸金合欢酯

鲨烯

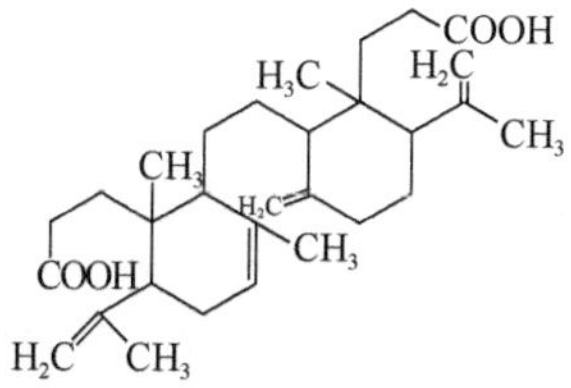

榔色酸

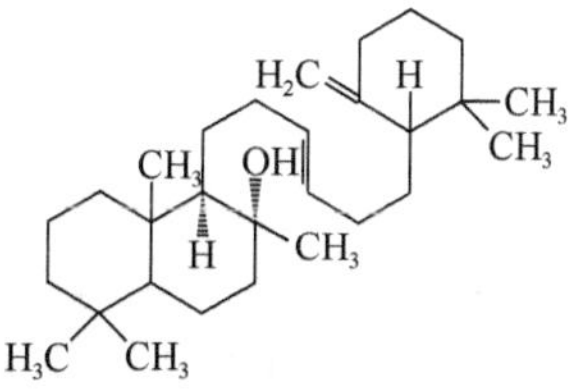

龙涎香醇

三萜及其苷类的生物活性极为广泛。例如,齐墩果酸已应用于临床治疗肝炎,从东北雷公藤中分离出来的黑蔓酮酯甲和黑蔓酮酯乙,为乌苏烷型三萜成分,具有抗肿瘤活性。此外,三萜皂苷还有以下几种特性。

1. 抗炎活性 娑罗子的主要活性成分七叶皂苷,是三萜皂苷类药物,有 α 和 β 两种异构体,其中 β-七叶皂苷是主要的活性异构体。七叶皂苷可以抑制磷脂酶 A,减少炎症介质前体的释放,减轻组织的炎症反应。忍冬藤中的忍冬苦苷也具有一定的抗炎作用。

2. 抗肿瘤活性 三萜皂苷具有较好的抗肿瘤活性。其作用原理因各成分的不同而异。如口服人参皂苷 Rh_2 可诱导细胞凋亡,激活并增强 NK 细胞的活性以提高小鼠的机体免疫力。Rh_2 还能抑制肿瘤细胞生长、增殖,诱导分化肿瘤细胞,抑制肿瘤血管形成等。人参皂苷 Rg_3 具有抗肿瘤细胞侵袭、转移的作用。竹节香附中的三萜类成分通过破坏癌的 RNA 转录模板而具有一定的细胞毒作用。三萜类化合物的抗肿瘤活性的构效关系研究表明单糖苷的抗肿瘤的活性强于双糖苷。

3. 抗菌和抗病毒活性 皂苷有抗细菌和抗病毒活性。单糖链三萜皂苷具有显著抗菌活性,而双糖链几乎无抗菌活性。例如,常春藤皂苷 A 和 B 没有抗菌活性,酶解后,分别转变为单糖链的 α-常春藤皂苷和 β-常春藤皂苷,特别是 α-常春藤皂苷具有强烈的抗菌活性。三萜还有抗病毒的作用,不同的三萜皂苷抗病毒的机制不一样。甘草甜素能明显抑制单纯疱疹病毒Ⅰ型的复制,其抑制作用主要发生在病毒穿入细胞后的阶段,而不能阻止病毒对细胞的吸附,也不能直接灭活病毒。齐墩果酸可以抑制 HIV-1 复制(EC_{50} 分别为 22.7 μmol/L、24.6 μmol/L、57.41 μmol/L)和 HIV-1 蛋白酶活性,同时发现齐墩果酸可抑制 HIV-1p24 抗原产生。

4. 降血脂作用 人参皂苷 Rb_2 能通过兴奋脂蛋白-酯酶的脂解活性,明显减低胆固醇、低密度脂蛋白水平,增高高密度脂蛋白的水平而降血脂。实验证明多次给药优于单次给药。灵芝孢子油中提取出来的三萜皂苷可明显降低胆固醇的含量而降血脂。

5. 杀软体动物活性 皂苷对用鳃呼吸的动物如软体动物、鱼类等显示很强的毒性,这种毒性可能是由于鳃上皮细胞浸透性增加,使血浆中维持生命的重要电解质渗出。因此皂苷可作为血吸虫中间宿主钉螺的杀灭剂。实验表明单糖链皂苷有此活性,而双糖链皂苷无此活性。双糖链皂苷中,将羧基上糖链除去后,就可产生强的活性。皂苷分子 C_4 位—CH_3 如被—CH_2OH 取代,一般可使活性增强。

6. 抗生育作用 由爵床科植物(*Justicia Simplex*)中分离出的三萜皂苷,称 justicisaponin Ⅰ,有精子顶体膜的稳定作用,干扰精子中酸性水解酶和蛋白质的释放,从而阻止卵细胞受精,表现出抗生育活性。柳叶牛膝(*Achyranthes longifolia*)的总皂苷对雌性小鼠有中期引产和抗生育作用,从狭叶五味子茎中分出的胭脂虫酸(coccinic acid)和安五酸(anwuweizonic acid)的混合物体外对人蜕膜细胞和鼠黄体细胞有显著抑制作用而具有抗生育作用。

除上述活性外,娑罗(*Aesculus chinensis*)果实中分离出来的七叶皂苷还有抑制胃酸分泌和抑制胃排空、增强静脉张力及清除自由基的作用。灵芝总三萜 GT 和其组分 GT_2 与阳性对照药物洛潜酯均可明显降低模型动物的血清 ALT 和肝脏 TG 含量,能不同程度地减轻动物肝损伤而具有保肝作用。

第 1 节　结构与分类

一、四环三萜

四环三萜(tertracyclic triterpenoid)在生源上可视为由鲨烯演变为甾体的中间体,大多数结构和甾醇很相似,亦具有环戊烷骈多氢菲的四环甾核。在甾核 C_4、C_4、C_{14} 位上经甾醇多三个甲基,也有认为是植物甾醇的三甲基衍生物。目前发现的四环三萜主要有以下几种类型。

(一) 羊毛甾烷型

羊毛甾烷(lanostane)型四环三萜,结构特点是 A/B、B/C、C/D 环均为反式。C_{10}、C_{13} 位均有 β-CH_3,C_{14} 位有 α-CH_3,C_{17} 位为 β 侧链,C_{20} 为 R 构型(即 C_{20}β-H)。在生源上,认为是由鲨烯以椅-船-椅-船(chair-boat-chair-boat)构象展开,再经闭环而形成的。天然药物中含此类衍生物的有很多,其具有 C_4,C_4,C_{14}-三甲基取代的甾醇结构,如猪苓酸 A、茯苓酸、升麻醇。

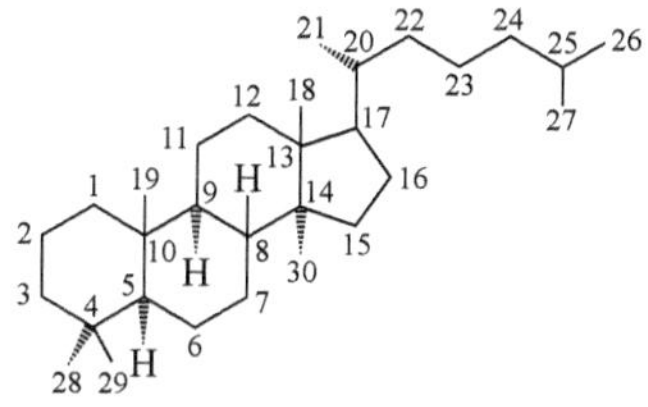

羊毛脂烷 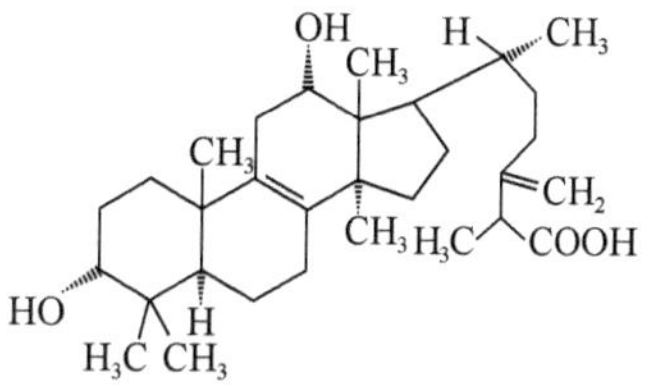　　　　　猪苓酸A

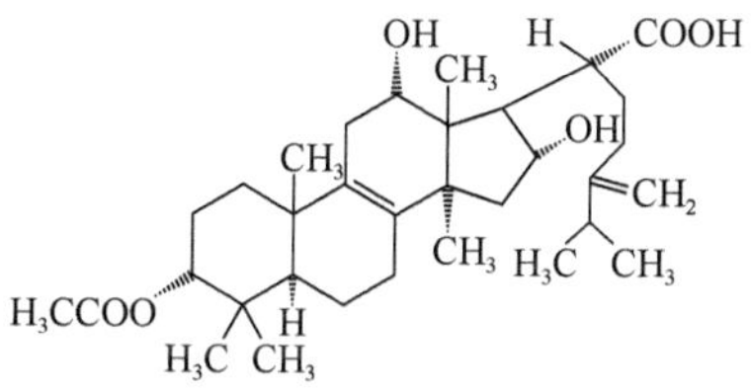

茯苓酸 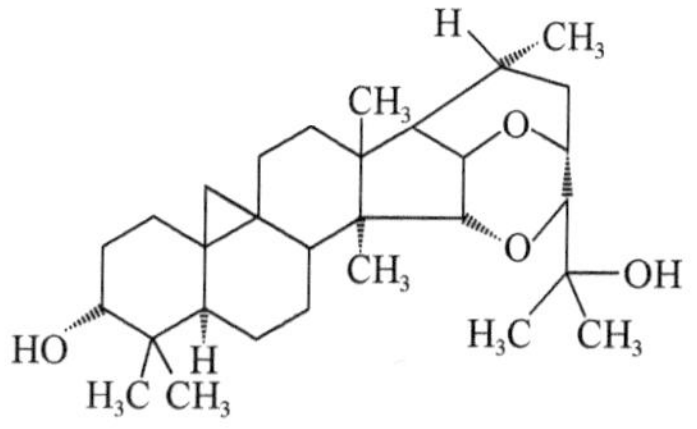　　　　　升麻醇

(二) 达玛烷型

达玛烷(dammarane)型四环三萜的结构特点是 C_8 位有角甲基,且为 β-构型。此外尚有 C_{13}β-H,C_{10}β-CH_3,C_{14}α-CH_3,C_{17} 位有 β-侧链,C_{20} 位为 R 或 S 构型,有两种可能。在生源上认为是由鲨烯依椅-椅-椅-船构象式闭环而形成。

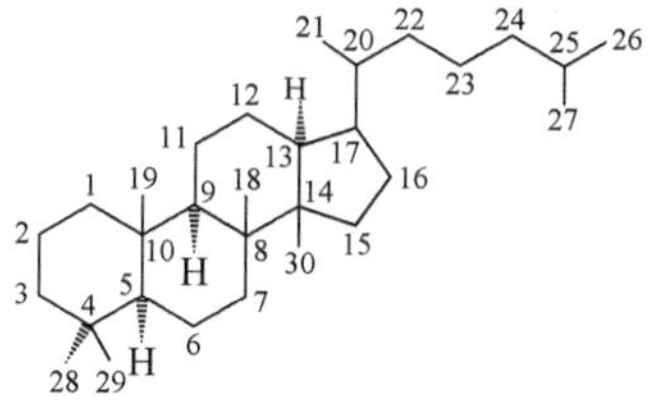

达玛烷型

五加科植物人参(*Panax ginseng*)的主根和侧根甚至茎均含有多种人参皂苷(ginsenosides),绝大多数均属于达玛烷型四环三萜,在达玛甾烷骨架的 C_3 和 C_{12} 位均有羟基取代,C_{20} 位为 S 构型。少数皂苷则属于五环三萜,是齐墩果酸的衍生物,此类皂苷在人参中含量很少,在人参同属植物中发现的为数也不多。

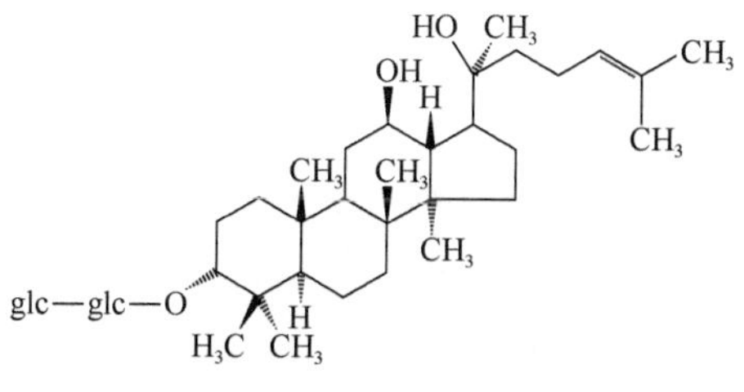

20(S)-原人参二醇

(三) 原萜烷型

原萜烷(protostane)型四环三萜的结构特点是 $C_8\alpha\text{-}CH_3$，$C_9\beta\text{-}H$，$C_{13}\alpha\text{-}H$，$C_{14}\beta\text{-}CH_3$，C_{17} 为 α-侧链，是达玛甾烷的立体异构体，基本碳骨架相同，只是 C_8、C_9、C_{13}、C_{14}、C_{17} 的构型互异。

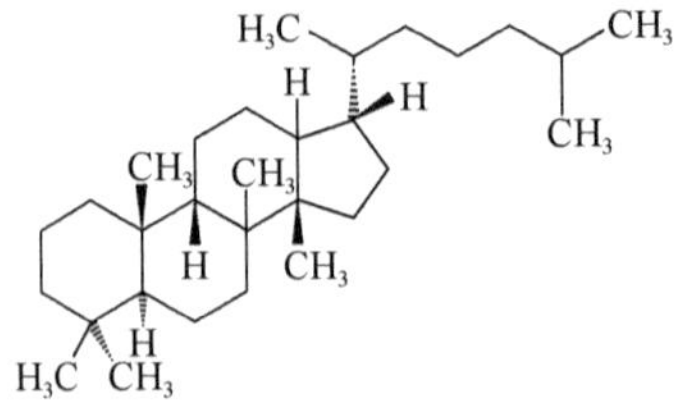

原萜烷型

对中药泽泻的近代药理研究证明其有利尿、降低血压、试管内抑制结核杆菌生长和抗脂肝等作用。从其中已分离出泽泻醇 A、B 和 C (alisol A、B and C) 等属于原萜烷型的四环三萜酮醇衍生物。此类成分及其衍生酯类对高血脂大鼠具有强烈降血压和肝脏中胆甾醇的作用，已供临床药用。

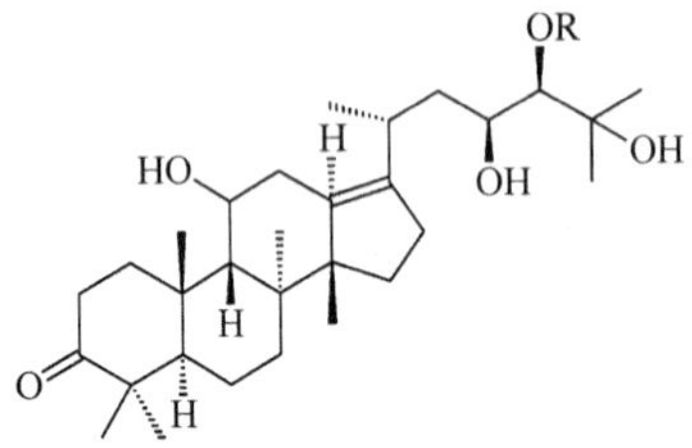

	R
泽泻醇 A	H
乙酰泽泻醇 A	Ac

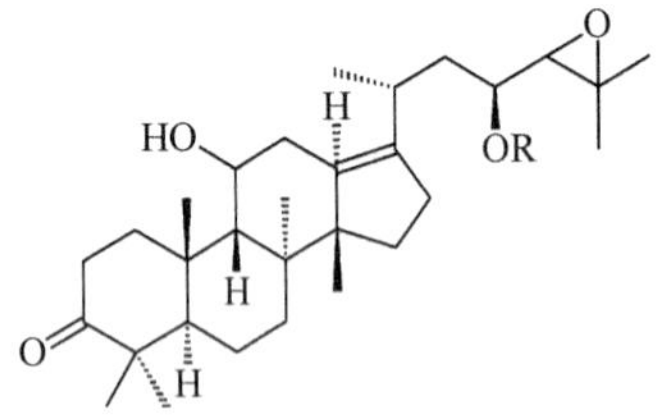

	R
泽泻醇 B	H
乙酰泽泻醇 B	Ac

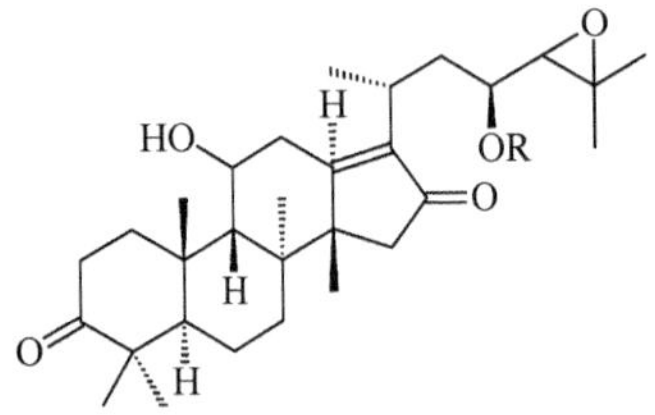

	R
泽泻醇 C	H
乙酰泽泻醇 C	Ac

其中除 alisol B 外，都有显著降血脂活性，对其结构的活性关系作了初步探讨，认为侧链上甘油三醇是活性所必须，C_{23} 和 C_{24} 位羟基被乙酰化后可增效，而 C_{11} 位羟基乙酰化则使活性消失。

(四) 葫芦烷型

葫芦烷(cucurbitane)型的基本骨架同羊毛甾烷型，唯其 A/B 环上的取代和羊毛甾烷型不同，有 $C_8\beta\text{-}H$，$C_9\beta\text{-}CH_3$，$C_{10}\alpha\text{-}H$，其余与羊毛甾烷一样。

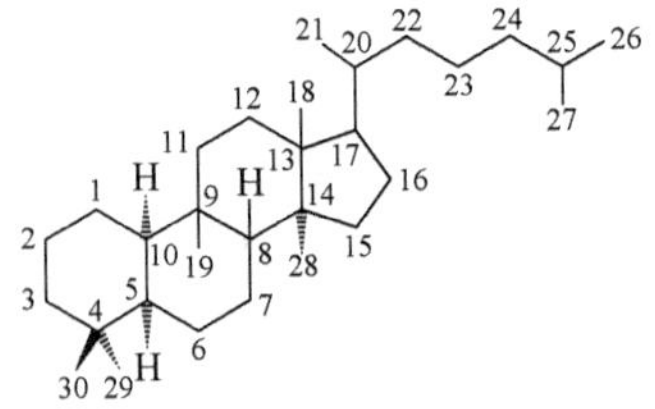

葫芦烷型

许多来源于葫芦科植物的中药如丝瓜子、苦瓜、甜瓜蒂等均含有此类成分,总称为葫芦素类(cucurbitane)。葫芦素类具有抗菌、消炎、催吐、抑制肿瘤等广泛的生物活性。

二、五环三萜

五环三萜(pentacyclic triterpenoid)类型数目较多,已发现的有 15 种以上,主要的类型有以下几种。

(一) 齐墩果烷型

齐墩果烷(oleanane)型,又称 β-香树脂烷(β-amyrane)型,此类三萜在植物界分布极为广泛,有的呈游离状态,有的以酯或苷的状态存在。它们主要分布在豆科、五加科、桔梗科、远志科、桑寄生科和木通科等的一些植物中,本类型皂苷结构中大多含有 C_3-β-OH,C_5-α-OH,A/B 环反式,C_{18}-H,C_8-CH_3,C_{17}-CH_3 均为 β 型,C_{14}-CH_3 α 型,B/C、C/D 环均为反式,D/E 环为顺式,C_{20} 位有两个甲基。但也有 C_3-α-OH,如 α-乳香酸、山楂酸。

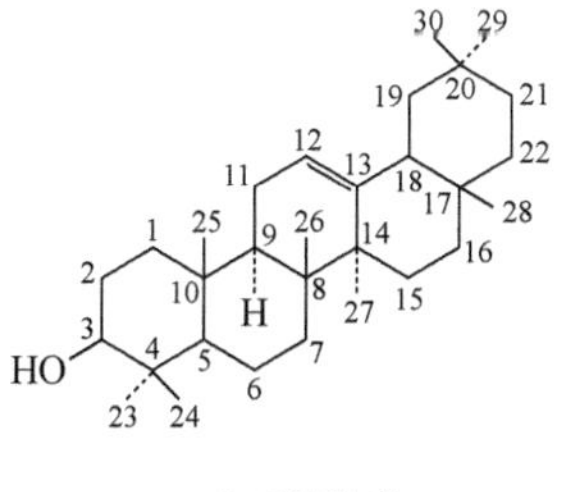

β-香树脂醇　　α-乳香酸 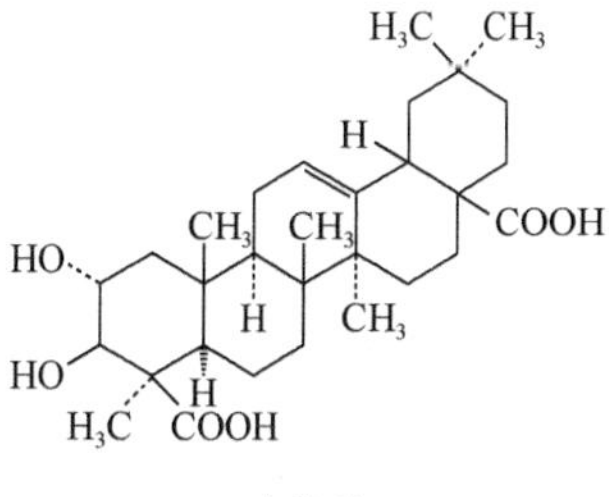　　山楂酸

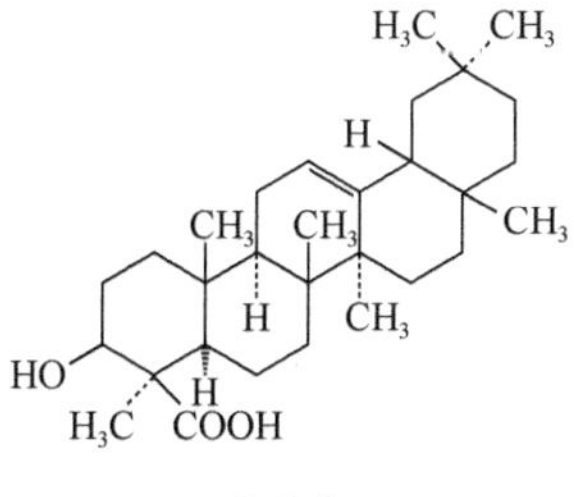

(二) 乌苏烷型

乌苏烷(ursane)型,又称 α-香树脂烷(α-amyrane)型,此类三萜大多是乌苏酸的衍生物。与 β-香树脂烷型比较,α-香树脂烷型的 C_{30} 和 C_{29} 分别在 C_{19} 和 C_{20} 位上,在许多中草药中含有此类衍生物,如乌苏酸、地榆皂苷等。

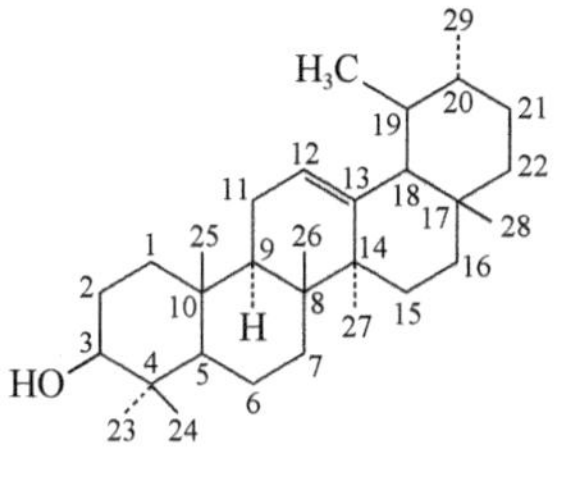

乌苏烷 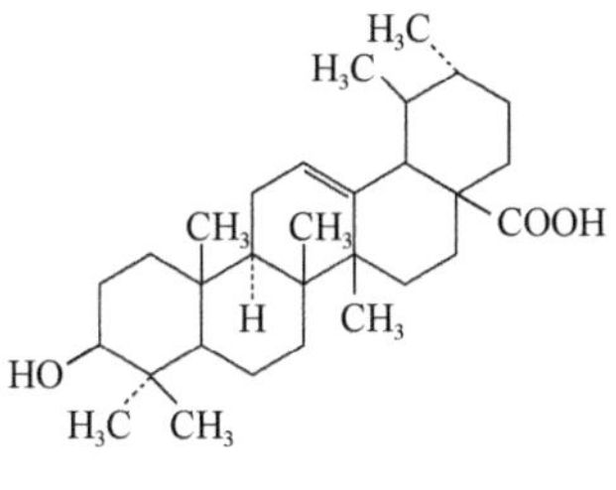　　乌苏酸 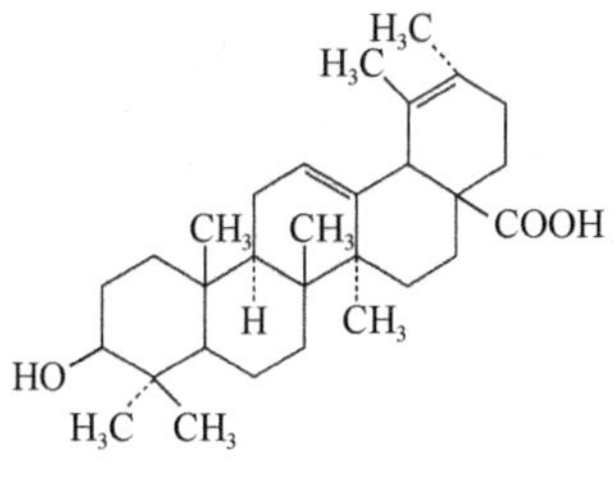　　地榆皂苷元

乌苏酸(ursolic acid),又称熊果酸,在植物界分布较广,如在熊果、栀子、女贞、车前草、夏枯草、白花蛇舌草、石榴的叶和果实等许多植物中均有存在。该成分在体外对革兰阳性菌、革兰阴性菌、酵母菌有抑菌活性;能明显降低大鼠的正常体温,具有降温和安定的作用;对正常小鼠巨噬细胞的吞噬功能有明显增强,具有抗癌作用;此外还有降血清转氨酶和抗糖尿病作用等。亦可作为药物、食品的乳化剂。

> **链接**
>
> 相传北宋皇祐五年(1053 年)八月,吉安县永和一带,发生瘟疫,当地人因受盛暑湿热,泄泻不止,个个脸色蜡黄。适逢一位土郎中献上一束草药,没想到一剂服下,泄泻即止。再服一剂,疾病痊愈。众人去向土郎中道谢并求其再赐神药仙草,郎中听了哈哈大笑说:"什么神药仙草!那只不过是一种扎根路

边的野草而已。"众人忙问："此草何名,生于何方路旁?"郎中便娓娓讲道："车前草。"车前草生于田野畦畔山埔路旁屋旁荒地,性味甘、寒,有利尿通淋、清热解毒、清肝明目、止泻清肺之功效。其化学成分为全草含车前苷、桃叶珊瑚苷、乌苏酸和维生素B、维生素C等。

车前草还是一种味道鲜美的野菜,在我国东北被称为"车轱辘菜",在我国东北地区车轱辘菜一般是5月中旬到6月初味道最美。

(三) 羽扇豆烷型

羽扇豆烷(lupane)三萜类E环为五元碳环,且在E环C_{19}位有异丙基以α-构型取代,除A/B、B/C、C/D环为反式排列,D/E环亦为反式。此类成分主要有羽扇豆(*Lupinus luteus*)种子中存在的羽扇豆醇(lupeol),酸枣仁中的白桦脂醇(betulin)、白桦脂酸(betulinic acid)等。由它们衍生的皂苷,为数不多,但近年有发现。

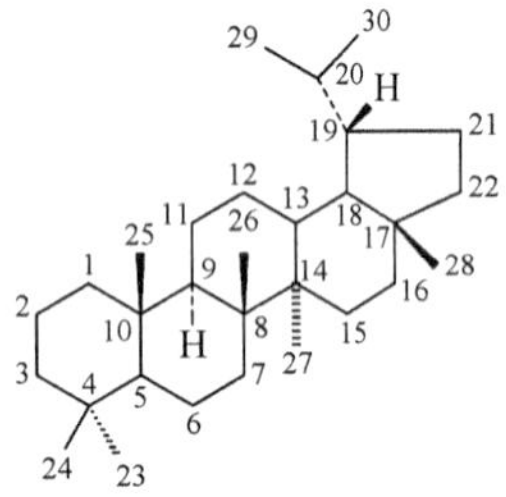

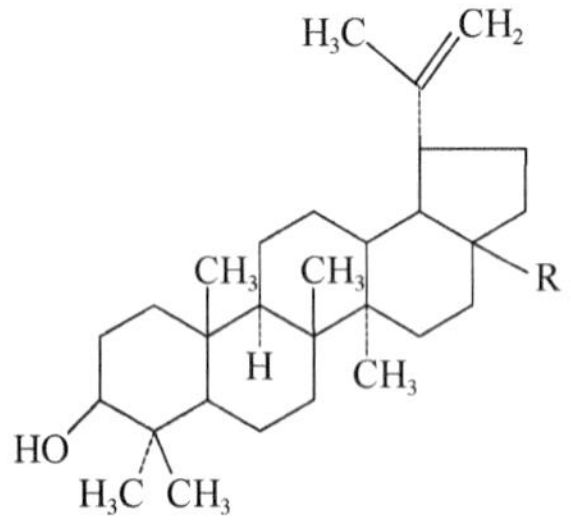

羽扇豆醇　　R = CH_3
白桦脂醇　　R = CH_2OH
白桦脂酸　　R = COOH

(四) 何伯烷型

何伯烷(hopane)和异何伯烷(isohopane)区别在于C_{21}-异丙基的构型不同,前者为α-构型,后者为β-构型,此类成分为数不多。

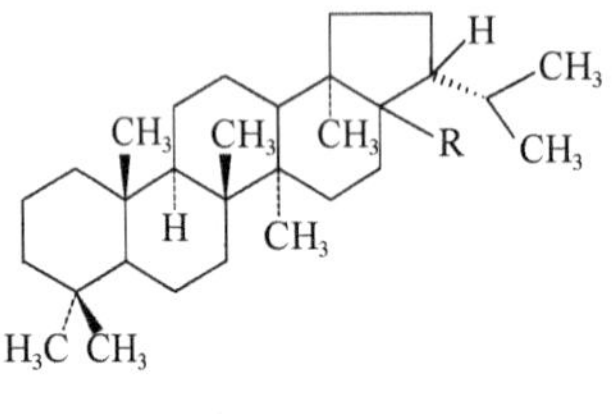

何伯烷 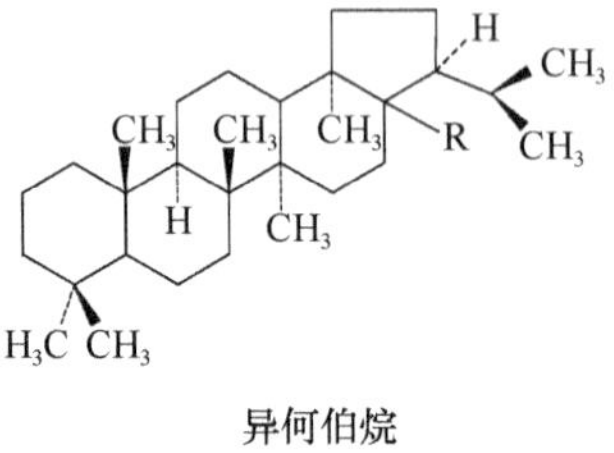　　　　　　　　　　　异何伯烷

链接

许多主要含皂苷的中成药早已上市,如地奥心血康胶囊、心脑舒通、络欣宁、人参养荣丸、人参健脾丸、三七伤药片、生脉饮、宫血宁、金刚藤胶囊、速效救心丸等。心脑舒通为蒺藜总皂苷,适用于治疗冠心病、心绞痛、脑血栓恢复期的肢体瘫痪和言语障碍。速效救心丸是一种拟非竞争性钙离子拮抗剂,具有镇静、止痛、改善微循环、降低外周血管阻力、减轻心脏负荷、改善心肌缺血等药理作用,是治疗冠心病、心绞痛的必备良药。速效救心丸为纯中药制剂,有效成分是从天然药物中提取的混合成分,经过20年临床应用不仅未见有耐药性,而且随着服用时间延长,其心功能、血流变等不断得到改善,治疗效果也不断增加。大量临床报道每日含服速效救心丸3次,每次6粒,第一周心电图即有明显改善,至第6周以后效果更明显,不产生耐药性。故长期服用速效救心丸,急救时不会影响疗效。

第2节 理化性质与显色反应

一、理化性质

(一) 性状及溶解性

三萜类化合物多有较好的结晶形态,皂苷味多苦而辛辣,其粉末对人体黏膜有强烈刺激性,尤其鼻黏膜最敏感,吸入鼻内能引起喷嚏。因此某些皂苷内服,能刺激消化道黏膜,产生反射性黏液腺分泌,而用于祛痰止咳。但有的皂苷无这种性质。例如,甘草皂苷有显著的甜味,对黏膜刺激性也弱。皂苷还多具有吸湿性。

三萜类化合物多能溶于石油醚、苯、乙醚、氯仿等有机溶剂,不溶于水。三萜化合物与糖结合成苷类,尤其是与寡糖结合成皂苷后,由于糖分子的引入,使羟基数目增多,极性增大,较不易结晶,因而皂苷大多为无色无定形粉末,可溶于水,易溶于热水、稀醇、热甲醇和热乙醇中,几乎不溶或难溶于乙醚、苯等极性小的有机溶剂。在含水丁醇或戊醇中溶解度较大,因此是提取皂苷时常采用的溶剂。

(二) 表面活性作用

皂苷水溶液经强烈振摇能产生持久性的泡沫,且不因加热而消失,这是因为皂苷能降低水溶液表面张力。因此皂苷可作为清洁剂、乳化剂使用。皂苷的表面活性与其分子内部亲水性和亲脂性的比例相关,只有当二者比例适当,才能较好地发挥出这种表面活性。如果某些皂苷由于亲水性强于亲脂性或亲脂性强于亲水性,就不容易发挥这种活性。皂苷水解为皂苷元后,表面活性的性质亦随之消失。

皂苷水溶液振摇后产生的持久性泡沫,还与溶液的 pH 有关。甾体皂苷的水溶液在碱性条件下能形成较稳定的泡沫,利用此性质可区别甾体皂苷和三萜皂苷。

> **课堂互动**
> 取两支试管,分别加入 5 ml 0.1 mol/L 盐酸和 5 ml 0.1 mol/L 氢氧化钠溶液,再各加皂苷水溶液 0.5 ml,使酸管 pH 为 1,碱管 pH 为 13,强烈振摇,如两管所形成的泡沫高度相同或持续时间相同,则样品液中含三萜皂苷;如碱管的泡沫较酸管的泡沫高或持续的时间更长,则样品液含有什么皂苷?

(三) 溶血作用

皂苷的水溶液大多能破坏红细胞而有溶血作用,低浓度水溶液就能产生溶血作用,若将其静脉注射,毒性极大。通常称皂苷为皂毒类(sapotoxins),就是指其溶血作用而言。因此,含皂苷的药物通常不能制作注射剂供静脉注射,以免发生溶血反应。皂苷水溶液肌肉注射易引起组织坏死,皂苷在高等动物的消化道内不被吸收,故口服则无溶血作用,各类皂苷的溶血作用强弱不同,可用溶血指数表示。溶血指数是指在一定条件下使血液中红细胞完全溶解的最低浓度。例如,薯蓣皂苷的溶血指数是 1:400 000,洋拔葜皂苷为 1:125 000,甘草皂苷的溶血指数为 1:4000。从某一药材浸液及其提纯皂苷溶液的溶血指数,可以推算出样品中所含皂苷的粗略含量。例如,药材浸出液的溶血指数为 1:1,而标准皂苷的溶血指数为 1:100,则药材中皂苷的含量约为 1%。

皂苷具有溶血作用是由于多数皂苷能与胆甾醇(cholesterol)结合生成不溶于水的分子复合

物。当皂苷水溶液与红细胞接触时,红细胞壁上的胆甾醇与皂苷结合,生成不溶于水的复合物沉淀,破坏了血红细胞的正常渗透,使细胞内渗透压增加而发生崩解,从而导致溶血现象。但并不是所有皂苷都能破坏细胞产生溶血现象,单皂苷溶血作用一般较显著,双皂苷尤其是中性三萜皂苷溶血作用较弱或没有溶血作用,酸性皂苷显示中等程度溶血作用。例如,人参总皂苷就没有溶血的现象,但经过分离后,其中以人参三醇及齐墩果酸为苷元的人参皂苷则具有显著的溶血作用,而以人参二醇为苷元的人参皂苷,则有抗溶血作用。

另外,植物粗提液中有一些其他成分也有溶血作用,如某些植物的树脂、脂肪酸、挥发油等亦能产生溶血作用,鞣质则能凝集血球而抑制溶血。要判断是否由皂苷引起溶血,除进一步提纯再检查外,还可以用胆甾醇沉淀,如沉淀后的滤液无溶血现象,而沉淀分解后有溶血活性,表示为皂苷引起的溶血现象。

利用皂苷的溶血性,可用溶血试验进行检识。

 链接

> 溶血试验可采用纸片法进行,取滤纸一片,滴加1%皂苷水溶液1滴,干燥后,喷雾血细胞试液,数分钟后,能观察到红色的背底中出现淡黄色或淡褐色斑点。红细胞溶液常用羊血或兔血红细胞,用生理盐水配成2%浓度使用。

(四) 水解性

皂苷的水解有两种方式:一种是彻底水解生成苷元及糖,一种是分步水解,即部分糖先被水解,或双皂苷中先水解1条糖链形成次生苷或前皂苷元。由于皂苷所含的糖是 α-羟基糖,因此需要较强的水解条件,一般可以用 2~4 mol/L 盐酸来实现,也可以用酸性较强的高氯酸水解。由于条件剧烈,水解过程中皂苷元发生脱水、环合、双键移位、构型转化等变化,使水解产物不是原皂苷元。例如,人参皂苷的原皂苷元是 20(S)-原人参二醇和 20(S)-原人参三醇,但最初因为选择的是剧烈水解条件,故得到的水解产物是人参二醇和人参三醇,未能得到原皂苷元。因此选择水解条件时,宜用温和的水解方法,如土壤微生物培养法、氧化降解法等以得到原皂苷元。

课堂互动

> 在进行皂苷的酸水解时,若酸水浓度过高或酸性过强,可导致皂苷在水解过程中发生哪些变化?为了得到原始皂苷元,应采用哪些方法进行水解?

(五) 沉淀反应

皂苷的水溶液可以与一些金属盐类如铅盐、钡盐、铜盐等生成沉淀。三萜皂苷的水溶液加入硫酸铵、乙酸铅等中性盐类生成沉淀。利用此性质可进行三萜皂苷的提取和初步分离。

二、显色反应

三萜类化合物在无水条件下,可与强酸(硫酸、磷酸、高氯酸)、中等强酸(三氯乙酸)或 Lewis 酸(氯化锌、三氯化铝、三氯化锑)等作用而显色或有荧光。该反应灵敏但专属性差,常见呈色反应如下。

1. 醋酐-浓硫酸反应(Liebermann-Burchard 反应) 将样品溶于醋酐中,加醋酐-浓硫酸(1∶20),可产生黄—红—紫—蓝—绿等颜色变化,最后褪色。皂苷与浓硫酸显色的机制是由于分子内发生脱水、脱羧、氧化、缩合、双键移位及形成多烯阳碳离子而呈色。

2. 五氯化锑反应(Kahlenberg 反应) 将样品的氯仿或醇溶液点于滤纸上,喷以 20% 五氯化锑的氯仿溶液(不应含乙醇和水),干燥后于 60~70℃ 加热,呈蓝色、灰蓝色、灰紫色斑点。

3. 三氯乙酸反应（Rosen-Heimer 反应） 将样品溶液滴在滤纸上，喷 25%三氯乙酸乙醇溶液，加热至 100℃，呈红色渐变为紫色。

4. 氯仿-浓硫酸反应（Saldowski 反应） 将样品溶于氯仿，加入浓硫酸后，在氯仿层呈现红色或蓝色，硫酸层有绿色荧光出现。

5. 乙酸-乙酰氯反应（Tschugaeff 反应） 将样品溶于冰醋酸中，加乙酰氯数滴及氯化锌结晶数粒，稍加热，则呈现淡红色或紫红色。

第 3 节 提取与分离

一、提取方法

（一）三萜皂苷的提取

三萜皂苷常用不同浓度的甲醇、乙醇等溶剂提取，若皂苷含有羟基、羧基极性基团较多，亲水性强，宜用稀醇提取，效果较好。提取液减压浓缩后，加适量水，必要时先用石油醚等亲脂性溶剂萃取，除去亲脂性杂质，然后用正丁醇萃取，皂苷转溶于正丁醇中，而糖类等水溶性成分则留在水中，分取正丁醇，减压蒸干，得粗总皂苷。此法被认为是皂苷提取的通法。此外，亦可将醇提取液减压回收醇后，通过大孔吸附树脂，先用少量水洗去糖和其他水溶性成分，然后改用 30%~50%乙醇洗脱（黄酮类成分被吸附在大孔树脂上），洗脱液减压蒸干，亦得粗总皂苷。由于皂苷难溶于乙醚、丙酮，如将粗总皂苷溶于少量甲醇，然后加乙醚、丙酮或乙醚-丙酮（1∶1）的混合溶剂，混合均匀，皂苷即可析出。如此反复数次，可提高皂苷的纯度，再进行分离，效果更好。

三萜皂苷也可先用石油醚或苯将药材进行脱脂处理，除去油脂和色素，脱脂后的药材再用甲醇或乙醇为溶剂加热提取，多数皂苷难溶于冷乙醇或甲醇，放冷后沉淀就可以析出；或将醇提取液适当浓缩，再加入适量的丙酮或乙醚，皂苷就可以析出沉淀；酸性皂苷可先加碱水溶解，再加酸酸化使皂苷又重新析出而与杂质分离。

> **链接**
>
> 利用大孔树脂分离纯化单味药中的三萜皂苷类成分，吸附快，解吸附也快，且吸附容量大，洗脱下来的成分纯度高，易结晶。如刘中秋等将 D-101 型大孔树脂用于分离三七皂苷，结果吸附量为 174.5 mg/g，用 50%乙醇解吸附，解吸率达 80%，产品纯度为 71%。大孔树脂富集纯化毛冬青总皂苷，毛冬青总皂苷富集于 50%乙醇洗脱液中，洗脱率达 95%，50%乙醇洗脱液干燥后，总固物中毛冬青总皂苷的纯度可达 57.5%。经 TLC 法进行检测，考察 D-101 大孔吸附树脂对苦玄参总皂苷的吸附和洗脱条件。结果 D-101 大孔吸附树脂可以把苦玄参总皂苷含量由浸膏中的 8.7%提高至 27.3%，增加 20%乙醇洗脱操作可进一步提高至 52.1%。蔡雄等研究 D-101 型大孔吸附树脂富集、纯化人参总皂苷的工艺条件及参数，人参总皂苷富集于 50%乙醇洗脱液中，洗脱率在 90%以上，50%乙醇洗脱液干燥后总固物中人参总皂苷纯度可达 60.1%。

（二）三萜类化合物的提取

三萜类化合物的提取方法大致可分为三类：一是用乙醇或甲醇提取，提取物直接进行分离；二是用醇类溶剂提取后，提取物依次用石油醚、氯仿、乙酸乙酯进行分步提取，然后进一步分离，三萜成分主要由氯仿部位中获得；三是有许多三萜类化合物在植物体中以皂苷形式存在，可由三萜皂苷水解后获得，即将三萜皂苷进行水解，水解产物用氯仿萃取，然后进行分离。但有些三萜在酸水解时，由于水解反应比较强烈，发生结构变异而生成次生结构，得不到原始皂苷元,如欲获得原始皂苷元,则应采用温和的水解条件,如异相酸水解、酶水解或 Smith 降解等方法。

三萜类化合物的分离通常是采用硅胶吸附柱色谱反复层析。先经常压或低压柱色谱作初步分离,样品纯度提高后,再经中压柱层析、薄层制备、高效液相色谱制备等方法。硅胶柱色谱常用的溶剂系统为石油醚、氯仿、苯-乙酸乙酯、氯仿-乙酸乙酯、氯仿-甲醇、乙酸乙酯-丙酮等。

二、三萜皂苷的分离

(一) 分段沉淀法

将总皂苷先溶于少量甲醇或乙醇中,然后逐渐加入数倍于醇体积的乙醚、丙酮或乙醚-丙酮的混合溶剂至皂苷从醇溶液中析出为止,摇匀,皂苷即以粉质沉淀的形式析出。如此处理数次,逐渐降低溶剂极性,分批析出皂苷即可。此法虽较简便,但分离不完全,不易获得纯品。

(二) 酰化精制法

大多数的三萜皂苷亲水性强,分离纯化的难度较大。将水溶性大的粗皂苷制成酰化衍生物以增大其亲脂性,则可以将三萜皂苷溶于低极性有机溶剂中,无论是脱色、层析、重结晶都比较容易,待纯化后再用碱液水解(常用氢氧化钡,过量的钡可通入二氧化碳除去)脱去乙酰基即得纯皂苷。此法不宜用于分子中有酰基或酯键的皂苷的精制分离。

(三) 色谱分离法

三萜皂苷的分离,常采用以硅胶为支持剂的分配柱色谱法,以 $CHCl_3$-MeOH-H_2O、CH_2Cl_2-MeOH-H_2O、EtOAc-EtOH-H_2O、水饱和 EtOAc-MeOH 等溶剂系统进行梯度洗脱,分离效果比吸附柱色谱法好。也可用反相色谱法,通常以反相键合相,如 Rp-18、Rp-8 或 Rp-2 为填充剂(固定相),用 MeOH-H_2O(9∶1,7∶3 等比例)为洗脱剂。一般 Rp-18 吸附力最强,可用 H_2O 比例较小的溶剂系统如 MeOH-H_2O(9∶1,8∶2),而 Rp-2 吸附力较弱,宜用水比例较大的溶剂如 MeOH-H_2O(6∶4,7∶3)等。反相色谱柱有相对应的反相薄层色谱配合应用。如果皂苷结构中有羧基,可使 CH_2N_2 甲酯化制成甲酯,然后用硅胶柱色谱分离,常以己烷、乙酸乙酯为溶剂系统。

若总皂苷组分复杂,各皂苷间结构上差异又较微小,用一种方法往往难于达到分离目的,可进行多次反复层析,也可采取多种方法配合进行。例如,文冠果皂苷 A、B、C、D 的分离,是将文冠果果实的甲醇提取物,用 n-BuOH/H_2O 进行分配,n-BuOH 可溶物则用液滴逆流色谱法(DCCC)及硅胶柱分离得总皂苷。总皂苷用 CH_2N_2 进行甲酯化,经硅胶柱层析,然后再用 Rp-2 及 Rp-18 反相柱分离,以 MeOH-H_2O(7∶3)为洗脱剂,从而得到较好分离。

液滴逆流色谱法(DCCC)是分离皂苷较为有效的方法,分离效能高,有时可将结构极为近似的成分分开。例如,柴胡皂苷 a、c、d 的分离,柴胡皂苷 c 为三糖苷,通过柱色谱,可以较容易地从含二糖的柴胡皂苷中分离出来。但柴胡皂苷 a 和 d 结构极为相似,只是 C_{16}-OH 构型不同(前者为 $C_{16}\beta$-OH,后者为 $C_{16}\alpha$-OH),在薄层上 R_f 值亦相近。一般柱色谱法难于分离,采用 DCCC 法则可得到满意的分离效果。其方法为:柴胡根粉用含 2% 吡啶的甲醇(加吡啶是防止植物中酚、酸类物质引起皂苷结构的转化),回流提取,浓缩提取液,悬浮于水中,用水饱和的正丁醇提取,合并提取液,水洗,浓缩,溶于少量甲醇,倾于乙醚中,滤液析出沉淀,即为粗皂苷。粗皂苷用 DCCC 法进行分离,溶剂系统为氯仿-苯-乙酸乙酯-甲醇-水(45∶2∶3∶60∶40)上行法分离,溶剂下层为固定相,充满整个 DCCC 管路,而上层作为流动相。样品(皂苷 20 mg)溶于下层溶剂中充满 DCCC 装置的样品室,然后进行洗脱分离,洗脱液用收集器分成 320 份,每份 3 g,经减压蒸干,在

硅胶 GF_{254} 薄层上与柴胡皂苷对照品比较进行色谱鉴别,展开剂为乙酸乙酯-乙醇-水(8∶2∶1),合并相同组分,由 35~48 组分得柴胡皂苷 c,155~195 组分得柴胡皂苷 a,235~300 组分得柴胡皂苷 d。

第4节 鉴定及结构测定

一、色谱鉴定

(一) 薄层色谱

亲水性强的皂苷用分配色谱效果较好,以硅胶作载体,用极性较大溶剂系统作展开剂,常用的展开剂有:水饱和的正丁醇、正丁醇-乙酸乙酯-水(4∶1∶5)、乙酸乙酯-吡啶-水(3∶1∶3)、乙酸乙酯-乙酸-水(8∶2∶1)。亲脂性强的三萜皂苷和三萜皂苷元,可用吸附色谱,以硅胶为吸附剂,用亲脂性较强的溶剂系统如苯-乙酸乙酯(1∶1)、环己烷-乙酸乙酯(1∶1)、苯-丙酮(8∶1)、氯仿-丙酮(95∶5)等作展开剂。皂苷(或皂苷元)分子中极性基团增多时,R_f 值减少。分离酸性三萜皂苷时,应在展开剂中加少量酸,可避免产生拖尾现象。

薄层色谱常用的显色剂有三氯乙酸、浓硫酸、50%硫酸、三氯化锑或五氯化锑、醋酐-浓硫酸及磷钼酸等试剂。

(二) 纸色谱

亲水性皂苷的纸色谱,多以水为固定相,展开剂的极性也相应增大,常用的展开剂有:水饱和的正丁醇、正丁醇-乙醇-水(9∶2∶9)、正丁醇-乙酸-水(4∶5∶1)。分离苷元或亲脂性皂苷多用甲酰胺为固定相,用甲酰胺饱和的氯仿或苯为展开剂。常用的显色剂为磷钼酸、三氯化锑或五氯化锑。

(三) 液滴逆流色谱法

液滴逆流色谱法分离效能高,有时可能将结构极其近似的成分分开,如人参属中皂苷成分的分离测定。液滴逆流色谱仪装配有 509 分离管(长 40 cm,内径 1.65 mm),溶剂系统为氯仿-甲醇-正丁醇-水(45∶60∶6∶40),下层作固定相,上层作流动相,将 25 mg 总皂苷溶于下层溶剂中,流出溶液每 3 ml 为 1 流份,共收集 220 份,对每一流份用薄层色谱与已知标准品对照检查,同时以酚-硫酸显色,于 490 nm 波长进行定量测定,其结果见图 8-1 至图 8-5。

由图可见,朝鲜白参主含 Rb_1、Rb_2、Rc、Re、Rg_1,而 Rd 及 Rf 含量很低。西洋参不含 Rg_1,但在靠近 Rg_1 处有一未知峰,此可能即是朝鲜白参与西洋参不同的原因。三七所含皂苷较为简单,其中 Rb_1 和 Rg_1 的含量高于其他同属植物。竹节人参的成分完全不同,其主要成分为竹节人参皂苷Ⅳ及Ⅴ(苷元为齐墩果酸)及葡萄糖醛酸或其他糖形成的苷。

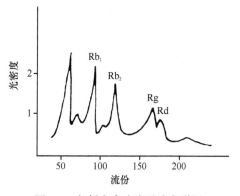

图 8-1 朝鲜白参液滴逆流色谱图

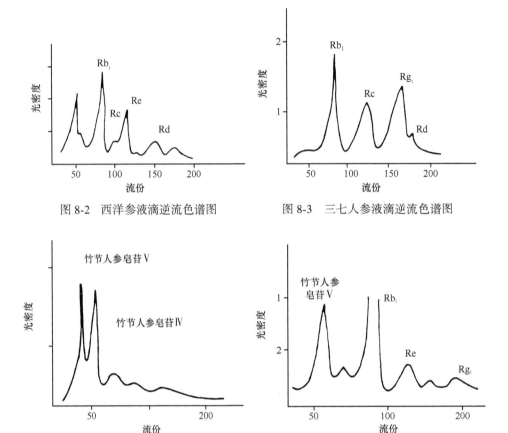

图 8-2　西洋参液滴逆流色谱图　　　图 8-3　三七人参液滴逆流色谱图

图 8-4　竹节人参液滴逆流色谱图　　图 8-5　狭叶竹节人参液滴逆流色谱图

二、波谱法在三萜皂苷结构测定中的应用

1. 紫外光谱　紫外光谱可用于判断齐墩果烷型结构中双键类型。如果只有一个孤立双键,则仅在 205～250 nm 处有微弱吸收,若有 α,β-不饱和羰基,则在 242～250 nm 有最大吸收峰,如有异环共轭双烯,在 240 nm、250 nm、260 nm 有最大吸收峰,同环共轭双烯则在 285 nm 有最大吸收峰。此外 C_{11}-氧代、Δ^{12}-齐墩果烷型化合物可用紫外光谱判断 C_{18}-H 构型。当 C_{18}-H 为 α-构型时,最大吸收为 242～243 nm,当 C_{18}-H 为 β-构型,最大吸收为 248～249 nm。

2. 红外光谱　通过红外光谱测定可以区别 α-香树脂烷(如熊果酸)、β-香树脂烷型(如齐墩果酸)和四环三萜类(如猪苓酸)。由于三类成分基本碳架不同,在区域 A(1392～1355 cm^{-1}) 和区域 B(1330～1245 cm^{-1})范围内表现的吸收峰也不同。齐墩果酸的衍生物在区域 A 只有二个吸收峰,v 为 1392～1379 cm^{-1} 和 1370～1355 cm^{-1};而在 B 区则有三个较强的吸收峰,v 为 1330～1315 cm^{-1}、1306～1299 cm^{-1} 和 1269～1250 cm^{-1};熊果酸的衍生物在区域 A 和 B 各有三个吸收峰:v_A 为 1392～1386 cm^{-1}、1383～1370 cm^{-1} 和 1354～1359 cm^{-1};v_B 为 1312～1308 cm^{-1}、1276～1270 cm^{-1} 和 1250～1245 cm^{-1};猪苓酸衍生物在区域 A 和 B 内吸收峰与前两类有着明显差别(图 8-6)。

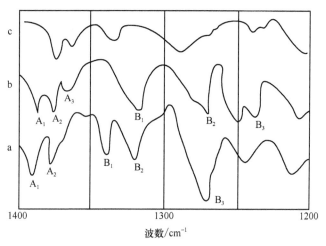

图 8-6　三种基本碳架不同的三萜酸的红外光谱
a. 齐墩果酸；b. 熊果酸；c. 猪苓酸 B

三、三萜皂苷提取分离实例

(一) 人参

人参为五加科植物人参（*Panax ginseng* c. A. Mey.）的干燥根。栽培者为"园参"，野生者为"山参"，是传统名贵中药，始载于《神农本草经》。人参具有大补元气、复脉固脱、补脾益肺、生津、安神的功效。临床上用于体虚欲脱、肢冷脉微、脾虚食少、肺虚喘咳、津伤口渴、内热消温、久病虚羸、惊悸失眠、阳痿宫冷、心力衰竭、心源性休克等。主要分布在中国、朝鲜、韩国和日本。在我国主产于东北。根据炮制加工方法的不同，药用人参有 4 种：生晒参（白参）、糖参、红参和冷干参（活性参）。经现代医学和药理研究证明，人参皂苷为人参主要有效成分之一，它具有人参根的主要生理活性。人参根含皂苷约 4%，其中须根含量较主根高，全植物中以花蕾含皂苷最多。

目前用色谱法从人参（白参、红参）及其地上部分共分得 39 个人参皂苷。把总皂苷称为人参皂苷 Rx，按硅胶薄层色谱 R_f 值的大小顺序，由小到大命名为 Ro、Ra、Rb、Rb_1、Rb_2、Rc、Rd、Re、Rf、Rg_1、Rg_2、Rg_3、Rh_1、Rh_2、Rh_3…如图 8-7 所示。

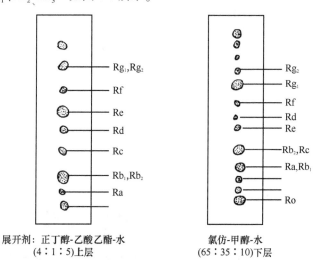

展开剂：正丁醇-乙酸乙酯-水　　　　　　氯仿-甲醇-水
　　　（4∶1∶5）上层　　　　　　　　　（65∶35∶10）下层

图 8-7　人参皂苷薄层色谱图

1. 结构与性质 人参皂苷有三种类型：人参皂苷二醇型（A 型）、人参皂苷三醇型（B 型）、齐墩果酸型（C 型）。其中 A、B 型属于四环三萜中的达玛烷型衍生物，而 C 型属于齐墩果烷型衍生物，化学结构见表 8-1。人参皂苷 A 型和 B 型在酸水解过程中，20(S)-构型易转变为 20(R)-构型，同时侧链发生环合作用，产物分别是人参二醇（panaxadiol）和人参三醇（panaxatriol）。其反应过程如图 8-8 所示。

表 8-1 人参皂苷的化学结构

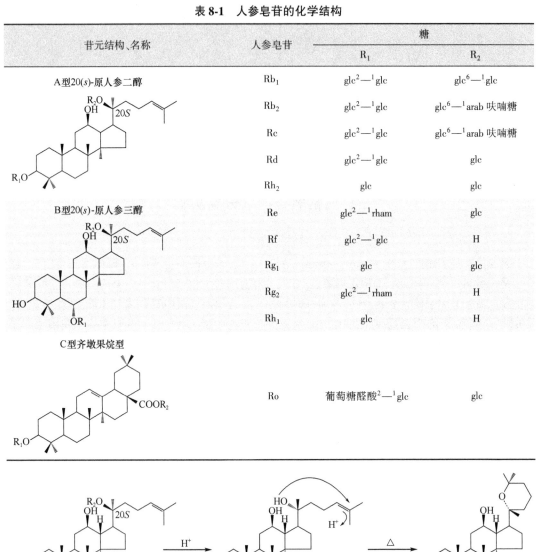

苷元结构、名称	人参皂苷	糖 R$_1$	R$_2$
A 型 20(s)-原人参二醇	Rb$_1$	glc^2—^{1}glc	glc^6—^{1}glc
	Rb$_2$	glc^2—^{1}glc	glc^6—^{1}arab 呋喃糖
	Rc	glc^2—^{1}glc	glc^6—^{1}arab 呋喃糖
	Rd	glc^2—^{1}glc	glc
	Rh$_2$	glc	glc
B 型 20(s)-原人参三醇	Re	glc^2—^{1}rham	glc
	Rf	glc^2—^{1}glc	H
	Rg$_1$	glc	glc
	Rg$_2$	glc^2—^{1}rham	H
	Rh$_1$	glc	H
C 型齐墩果烷型	Ro	葡萄糖醛酸^2—^{1}glc	glc

图 8-8 人参皂苷 A 型和 B 型酸水解过程

人参总皂苷大多为白色无定形粉末或无色结晶，味微甘苦，有吸湿性，易溶于水、甲醇、乙醇，可溶于正丁醇、乙酸乙酯、乙酸，不溶于乙醚、苯，水溶液振摇后能产生大量泡沫，人参皂苷 B 型和 C 型有显著的溶血作用，而 A 型人参皂苷则有抗溶血作用，人参总皂苷无溶血作用。

2. 提取分离 人参皂苷的提取可按皂苷提取通法，用甲醇提取，回收甲醇后用水溶解；或用乙醚脱脂后,正丁醇提取等。分离可用硅胶干柱色谱将总皂苷分为五个部分,若分离单体成分则需再用硅胶柱色谱反复进行,溶剂系统可采用氯仿-甲醇-水、正丁醇-乙酸乙酯-水等。

提取分离的流程如下:

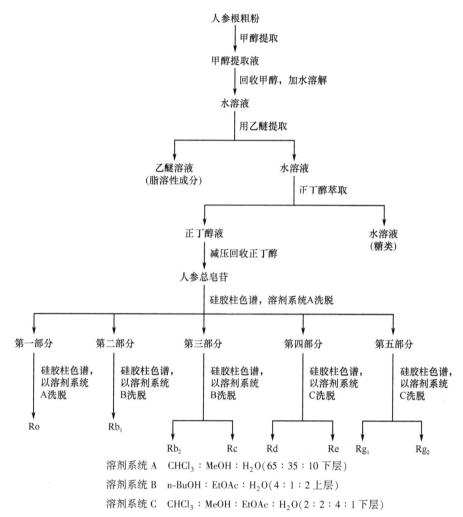

【工艺流程分析及注意事项】 人参皂苷的提取分离一般用甲醇提取,硅胶柱色谱分离的方法。如将 A 型和 B 型人参皂苷用酸水加热时,从水解产物中得不到真正的皂苷元。这是因这些皂苷元的性质都不太稳定,当皂苷用酸水解时,人参皂苷的真正皂苷元 20(S)-原人参二醇或 20(R)-原人参三醇侧链 20 位上的甲基和羟基发生差向异构化,生成具有三甲基四氢吡喃环侧链的异构化产物人参二醇(panaxadiol)或人参三醇(panaxatriol)。如欲得到真正皂苷元,须采用缓和的方法如酶水解或 Smiths 降解法进行水解。

> **链接**
>
> 利用人参茎叶总皂苷和蜂胶总黄酮制成的胃病复方药物制剂,由吉林省中医中药研究院杨明等于 2006 年 03 月 01 日公布发明:将人参茎叶总皂苷 4~8 份,蜂胶总黄酮 1 份混合均匀,采用药剂学上的常规制药方法制成。其药物制剂可用于预防和治疗胃溃疡、急慢性胃炎和十二指肠球部溃疡等疾病,并具有镇痛、抗炎作用。

(二) 甘草

甘草是豆科甘草属甘草(*Glycyrrhiza uralenesis*)的干燥根及根茎,具有补脾益气、缓急止痛、清热解毒、调和诸药等功效,临床上用于咽喉肿痛、痈肿疮毒、缓解药毒等。现代研究表明甘草有较强的抗肿瘤、抑制艾滋病毒的作用。

1. 结构与性质　甘草根和根茎中含有多种三萜皂苷,甘草皂苷(glycyrrhizin)为甘草中主要的生物活性成分,含量约为 7%~10%,属 β-香树脂烷型,苷元部分由羧基取代,故又称甘草酸。因其有甜味,又称甘草甜素,食品工业中用作甜味剂。

甘草皂苷为无色柱状结晶,易溶于热水,可溶于热稀乙醇,在冷水中溶解度较小,几乎不溶于无水乙醇或乙醚。甘草皂苷在甘草中常以钾、钙盐形式存在,易溶于水,在水溶液中加稀酸即可游离析出。此沉淀易溶于稀氨水中,故可作为甘草皂苷的提取方法。甘草皂苷在 5% 硫酸溶液中加压,在 110~120℃进行水解,产生两分子葡萄糖醛酸及甘草皂苷元(又称甘草次酸)。

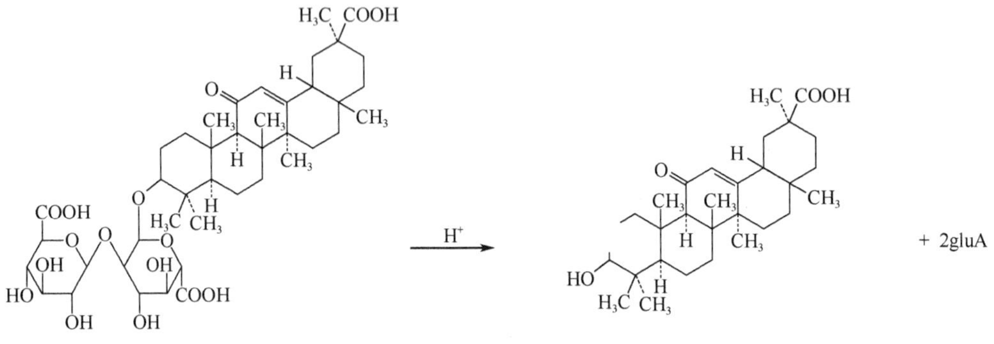

甘草酸　　　　　　　　　　　　甘草次酸

甘草次酸有两种构型,一种为 18α-H 型,为白色小片状结晶;一种为 18β-H 型,为白色针状结晶,均易溶于乙醇、氯仿。

甘草中还含有多种黄酮类化合物,其中甘草苷和异甘草苷有抗溃疡作用。

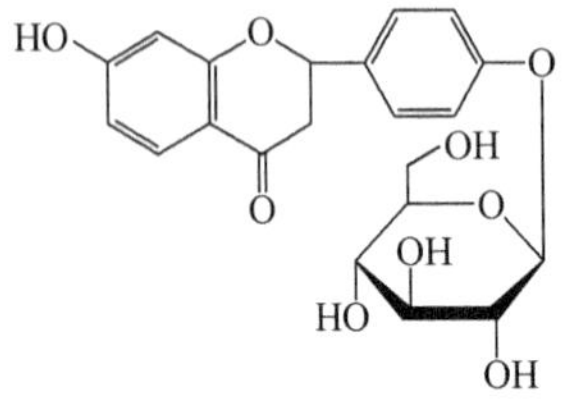

甘草苷 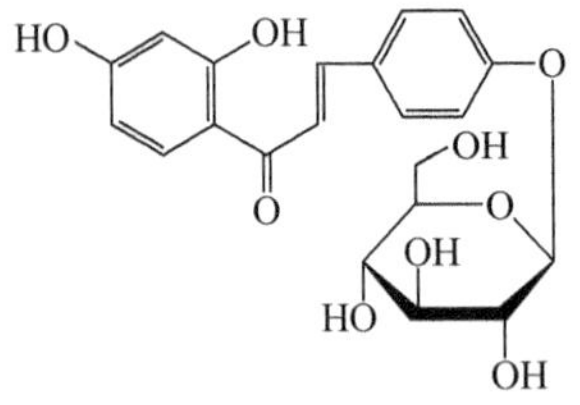　　　　　　　　　　　　异甘草苷

2. 提取分离

(1) 甘草酸的提取:甘草酸在植物中以钾盐的形式存在,易溶于热水,酸化成游离的形式析出沉淀。

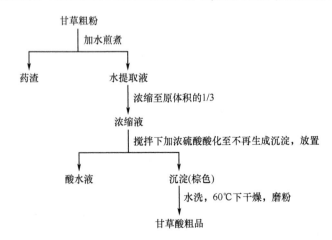

(2) 甘草酸单钾盐的制备：从甘草中提取的甘草酸不容易精制，一般只有制成钾盐后，才能得到精制品，提取流程图如下：

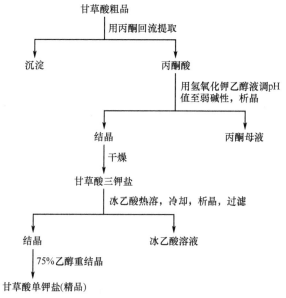

(3) 甘草次酸的制备

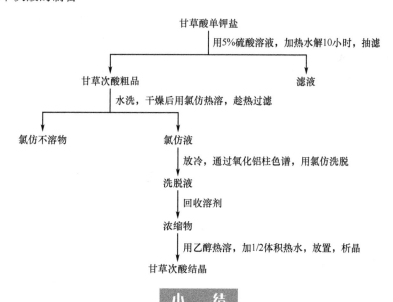

小　结

三萜是指由30个碳原子组成的萜类化合物，大多数三萜化合物可视为6个异戊二烯单位的聚合体。其结构类型主要是四环三萜和五环三萜两大类。

三萜及其苷类的生物活性极为广泛，主要有：抗炎活性、抗肿瘤活性、抗菌和抗病毒活性、降血脂作用、杀软体动物活性、抗生育作用等。三萜类化合物多为较好结晶，其苷则多为无色无定形粉末，味多苦而辛辣，对人体黏膜有刺激性，多具有吸湿性。三萜及其苷的两大特性可用于检识：①表面活性作用。其水溶液经强烈振摇能产生持久性的泡沫，不因加热而消失。②溶血作用。皂苷类不宜制成静脉注射剂使用，但口服无溶血作用。三萜及其苷的水溶液可以与一些金属盐类如铅盐、钡盐、铜盐等生成沉淀。

三萜皂苷常用不同浓度的甲醇、乙醇等溶剂提取。分离的方法有：分段沉淀法、酰化精制法，常以硅胶为支持剂的分配柱色谱法、反相色谱法、液滴逆流色谱法等。鉴定及结构测定常用色谱鉴定和波谱法。

目标检测

一、名词解释
1. 三萜类化合物　2. 皂苷　3. 溶血指数

二、填空题
1. 三萜类是指_____个_____单位的聚合体，结构中含有_____个碳原子，在植物界主要组成植物皂苷。按其化学结构不同主要分为_____和_____两大类化合物。由于在_____类化合物的结构中常含有_____而显酸性，故又称为_____。
2. 皂苷是一类结构比较复杂的化合物，因其水溶液具有_____作用，振摇后能产生大量_____，故而得名。
3. 皂苷类化合物具有_____、_____、_____、_____、_____等多方面的生物活性。

三、选择题
（一）A 型题（单项选择题）

1. 三萜类化合物具有的共同结构是（　　）
   A. 5 个环组成
   B. 一般不含羧基
   C. 都在 C_3 位成苷
   D. 结构中有 8 个羟基
   E. 苷元由 30 个碳原子组成
2. 不符合皂苷通性的说法是（　　）
   A. 分子较大，多为无定形粉末
   B. 有显著而强烈的甜味
   C. 对黏膜有刺激性
   D. 振摇后能产生肥皂样的泡沫
   E. 大多数有溶血作用
3. 属于齐墩果烷衍生物的是（　　）
   A. 人参二醇　　B. 薯蓣皂苷元
   C. 甘草次酸　　D. 雪胆甲素
   E. 熊果酸
4. 极性较大的三萜皂苷的分离多采用（　　）
   A. 氧化铝吸附柱色谱　B. 硅胶吸附柱色谱
   C. 硅胶分配柱色谱　　D. 聚酰胺柱色谱
   E. 离子交换色谱
5. 皂苷具有溶血作用的主要原因是（　　）
   A. 皂苷具有表面活性作用
   B. 与细胞壁上胆甾醇生成沉淀
   C. 具有甾体母核
   D. 多为寡糖苷，亲水性强
   E. 具有酸性基团存在
6. 区别甘草酸和甘草次酸的方法可用（　　）
   A. 醋酐-浓硫酸
   B. 三氯化铁-冰乙酸
   C. α-萘酚-浓硫酸
   D. 盐酸-对二甲氨基苯甲醛
   E. 香草醛-浓硫酸
7. 属于乌苏烷型衍生物的是（　　）
   A. 人参二醇　　B. 薯蓣皂苷元
   C. 甘草次酸　　D. 白桦醇
   E. 熊果酸
8. 溶剂沉淀法分离皂苷是利用各皂苷（　　）而进行的
   A. 酸性强弱不同
   B. 在乙醇中溶解度不同
   C. 极性不同
   D. 分子量不同
   E. 难溶于石油醚
9. 在含三萜皂苷的水溶液中，分别加入盐酸（酸管）和氢氧化钠（碱管）后振摇，结果是（　　）
   A. 两管泡沫高度相同
   B. 酸管泡沫高于碱管几倍
   C. 碱管泡沫高于酸管几倍
   D. 两管均无泡沫
   E. 酸管有泡沫，碱管无泡沫
10. Liebermann-Burchard 反应所使用的试剂是（　　）
    A. 氯仿-浓硫酸　　B. 冰醋酸-乙酰氯
    C. 五氯化锑　　　　D. 三氯乙酸
    E. 醋酐-浓硫酸

（二）B 型题（配伍选择题）

[11~15 题共用备选答案]
   A. 吸附柱色谱法　　B. 分配柱色谱法
   C. 高效液相色谱法　D. 凝胶色谱法
   E. 大孔吸附树脂法
11. 利用吸附能力不同而分离的方法是（　　）

12. 分离皂苷常用,分离效能较高的方法是( )
13. 适用于极性大的皂苷的分离的方法是( )
14. 分离分子量不同的三萜类化合物的方法是( )
15. 利用成分在两相溶剂中分配系数不同而分离的方法是( )

[16~20题共用备选答案]
 A. 羊毛脂烷型　　B. 达玛烷型
 C. 齐墩果烷型　　D. 乌苏烷型
 E. 羽扇豆烷型
16. 白桦脂醇属于( )
17. 人参二醇属于( )
18. 熊果酸属于( )
19. 齐墩果酸属于( )
20. 羊毛脂醇属于( )

[21~25题共用备选答案]
 A. Liebermann-Burchard 反应
 B. Kahlenberg 反应
 C. Rosen-Heimer 反应
 D. Tschugaeff 反应
 E. Saldowski 反应
21. 呈灰蓝色等( )
22. 黄→红→紫→蓝→褪色( )
23. 呈红色→紫色( )
24. 硫酸层呈现红或蓝色,氯仿层绿色荧光( )
25. 淡红色或紫红色( )

(三) X 选择题(多项选择题)
26. 提取皂苷类常用的方法有( )
 A. 稀醇提取-正丁醇萃取法
 B. 碱溶酸沉淀法
 C. 铅盐沉淀法
 D. 酸溶碱沉淀法
 E. 稀醇提取-大孔树脂吸附法
27. 分离皂苷常用的色谱方法有( )
 A. 硅胶吸附色谱法　B. 硅胶分配色谱法
 C. 聚酰胺色谱法　　D. 反高效液相色谱法
 E. 液滴逆流色谱法
28. 属于四环三萜皂苷的是( )
 A. 羊毛脂烷型　　B. 羽扇豆烷型
 C. 葫芦烷型　　　D. 螺甾烷型
 E. 达玛烷型
29. 区别三萜皂苷和甾体皂苷的方法有( )
 A. 泡沫试验

B. 三氯化铁-冰醋酸反应
C. 溶血试验
D. 三氯醋酸反应
E. 醋酐-浓硫酸反应

30. 有关甘草皂苷叙述正确的是( )
 A. 又称为甘草酸
 B. 为酸性皂苷
 C. 又称为甘草次酸
 D. 苷元属于五环三萜的结构
 E. 具有促肾上腺皮质激素样作用
31. 与醋酐-浓硫酸(20∶1)试剂呈阳性反应的有( )
 A. 三萜皂苷　　　B. 强心苷
 C. 甾体皂苷　　　D. 三萜类化合物
 E. 生物碱类
32. 皂苷的性质叙述正确的是( )
 A. 对黏膜有刺激性
 B. 有吸湿性
 C. 有溶血性
 D. 泡沫久置或加热会消失
 E. 能制成片剂、颗粒剂和注射剂等剂型
33. 地奥心血康中含有( )
 A. 薯蓣皂苷　　　B. 原薯蓣皂苷
 C. 人参皂苷 Rb_1　D. 知母皂苷 BV
 E. 甘草皂苷
34. 皂苷在下列哪种溶剂中溶解度较大( )
 A. 稀乙醇　　　　B. 热水
 C. 正丁醇　　　　D. 乙醚
 E. 石油醚
35. 下列哪些是三萜皂苷的结构特征( )
 A. 由 27 个碳原子组成
 B. 多以五环三萜形式存在
 C. C_3-OH 多与糖成苷
 D. 结构中常含有羧基,呈酸性
 E. 四环三萜多具有环戊烷骈多氢菲结构

四、简答题
1. 三萜类化合物按化学结构可分为哪几类?
2. 三萜苷元是由多少个异戊二烯单元构成?简述四环三萜类皂苷的结构特点。
3. 人参能不能制成注射剂,为什么?

五、综合应用题
远志为中药中具有镇静和祛痰的一种药材,药用部位为根。其中含有远志皂苷,试将其提取出来。

(程晓卫)

第 9 章　甾体及其苷类

> **学习目标**
>
> 1. 掌握甾类化合物共同的甾体结构母核。
> 2. 掌握强心苷元、强心苷的类型及结构特点。
> 3. 掌握甾体皂苷元的结构特点及分类。
> 4. 掌握强心苷、甾体皂苷的理化性质及检识方法。
> 5. 理解强心苷、甾体皂苷的提取分离方法。
> 6. 了解天然药物中甾类化合物的分布、存在形式及生物活性。
> 7. 了解 C_{21} 甾类化合物的结构特点。

案例 9-1

甾类化合物如 C_{21} 甾类、强心苷、甾体皂苷等，广泛存在于自然界中，在医药、生物等领域有着广阔的应用前景。其中许多化合物具有各种各样的生物活性。

问题：
1. 甾类化合物的结构母核是什么？主要包括哪几类化合物？
2. 甾类化合物的生物活性有哪些？

自然界存在的甾类化合物，包括 C_{21} 甾类、强心苷、甾体皂苷、蟾蜍配基、植物甾醇、胆汁酸、蜕皮激素等。这些成分广泛分布于动植物界，表现出不同的生物活性，这些甾类化合物分子结构中均含有环戊烷骈多氢菲的甾体母核。

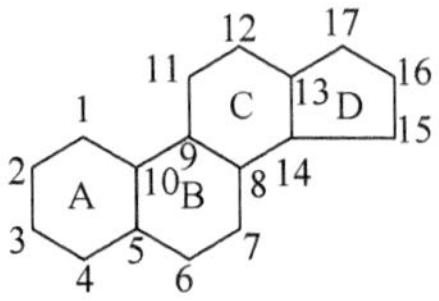

甾体母核

天然甾类化合物的母核中有四个环，B/C 环多以反式稠和，A/B 及 C/D 环有顺、反式两种稠和方式。C_3 位常有羟基取代，可与糖结合成苷。C_{10} 和 C_{13} 位有角甲基，C_{17} 位有侧链，各种甾类化合物的结构差异主要表现在 C_{17} 位取代基的不同（表 9-1）。

表 9-1　天然甾类成分的结构特点

名称	A/B 环	B/C 环	C/D 环	C_{17} 位取代基
C_{21} 甾	反	反	顺	C_2H_5 衍生物
强心苷	顺，反	反	顺	五元或六元不饱和内酯环
甾体皂苷	顺，反	反	反	含氧螺杂环
蟾蜍配基	顺，反	反	顺	六元不饱和内酯
植物甾醇	顺，反	反	反	8~10 个碳原子的烃基
胆汁酸	顺	反	反	戊酸
蜕皮激素	顺	反	反	8~10 个碳原子的含氧烃基

本章内容主要介绍 C_{21} 甾类、强心苷和甾体皂苷。

第 1 节 甾体化合物

一、C_{21} 甾体类化合物

> **案例 9-2**
>
> C_{21} 甾类成分近年来备受瞩目，尤其在萝藦科植物中发现了大量具有生理活性的成分，是目前广泛应用于临床的一类重要药物。具有抗炎、抗肿瘤、抗生育等方面的活性。
>
> 问题：
> 1. 哪些化合物属于 C_{21} 甾类？
> 2. C_{21} 甾类的主要结构特征是什么？

C_{21} 甾（C_{21}-steroide）又称孕甾烷类（pregnanes），是一类含有 21 个碳原子的甾体衍生物。近年来，随着 C_{21} 甾类新活性的发现，对该类成分的研究更引起了人们的重视。目前从植物中分离出的 C_{21} 甾类化合物已经很多，除了玄参科、夹竹桃科、毛茛科中发现该类成分外，萝藦科植物中 C_{21} 甾类成分尤为普遍，如通光藤、昆明杯冠藤、青阳参等。有的 C_{21} 甾类还与强心苷类共存于同一种植物中，如存在于紫花洋地黄叶中的地芰普苷（digipronin）。

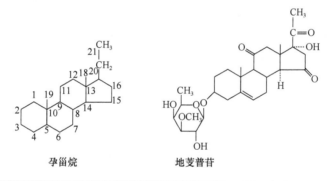

孕甾烷　　　　地芰普苷

（一）结构特点及类型

C_{21} 甾类与其他甾体化合物有所不同，除个别成分外，A/B、B/C、C/D 各环多为反、反、顺的稠合方式。C_5、C_6 位大多数有双键，C_{20} 位可能有羰基，C_{17} 位上的侧链常为 α-构型，C_3、C_8、C_{12}、C_{14}、C_{17}、C_{20} 等位置上多接有 β-OH，C_{11} 多接有 α-OH，C_{11}、C_{12}、C_{20} 的羟基还可能与乙酸、苯甲酸、桂皮酸等结合成酯，如本波苷元（penupogenin）、告达廷（caudatin）等。C_{21} 甾类成分除游离存在外，也可结合 C_3-OH 与糖缩合成苷而存在。除上述常见的 C_{21} 甾类外，还发现一些变形的 C_{21} 甾类，如华北白前中的白前苷元 A（glaucogenin A）等。

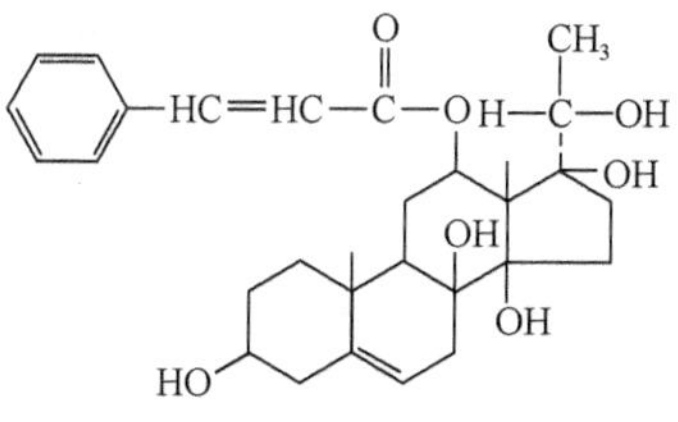

本波苷元 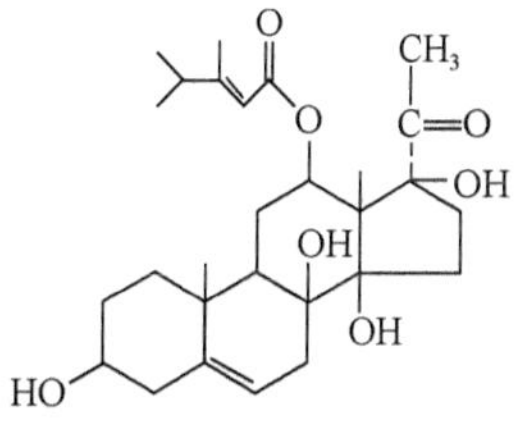　　　　告达延

白前苷元 A

(二) 性质与检识

C_{21} 甾苷类与强心苷类都具有 2,6-二去氧糖,所以表现出和强心苷许多相似的理化性质。

1. 性状 C_{21} 甾类多为无色结晶或无定形粉末,具旋光性。

2. 溶解度 C_{21} 甾苷类分子都具有去氧糖,所以在水中溶解度较低,可溶于乙醇、丙酮、乙酸乙酯及含醇氯仿,难溶于乙醚、苯和石油醚等非极性有机溶剂。各种 C_{21} 甾苷类的溶解度随着苷元和糖中羟基等极性基团的数目不同也有差异。

3. 水解性 大多 C_{21} 甾苷类的苷元直接与 2,6-二去氧糖相连,故易被酸催化水解。C_{21} 甾类分子中 C_{11}、C_{12}、C_{20} 位多有酯键,易被碱水解。

4. 呈色反应 C_{21} 甾苷类成分除了甾体母核外,还具有 2,6-二去氧糖,因此常用醋酐-浓硫酸反应和三氯化铁-冰醋酸反应检识此类成分。

5. 三氯化铁-冰醋酸(Keller-Kiliani)反应 取供试液 2 ml,水浴蒸干,残渣以 5 ml 冰醋酸溶解,加 20% 三氯化铁水溶液 1 滴,混匀,沿管壁加入浓硫酸 5 ml,如有 2-去氧糖存在,则冰醋酸层逐渐呈蓝色,界面处可能出现红色、绿色或黄色等(随苷元不同而异)。此反应为 2-去氧糖的特征反应,对游离的 2-去氧糖或 2-去氧糖与苷元连接而成的苷都能显色。但对 2-去氧糖与葡萄糖或其他羟基糖连接的二糖、三糖,因在此条件下不易水解出 2-去氧糖,故不呈色,对 2-乙酰化的去氧糖也不呈色,这时会产生假阴性结果。

> **课堂互动**
>
> C_{21} 甾类成分的理化性质有哪些?

二、海洋甾体化合物

海洋甾体(又称甾醇类化合物)是来源于海洋生物体内的一大类重要的天然化学成分。与陆生植物所含的甾体相比,海洋甾体一般具有更为丰富多样的骨架和支链,一些结构新颖的海洋甾体化合物同时具有引人瞩目的生理活性,迄今为止对海洋甾体的生理活性研究重点涉及其溶血、抗炎、细胞毒和抗肿瘤、抗菌、抗真菌、抗病毒等方面。

海洋甾体主要分布在海藻(algae)、海绵(sponges)、刺胞动物(cnidaria)、棘皮动物(echinoderms)等中。就目前已知的海洋甾体药物而言,常见的海洋甾体化合物的母核结构主要有羟基甾醇、甾酮及其他变异结构,另外还有甾体皂苷和甾醇苷类新化合物。海洋甾体的母核上 C_{10}、C_{17} 位上接有甲基,而 C_3、C_5、C_6、C_{16} 位均可被羟基取代,C_4、C_7 位可能被羰基取代。海洋甾醇的 C_{17} 侧链(Side chain,SC)的变化更多,但多为在庚烷上取代有双键、甲基、羟基、羧基、环氧基等。

(一) 单羟基甾醇

C_3 位有羟基取代,如从硅藻威氏海链藻(*Thalassiostra weissflogii*)中获得的一个与 13-羟基嗜焦素缩合成的酯的化合物。

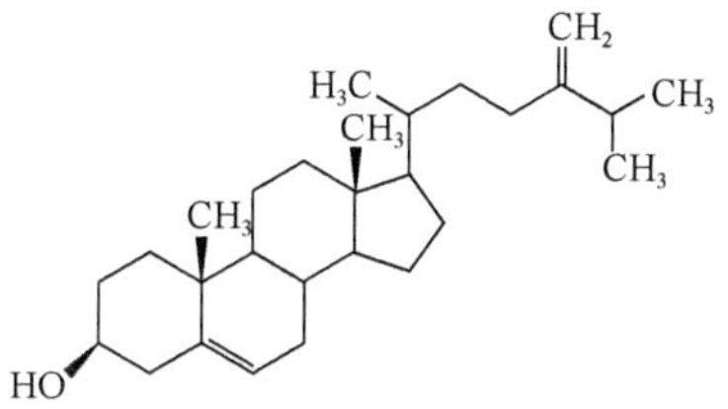

24-甲基胆甾-5,24(28)-二烯-3β-醇

(二) 甾酮

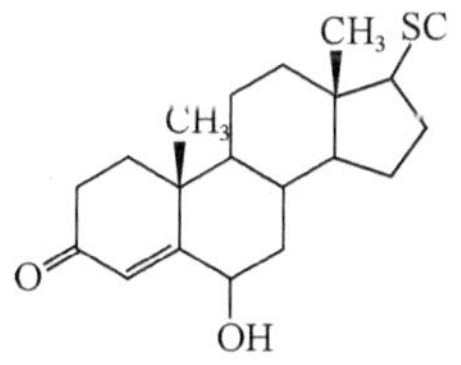

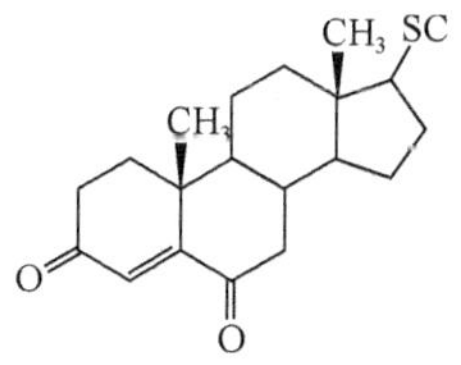

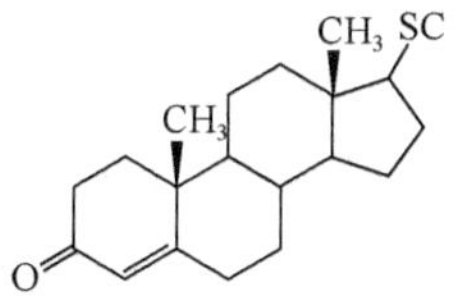

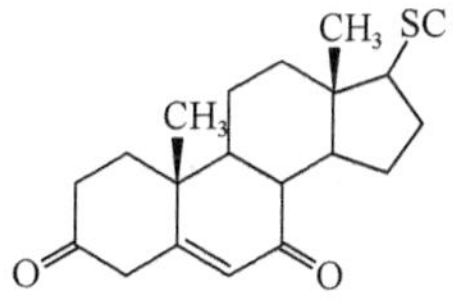

C_3 为羰基,如从褐藻拟小叶喇叭藻(*Turbinaria conoides*)中得到的氧化岩藻甾醇即为甾酮结构,对不同的肿瘤细胞有显著的细胞毒作用。

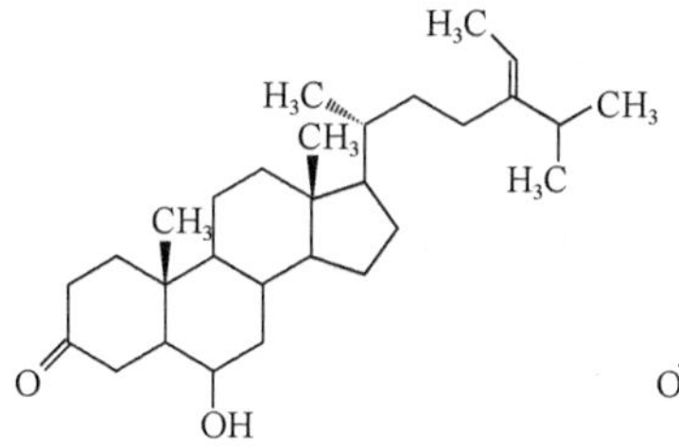

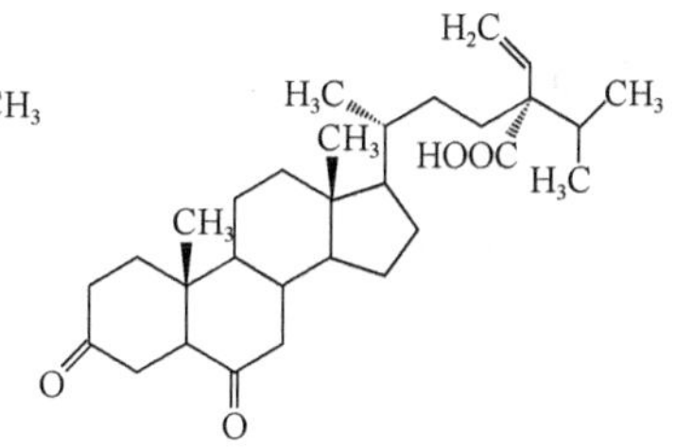

(三) 其他

海洋甾体除上述结构外,还有母核开环、A 环失碳等结构存在。

如从印度尼西亚某种豆荚软珊瑚(*Lobophylum*)得到的一个化合物,具有细胞毒性作用,对人卵巢肿瘤细胞和白血病细胞具有低浓度杀灭作用。

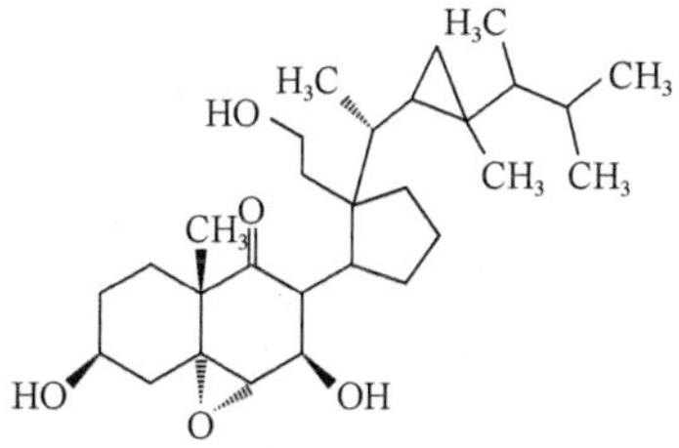

第2节 强心苷

> **案例9-3**
>
> 在中国,已从十几个科数百种植物中提出可供临床应用的强心苷类。3000年前,古埃及人已知多种含强心苷的药用植物。18世纪末,英格兰医师、植物学家W. 威瑟灵著书论述洋地黄后,洋地黄制剂便得到广泛应用。这些药物包括洋地黄毒苷、地高辛、毛花苷C、去乙酰毛花苷C等,均取自玄参科植物紫花洋地黄及毛花洋地黄。洋地黄中所含的强心苷能选择性地直接作用于心脏,治疗剂量时可增强心肌收缩力、减慢心率、抑制心脏传导系统,使心搏出量和心输出量增加,改善肺循环及体循环,从而慢性心功能不全时的各种临床表现(如呼吸困难及浮肿等)得以减轻或消失。强心苷常用于治疗各种原因引起的慢性心功能不全、阵发性室上性心动过速和心房颤动、心房扑动等。
>
> **问题:**
> 1. 强心苷具有何种结构特点?
> 2. 如何从天然药物中提取分离强心苷?

强心苷(Cardiac glycoside)是生物界中存在的一类对心脏具有显著生物活性的甾体苷类化合物。它们能选择性地作用于心脏,增强心肌收缩力,常用以治疗急、慢性充血性心力衰竭与节律障碍等疾患。

强心苷存在于许多有毒植物的叶、花、种子、根、茎等不同部位中。现已发现十几个科数百种植物中含有强心苷。如玄参科植物毛花洋地黄、紫花洋地黄,夹竹桃科植物毒毛旋花子、黄花夹竹桃,其他如百合科、萝藦科、十字花科、毛茛科、豆科等均有分布。同一种植物中往往含有数个结构类似的强心苷类化合物。

一、结构与分类

强心苷结构比较复杂,是由甾体衍生物和糖缩合而成的一类苷。

(一) 苷元部分

1. 强心苷元特点   强心苷元是属于C_{17}侧链为不饱和内酯环的甾体化合物。

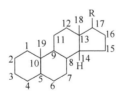

R=五元、六元不饱和内酯

甾体母核由17个C原子组成,具有A、B、C、D四个环,B/C环皆为反式稠合,C/D环皆为顺式稠合,A/B环两种稠合方式皆有,但以顺式稠合较多。

甾体母核C_3、C_{14}位都有羟基取代,多以C_3位羟基与糖缩合成苷。C_{10}、C_{13}、C_{17}位上有三个侧链。C_{10}位上大都为甲基,也可为羟甲基、醛基或羧基;C_{13}位为甲基;C_{17}位侧链为不饱和内酯环。其他位置上也可有羟基、羰基或双键等存在。

2. 强心苷元的类型   依据C_{17}位不饱和内酯环的不同,强心苷元可分为两类。

(1) 甲型强心苷元:C_{17}位连接的是五元不饱和内酯环($\triangle^{\alpha\beta}$-γ-内酯)称为强心甾烯,即甲型强心苷元。天然存在的强心苷类大多属于此种类型,如洋地黄毒苷元(digitoxigenin)。

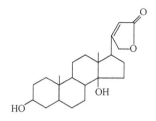

洋地黄毒苷元(digitoxigenin)

（2）乙型强心苷元：C_{17}位连接的是六元不饱和内酯环（$\triangle^{\alpha\beta,\gamma\delta}$-$\delta$内酯），称为海葱甾烯或蟾酥甾烯。此种类型在自然界中较少，如海葱苷元(scillarenin)。

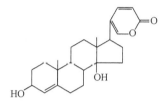

海葱苷元(scillarenin)

> **链接**
>
> 蟾蜍甾二烯类和强心甾烯类，具有强心作用及甾体母核，但不是苷类，因此不属于强心苷类范畴。蟾蜍甾二烯分游离型和结合型两大类，游离型即乙型强心苷元的结构，代表化合物为蟾毒灵、华蟾毒精等；结合型分蟾毒灵-3-辛二酸精氨酸酯、蟾毒配基脂肪酸酯和蟾毒配基硫酸酯三种类型。蟾酥的化学成分多为蟾毒水解或部分水解产物。强心甾烯类在蟾蜍中数量较少，以酯的形式存在。

（二）糖部分

构成强心苷的糖有20余种，除了常见的葡萄糖外，还有一些特殊的糖如6-去氧糖（如L-鼠李糖）、2,6-去氧糖（如D-洋地黄毒糖）。强心苷的糖均与苷元C_3-OH结合形成苷，可多至5个单元。根据糖的C_2位上有无羟基可以分为α-羟基糖和α-去氧糖两类，α-去氧糖主要见于强心苷。常见的糖如下。

1. α-羟基糖 除广泛分布于自然界的D-葡萄糖、L-鼠李糖外，还有：

1) 6-去氧糖：如L-夫糖、D-鸡纳糖、D-6-去氧阿洛糖等。
2) 6-去氧糖甲醚：如L-黄花夹竹桃糖、D-洋地黄糖等。

2. α-去氧糖

1) 2,6-二去氧糖：如D-洋地黄毒糖等。
2) 2,6-二去氧糖甲醚：如L-夹竹桃糖、D-加拿大麻糖、D-沙门糖等。

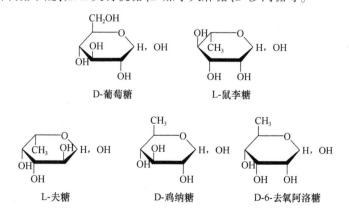

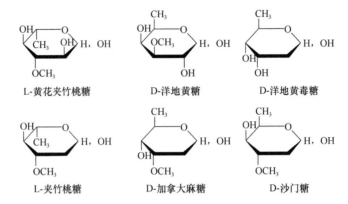

L-黄花夹竹桃糖   D-洋地黄糖   D-洋地黄毒糖

L-夹竹桃糖   D-加拿大麻糖   D-沙门糖

(三) 强心苷的类型

强心苷可按苷元的结构特点及苷元与糖的连接方式进行分类。

1. 按苷元分类 由甲型强心苷元与糖结合的苷称为甲型强心苷,由乙型强心苷元与糖结合的苷称为乙型强心苷。

2. 按糖的种类以及与苷元的连接方式分类 可分为以下三种类型。

1) Ⅰ型:连接方式为苷元-O-(2,6-去氧糖)$_x$-(D-葡萄糖)$_y$,如紫花洋地黄苷 A(purpureaglycoside A)和毒毛花苷 K。

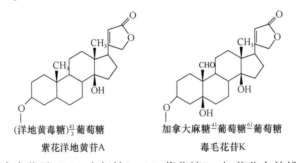

(洋地黄毒糖)$\frac{4 1}{3}$葡萄糖   加拿大麻糖$\frac{4 1}{3}$葡萄糖$\frac{6 1}{}$葡萄糖

紫花洋地黄苷A   毒毛花苷K

2) Ⅱ型:连接方式为苷元-O-(6-去氧糖)$_x$-(D-葡萄糖)$_y$,如黄花夹竹桃苷 A(thevetin A)。

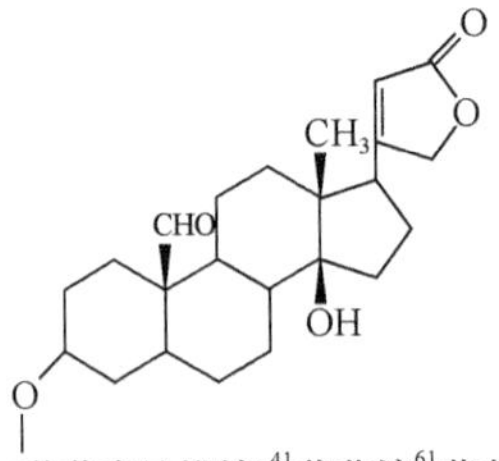

(黄花夹竹桃糖)$\frac{4 1}{}$葡萄糖$\frac{6 1}{}$葡萄糖

黄花夹竹桃苷A

3) Ⅲ型:连接方式为苷元-O-(D-葡萄糖)$_y$,如绿海葱苷(scilliglaucoside),乌沙苷(uzarin)。

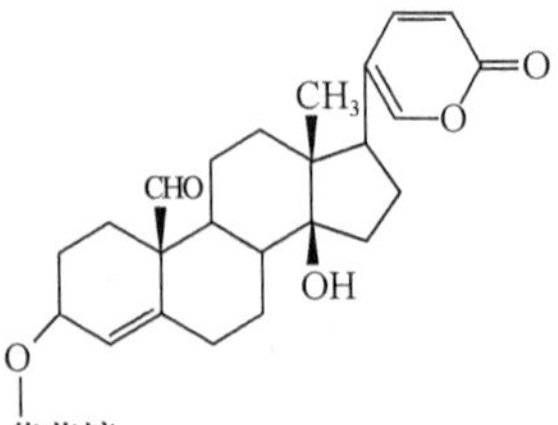

葡萄糖   葡萄糖$\frac{6 1}{}$葡萄糖

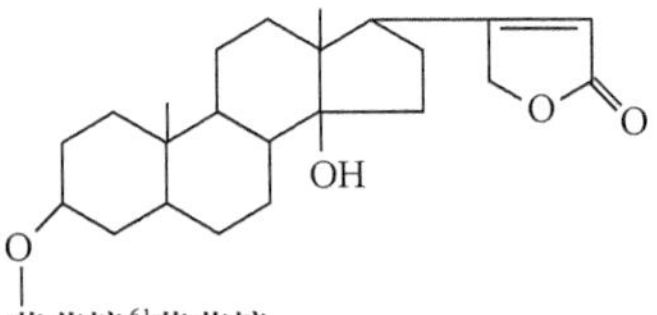

绿海葱苷   乌沙苷

植物界存在的强心苷类以Ⅰ、Ⅱ型较多,Ⅲ型较少。

二、构 效 关 系

强心苷对心肌有高度的选择性,能增强心肌收缩力,增加心脏搏出量,降低心肌耗氧量,能有效地改善心功能不全的症状。但是强心苷一般治疗量已接近中毒量的60%,因此研究化学结构与强心作用之间的关系,寻找安全范围大、作用强的新化合物是强心苷研究的重要课题。与强心作用有关的化学结构大体有以下几部分:甾体母核的立体结构、C_{14}位取代基、不饱和内酯环、糖部分。

1. 甾体母核的立体结构 A/B环可以有顺式或反式两种稠合方式,但C/D环必须是顺式稠合,若为反式,活性消失。

2. C_{14}位取代基 C_{14}位的取代基(大多是羟基)必须是β-构型才具有活性。C_{14}位羟基若脱水生成苷元,活性消失。

3. 不饱和内酯环 C_{17}位必须连接一个β-构型的不饱和内酯环。如果为α-构型或开环,强心作用很弱甚至消失;内酯环中双键若被饱和,强心活性和毒性同时减弱,安全范围增大,有一定实用价值。

4. 糖的部分 糖没有强心作用,但糖的性质和数目可以影响强心苷在水/油中的分配系数,影响对心肌细胞膜上类脂质的亲和力,从而可以影响强心活性和毒性。

三、理 化 性 质

(一) 性状

强心苷大多是无色结晶或无定形粉末,具有旋光性。C_{17}侧链为β-构型时,味苦;C_{17}侧链为α-构型时,味不苦。对黏膜有刺激性。

(二) 溶解性

强心苷一般可溶于水、甲醇、乙醇、丙酮等极性较大的溶剂,难溶于乙醚、苯、石油醚等弱极性有机溶剂。其溶解性可因糖的种类、数目及苷元分子中所含羟基的多少不同而有差异。原生苷由于所含糖基数目多且具有葡萄糖,比次生苷和苷元亲水性强,可溶于水、醇等溶剂;次生苷亲水性减弱,可溶于乙酸乙酯、含水氯仿、氯仿-乙醇(4∶1)等溶剂。

在比较溶解性时除了考虑糖的种类及数目外,还必须注意整个强心苷分子中羟基的数目和位置,羟基越多,亲水性越强。如乌本苷(乌本苷元-3-O-L-鼠李糖)虽是单糖苷,却有8个羟基,水溶性大(1∶75),难溶于氯仿;洋地黄毒苷虽是三糖苷,但整个分子仅有5个羟基,在水中溶解度小(1∶100000),而易溶于氯仿(1∶40)。强心苷中的羟基形成分子内氢键后水溶性减小。

(三) 水解性

强心苷的苷键可被酸、酶水解,酯和内酯结构易被碱水解。

1. 酸水解法 分为温和酸水解法和强烈酸水解法。

(1) 温和酸水解法:用稀酸如0.02~0.05 mol/L的盐酸或硫酸,在含水醇中经短时间(半小时至数小时)加热回流,可使Ⅰ型强心苷水解成苷元和糖。苷元和α-去氧糖或α-去氧糖之间的苷键易被酸水解,并且此条件温和,不至于引起苷元脱水,但α-羟基糖与α-去氧糖之间的苷键在此条件下不易断裂,故常得到二糖或三糖。温和水解可使Ⅰ型强心苷水解成苷元、一个或几个单分子的2,6-二去氧糖、含一个分子的2,6-二去氧糖的低聚糖。Ⅱ型、Ⅲ型强心苷在此条件下不发生水解。

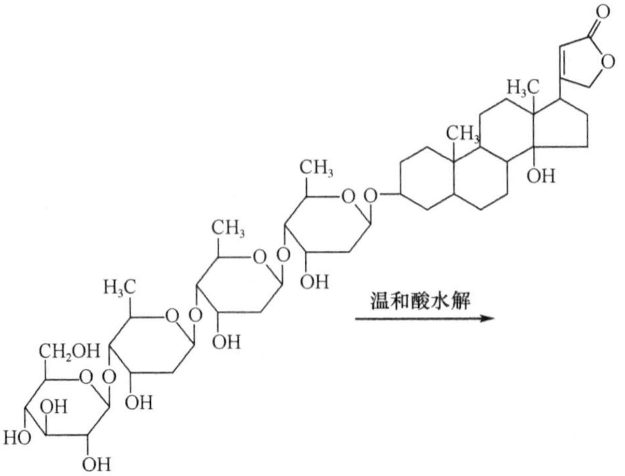

紫花洋地黄苷A

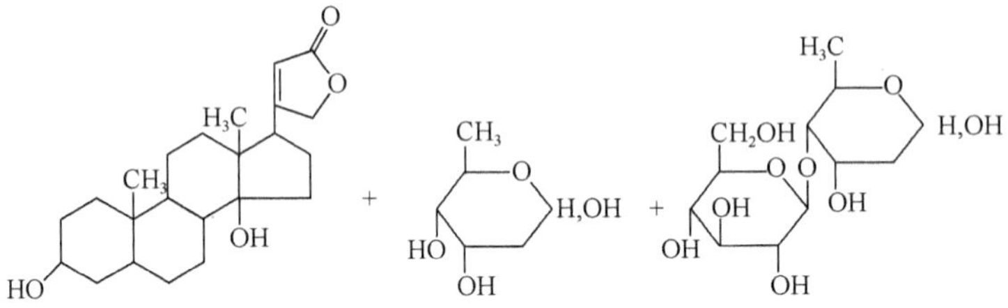

洋地黄毒苷元 D-洋地黄毒糖 洋地黄双糖

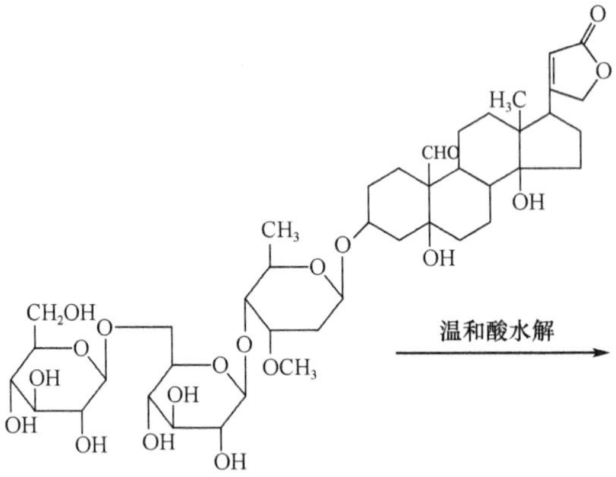

毒毛旋花子苷K

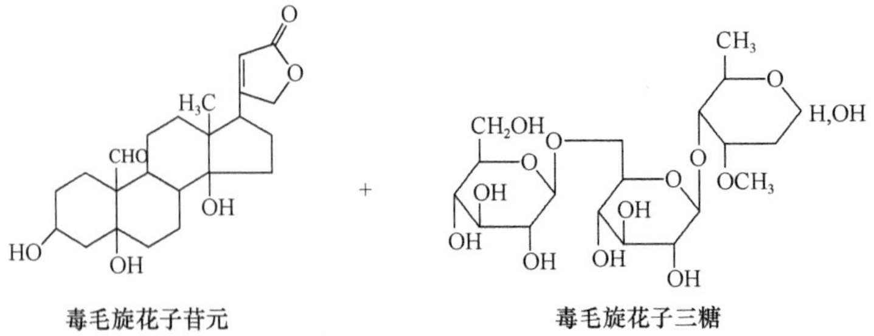

毒毛旋花子苷元 毒毛旋花子三糖

（2）强烈酸水解法：Ⅱ型和Ⅲ型强心苷，均非 α-去氧糖，以温和酸水解较困难，必须增高酸的浓度（3%~5%），增加作用时间或同时加压，才能水解得到定量的糖。在此条件下，由于反应比较强烈常引起苷元的脱水，产生缩水苷元。如紫花洋地黄苷 A 在此条件下生成缩水苷元。

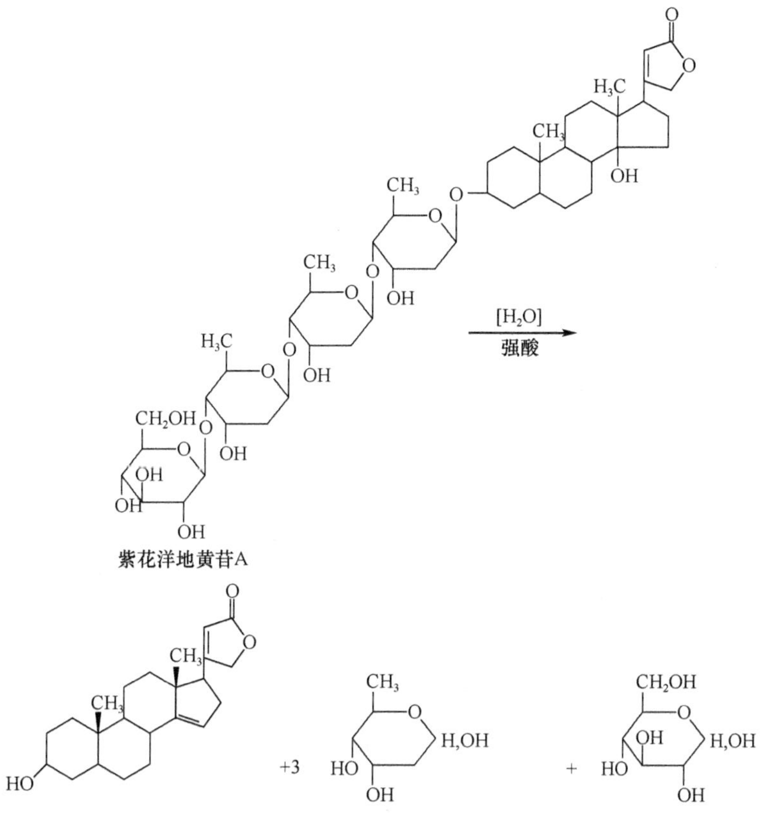

紫花洋地黄苷A 经 [H₂O] 强酸 水解生成 缩水羟基洋地黄毒苷元 +3 洋地黄毒糖 + 葡萄糖

2. 酶水解 在含强心苷的植物中存有水解强心苷的酶,酶水解具有较强的专一性。由于强心苷的植物中仅存在水解 β-D-葡萄糖苷键的酶,所以酶只能水解 D-葡萄糖苷键,除去分子中的葡萄糖,而不能使苷元与去氧糖之间的苷键及去氧糖之间的苷键水解,故可保留 α-去氧糖部分生成次生苷。如毛花苷丙酶水解生成次生苷(地高辛)。

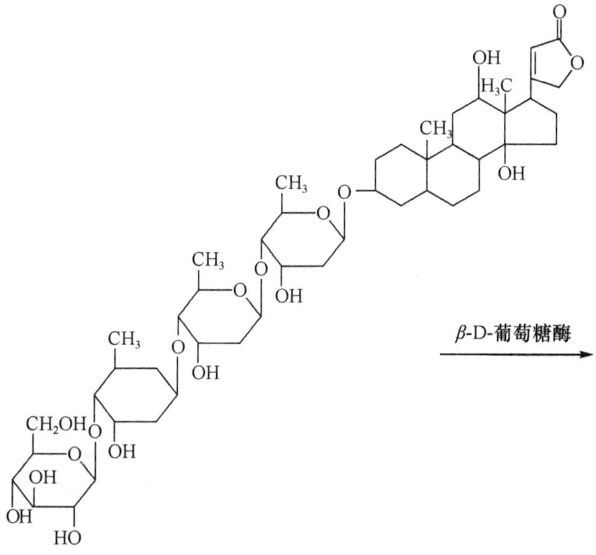

毛花洋地黄苷丙 $\xrightarrow{\beta\text{-D-葡萄糖酶}}$

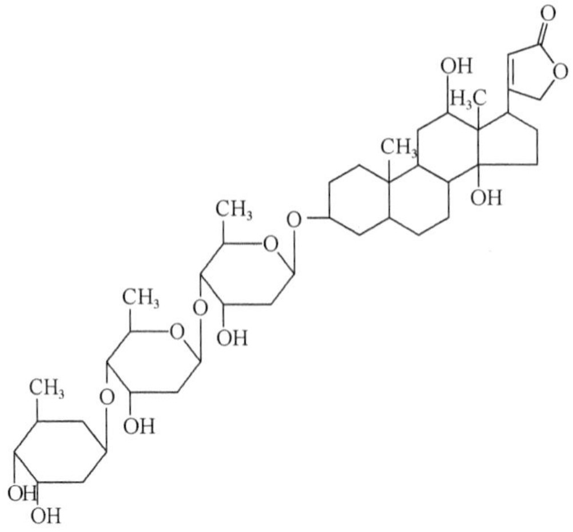

葡萄糖

地高辛

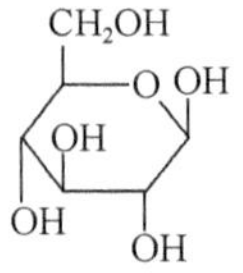

酶水解具有专属性,不同的酶切断不同的苷元,如毒毛花苷 K 经 β-D 葡萄糖酶水解产物是 K-毒毛花次苷和 β-D-葡萄糖,经毒毛花双糖酶水解,产物是加拿大麻苷和 D-葡萄糖。

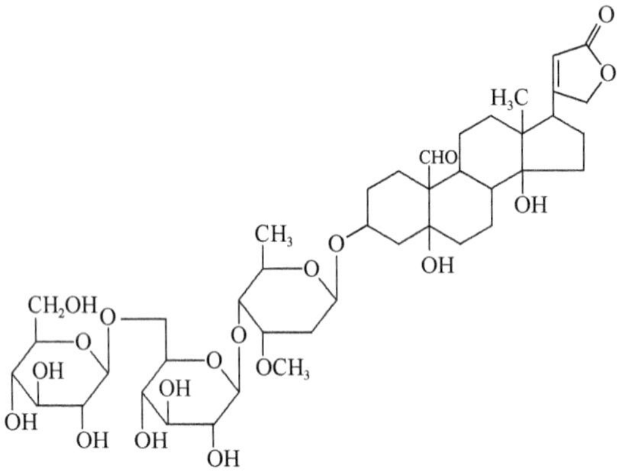

毒毛花苷K

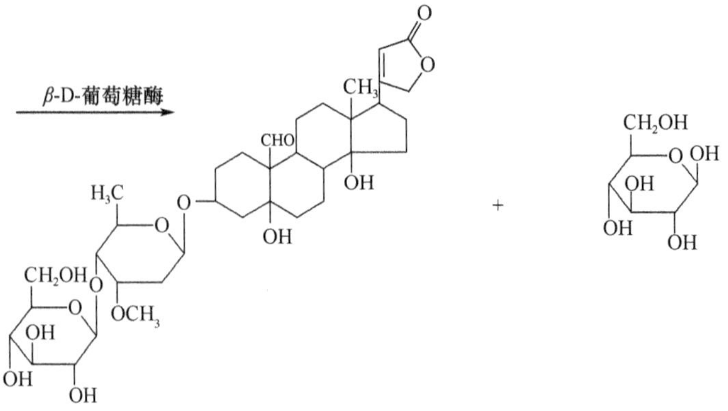

$\xrightarrow{\beta\text{-D-葡萄糖酶}}$

K-毒花毛次苷   β-D-葡萄糖

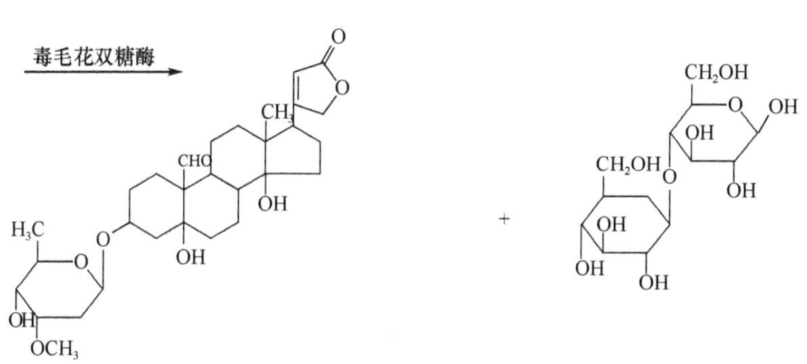

除植物中与强心苷共存的酶外,其他生物中的水解酶亦能使某些强心苷水解。尤其是蜗牛消化酶(smail enzyme),是一种混合酶,几乎能水解所有的苷键,能将强心苷中糖链逐步水解,直至获得苷元,常用来研究强心苷的结构。

> **课堂互动**
> 举例说明酶水解强心苷的特点、产物。

> **案例 9-4**
> 紫花洋地黄苷 A 的水解 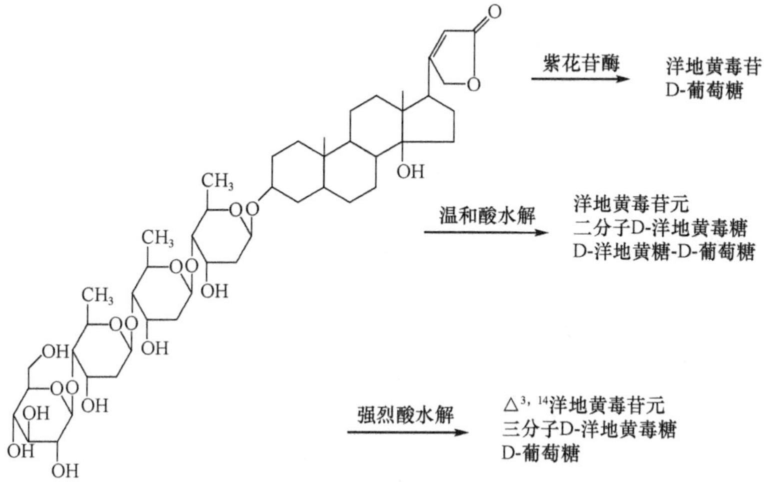
>
> 图 9-1 紫花洋地黄苷 A 的水解
>
> 请说明图 9-1 酶水解、缓和酸水解和强烈酸水解产物的原因并写出水解产物的结构式。

3. 碱水解　强心苷分子中的苷键不易被碱水解,而分子中的内酯环和酰基可在不同的碱性条件下发生水解或裂解,甚至发生双键转位及苷元异构化等反应。

(1) 酰基的水解:强心苷的苷元或糖分子中常有酰基存在,在碱性条件下可水解脱去酰基。α-去氧糖上的酰基最易脱去,一般用 Na_2CO_3、$KHCO_3$ 水解就可使糖分子上的酰基除去。羟基糖或苷元上的酰基须用 $Ca(OH)_2$、$Ba(OH)_2$ 水解才能除去。酰基的水解条件温和,不能使内酯环水解开环。

(2) 内酯环的水解:强心苷分子中有内酯环结构,可用 KOH 或 NaOH 的水溶液处理,内酯环开环,但酸化后又环合。甲型强心苷在醇性 KOH 溶液中,$\Delta^{\alpha\beta}$-γ-内酯可以发生双键转位,生成活性亚甲基,并可与某些试剂综合显色,用于甲型强心苷元的检识。而乙型强心苷不能发生双键转位的反应,不能生成活性亚甲基,只是内酯环开裂生成酯,再脱水生成异构化物。

四、提 取 分 离

(一) 提取

植物中存在的强心苷类成分含量较低(1%以下),又常与糖类、色素、皂苷、鞣质等共存,同一植物中常含有几个乃至数十个性质相似的强心苷,有时还伴有次生苷、苷元。与植物共存的酶可能使原生苷水解成次生苷。这些都给强心苷的提取分离带来一定困难。提取原生苷时,首先要注意抑制酶的活性,防止酶解。原料需新鲜,采集后要低温快速干燥,保存期间要注意防潮。可用乙醇提取破坏酶的活性,同时要避免酸碱的影响。提取次生苷时要利用酶的活性,可将药材粉末加适量水拌匀润湿后,在30~40℃保持6~12小时以上进行酶解后,再进行次生苷的提取。

植物中的原生苷、次生苷均能很好地溶于乙醇或甲醇,通常用70%~80%的乙醇为提取溶剂。对于含油脂较多的种子药材和含叶绿素、树脂较多的植物,须先用石油醚(或溶剂汽油)脱脂后提取;也可用析胶法、稀碱液皂化法、活性炭吸附法除去叶绿素。与强心苷共存的皂苷、水溶性色素等可用氧化铝吸附,鞣质等酚性物质可被聚酰胺吸附除去。

(二) 分离

强心苷的分离,通常可用两相溶剂萃取法、逆流分配法和色谱法等。对于含量高的成分可采用反复重结晶的方法得到单体。但在多数情况下,需要多种方法配合使用,反复分离才能得到单一成分。

1. 两相溶剂萃取法　两相溶剂萃取法利用强心苷在两种互不相溶的溶剂中分配系数的不同而达到分离。例如,毛花洋地黄总苷中苷 A、B、C 的分离,由于在氯仿中苷 C 溶解度(1:2000)比苷 A(1:225)和苷 B(1:550)小,而三者在甲醇(1:20)和水(几不溶)中溶解度均相似。用氯仿-甲醇-水(5:1:5)为溶剂系统进行二相溶剂萃取,溶剂用量为总苷的 1000 倍,苷 A 和苷 B 容易分配到氯仿层,苷 C 集中留在水层;分出水层,浓缩到原体积的 1/50,放置结晶析出,收集结晶,用相同溶剂再进行第二次两相溶剂萃取,可得到纯的苷 C。

2. 逆流分配法　逆流分配法亦是依据分配系数的不同,使混合苷分离。例如,黄花夹竹桃苷 A 和 B(thevetins A and B)的分离,以 750 ml 氯仿:乙醇(2:1)和 150 ml 水为二相溶剂,氯仿为移动相,水为固定相,经九次逆流分配(0~8管),最后由氯仿层6~7管中获得苷B,水层2~5管中获得苷A。

3. 色谱分离　分离亲脂性单糖苷、次生苷和苷元,一般选用吸附色谱法,常以硅胶为吸附剂,用正己烷-乙酸乙酯、苯-丙酮、氯仿-甲醇、乙酸乙酯-甲醇为洗脱剂,进行梯度洗脱。对弱亲脂性成分宜选用分配色谱,可用硅胶、硅藻土、纤维素为支持剂,常以乙酸乙酯-甲醇-水或氯仿-甲醇-水进行梯度洗脱。

液滴逆流色谱法(DCCC法)是分离弱亲脂性强心苷的一种有效方法,它是利用混合物中各组分在两液相间的分配系数差别,由流动相形成液滴,通过固定相的液柱而达到分离纯化的目的。例如,用氯仿-甲醇-水(5:6:4)为溶剂已成功地自夹竹桃科植物 *Anodendron affine* 中分离出多种强心苷。DCCC 法若与其他方法联用,效果更好。例如,从 *Digitalis subalpina* Br.-Bl. var. *subalpina* 植物中分离出9种强心苷类成分,包括萨布品诺西(subalpinoside)、葡萄吉妥罗西(glucogitoroside)、毛花苷 A、新奥多纳双糖苷 G(neo-odorobioside G)、卫矛单糖苷(evatromonoside)、吉妥罗西(gitoroside)、洋地黄次苷(strospeside)、毛花苷 B、葡萄卫矛单糖苷(glucoevatromonoside)。

当植物成分复杂时,往往需几种方法配合应用反复分离,方能达到满意的分离效果。

五、鉴　　定

(一) 呈色反应

强心苷显色反应是利用苷元甾体母核、C_{17} 侧链上的五元不饱和内酯环及强心苷特殊糖的显色反应进行的。

1. 与甾体母核的反应　这类反应与皂苷中同类反应试剂的反应原理和方法基本相同。

1) 醋酐-浓硫酸反应(Liebermann-Burchard 反应)：将样品溶于醋酐中，加浓硫酸-醋酐(1：20)，可产生黄→红→紫→蓝→绿等颜色变化，本反应的呈色变化过程随分子中双键数目与位置不同而有所差异。

2) 五氯化锑反应(Kahlenberg 反应)：将样品醇溶液点于滤纸上，喷以 20% 三氯化锑的氯仿溶液(不应含乙醇和水)，于 100℃ 加热数分钟，在可见光或紫外光下观察到不同颜色的斑点。

3) 氯仿-浓硫酸反应(Salkowski 反应)：将样品溶于氯仿，加入浓硫酸后，静置，在氯仿层呈血红色或青色，硫酸层有绿色荧光。

4) 冰醋酸-乙酰氯反应(Tschugaeff 反应)：样品溶于冰醋酸中，加无水乙酰氯数滴及氯化锌结晶数粒，煮沸，反应液呈紫→红→蓝→绿等变化，若 B 环有不饱和双键，则反应更快。

2. 不饱和内酯环产生的反应　甲型强心苷类由于 C_{17} 侧链上有五元不饱和内酯环，在碱性醇溶液中，双键转位形成活性亚甲基，活性亚甲基上的氢原子能与一些试剂缩合而显色。反应物在可见光区往往具有特殊最大吸收，故亦用于定量。乙型强心苷在碱性溶液中不能产生活性次甲基而无此反应产生。

此类反应可在试管内进行，也可作为薄层色谱和纸色谱的显色剂。先喷以硝基苯类试剂，再喷醇性氢氧化钠溶液，即可呈现有色斑点。放置后颜色渐渐消退。

1) 3,5-二硝基苯甲酸(Kedde)反应：取样品乙醇提取液 1 ml，加 3,5-二硝基苯甲酸试剂(A 液：2% 3,5-二硝基苯甲酸醇溶液，B 液：2 mol/L 氢氧化钾溶液，用前等量混合) 3~4 滴，若产生红色或紫红色，表示可能含有强心苷。此试剂也可作为纸色谱和薄层色谱的显色剂。

2) 苦味酸(Baljet)反应：取样品乙醇提取液 1 ml，加碱性苦味酸试剂 1~2 滴，放置 15 分钟，如显橙色或橙红色，表示可能含有强心苷。

3) 亚硝酰铁氰化钠(Legal)反应：取样品乙醇提取液 2 ml，水浴上蒸干，残渣用 1 ml 吡啶溶解，加入 3% 亚硝酰铁氰化钠溶液和 2 mol/L 氢氧化钠溶液各 2 滴，若反应呈深红色并逐渐褪去，表示可能存在强心苷类成分。

3. 与 α-去氧糖反应　由于只有 I 型强心苷有 α-去氧糖，所以与 α-去氧糖的反应主要用于 I 型强心苷的检识。

1) 三氯化铁-冰醋酸反应(Keller-Kiliani 反应，K-K 反应)：强心苷溶于含少量 Fe^{3+} [$FeCl_3$ 或 $Fe_2(SO_4)_3$] 的冰醋酸，沿管壁滴加浓硫酸，观察界面和醋酸层颜色变化。如有 α-去氧糖存在，醋酸层渐呈红、蓝、绿、黄等色。界面的呈色，是由于浓硫酸对苷元所起的作用渐渐扩散向下层，其色随苷元结构中的羟基、双键的位置和数目不同而不同。如洋地黄毒苷呈草绿色，羟基洋地黄毒苷呈洋红色，异羟基洋地黄毒苷呈黄棕色。放置久后因碳化而转为暗色。该反应为 α-去氧糖的特征性反应，对游离的 α-去氧糖或在此条件下能水解产生游离 α-去氧糖的苷都能反应。但要注意，凡苷元与一分子 α-去氧糖连接，再与羟基糖连接的双糖或三糖苷在此条件下不能水解生成 α-去氧糖，因此不显色。

2) 过碘酸-对硝基苯胺反应：过碘酸能使强心苷分子中的 α-去氧糖氧化生成丙二醛，再与对硝基苯胺缩合而呈黄色。这个显色反应亦可作为薄层层析和纸色谱的显色，在薄层上先喷过碘酸钠溶液(1份过碘酸钠饱和水溶液,加2份蒸馏水),室温放置10分钟,再喷对硝基苯胺试液(1%对硝基苯胺乙醇溶液-浓盐酸4:1),在灰黄色背景底上出现深黄色斑点,在紫外光下,在棕色背景底呈现黄色荧光斑点。如再喷以5% NaOH-MeOH溶液,斑点变为绿色。

3) 对-二甲氨基苯甲醛反应:将强心苷醇溶液滴在滤纸上,干后,喷对-二甲氨基苯甲酸试剂(1%对-二甲氨基苯甲醛己醛溶液-浓盐酸4:1),并于90℃加热30秒,如有α-去氧糖,有灰红色斑点。

4) 呫吨氢醇(Xanthydrol)反应:取强心苷固体样品少许,加呫吨氢醇试剂(10 mg呫吨氢醇溶于100 ml冰醋酸,加入1 ml浓硫酸),置水浴上回流数分钟,只要分子中有α-去氧糖都能显红色。

(二) 色谱鉴定

1. 纸色谱 强心苷的纸色谱常用的溶剂系统为氯仿、醋酸乙酯、苯、甲苯等有机溶剂与水组成的混合溶剂,有时在混合溶剂中加入适量的乙醇以增加展开剂的极性,利于弱亲脂性强心苷的分离。

对于亲脂性较强的强心苷类,滤纸可预先用甲酰胺(20%~50%的甲酰胺丙酮溶液)或丙二醇处理作为固定相,以甲酰胺饱和的苯、甲苯或苯-氯仿(9:1)作为移动相,可以获得较满意的分离效果。亲脂性较弱的强心苷,也可用甲酰胺为固定相,只是移动相的极性增大,如二甲苯-丁酮-甲酰胺(25:25:2)、氯仿-四氢呋喃-甲酰胺(50:50:6.5)等溶剂系统。对亲水性的强心苷类,宜用水处理滤纸作为固定相,以水饱和的丁酮或丁醇-甲苯-水(6:3:1)为展开剂,可获得满意的分离效果。

2. 薄层色谱 强心苷的薄层色谱有吸附薄层色谱和分配薄层色谱。

吸附薄层色谱常用的吸附剂有硅胶。在硅胶薄层色谱中,分离效果较好的溶剂系统有二氯甲烷-甲醇-甲酰胺(80:19:1)、醋酸乙酯-甲醇-水(80:5:5)。在反相硅胶柱色谱中,可用甲醇-水和氯仿-甲醇-水等溶剂系统展开。

以分配薄层色谱分离强心苷可获得更为满意的效果,常用硅胶、硅藻土、纤维素为支持剂制成薄层,固定相可用甲酰胺、10%~15%甲酰胺的丙酮、二甲基甲酰胺等。溶剂系统的选择类似纸色谱。

3. 纸色谱或薄层色谱常用的显色剂

1) 碱性3,5-二硝基苯甲酸试剂,喷洒后,显紫红色,放置后褪色;25%三氯醋酸乙醇液,喷洒后于100℃加热2分钟显红色。

2) 1%苦味酸水溶液与10%氢氧化钠水溶液(95:5)混合,喷后于95~100℃烘5分钟,强心苷显橘红色(背景浅橙色)。

 链接

> 强心苷的检识主要是利用强心苷的母核、不饱和内酯环、α-去氧糖的颜色反应。如果甾体母核和α-去氧糖的显色反应呈阳性,可进一步做Legal和Kedde反应,若也呈阳性,则可能属于甲型强心苷;反之,则可能是乙型。

六、提取分离实例

毛花洋地黄是玄参科植物毛花洋地黄[*Digitalis lanata* Ehrh.]的叶,是一种治疗心力衰竭的有效药物。毛花洋地黄叶中含有30多种强心苷类化合物。属于原生苷的有毛花苷甲、乙、丙、丁、戊,其中以苷甲和苷丙含量较高,分别占总皂苷的47%和37%,此外,还含有叶绿素、树脂、蛋白质、水溶性色素、糖类等。

(一) 去乙酰毛花苷丙的提取分离

去乙酰毛花苷丙是玄参科植物毛花洋地黄叶中提取的一种强心苷,商品名为西地兰。纯品为无色结晶,去乙酰毛花苷丙的提取分离大体分为三步:提取总苷、分离毛花苷丙、毛花苷丙去乙酰基。

1. 提取总苷 毛花洋地黄叶粉加70%乙醇温浸(50~60℃)2小时,共温浸2次,合并浸出液,减压浓缩至1/4容量,15℃放置过夜,胶质沉淀完全,分出上清液,继续减压浓缩至无醇味,放冷,加1/3容量$CHCl_3$萃取,除去亲脂性杂质和部分毛花苷A和B。分出水层,加入浓乙醇使含醇量达22%,再加入$CHCl_3$作两相萃取,先后3次($CHCl_3$用量分别为混液量的1/3、1/3、1/4)合并$CHCl_3$萃取液,减压蒸干为粗制总苷,甲醇重结晶,得精制总苷。提取流程如图9-2所示。

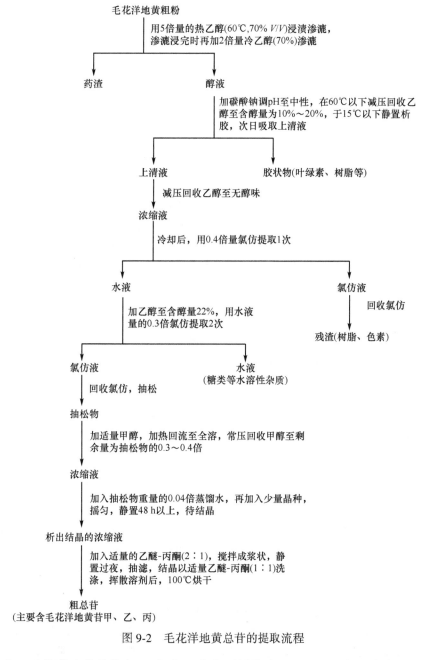

图9-2 毛花洋地黄总苷的提取流程

2. 分离 毛花洋地黄总苷中,一般含毛花苷丙量约为37%,毛花苷甲约为47%。但经过以上操作,毛花苷丙量有所提高,毛花苷甲量有所减少。再利用毛花苷丙在 $CHCl_3$ 中溶解度比毛花苷甲小,且其在甲醇和水中的溶解度和毛花苷甲相似的性质,将精制毛花总苷于 $CHCl_3$-MeOH-H_2O(5∶1∶5)中作两相溶剂萃取,分出水层浓缩到原体积的 1/50 后放置,毛花苷丙可沉淀或结晶析出,收集沉淀或结晶,再如上作一次两相溶剂萃取,具体操作流程如图 9-3 所示。毛花苷甲、乙、丙的溶解度见表 9-2。

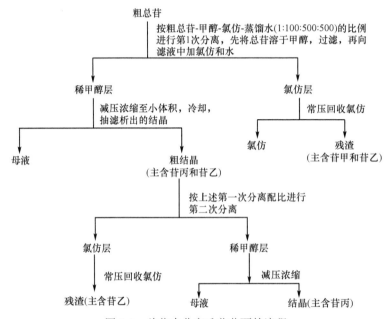

图 9-3　总苷中分离毛花苷丙的流程

表 9-2　毛花苷甲、乙、丙的溶解度

化合物	水	甲醇	乙醇	氯仿
毛花苷甲	不溶(1∶16000)	1∶20	1∶40	1∶125
毛花苷乙	几乎不溶	1∶20	1∶40	1∶550
毛花苷丙	不溶(1∶8500)	1∶20	1∶45	1∶1750

3. 脱乙酰基　将苷丙溶于 25 倍量的热甲醇中,加入 0.15% $Ca(OH)_2$ 溶液[苷丙 1 g 约需 $Ca(OH)_2$ 40 mg]混合均匀放置过夜,混液应呈中性[如果 pH>7(或<7),应用 HCl 或 $Ca(OH)_2$ 调到 pH=7],减压浓缩至约 1/5 容量,放置过夜,滤液析出沉淀或结晶,自甲醇中重结晶一次即得去乙酰毛花苷丙纯品(m. p. 265~268℃)。

(二) 地高辛的制取

地高辛是毛花苷丙的次级苷,为白色结晶或结晶性粉末。熔点 235~245℃(分解),$[\alpha]_D^{20}$ +9.5°~+12°(吡啶),无臭,味苦,溶于稀乙醇、吡啶或氯仿与乙醇混合液中,几乎不溶于水、乙醚、丙酮、乙酸乙酯、氯仿,在 80% 乙醇中的溶解度比羟基洋地黄毒苷大。利用毛花洋地黄叶中存在的 β-D-葡萄糖酶水解除去葡萄糖,再用乙醇提取。提取流程如图 9-4 所示。

工艺流程分析及注意事项:①毛花洋地黄叶粉经水拌湿,40℃发酵 20 小时是利用酶的活性,使原生苷水解成次生苷。②乙醇是次生苷的良好溶媒,热提可加大地高辛的溶解度。③乙醇提取液用氯仿萃取 3 次,将地高辛转入氯仿层。④用重结晶法精制地高辛。

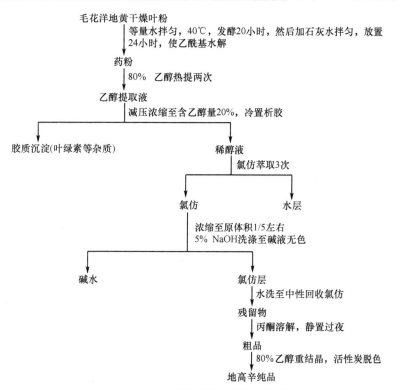

图 9-4 毛花洋地黄叶中提取地高辛

> **课堂互动**
>
> 强心苷提取时工艺上的注意事项有哪些?

第 3 节 甾 体 皂 苷

> **案例 9-5**
>
> 地奥心血康为薯蓣科植物黄山药、穿龙薯蓣的根茎提取物。可以活血化瘀,行气止痛,扩张冠脉血管,改善心肌缺血。用于预防和治疗冠心病、心绞痛以及瘀血内阻之胸痹、眩晕、气短、心悸、胸闷或痛等症。研究发现其有效成分为甾体皂苷类。本品按干燥品计算,含甾体总皂苷以甾体总皂苷元计,不得少于 35.0%。甾体皂苷除因作为合成甾体激素及其有关药物的原料而著名外,其自身的药用价值也引起人们的关注。某些皂苷还具有降血脂、降血糖、抗菌、抗癌、杀灭钉螺等活性。因此对甾体皂苷的研究和开发有着重大意义。
>
> 问题:
>
> 1. 甾体皂苷的结构特点如何?
> 2. 如何从天然药物中提取分离甾体皂苷?

甾体皂苷(steroidal saponins)是一类由螺甾烷类化合物衍生的寡糖苷。主要分布在薯蓣科、百合科、玄参科、菝葜科、龙舌兰科等植物中,以薯蓣科薯蓣属、百合科重楼属更为集中。甾体皂苷除因作为合成甾体激素及其有关药物的原料而著名外,其自身的药用价值也引起人们的关注。某些皂苷具有降血脂、降血糖、抗菌、抗癌、杀灭钉螺及扩张冠脉等活性。例如,菝葜皂苷(parillin)具显著的抗霉菌作用;蜘蛛抱蛋皂苷(aspidistrin)具有较强的杀螺活性;云南白药重楼中的皂苷Ⅰ、Ⅳ对 P_{338}、L-1210、KB 细胞均有抑制作用。

随着现代分离技术、结构研究手段的发展,使得极性较大、糖链复杂的皂苷研究也有了突破性进展,将促进甾体皂苷自身药用价值的发现和利用。

一、结构与分类

(一) 甾体皂苷元部分

1. 甾体皂苷元的结构特点 甾体皂苷元由 27 个碳原子组成,共有 A、B、C、D、E、F 六个环,E 环与 F 环以螺缩酮形式连接,共同组成螺甾烷。A/B 环的稠合有顺、反两种形式,B/C 环、C/D 环常为反式稠合。甾体皂苷元中含有多个羟基,除了 C_3-OH(多为 β 取向,少数为 α 取向)外,其他位如 C_1、C_2、C_4、C_5、C_{11}、C_{26} 等均可能接有羟基;双键多在 $\Delta^{5(6)}$、$\Delta^{9(11)}$、$\Delta^{25(27)}$ 位;羰基取代在 C_6、C_7、C_{11}、C_{12} 位,但大多数位于 C_{12} 位,该位羰基是合成肾上腺皮质激素所必需的条件;E 环与 F 环中有 C_{20}、C_{22}、C_{25} 三个手性碳原子,C_{20} 的绝对构型为 S 构型,C_{22} 的绝对构型为 R 构型,C_{25} 则有 R、S 两种构型,R 构型较稳定。

2. 甾体皂苷元的类型 依照螺甾烷结构中 F 环的环合状态,可将其分为:螺甾烷醇类(spirostanols)、呋甾烷醇类(furostanols)、变形螺甾烷醇类(pseudo-spirostanols)。根据 C_{25} 的构型又可将螺甾烷醇类分为螺甾烷醇类($C_{25}S$)和异螺甾烷醇($C_{25}R$)两类。

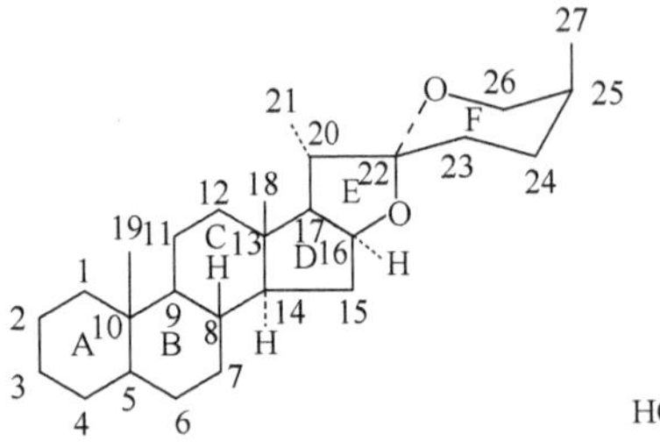

螺旋甾烷 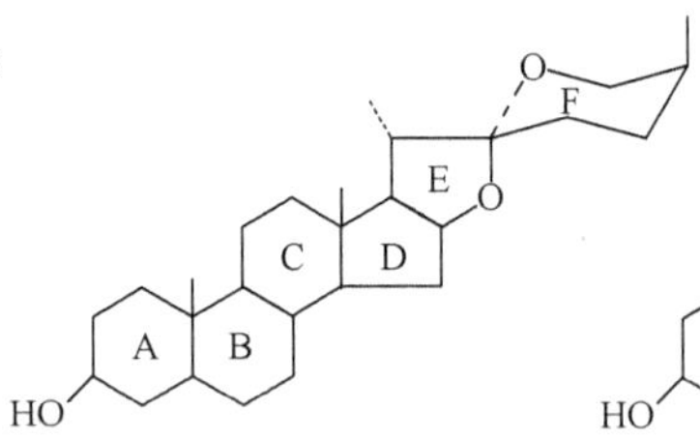　　　　　　螺甾烷醇 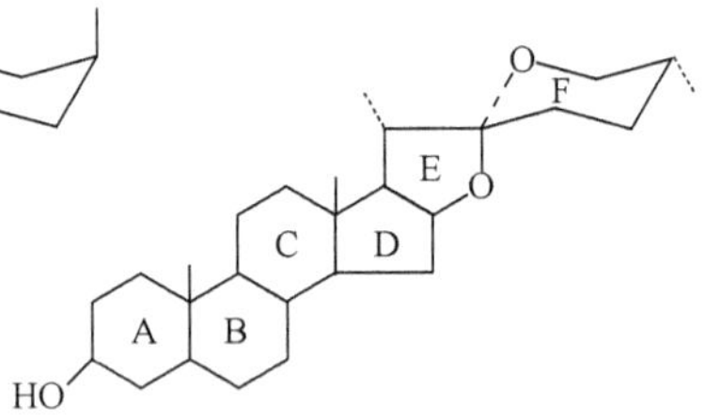　　　　　　异螺甾烷醇

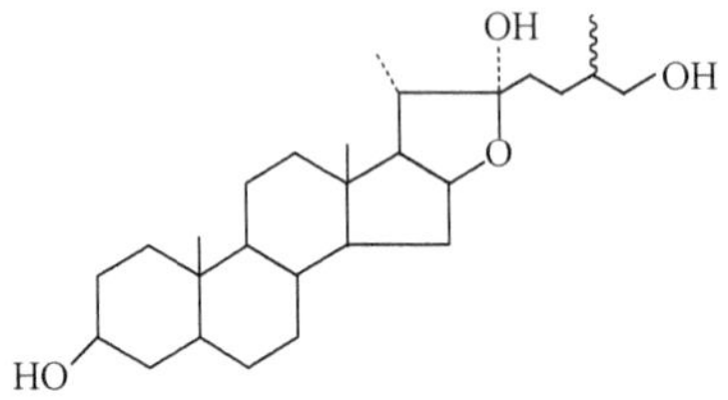

呋甾烷醇类 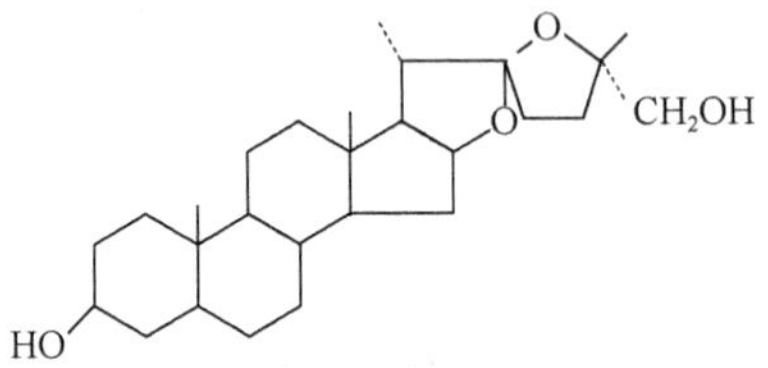　　　　　　变形螺甾烷醇类

常见的甾体皂苷元如薯蓣皂苷元(diosgenin)和海可皂苷元(hecogenin),是异螺甾烷的衍生物,剑麻皂苷元(sisalagenin)是螺甾烷衍生物。薯蓣皂苷元俗称薯蓣皂素,化学名为 Δ^5-异螺旋甾烯-3β-醇,是薯蓣皂苷(dioscin)的水解产物;剑麻皂苷元与海可皂苷元是同分异构体,共存于剑麻中,化学名为 3β-羟基-5α-螺旋甾-12-酮。上述皂苷元是合成甾体激素和甾体避孕药的重要原料。

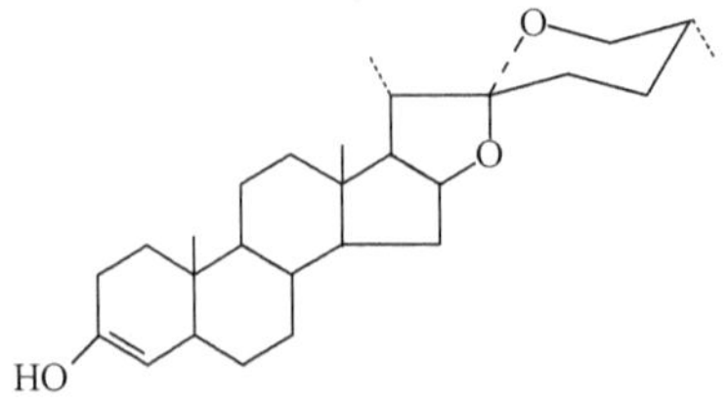

薯蓣皂苷元 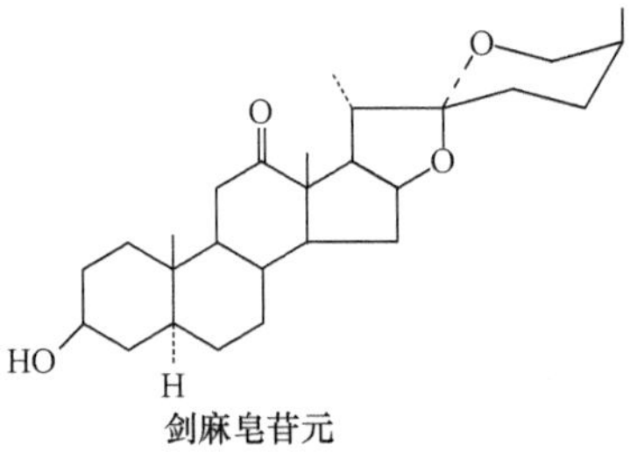　　　　　　剑麻皂苷元

(二) 糖部分

组成甾体皂苷的糖,以 D-葡萄糖、D-半乳糖、D-木糖、L-鼠李糖、L-阿拉伯糖较常见,当苷中

的糖超过3个时(如四糖苷、五糖苷等),糖链呈分支状态。

糖基大多数是和皂苷元中 C_3-OH 相连,少数情况下 C_3-OH 游离,糖基和其他位置羟基相连,呋甾烷醇衍生物和变形螺甾烷醇衍生物中 β-D-葡萄糖则与 C_{26}-OH 相连。在糖上尚可能有乙酰基或磺酸基的取代。皂苷元分子中羟基除和糖基结合成苷的形式,也发现与有机酸结合成酯的形式。

(三) 甾体皂苷的类型

成苷的位置大多在 C_3-OH、C_{26}-OH 上,也有个别在 C_1-OH 和 C_{16}-OH 上。

1. 螺甾烷醇型皂苷　由螺甾烷衍生的皂苷称为螺甾烷醇型皂苷。存在于菝葜根中的菝葜皂苷(parillin),是菝葜皂苷元的四糖苷,为螺甾烷醇型皂苷。存在于百合科蜘蛛抱蛋属植物中的蜘蛛抱蛋皂苷(aspidistrin),属于异螺甾烷醇型皂苷,为薯蓣皂苷元的支链四糖苷。

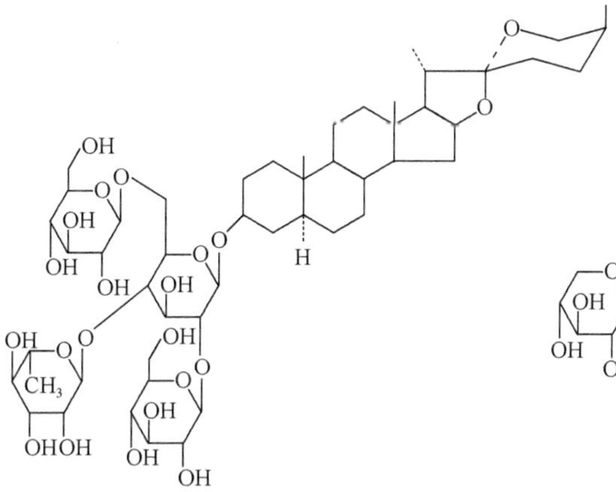

菝葜皂苷 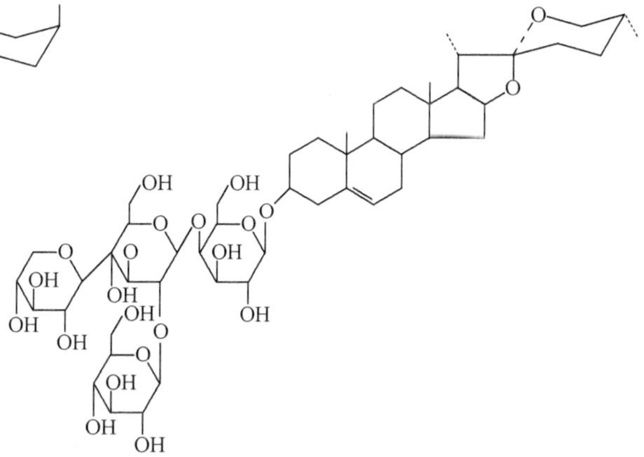　　　　　　　　　蜘蛛抱蛋皂苷

2. 呋甾烷醇型皂苷　该类皂苷区别其他类皂苷的特征之一是苷元的 F 环开环。C_{22} 位有 α-OH 或 α-OCH$_3$,或具有 $\triangle^{20(22)}$,C_{26} 位 β-D-葡萄糖,因此,这类皂苷都是双糖链皂苷,其 C_{26} 位苷键易被酶水解失去葡萄糖,随之与 C_{22}-OH 环合形成 F 环,转为螺甾烷醇型皂苷或异螺甾烷醇型皂苷。故此类皂苷被认为是螺甾烷醇型皂苷的生源前体。例如,由纤细薯蓣的新鲜根茎中分离出的是原薯蓣皂苷,如果根茎经长时间的放置后,其主要成分是薯蓣皂苷。薯蓣皂苷与原薯蓣皂苷广泛分布于薯蓣科薯蓣属植物中,二者也是地奥心血康中八种甾体皂苷的主成分,该制剂中以原薯蓣皂苷、原纤细皂苷的呋甾烷醇型皂苷含量较高。

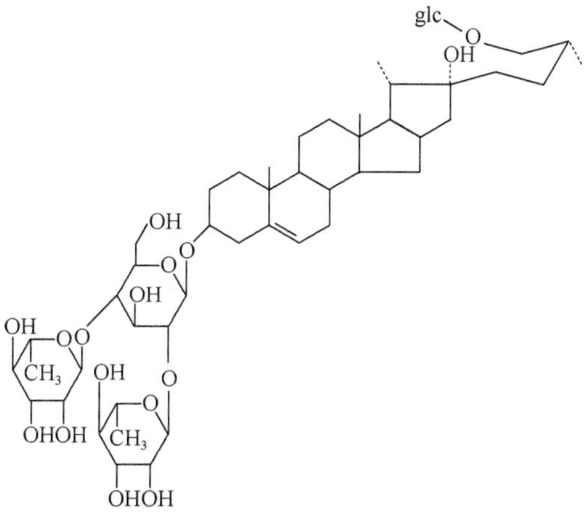

原薯蓣皂苷

3. 变形螺甾烷醇型皂苷　此类皂苷多指呋喃螺甾醇型皂苷,因为 F 环为五元四氢呋喃环,

如颠茄中的颠茄皂苷 A(aculeatiside A)。随着新甾体皂苷的不断发现，此类皂苷已不限于呋喃甾烷醇型皂苷，如从百合科植物 *Ornithogalum saundersiae* 中分离出的皂苷 OSW-1。其 E、F 环都开裂，C_{16} 位连有一含芳香酯基的双糖链，这种特殊的结构使其显示出对人的正常细胞几乎没有毒性，而对恶性肿瘤细胞具有强烈毒性的作用。体外生理活性实验表明，它的抗癌活性比临床应用的丝裂霉素、顺铂、紫杉醇等高 100 倍，有望成为一类新的抗癌药物。

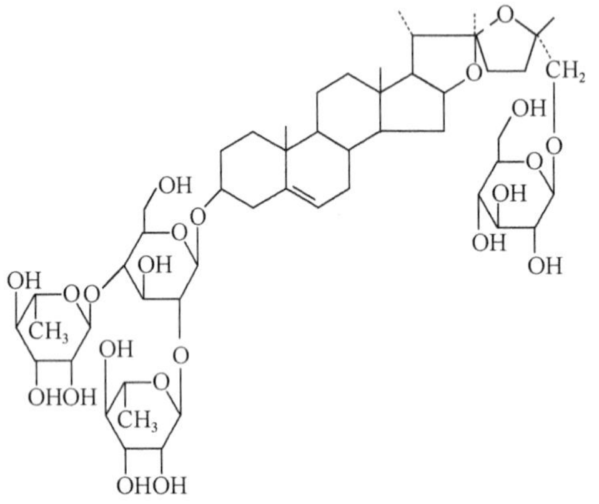

颠茄皂苷A 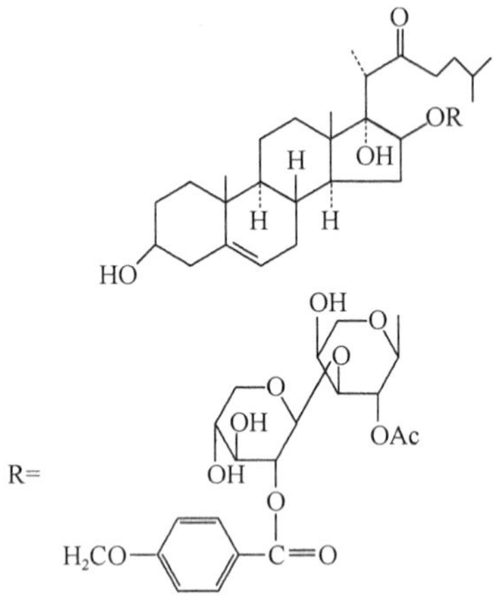   OSW-1

二、理 化 性 质

(一) 性状

甾体皂苷分子量较大，不易结晶，多为无色或白色无定形粉末，而皂苷元大多为完好的结晶。甾体皂苷的熔点都较高，常在熔融前就分解，一般测得的多是分解点，在 200~350℃ 之间。甾体皂苷元的熔点随羟基数目增加而升高，单羟基物都在 202℃ 以下，三羟基物都在 242℃ 以上，单羟基酮或双羟基甾体皂苷元多介于二者之间。

多数甾体皂苷具苦和辛辣味，对人体黏膜有刺激性，尤其鼻黏膜最敏感，人吸入含皂苷的药材粉末即引起喷嚏。皂苷还具有吸湿性。

(二) 旋光性

甾体皂苷及其苷元几乎都是左旋，且与双键有着密切的关系，未饱和的苷元或乙酰化物均较相应的饱和化合物负值增大。故测定旋光度对皂苷结构的研究有一定帮助。

(三) 溶解性

多数甾体皂苷极性较大，一般可溶于水，易溶于热水、稀醇，难溶于丙酮，几乎不溶于石油醚、苯、乙醚等亲脂性溶剂。甾体皂苷在含水丁醇或戊醇中溶解度较大，因此丁醇或戊醇常作为从水溶液中分离皂苷的溶剂，从而与糖、蛋白质等亲水性大的成分分离。次级皂苷在水中溶解度降低，易溶于醇、丙酮、乙酸乙酯。甾体皂苷元易溶于石油醚、氯仿、乙醚等亲脂性溶剂。

(四) 表面活性

甾体皂苷水溶液经强烈振摇能产生持久性泡沫，且不因加热而消失，这是因为皂苷分子内亲水性的糖和亲脂性的苷元部分达到平衡状态，所显示的降低水溶液表面张力作用所致。但也有些皂苷起泡性不明显。

(五) 与甾醇生成分子复合物

甾体皂苷在乙醇液中可与 C_3-β-OH 的甾醇生成难溶于水的复合物,如胆甾醇、β-谷甾醇、麦角甾醇等。若 C_3-α-OH、C_3-β-OH 被酯化或成苷键者均不能生成难溶性的分子复合物。该复合物沉淀用乙醚回流则分解,甾醇溶于乙醚,而皂苷析出。以此可以提纯皂苷和检查皂苷类成分的存在。

(六) 与金属盐类生成沉淀

皂苷的水溶液可以与一些金属盐类如铅盐、钡盐、铜盐等生成沉淀。甾体皂苷的水溶液加入碱性乙酸铅、氢氧化钡等碱性盐类才能生成沉淀。该性质可用于皂苷的提纯与分离。

(七) 溶血性

皂苷的水溶液大多数能破坏红细胞而有溶血作用。各种皂苷的溶血作用强弱不同,可用溶血指数表示。溶血指数是指在一定条件下(同一来源红细胞、等渗、恒温等)能使血液中红细胞完全溶解的最低皂苷溶液浓度。例如,薯蓣皂苷的溶血指数为 1:400000,甘草皂苷的溶血指数为 1:4000。

皂苷之所以能溶血是因为多数皂苷与血红细胞壁上的胆甾醇生成不溶于水的复合物沉淀,破坏了血红细胞的正常渗透性,致使细胞内渗透压增加而发生崩裂,从而导致溶血现象。所以,一般含皂苷的药物不宜供静脉注射用,其水溶液肌肉注射也易引起组织坏死,口服则无溶血毒性。但并非所有皂苷都有溶血作用,一般单糖链皂苷溶血作用较明显,双糖链皂苷溶血作用较弱或无溶血作用。F 环裂解的呋甾烷醇类皂苷因不能和胆甾醇生成分子复合物,故不具有溶血性质。如原菝葜皂苷除了不能与胆甾醇生成分子复合物外,也无溶血性质和抗菌活性,而菝葜皂苷则显示出抗霉菌活性。

(八) 皂苷的水解

皂苷可以一次水解完全生成苷元和糖,也可分步水解产生次生苷。一般用 2~4 mol/L HCl-MeOH(1:1) 或 0.5~1 mol/L H_2SO_4-EtOH(1:1) 水浴回流 2~3 小时,即可完全水解成苷元。

三、提 取 分 离

(一) 甾体皂苷的提取

甾体皂苷的提取与分离方法,基本与三萜皂苷相似,只是三萜皂苷分子中常有羧基,亲水性比甾体皂苷强。甾体皂苷除了采用皂苷的提取通法(正丁醇萃取法)外,近些年来大孔吸附树脂法的应用,使得甾体皂苷的提取可以应用到大规模生产中。

1. 醇提取-大孔树脂法　以甲醇或乙醇提取植物中的皂苷,将醇提取液浓缩后,再经大孔树脂柱,以水、不同浓度的乙醇或甲醇洗脱,收集醇洗脱液将得到总皂苷。

2. 温水提取-大孔树脂法　利用皂苷易溶于热水的性质,以温水浸渍药材,水提取液浓缩后,经大孔树脂柱分离纯化得总皂苷。工业生产中常采用此法。

从蒺藜中提取甾体皂苷通常是采用水提-醇沉-大孔树脂法。将药材以水煎煮三次,合并水煎液真空浓缩至适量,加乙醇至含醇量为 85%,醇沉 24 小时,以除去蛋白质、多糖类等杂质沉淀,回收乙醇得浓缩液。将浓缩液上大孔树脂柱(与药材之比为 1:3),以 60% 乙醇洗脱,浓缩,干燥即得蒺藜粗皂苷。此改进法因除去了一些杂质,更有利于皂苷的吸附与洗脱,提高了效率,同时也减轻了树脂的污染,容易再生。

(二) 甾体皂苷元的提取

甾体皂苷元如薯蓣皂苷元、海可皂苷元、剑麻皂苷元等可作为制药工业的原料,提取这些皂苷元，根据实验条件和规模可采用两种方法。

1. 醇提-酸水解-有机溶剂提取法　先以甲醇、乙醇等从植物中提取皂苷，然后以酸水解或其他方法水解，滤出水解物，再用氯仿等亲脂性有机溶剂提取皂苷元。在皂苷的结构研究中常用此法。

2. 酸水解-有机溶剂提取法　将植物原料在酸性溶液中加热水解，滤过，药渣水洗后干燥，再用有机溶剂提取得甾体皂苷元。这是工业生产中常用的方法。

(三) 分离与精制

甾体皂苷及皂苷元的分离精制方法除了溶剂沉淀法与重金属沉淀法等，根据甾体皂苷及苷元的特有性质还可用下列方法进行分离与纯化。

1. 胆甾醇沉淀法　甾体皂苷可与胆甾醇形成难溶性分子复合物，利用此性质可将甾体皂苷与其他水溶性成分分离。可将粗皂苷溶于少量乙醇中，再加入胆甾醇的饱和溶液，至不再析出沉淀为止，滤集沉淀，用水、乙醇、乙醚顺次洗涤，以除去糖类、色素和游离的胆甾醇。然后将沉淀干燥后，置连续回流提取器中，用乙醚回流提取，胆甾醇溶于乙醚中，残留物即为较纯的皂苷。

2. 吉拉德腙法　吉拉德试剂 T 或 P(Girard T or P)在一定条件下与含羰基的甾体皂苷元生成能溶于水的腙，与非羰基皂苷元分离。一般将样品、试剂溶于乙醇溶液中，加入乙酸至10%的浓度，室温放置或水浴加热，然后加水稀释，用乙醚振摇除去非羰基的皂苷元，水层加盐酸稍加热，由羰基皂苷元形成的酰腙即可分解，再用乙醚萃取即可得到原来的羰基皂苷元。如海可皂苷元与洛可皂苷元的分离。

3. 色谱法　皂苷亲水性较强，有些皂苷极性非常接近，以上述方法分离提纯，难以获得单体化合物，所以皂苷经过一定的纯化后，再采用不同的色谱法甚至经过反复色谱法分离，才能获得单体成分。

通常以吸附色谱法分离皂苷元，选择氧化铝或硅胶为吸附剂，以苯-氯仿、苯-甲醇、氯仿-甲醇等不同比例的溶剂洗脱，可依次得到极性由小到大的皂苷元。

甾体皂苷也可用硅胶柱色谱分离，以不同比例的氯仿-甲醇洗脱。对于极性较大的皂苷，采用分配色谱法分离，常用含水硅胶为支持剂，以不同比例的氯仿-甲醇-水为溶剂进行洗脱。以高效液相色谱法(HPLC)分离皂苷，可获得更好的分离效果，大多采用反相色谱法，以甲醇-水、乙腈-水为流动相洗脱。必要时还结合大孔树脂柱色谱、凝胶 Sephadex LH-20 柱色谱或液滴逆流色谱法等手段进行分离。

四、鉴　　定

(一) 泡沫试验

皂苷的水溶液(生药粗粉 5~10 g，加水 50~100 ml 温浸 1 小时，滤过，得供试液) 2 ml 于试管中，密塞后强烈振摇 1 分钟，如产生持久性泡沫，可能含有皂苷。利用泡沫试验鉴别皂苷时应注意，含蛋白质和黏液质的水溶液虽也能产生泡沫，但很快消失。另外，某些皂苷没有或仅有微弱的泡沫反应。

(二) 溶血试验

取供试液 1 ml，于水浴上蒸干，以 0.9% 生理盐水溶解，加入几滴 2% 红细胞悬浮液，于 37℃ 下观察，如溶液由混浊变为澄清，则可能有皂苷存在。但应注意，某些皂苷没有溶血作用，植物中的某些萜类、胺类也没有溶血作用，一般应先除去干扰成分，再做溶血试验。还可以结合胆甾醇沉淀法，如果经胆甾醇沉淀后的滤液不再有溶血作用，而沉淀溶解后具溶血活性，则说明是皂苷引起的溶血现象。

（三）呈色反应

无论甾体皂苷还是三萜皂苷都具有甾体母核的颜色反应，并依据反应条件和结果的差异可以区别两者。

1. 醋酐-浓硫酸（Liebermann-Burchard）**反应**　取供试液 2 ml，沸水浴上蒸干，残留物以几滴醋酐溶解，加入醋酐-浓硫酸（20：1）数滴，甾体皂苷能变成绿色；三萜皂苷只能显示出红紫色或蓝色。

2. 三氯乙酸（Rosenheim）**反应**　将供试液滴在滤纸上，喷 25% 三氯乙酸乙醇溶液，甾体皂苷在加热到 60℃ 时即可显示红色，三萜皂苷必须加热到 100℃ 才能显示颜色。

3. 酸性-芳香醛反应　F 环裂解的呋甾烷醇型皂苷与盐酸-对二甲氨基苯甲醛（Ehrlish 试剂，简称 E 试剂）呈红色反应，而螺甾烷醇型皂苷不显颜色，借此可以区别两类甾体皂苷。二者对茴香醛（Anisaldehyde 试剂，简称 A 试剂）均呈黄色。

上述鉴别皂苷的试验和检识反应中干扰因素较多，专属性也较差，所以在应用中应综合分析。

五、提取分离实例

甾体皂苷的提取与分离方法和原则，基本与三萜皂苷相似，只是甾体皂苷一般不含羧基，呈中性（因此甾体皂苷俗称中性皂苷），亲水性较弱，而三萜皂苷分子中常由羧基取代（三萜皂苷称为酸性皂苷），一般亲水性较强。提取分离时是应考虑的。

甾体皂苷元如薯蓣皂苷元、剑麻皂苷元、海可皂苷元为合成甾体激素和甾体避孕药物的重要原料。因此将甾体皂苷进行水解，提取皂苷元较有实用价值。

我国薯蓣科薯蓣属植物种类多，分布广。作为薯蓣皂苷元生产原料的植物主要有质叶薯蓣（俗称黄姜）（*Dioscorea Zingiberensis*）和穿龙薯蓣（又称穿地龙）（*D. hipponica*）的根茎。生产上多采用酸水解法，即先将植物原料加水浸透后，再加 3.5 倍水，并加入浓硫酸，使其成 3% 浓度。然后用蒸汽加压进行水解反应（8 小时）。水解物用水洗去酸，干燥后粉碎（含水量不超过 6%），置回流提取器中，加 6 倍量汽油（或甲苯）提取 20 小时。提取液回收溶剂，浓缩至约 1：40，室温放置，使结晶完全析出，离心分离，用酒精或丙酮重结晶，活性炭脱色，即得薯蓣皂苷元，此法收率比较低，只有 2% 左右，如果将植物原料在酸水解前，经过预发酵，既能缩短水解时间，又能提高薯蓣皂苷元的收率。

此外，也可根据甾体皂苷元难溶于或不溶于水，而易溶于多数常见的有机溶剂的性质，自原料中先提取粗皂苷，将粗皂苷加热加酸水解，然后用苯、氯仿等有机溶剂自水解液中提取皂苷元。

龙舌兰属（agave）植物龙舌兰（剑麻或番麻）是制造硬质纤维的原料，在我国南方大量种植，现在能从纤维的残渣中提取出多种甾体皂苷元，其主要成分为剑麻皂苷元和海可皂苷元，这两种皂苷元亦为合成甾体激素和甾体避孕药物的原料。故由龙舌兰麻去纤维的残渣中提取甾体皂苷元，是很有经济价值的综合利用。从剑麻中提取甾体皂苷元流程如图 9-5。

工艺流程分析及注意事项：在一定条件下，吉拉尔试剂与含羰基的甾体皂苷元生成腙，而与不含羰基的皂苷元分离。实验操作时，通常将样品与试剂置于乙醇溶液中反应，并加乙酸使达 10% 的浓度，于室温放置或水浴上加热，然后加水稀释，用乙醚萃取除去非羰基的皂苷元，水溶液加盐酸稍加热，由羰基皂苷元形成酰腙即可分解而得到原来的皂苷元。

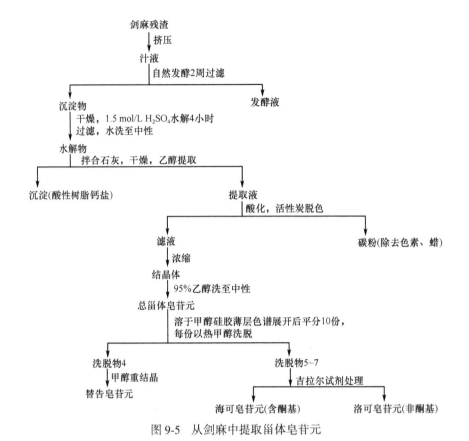

图 9-5 从剑麻中提取甾体皂苷元

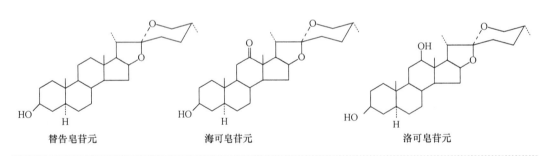

替告皂苷元　　　　海可皂苷元　　　　洛可皂苷元

> **课堂互动**
>
> 含甾体皂苷的药物为什么一般不宜制成注射剂?

小　结

强心苷是存在于植物中的一类具有强心作用的甾体苷。C_{17} 侧链为五元不饱和内酯环者称为甲型强心苷元;为六元不饱和内酯环者称为乙型强心苷元。2,6-去氧糖为强心苷的特征糖,可形成 I 型苷。酶水解产物多为次级苷和 α-羟基糖。缓和酸水解条件可使 I 型苷水解得到苷元,而不能使 II、III 型苷水解。强烈酸水解条件能使 I、II、III 型苷均水解,但水解产物常为脱水苷元。弱碱水解可脱去酰基而不影响内酯环。甲型强心苷元在碱性醇液中与活性亚甲基试剂呈色,可与乙型苷元区别。呫吨氢醇等试剂可检识 α-去氧糖,并可确定强心苷的存在。提取原生苷时要抑制酶的活性,提取次生苷时可利用酶的活性。甾体皂苷俗称中性皂苷,其苷元含 27 个碳原子,六环,多 C_3-OH 成苷,有单环链和双环链皂苷。甾体皂苷根据 C_{25} 的构型和 F 环的环合状态分四种:螺甾烷醇类、异螺甾烷醇类、呋甾烷醇类、变形螺甾烷醇类。甾体皂苷元有较好的结晶、旋光性、多左旋溶血性、发泡性、亲脂性等性质。甾体皂苷因作为合成甾体激素及其有关药物的原料而著名。

目标检测

一、名词解释
1. 强心苷   2. 甾体皂苷

二、填空题
1. 强心苷元可分为两类,一类 C_{17} 位上连接_____不饱和内酯环,另一类 C_{17} 位上连接_____不饱和内酯环。前者称为_____型强心苷元,又称_____型;后者称为_____型强心苷元,又称_____型。
2. 甾体皂苷元由_____个碳原子组成,共有 A、B、C、D、E、F 六个环,ABCD 环为_____结构,化学名称是_____,E 环与 F 环以螺缩酮形式连接,共同组成_____结构。

三、选择题
(一) A 型题(单项选择题)
1. 强心苷元 C_{17} 侧链为( )
   A. 戊酸
   B. 内酯环
   C. 五元或六元不饱和内酯环
   D. 含氧杂环
   E. 角甲基
2. 能在缓和酸条件下水解的强心苷类型为( )
   A. Ⅰ型   B. Ⅱ型
   C. Ⅲ型   D. Ⅰ型和Ⅱ型
   E. Ⅰ型和Ⅲ型
3. 以皂苷为主要成分的中药材,一般不宜制成注射剂,其原因是( )
   A. 刺激性   B. 泡沫
   C. 难溶解   D. 溶血性
   E. 易溶于氯仿

(二) B 型题(配伍选择题)
[4~6 题共用备选答案]
   A. Ⅰ型强心苷   B. Ⅱ型强心苷
   C. Ⅲ型强心苷   D. 次级强心苷
4. 苷元 C_3-O-(2,6-去氧糖)$_x$-(D-葡萄糖)$_y$ 结构属于( )
5. 苷元 C_3-O-(6-去氧糖)$_x$-(D-葡萄糖)$_y$ 结构属于( )
6. 苷元 C_3-O-(D-葡萄糖)$_y$ 结构属于( )

(三) X 型题(多项选择题)
7. 强心苷一般可溶于( )
   A. 水   B. 甲醇
   C. 乙醇   D. 苯
   E. 丙酮
8. 强心苷甾体母核稠合方式为( )
   A. A/B 顺 B/C 顺 C/D 顺
   B. A/B 顺 B/C 顺 C/D 顺
   C. A/B 反 B/C 反 C/D 顺
   D. A/B 反 B/C 反 C/D 反
   E. A/B 反 B/C 顺 C/D 顺
9. 胆甾醇可沉淀的成分是( )
   A. 三萜皂苷   B. 薯蓣皂苷
   C. 剑麻皂苷   D. 秦皮甲素
   E. 黄夹苷甲
10. 鉴别甲型强心苷常用的试剂有( )
    A. 3,5-二硝基苯甲酸
    B. 亚硝酰铁氯化钠
    C. 异羟肟酸铁
    D. 碱性苦味酸
    E. 三氯化铁-冰醋酸
11. 强心苷中的特殊糖 2,6-二去氧糖的呈色反应有( )
    A. 三氯化铁-冰醋酸反应
    B. 呫吨氢醇反应
    C. 对二甲氨基苯甲醛反应
    D. 醋酐-浓硫酸反应
    E. 碱性酒石酸铜试剂反应

四、简答题
1. 提取强心苷的原生苷时应注意什么?
2. 甾体皂苷的鉴定方法有哪些?

(张慧颖)

第10章 生 物 碱

> **学习目标**
>
> 1. 掌握生物碱的概念和理化性质,特别是生物碱的碱性和生物碱的检识。
> 2. 掌握生物碱提取、分离的原理和方法。
> 3. 理解生物碱的分类。
> 4. 了解生物碱的分布、在生物体内的存在形式和生物活性。
> 5. 了解颠茄生物碱、苦参生物碱、喜树碱和汉防己生物碱的提取和分离。

 案例 10-1

人类的祖先很早就认识了罂粟。5000多年前的苏美尔人曾虔诚地把他称为"快乐植物",认为是神灵的赐予,古埃及人也曾把他当做治疗婴儿夜哭症的灵药。1852年,英国发动了第二次英缅战争,占领了缅甸,他们发现缅北山区适合种植鸦片。于是,英国殖民者强迫当地的土著人种植罂粟,提炼鸦片,然后把它销往其他地方,成为影响吸食者身体健康的主要毒品。

问题:
1. 罂粟中含有哪些生物碱?
2. 吗啡有哪些生物活性?

第1节 概 述

生物碱(alkaloid)为生物体内一类除蛋白质、肽类、氨基酸、核酸及维生素 B 等以外含氮化合物的总称,多具复杂的环状结构,呈碱性和显著的生物活性。1819年,W. Weissner 把植物中的碱性化合物统称为类碱(alkali-like)或生物碱(alkaloid),生物碱一名延用至今。

生物碱广泛分布于植物界,多数分布于双子叶植物中,如防己科、罂粟科、夹竹桃科、毛茛科、茄科、小檗科等。单子叶植物中的百合科、石蒜科,裸子植物中的红豆杉科、三尖杉科、麻黄科及羊齿植物中的石松科、卷柏科、木贼科等的一些植物中也有生物碱,甚至少数菌类植物亦含生物碱。目前,仅在地衣类和苔藓类植物中尚未发现生物碱存在。

植物界亲缘关系相近的植物,尤其同属植物中往往含结构相似的生物碱,如茄科的莨菪属、颠茄属、曼陀罗属、东莨菪属及华山参属等植物均含有莨菪碱(hyoscyamine)和东莨菪碱(scopolamine)。但在亲缘关系较远的植物中,也发现相同或者相类似的生物碱,如小檗碱不仅存在于小檗科植物中,在毛茛科、罂粟科、芸香科、防己科等植物中都有分布。

在少数动物中也存在生物碱,如中药蟾酥碱(此碱也分布于植物中),麝香中的麝香吡啶和羟基麝香吡啶 A、B,加拿大海狸香腺中的海狸碱等。

在生物体内,少数碱性极弱的生物碱以游离态存在,如酰胺类生物碱。碱性较强的生物碱多以有机酸盐的形式存在,如草酸盐、琥珀酸盐、柠檬酸盐、酒石酸盐等。少数以无机酸盐形式存在,如盐酸小檗碱、硫酸吗啡等。更有少数以氮-氧化物或生物碱苷等形式存在。

生物碱具有多种多样的生物活性。如吗啡、延胡索乙素具有镇痛作用;麻黄碱有止咳平喘作用;利血平具有降压作用;喜树碱、秋水仙碱、长春碱、紫杉醇、美登素等具有不同程度的抗癌作用;石杉碱甲(huperzine A)具有抗老年痴呆症的作用等。

自从 1806 年德国学者 F. W. Sertürner 从鸦片中分出吗啡碱以后,迄今已从自然界分出 10 000 多种生物碱,科学家们在阐明它们化学结构的同时亦研究它们的结构与疗效的关系,并进行结构的改造寻找疗效更高、毒性更低、结构更为简单且可大量生产的新型化合物。例如,人们对吗啡(morphine)的研究导致了镇痛药杜冷丁(dolantin)的发现;可卡因(cocaine)的研究导致局部麻醉药普鲁卡因(procaine)的产生。由此可见,人们对生物碱的研究大大促进了天然有机化学与药物化学的发展。

第 2 节 生物碱的结构与类型

生物碱的分类主要有三种方法:按来源分类,如鸦片生物碱、麦角生物碱等;按化学结构分类,如托品烷生物碱、异喹啉生物碱等;按生源结合化学结构分类,如来源于鸟氨酸的吡咯生物碱等。分类依据不同,各有利弊。本书采用化学结构分类法,现仅选择一些较重要的结构类型介绍如下。

一、有机胺类生物碱

氮原子不在环上的生物碱。如麻黄碱(ephedrine),它是毒品之一,具有兴奋中枢神经、升高血压、扩大支气管作用,可治疗哮喘等;益母草碱(leonurine),是中药益母草的有效成分,能促进子宫收缩、复原,对子宫有增强其紧张性与节律性作用;百合科秋水仙(*Colchium aulumnale* L.)球茎和种子,山慈菇(*Oreorchis patans*)的鳞茎中含有以酰胺形式存在的秋水仙碱(colchicine)和以胺形式存在的秋水酰胺(demecolcine)均属于此类生物碱,秋水酰胺具有抗有丝分裂的作用,临床上用于治疗癌症,但毒性较大。

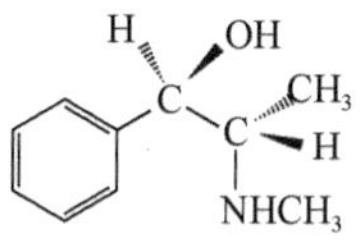

麻黄碱

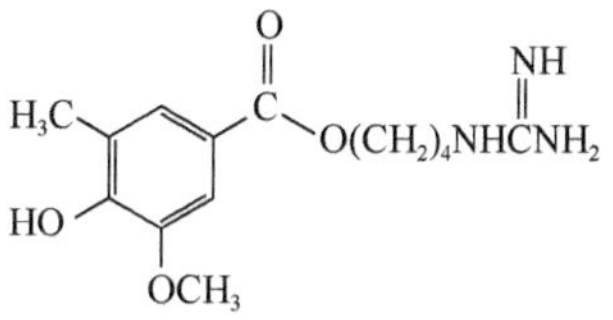

益母草碱

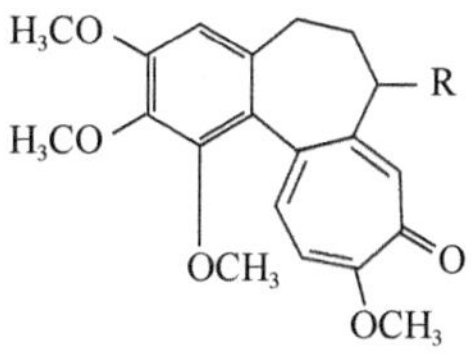

秋水仙碱 R=NHCOCH$_3$
秋水酰胺 R=NHCH$_3$

二、氮杂环衍生物类生物碱

常见氮杂环类的生物碱有:吡咯类生物碱、吡啶类生物碱、喹啉类生物碱和异喹啉类生物碱等。

(一) 吡咯类生物碱

1. 简单吡咯类生物碱(pyrrolidines) 古柯(*Erythroxylum coca*)叶中含有的古豆碱,古柯叶和颠茄(*Atropa belladonna* L.)的根、莨菪(*Hyoscyamus niger*)中含有的红古豆碱(cuscohygrine)、益母草中的一种次要成分水苏碱(stachydrine)、楝科米仔兰属(*Aglaia*)植物产生的米仔兰碱(odorine)等均属于吡咯生物碱。

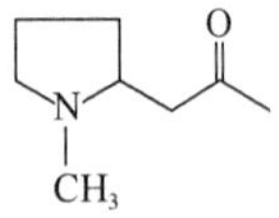

古豆碱 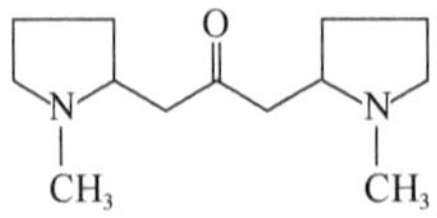　　　　　红古豆碱 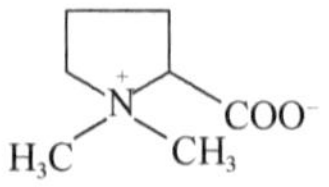　　　　水苏碱 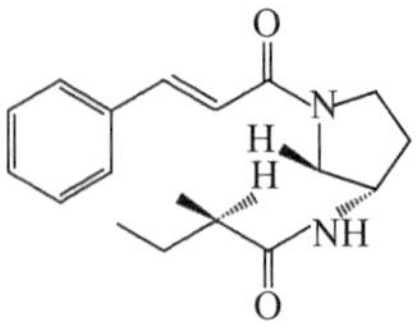　　　　米仔兰碱

2. 双稠吡咯类　其分子结构是两个吡咯环稠合共用一个氮原子,主要分布于菊科植物千里光(*Senecio*)属中,因此也称为千里光生物碱。如千里光中含有的千里光碱(integerrimine)和千里光碱氮氧化物(integerrimine N-oxide)具有对昆虫的强烈拒食作用。澳大利亚粟籽豆(*Castanospermun australe*)的糖苷酶抑制剂1,7α-二表阿莱克辛碱(1,7α-diepialexine)。

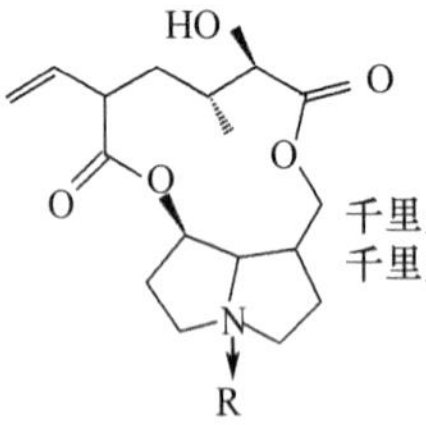

千里光碱　　R=孤对电子
千里光碱氮氧化物　　R=氧原子

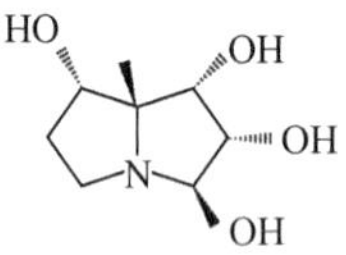

1,7α-二表阿莱克辛碱

3. 吲哚里西啶类(indolizidines)　该类生物碱的基本母核为叔氮稠合吡咯环与氢化吡啶环组成的吲哚里西啶环。如从一叶萩的叶与根中分离的一叶萩碱(securinine)有兴奋中枢神经的作用,临床可用于治疗脊髓灰白质炎症及某些植物神经系统紊乱所引起的头晕等症状;从各种百部根中分离得到的生物碱中大多含有吡咯烷环,如百部碱(stemonine)。

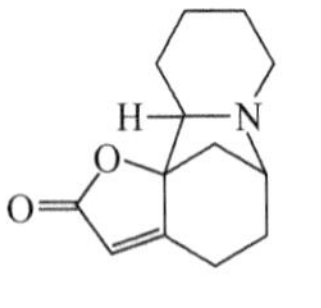

一叶萩碱 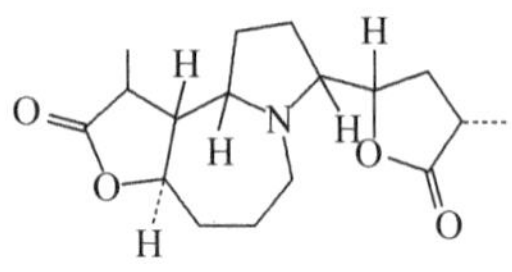　　　　　　百部碱

(二) 吡啶衍生物类

1. 简单吡啶类(pridines)　简单吡啶类生物碱种类不多,常见的有从烟叶、旱莲草中得到的烟碱(nicotine),从槟榔中分离得到的槟榔碱(arecoline),从龙胆根中分离得到的龙胆碱(gentianine),从蓖麻籽中分离得到具有较大毒性、内服后能致吐并损伤肝和肾的蓖麻碱(ricinine),具有强壮补精作用的猕猴桃碱(actinidine)等。

烟碱　　　　槟榔碱　　　　龙胆碱

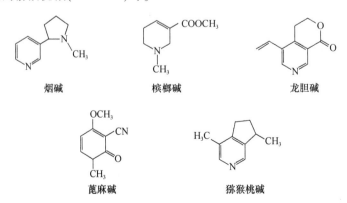

蓖麻碱　　　　猕猴桃碱

2. 双稠吡啶类(quinolizidines)　其母核由两个吡啶或吡啶环共用一个氮原子稠合而成。这

类生物碱分布较广,种类繁多,目前已发现 150 多种。较为常见的有具有保肝、护肝作用的苦参碱(matrine);从豆科植物金雀花、野决明中提取的具有呼吸兴奋作用和大脑循环增压作用的金雀花碱(cytisine);从羽扇豆中提取得到的具有降血压、降血糖、抗心律不齐等作用的羽扇豆碱(lupanine)等。

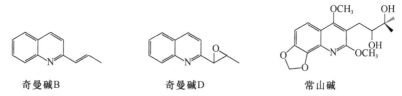

苦参碱　　　　　　金雀花碱　　　　　　羽扇豆碱

(三) 喹啉衍生物类

1. 简单喹啉类(quinolines)　此类具有代表性的生物碱有从长叶图腊树(*Galipea longiflora*)叶中分离得到的奇曼碱 B(chimanines B)和奇曼碱 D(chimanines D),两者均有抗寄生虫和抗疟活性,前者已作为先导化合物开发出口服抗利什曼剂;芸香科植物和常山木(*Orixa japonica* Thunbo)的根中分离得到的常山碱(febrifugine),也同样具有抗疟作用。

奇曼碱B　　　　　　奇曼碱D　　　　　　常山碱

2. 喹诺酮类(quinolones)　这类生物碱的母核结构为喹啉氮环上含有酰胺羰基或酮羰基,主要分布在芸香科植物中。如从吴茱萸果实中分离得到对海虾有显著毒性的吴茱萸卡品碱(evocarpine)和二氢吴茱萸卡品碱(dihydroevocarpine)等。

吴茱萸卡品碱　　R=$C_{13}H_{25}$
二氢吴茱萸卡品碱　R=$C_{13}H_{27}$

3. 呋喃喹啉类(furoquinolines)　其母核为喹啉骈呋喃环,多存在于芸香科植物中,如植物白鲜、花椒叶、两面针等植物中含有的白鲜碱(dictamnine),有强心和松弛血管、抗真菌活性、抗血小板聚集、昆虫拒食作用和抗癌活性,对移植性小鼠肉瘤 S-180 的癌组织有抑制其生长的作用等;从茵芋叶、青花椒的树皮、芸香的地上部分分离得到的茵芋碱(skimmianine),具有抗炎、抗病原微生物和抗肿瘤等活性。

白鲜碱　R_1=OCH_3　R_2=R_3=H
茵芋碱　R_1=R_2=R_3=OCH_3

4. 奎宁类(quinines)　这类生物碱主要存在于茜草科植物中,如奎宁(quinine),它是继吗啡后研究得最早的生物碱,在金鸡纳树皮中含量高达 3%,1810 年由西班牙医生 Gomes 得到结晶,是治疗疟疾的有效成分。奎宁类生物碱有 30 多种,除奎宁外,常见的还有奎宁丁(quinidine)、辛可宁(cinchonine)、辛可宁丁(cinchonidine)和脱甲奎宁等。

奎宁   R=OCH₃(3S, 2R)
奎宁丁   R=OCH₃(3R, 2S)
辛可宁   R=H(3R, 2S)
辛可宁丁 R=H(3S, 2R)
脱甲奎宁 R=OH

5. 喜树类生物碱（camptothecines） 这类生物碱常存在于珙桐科植物喜树中，具有抗癌活性，如喜树碱（camptothecine）在临床上用于治疗胃癌、膀胱癌、白血病等，但因其有血尿、尿急、尿频等副作用而受到限制；10-羟基喜树碱（10-hydroxycamptothecine）副作用比喜树碱小，可用于治疗肝癌和头颈部肿瘤；从喜树中还分离得到甲氧基喜树碱（methoxycamptothecine）等。

（四）异喹啉衍生物类

1. 简单异喹啉类（isoquinolines） 此类生物碱常见的有鹿尾草碱（salsoline）和鹿尾草啶（salsolidine），它们是鹿尾草中的降血压成分。

鹿尾草碱　　　　　　鹿尾草啶

2. 苄基异喹啉类（benzylisoquinolines） 这类生物碱在1位接有苄基，主要分布于毛茛科和木兰科植物中，如从鸦片中分离得到有解痉作用的罂粟碱（papaverine）和镇咳作用的那可丁（narcotine）；从乌头中分离得到的有强心作用的去甲乌药碱（demethylcoclaurine）等。

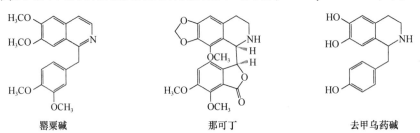

罂粟碱　　　　　　那可丁　　　　　　去甲乌药碱

3. 阿朴菲类（aporphines） 本类生物碱是由苄基异喹啉的苄基苯环与异喹啉的苯环相连组成的四环化合物，具有菲或二氢菲骨架，主要分布于小檗科、防己科、罂粟科、毛茛科、芸香科等植物中，如千金藤碱（stephanine），可从千金藤的茎、地不容等植物中分离而得，具有降压、解痉等活性；从广玉兰中分离得到的木兰碱（magnoflorine）等都属于此类生物碱。

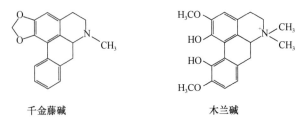

千金藤碱　　　　　　木兰碱

4. 双并异喹啉类（bisisoquinolines） 本类生物碱主要存在于防己科、小檗科、罂粟科、番茄枝科和毛茛科等植物中，如三颗针和黄连中的抗菌消炎成分小檗碱（berberines）最具代表，其还原产物为原小檗碱（protoberberine）；除此外，从中药延胡索中提取得到的止痛成分延胡索乙素（四氢巴马丁）（tetrahydropamatine）、原鸦片碱（protopine）和隐品碱（cryptopine），都属于此类生物碱。

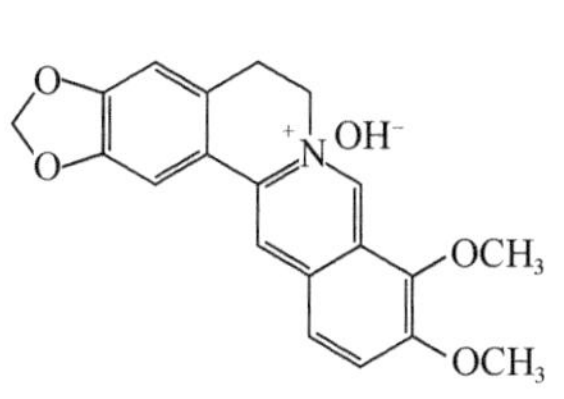

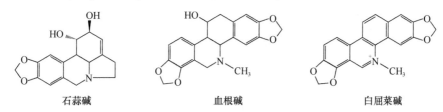

小檗碱 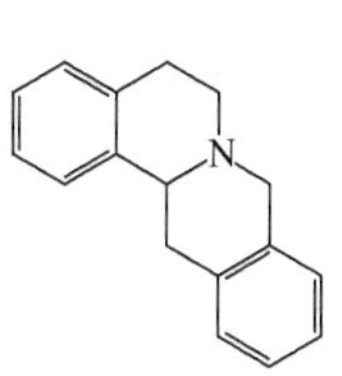　　　　　　　原小檗碱 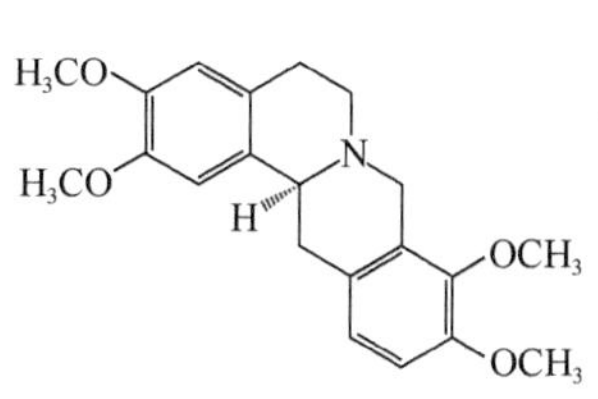　　　　　　　延胡索乙素

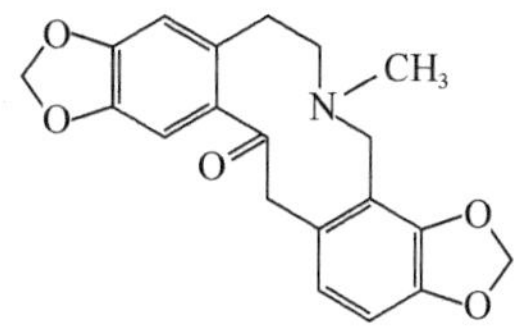

原鸦片碱 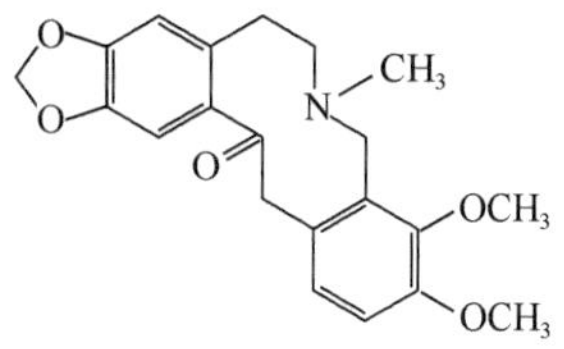　　　　　　隐品碱

5. 菲啶类（phenanthridine）　这类生物碱主要包括石蒜类生物碱和苯骈菲啶类生物碱两类，主要存在于石蒜科、罂粟科和芸香科植物中，重要的化合物有抗阿米巴原虫的石蒜碱（lycorine）、抗菌作用的血根碱（sauguinarine）和白屈菜碱（chelidonine）等。

石蒜碱　　　　　　　血根碱　　　　　　　白屈菜碱

6. 吗啡烷类（morphines）　这类生物碱主要存在于大戟科、马钱科、樟科、防己科和罂粟科植物中，常见化合物如具有强烈麻醉和镇痛作用的吗啡（morphine）、具有镇咳作用的可待因（codiene）、具有治疗支气管炎及支气管哮喘作用的海洛因（heroine）以及来自于千金藤属植物中具有抗肿瘤作用的中国木防己碱（sinococuline）。

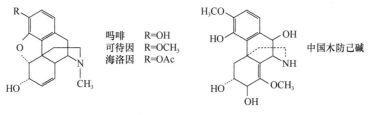

吗啡　　R=OH
可待因　R=OCH₃
海洛因　R=OAc

中国木防己碱

7. 双苄基异喹啉类（bibenzylisoquinolines）　这类生物碱通常通过醚键连接2个苄基异喹啉分子，主要存在于毛茛科、樟科、小檗科、防己科、木兰科等植物中，如从汉防己中提取的汉防己甲素（tetrandrine），又称为粉防己碱，具有镇痛和抗肿瘤作用；从莲子心中提取的具有一定降压作用的莲心碱（liensinine）等。

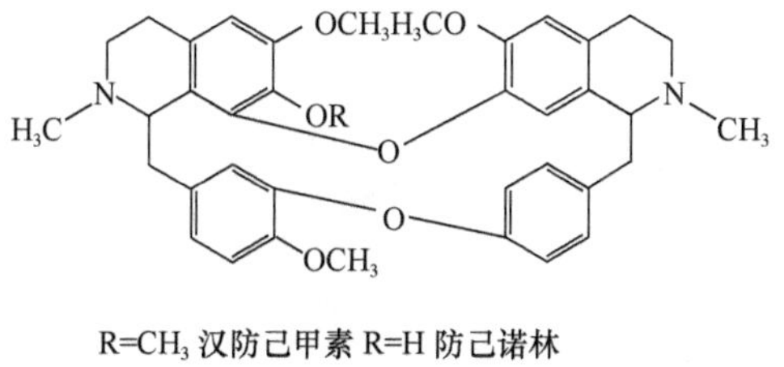

R=CH₃ 汉防己甲素　R=H 防己诺林 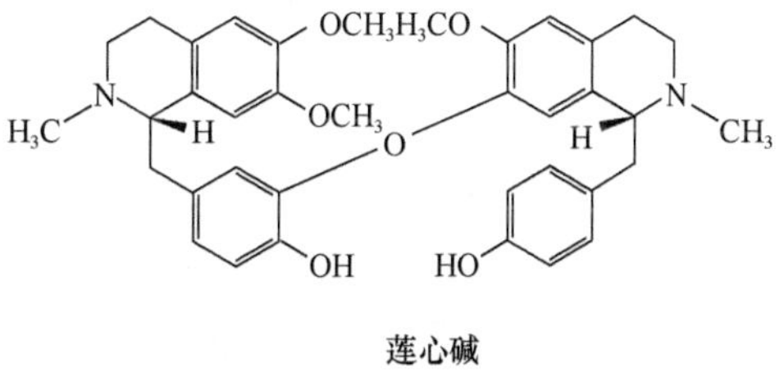　　　　　莲心碱

三、甾体生物碱

此类生物碱结构中含有一个甾核或变形甾核,氮杂环通常连在甾核的 D 环上,如有保肝作用和细胞毒活性的辣椒茄碱(solanocapsine);有催吐、祛瘀等作用的藜芦碱(Veratrine);土豆芽中的毒性成分龙葵碱(solanine);具有清热化痰、开郁散结作用的贝母碱(peimine)等。

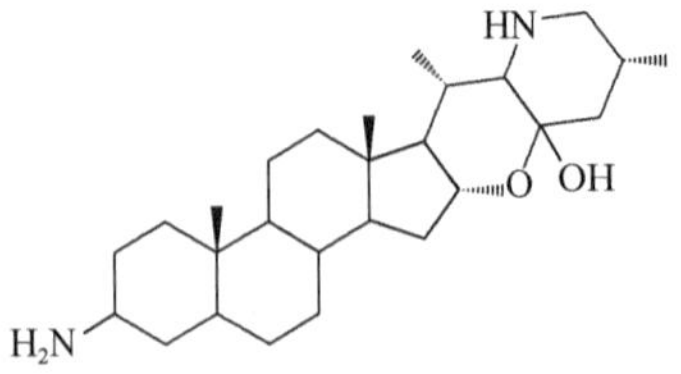

辣椒茄碱 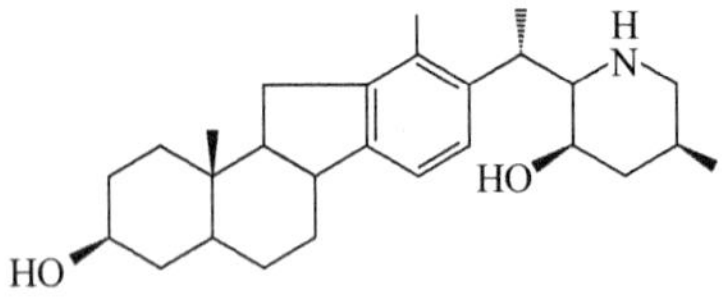　　藜芦碱

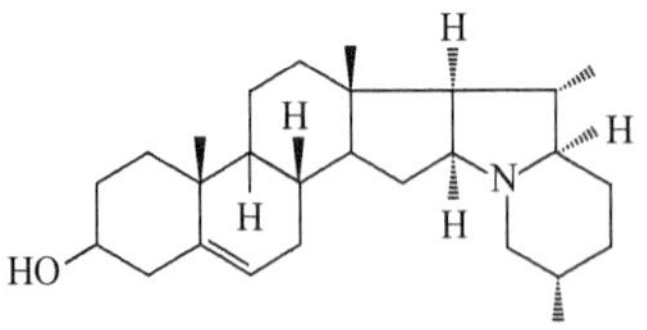

茄啶(龙葵胺) 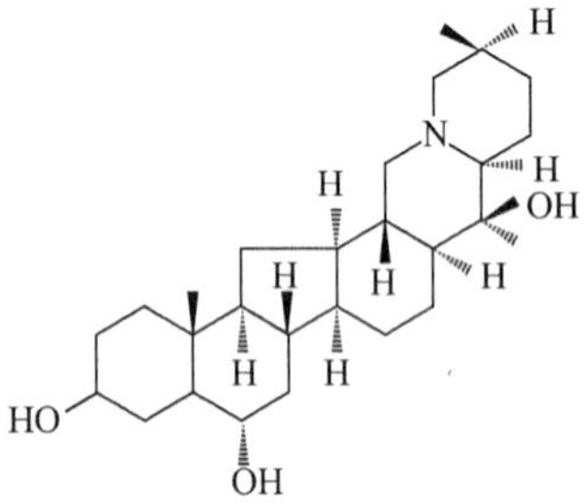　　贝母碱

四、其 他 类

(一) 萜类生物碱

本类生物碱可分为单萜生物碱、倍半萜生物碱、二萜生物碱及三萜生物碱等 4 类。

1. 单萜生物碱　此类生物碱有时被看做是吡啶衍生物类生物碱,但从骨架上看,可认为是由两分子异戊二烯组成的。如从肉苁蓉中分离提取的肉苁蓉碱(boschniakine)、肉苁蓉酸(boschniakinic acid);从龙胆科植物中提取的龙胆碱(gentianine)等。

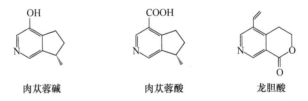

肉苁蓉碱　　肉苁蓉酸　　龙胆酸

2. 倍半萜生物碱　从中药石斛中分离出多种生物碱,它们的基本骨架符合倍半萜结构,如石斛碱(dendrabine)、石斛酮碱(nobilonine)、石斛胺(dendramine)等;从台湾中药依兰果实中得到的依兰碱(cananodine),具有愈创木烷结构,对肝癌细胞有一定的细胞毒活性。

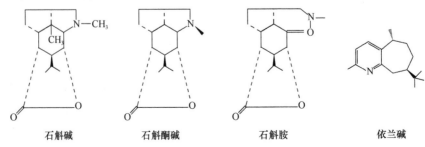

石斛碱　　石斛酮碱　　石斛胺　　依兰碱

3. 二萜类生物碱　至今已发现的二萜生物碱达1000多种，主要存在于毛茛科乌头属和翠雀属植物中，如存在于雪上一枝蒿中的阿替新（atisine）；高乌头根中具有镇痛、麻醉、降温和消肿活血作用的高乌头碱等。

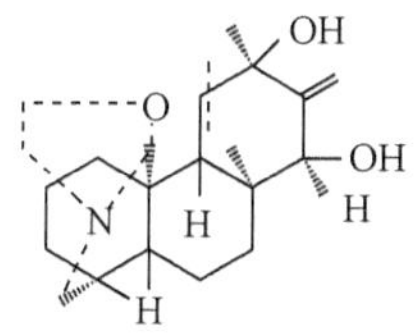

阿替新 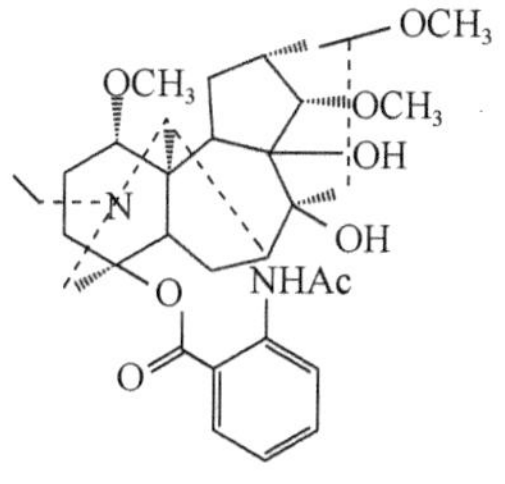　　　　　　　高乌头碱

4. 三萜生物碱　此类生物碱在黄杨科植物中常有发现，如环小叶黄杨A（cyclomicrophyline A）、环常绿黄杨碱D（cyclovirouxinc D）和环黄杨胺（cyclobuxamine）等。

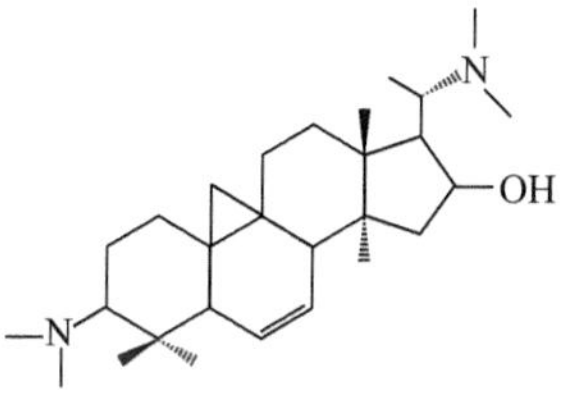

环小叶黄杨A 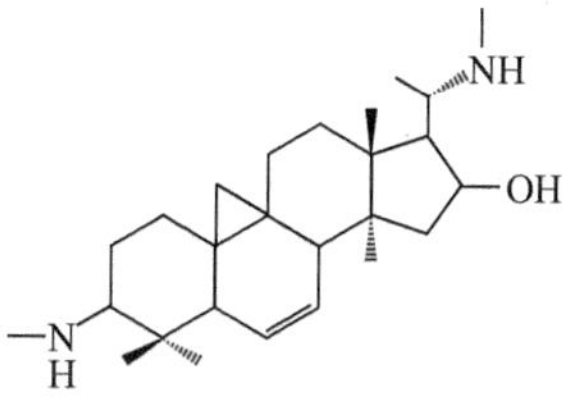　　　　环常绿黄杨碱D 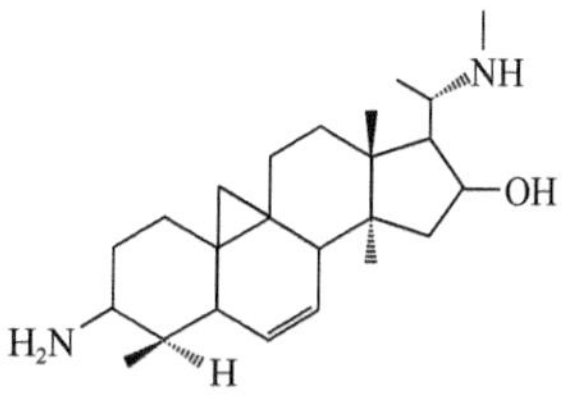　　　　环黄杨胺

（二）大环生物碱

美登素（maytansine）是Kupchan于1972年报道，从卫矛科卵叶美登木得到的具有抗癌活性且含有8个手性中心和一对共轭双键的19元大环内酰胺的化合物，其全合成工作于1982年由Korey等完成，中国化学工作者顾学钦、潘百川、高怡生等也完成了其全合成；此外，从番木瓜中分离得到的番木瓜碱（carpaine）等均属于大环生物碱。

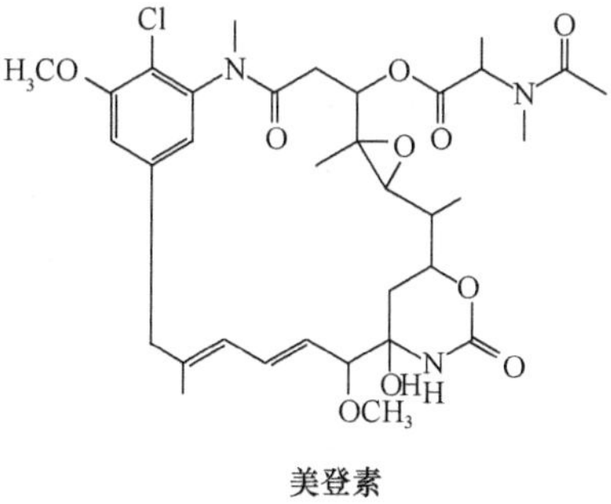

美登素 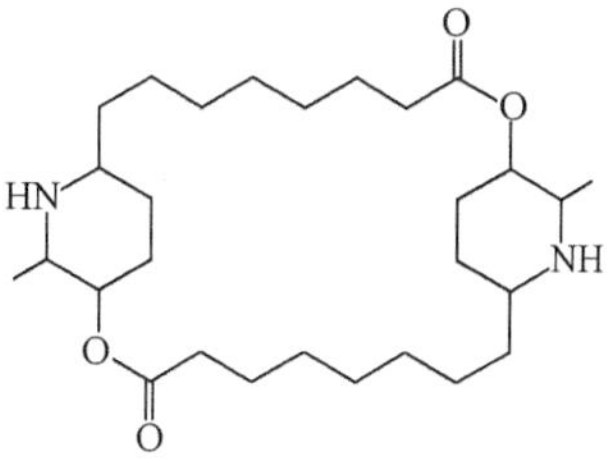　　　　　　　番木瓜碱

（三）吲哚衍生物类

1. 非单萜吲哚类（non monterpenoid indoles）　此类生物碱在禾本科和豆科植物中分布较广，最简单的化合物如从相思豆中提取分离得到的相思豆碱（abrine），作用于中枢神经会产生狂躁和精神错乱；从毒扁豆中分离得到的可用于治疗青光眼的毒扁豆碱（physostigmine）；从子囊菌麦角菌培养液中获得的麦角碱（ergotine）和麦角新碱（ergometrine），以它们为模板合成的化合物卡麦角林（cabergoline）已经成为治疗精神分裂症和帕金森病的多巴胺D_2受体激动剂。

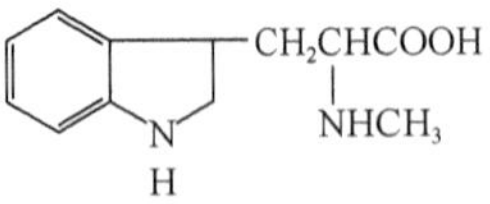

相思豆碱 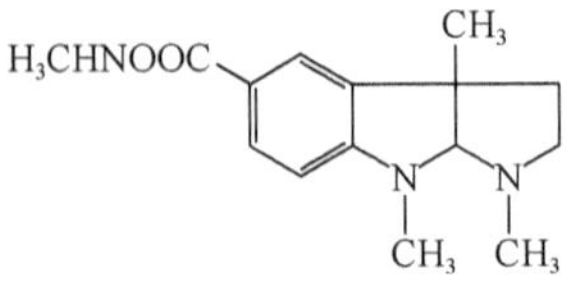　　　　　　　毒扁豆碱 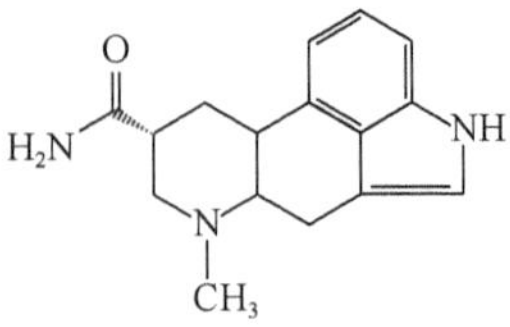　　　　　　　麦角碱

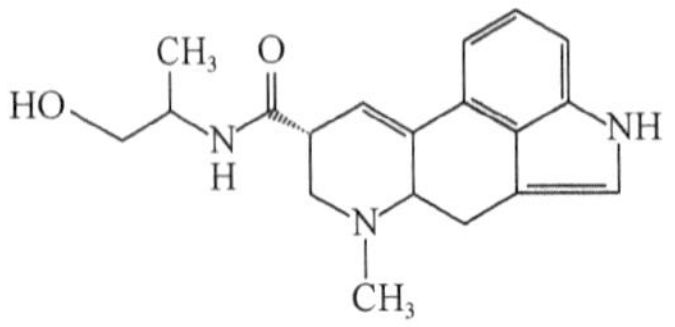

麦角新碱 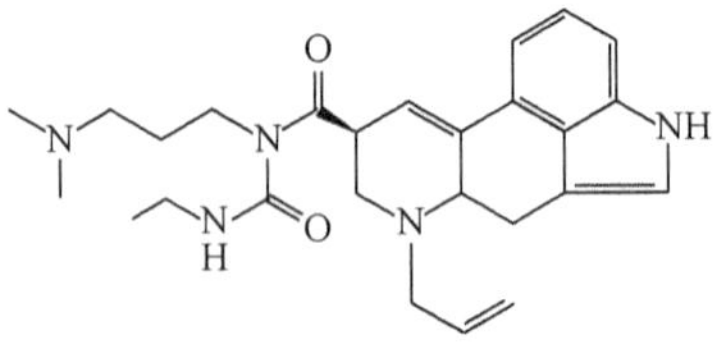　　　　　　　　卡麦角林

2. 单萜吲哚类(monoterpenoid indoles)　　这类生物碱的母核结构不仅有吲哚环,而且吲哚环上还连有环烯醚萜的结构单元,此类结构的生物碱数量较多,活性也较为突出,如从长春花中分离得到的具有抗癌活性的化合物长春碱(vinblastine)和长春新碱(vincristine);从萝芙木中提取得到的有较好降压活性的化合物利血平(reserpine);从马钱子科植物中分离得到的马钱子碱,又称士的宁(strychnine),临床上用作中枢神经兴奋剂等。

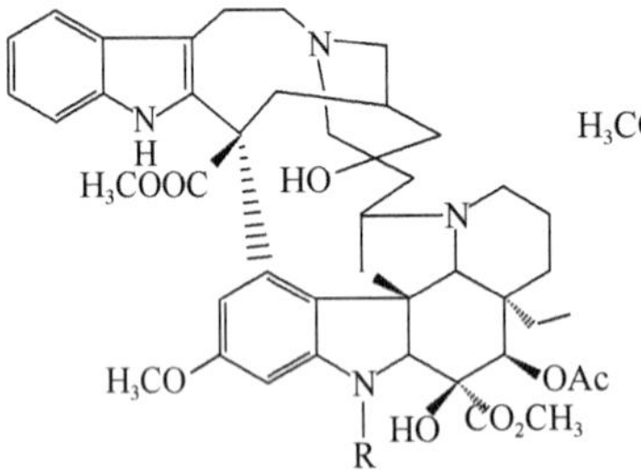

长春碱　　R=CH$_3$
长春新碱　R=CHO

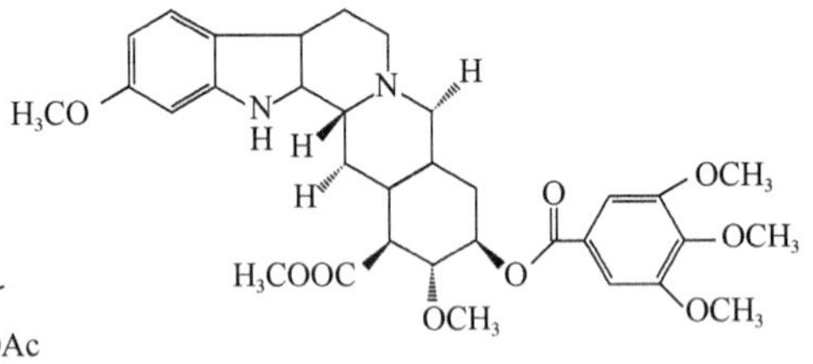

利血平

(四) 嘌呤衍生物类

嘌呤类生物碱在中草药中存在较为普遍,如从茶叶中得到的咖啡碱(caffeine)和茶碱(theophylline),是一种中枢兴奋剂和利尿、强心药;从米胚芽和大豆中提取的黄嘌呤(xanthine),可作为兴奋剂和支气管扩张剂,用于治疗支气管哮喘;从香菇中提取的香菇嘌呤(eritadenine),具有降低胆甾醇的作用。

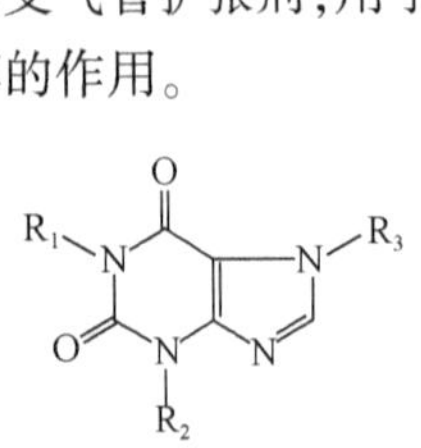

咖啡碱　R$_1$=R$_2$=R$_3$=CH$_3$
茶碱　　R$_1$=R$_2$=CH$_3$,R$_3$=H

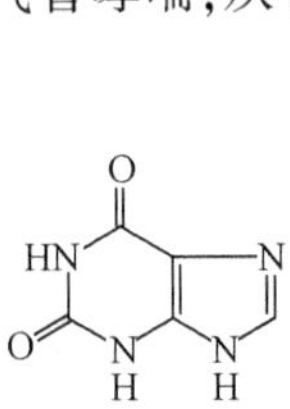

黄嘌呤 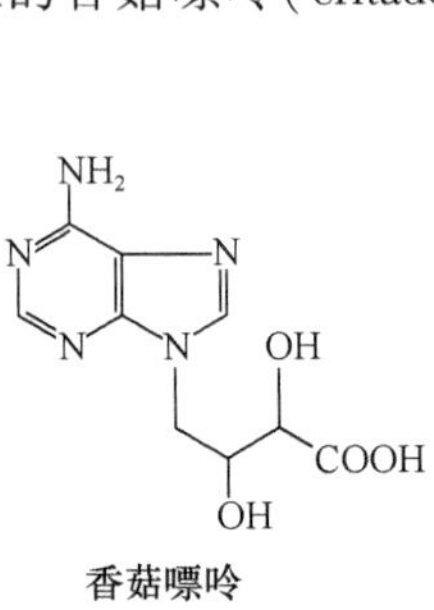　　　　香菇嘌呤

(五) 莨菪烷衍生物类

此类生物碱目前已知的有100多种,主要存在于茄科颠茄属、天仙子属、曼陀罗属、莨菪属及古柯科植物中,如在茄科植物中分离得到的有麻醉和镇痛作用的樟柳碱(anisodine);从颠茄

中分离得到的有抗胆碱、解痉挛作用的莨菪碱(hyoscyamine),也称阿托品;从古柯叶中分离得到的神经毒性成分古柯碱,又称为可卡因(cocaine)等。

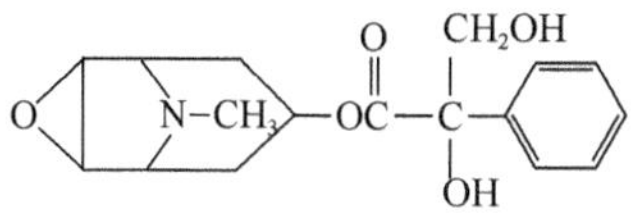

樟柳碱 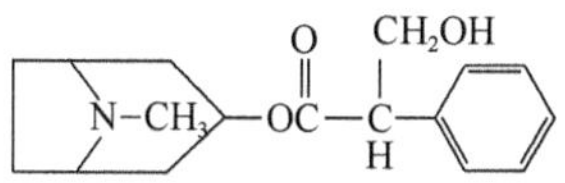   阿托品 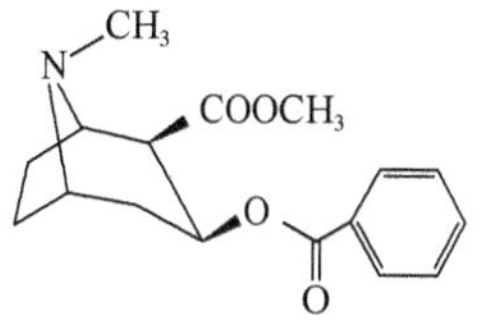   古柯碱

除了以上常见类型的生物碱以外,还从药用植物中分离出一些不常见类型的生物碱,如咪唑衍生物类生物碱、喹啉酮衍生物类生物碱和吖啶酮衍生物类生物碱等。

第3节 生物碱的理化性质

目前分离出的已知结构的生物碱多达10 000多种,不同结构的生物碱彼此间的性质会有一些差异。但生物碱均含有N原子,所以又有一些共同的性质。

一、物理性质

(一) 性状

生物碱主要是由C、H、N、O等四种元素组成。多数生物碱呈结晶形固体,有一定的熔点;有些生物碱为无定形粉末,具有一定的分解点;少数是液体,如烟碱、毒芹碱等。除个别生物碱如槟榔碱之外,液体生物碱(分子中多无氧原子)以及某些生物碱如麻黄碱等,常压下可随水蒸气蒸馏而逸出。生物碱多具苦味,有些味极苦如盐酸小檗碱。有些刺激唇舌有焦灼感。

大多数生物碱呈无色状态,少数有较长共轭体系结构的生物碱显各种颜色,如小檗碱(黄色)、蛇根碱(黄色)、小檗红碱(红色)等。有的生物碱盐为有色结晶,如血根碱、白屈菜红碱。

(二) 旋光性

凡是具手性碳原子或本身为手性分子的生物碱,有旋光性质。反之,如小檗碱、罂粟碱等则无这种性质。生物碱的旋光性易受pH、溶剂等因素的影响。如在中性条件下,烟碱、北美黄连碱呈左旋光性,但在酸性条件下,则变为右旋光性。麻黄碱在氯仿中呈左旋光性,但在水中则变为右旋光性。生物碱的生物活性与其旋光性有密切的关系。如L-莨菪碱的散瞳作用比D-莨菪碱约大100倍,去甲乌药碱仅L-型具有强心作用,D-古柯碱比L-古柯碱的局部麻醉作用大2.6~3倍。

(三) 溶解度

生物碱及其盐类的溶解度与其分子中N原子的存在形式、极性基团的有无、数目以及溶剂等密切相关。大多数叔胺和仲胺生物碱具有亲脂性,溶于有机溶剂,如甲醇、乙醇、苯、乙醚、卤代烷烃,尤其易溶于未全卤代的卤烷烃如氯仿中,不溶于碱水中。但有不少例外,如伪石蒜碱不溶于有机溶剂而溶于水。小分子的麻黄碱同时溶于有机溶剂和水中。季铵碱类和某些含N-氧化物的生物碱能溶于水,前者如小檗碱,后者如氧化苦参碱。含酚羟基的生物碱能溶于氢氧化钠溶液,但防己诺林酚性碱却难溶于氢氧化钠,这是因为其酚羟基受到邻位取代基(CH$_3$—O—和—O—)的空间阻碍和形成分子内氢键所致,这种酚羟基称为隐性酚羟基。具有内酯结构的生物碱,如喜树碱、毛果芸香碱等,遇碱水内酯环开裂成盐而溶解,加酸复又还原。

生物碱盐类一般易溶于水而难溶于苯、氯仿、乙醚等有机溶剂中。生物碱盐类在水中的溶解性因成盐的酸不同而异。一般情况下,无机酸尤以含氧酸盐(如硫酸盐、磷酸盐)的溶解度大于卤代酸盐。有机酸盐以小分子有机酸如乙酸或羟基酸如酒石酸盐的水溶性较大,而大分子有机酸的生物碱盐如苦味酸盐、鞣酸盐等在水中的溶解度较小,甚至有的难溶于水。但也有例外,如盐酸小檗碱难溶于水,高石蒜碱的盐酸盐不溶于水,而溶于氯仿。分子中含有两个氮原子的奎宁碱与硫酸可成酸性盐(一元盐基)和中性盐(二元盐基)。前者溶于水(1∶9),难溶于氯仿,而后者难溶于水(1∶810),溶于氯仿,且极易溶于氯仿-无水乙醇(2∶1)溶剂中。

> **链接**
>
> 小檗碱有多种药理作用,如抗菌和抗真菌作用、抗病毒作用和抗炎作用已经用于临床。人们研究发现小檗碱还具有降血糖、降血脂、抗氧化以及保护心血管系统等作用,这些发现引起了科学家极大的兴趣。

二、化学性质

(一)碱性

1. 碱性的产生及其强度表示 大多生物碱都具有碱性。因为其分子中氮原子上的孤对电子能接受质子而显碱性,酸碱强度的测定,多在水(作为酸)中进行。其强度分别用酸式离解指数 pK_a 和碱式离解指数 pK_b 表示。pK_b 值越小,酸性越大;相反,pK_a 值越大,碱性越强。目前大多数用 pK_a 表示生物碱的碱度。

$$pK_a = pK_w - pK_b = 14 - pK_b$$

碱性强度与 pK_a 值关系:$pK_a<2$(极弱碱)、$pK_a = 2\sim7$(弱碱)、$pK_a = 7\sim12$(中强碱)、$pK_a>12$(强碱)。碱性基团的 pK_a 值大小顺序一般是:胍基[—NH(C=NH)NH$_2$]>季铵碱>脂肪胺基>芳杂环(吡啶)>酰胺基。

2. 碱性与分子结构的关系 生物碱的碱性强弱和氮原子孤电子对的杂化方式、诱导效应、共轭效应、空间效应以及分子内氢键的形成等有关。

(1)氮原子杂化方式:生物碱分子中氮原子孤电子对的杂化方式有三种形式,即 sp^3、sp^2、sp,其碱性强弱为 sp^3>sp^2>sp。如氰基(sp)呈中性,吡啶($pK_a = 5.17$)和异喹啉(sp^2)($pK_a = 5.4$)碱性较弱,2-甲基-甲基吡咯(sp^3)($pK_a = 10.26$)碱性较强。烟碱有两个氮原子,一个是芳杂环吡啶中的氮(sp^2)($pK_a = 3.27$),碱性较弱,另一个是四氢吡咯环中氮(sp^3)($pK_a = 8.04$),碱性较强。季铵生物碱中氮原子具有类似金属离子和氢氧根以离子键结合,在水中羟基以负离子形式存在而显强碱性,如小檗碱为季铵碱 $pK_a = 11.5$。

(2)诱导效应:生物碱分子中氮原子上电子云密度受到分子中供电子基(如甲基、乙基等)和吸电子基(如苯基、羰基、酯基、醚基、羟基等)等诱导效应的影响。供电子基使氮原子电子云密度增加,碱性增强;吸电子基则降低氮原子电子云密度,碱性减弱。如托哌古柯碱($pK_a = 9.88$)的碱性强于古柯碱($pK_a = 8.31$)是因为古柯碱氮原子 β 位上有一个竖键酯基产生吸电子作用。去甲基麻黄碱($pK_a = 9.00$)的碱性小于苯异丙胺($pK_a = 9.80$)是因为去甲基麻黄碱分子中 N 原子附近有吸电子的羟基存在。

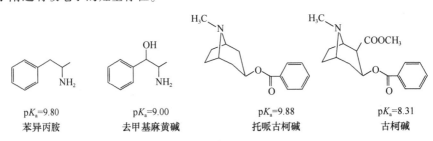

| $pK_a=9.80$ | $pK_a=9.00$ | $pK_a=9.88$ | $pK_a=8.31$ |
| 苯异丙胺 | 去甲基麻黄碱 | 托哌古柯碱 | 古柯碱 |

从诱导效应考虑,双键和羟基的吸电子诱导效应可使生物碱的碱性减弱,但在环叔胺分子中,氮原子的邻位如果有 α、β-双键或 α-羟基,且在立体条件许可情况下,则氮原子上的孤电子对可与双键的 π 电子或碳-氧单键的 δ 电子发生转位,使环叔胺变为季铵型而呈强碱性,如季铵型小檗碱。

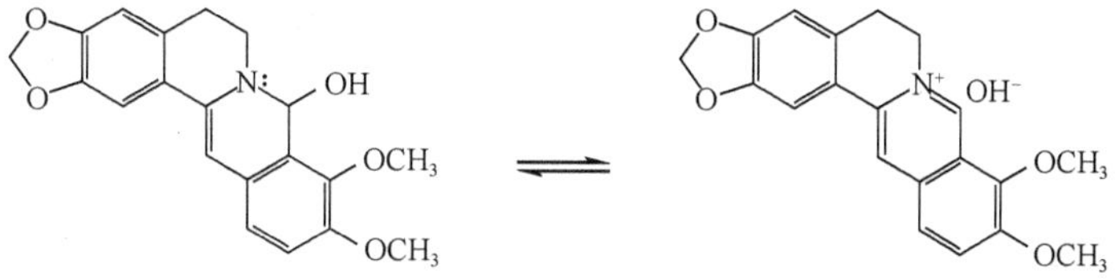

醇胺型小檗碱 ⇌ 季铵型小檗碱

又如,萝芙木中的蛇根碱分子中,N_2 的 α、β-位有双键,N_1 上的孤电子对参与了共轭体系,当双键转位时,N_1 可形成季铵型,而 N_2 成为 N_1 季铵的电子接受体,所以它的碱性强。

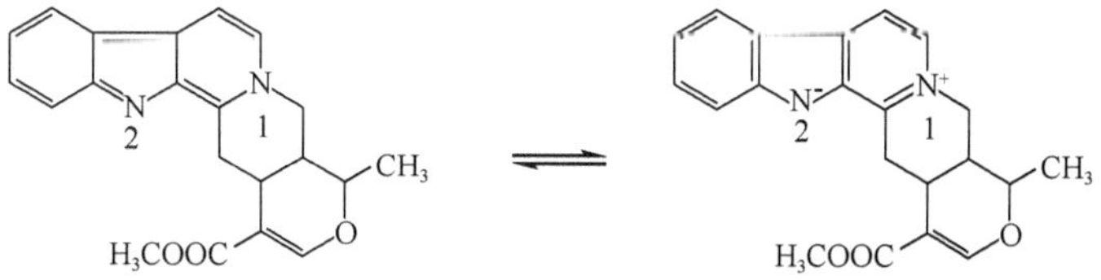

蛇根碱 ⇌ 季铵型蛇根碱

(3) 共轭效应:在生物碱分子中,如有供电子基团或吸电子基团和氮原子处在同一共轭体系中,可引起共轭效应。生物碱中,常见的共轭效应主要有三种类型:苯胺型、烯胺型和酰胺型。

1) 苯胺型:苯胺氮原子上孤电子对与苯环 π-电子形成 P-π 共轭体系,碱性(pK_a = 4.58)比苄胺(pK_a = 9.34)弱得多。如毒扁豆碱(physostigmine)分子中两个氮原子,N_1 的 pK_a 为 7.88 而 N_2 的 pK_a 为 1.76,两者碱性相差悬殊,原因是 N_2 处于 P-π 共轭体系中。

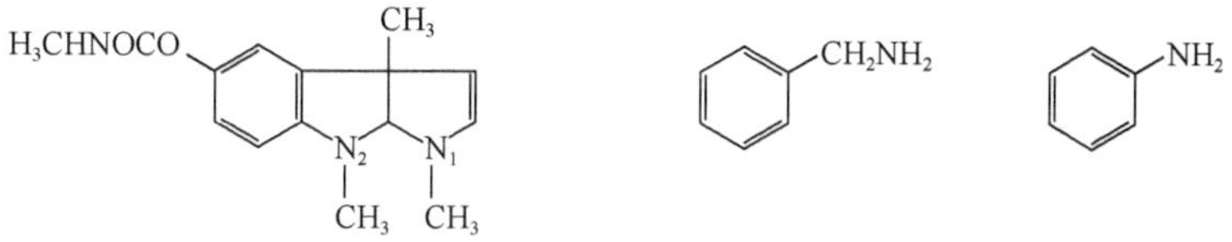

毒扁豆碱   苄胺   苯胺

2) 烯胺(Enamine)型:通常烯胺化合物存在以下平衡:

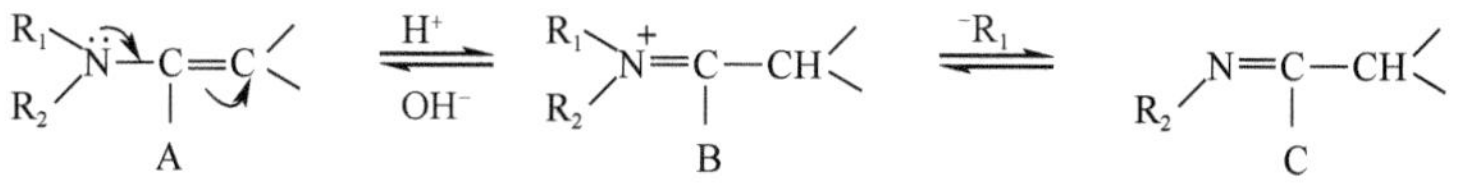

A ⇌ B ⇌ C

仲烯胺(R_1 或 R_2 = H)A 的共轭酸 B 极不稳定,平衡向 C 移动,碱性较弱。反之,如叔烯胺(R_1、R_2 为烷基)A 的共轭酸 B 比较稳定,平衡向 B 进行,碱性较强。如 N-甲基-2-甲基二氢吡咯的 pK_a 为 11.94。而吡咯因其氮原子孤电子对参与芳香体系,碱性极弱(pK_a = 0.4)。同理,吲哚碱仅为中性。相反,吡啶因缺 π-N-芳杂环,未共用电子对与环共面,不参与共轭,故碱性较强(pK_a = 5.25),可与强酸结合成盐。

3) 酰胺型:酰胺型生物碱结构中,由于氮上孤电子对与酰胺羰基产生 P-π 共轭效应,其碱性很弱。如胡椒碱的 pK_a 为 1.42,秋水仙碱为 1.84,咖啡因为 1.22。并非所有的 P-π 共轭效应都降低碱性强度。如胍由于接受质子后形成季铵离子,呈更强的 P-π 共轭,体系稳定性增大而成为最强的碱(pK_a = 13.6)。

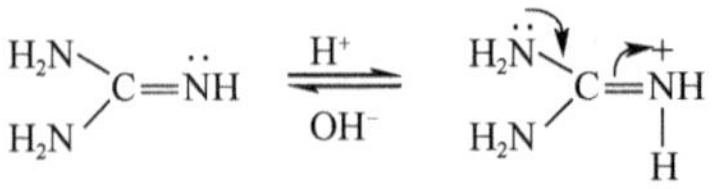

(4) 空间效应：生物碱大多是稠环化合物，因此分子的立体结构对碱性也有一定影响。甲基麻黄碱（$pK_a=9.30$）的碱性弱于麻黄碱（$pK_a=9.56$），原因是甲基的空间位阻。东莨菪碱结构中 N 原子附近氧环的空间位阻，使其碱性（$pK_a=7.50$）弱于莨菪碱（$pK_a=9.65$）。

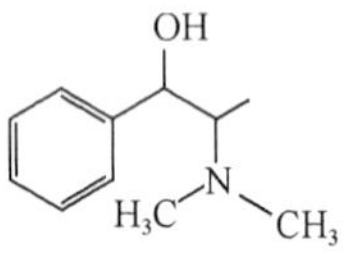

甲基麻黄碱 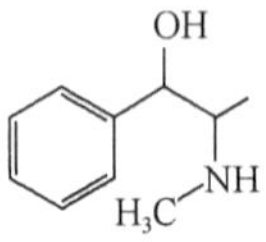　　麻黄碱 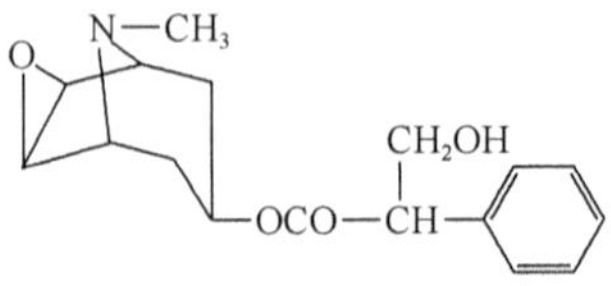　　东莨菪碱 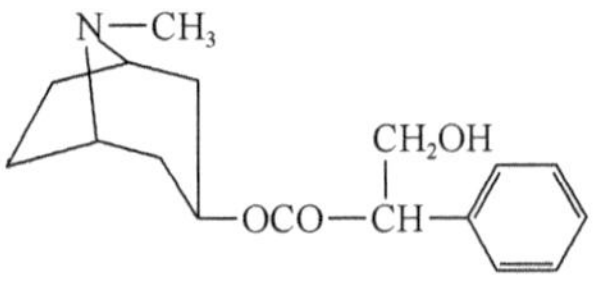　　莨菪碱

(5) 氢键效应：分子内氢键形成对生物碱碱性强度的影响颇为显著。如质子化后钩藤碱盐的氮上氢可与酮基形成分子内氢键，使其更稳定，而异钩藤碱盐则无类似氢键的形成，故前者碱性（$pK_a=6.32$）大于后者（$pK_a=5.20$）。顺-10-羟基二氢去氧可待因共轭酸氮上质子化氢可与羟基形成分子内氢键使其碱性（$pK_a=9.41$）大于反式结构（$pK_a=7.71$）。

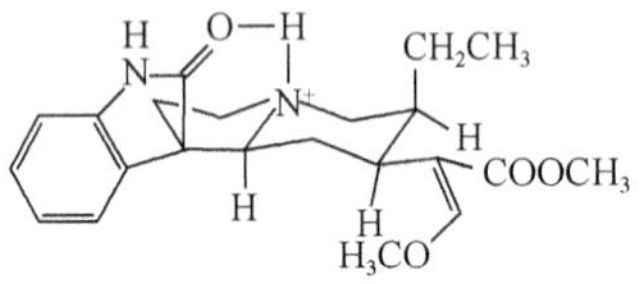

钩藤碱 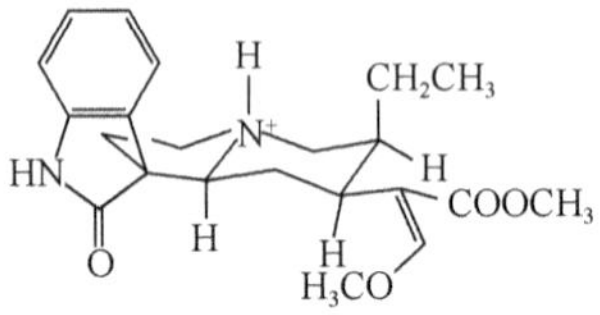　　异钩藤碱

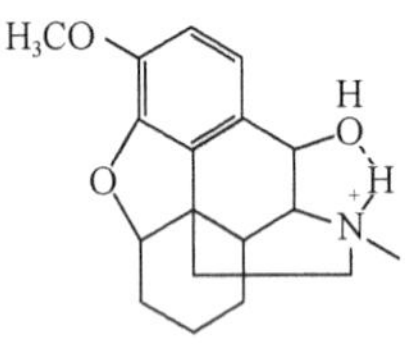

顺-10-羟基二氢去氧可待因 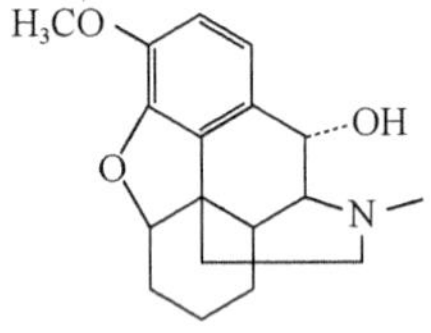　　反-10-羟基二氢去氧可待因

由于生物碱种类繁多，结构复杂，在其分子中大多有好几种效应影响其碱性。因此，对具体化合物在分析其碱性强弱时，必须综合考察。一般来说，空间效应和诱导效应共存时，前者起主导作用；诱导效应和共轭效应共存时，往往后者的影响为大。此外，除分子结构本身影响生物碱的碱性强度外，外界因素如溶剂、温度等也可影响其碱性强度。

> **课堂互动**
>
> 影响生物碱碱性强弱的因素有哪些？哪些是主要因素？哪些是次要因素？

(二) 成盐

绝大多数生物碱可与酸形成盐类，但不同类型的生物碱与酸形成盐的形式不同。对质子化来说，仲胺、叔胺生物碱成盐时，质子多结合在氮原子上。但对以季铵碱、氮杂缩醛、烯胺等生物碱，质子化并非发生在氮原子上。

1. 季铵生物碱的成盐　季铵生物碱与酸成盐时，质子与 OH^- 结合成水。通常季铵盐遇强碱可生成季铵碱。

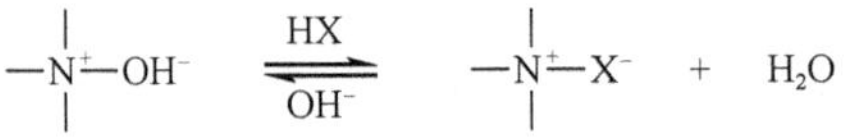

A　　B

2. 含氮杂缩醛生物碱的成盐 这类生物碱 A 与酸作用生成亚胺盐 B,质子则与 RO— 结合成醇或水,如阿替新等。

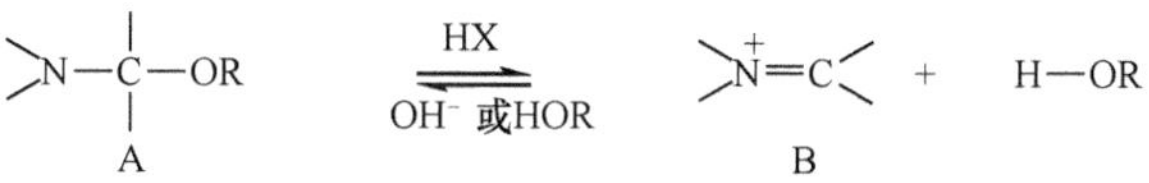

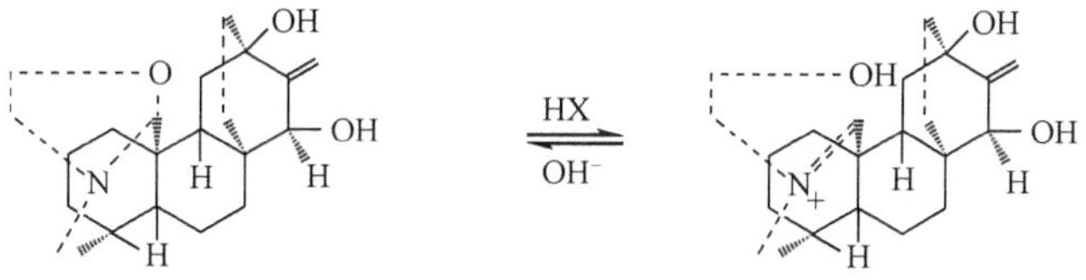

$$\text{A} \underset{\text{OH}^- \text{ 或 HOR}}{\overset{\text{HX}}{\rightleftharpoons}} \text{B} + \text{H—OR}$$

阿替新

3. 具有烯胺结构生物碱的成盐 此类生物碱质子化多在 β-碳上,而非氮原子。

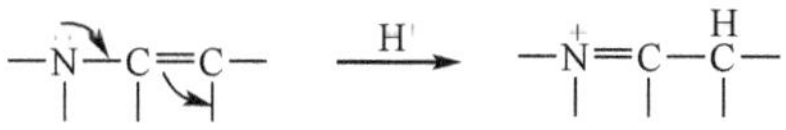

$$\text{烯胺} \xrightarrow{\text{H}^+} \text{亚胺盐}$$

例如,二氢奥斯冬宁(dihydroalstonine):

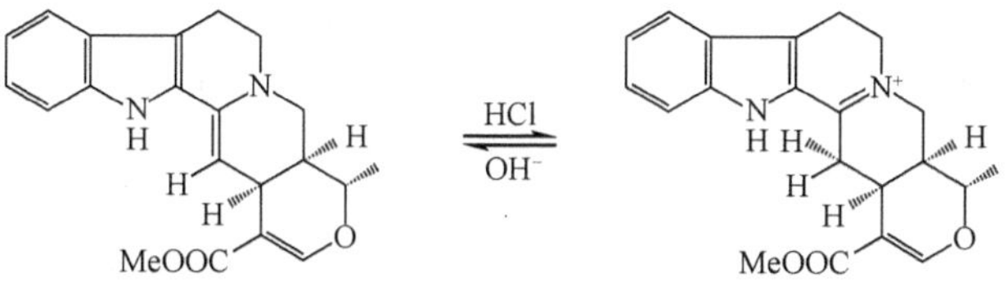

二氢奥斯冬宁

(三) 生物碱的检识

在生物碱的预试验、提取分离和结构鉴定中,常常需要一种简便的检识方法。最常用的是生物碱的沉淀反应和显色反应。沉淀反应是利用大多数生物碱在酸性条件下能和某些酸类、重金属盐类以及一些较大分子量的络盐发生反应,生成不溶于水的盐、复盐或络合物。需注意的是在药材酸水提取液中常有蛋白质、氨基酸、鞣质等成分,这些成分也能与沉淀剂产生沉淀,影响对反应结果的判断。排除非生物碱类成分的干扰,常用的方法是将酸性水提取液碱化,用氯仿萃取,再将含有生物碱的氯仿液以酸水萃取,取此酸水溶液再进行生物碱沉淀反应,以确证生物碱的存在。对于季铵型或其他水溶性生物碱,可用水饱和的正丁醇或氯仿-甲醇混合液来萃取留存在水中的生物碱,然后再以酸水转溶后进行沉淀反应。常用试剂见表 10-1。

表 10-1 常用生物碱沉淀试剂

试剂名称	试剂主要组成	与生物碱反应产物	备注
碘化铋钾(Dragendorff reagent)	$BiI_3 \cdot KI$	多红棕色沉淀($B \cdot BiI_3 \cdot HI$)	
碘-碘化钾(Wagner reagent)	$KI \cdot I_2$	多生成棕色或褐色沉淀($B \cdot I_2 \cdot HI$)	
碘化汞钾(Mayer reagent)	$HgI_2 \cdot 2KI$	生成类白色沉淀($B \cdot HgI_2 \cdot 2HI$)	若试剂过量,沉淀又被溶解
硅钨酸(10%)(Bertrand reagent)	$SiO_2 \cdot 12WO_3 \cdot 26H_2O$	淡黄色或灰白色沉淀($4B \cdot SiO_2 \cdot 12WO_3 \cdot 2H_2O$)	

续表

试剂名称	试剂主要组成	与生物碱反应产物	备注
磷钨酸(Scheibler reagent)	$H_3PO_4 \cdot 12WO_3$	白色至褐色无定形沉淀,加氨水转变成蓝色($3B \cdot H_3PO_4 \cdot 12MoO_2 \cdot 2H_2O$)	
苦味酸(Hager's reagent)	(2,4,6-三硝基苯酚结构式)	晶形沉淀	必须在中性溶液中反应
氯化金(3%)(Auric chloride)	$HAuCl_4$	黄色晶形沉淀($B_2 \cdot HAuCl_4$ 或 $B_2 \cdot 4HCl \cdot 3AuCl_3$)	
氯化铂(10%)(Platinic chloride)	H_2PtCl_6	白色晶形沉淀($B_2 \cdot H_2PtCl_6$ 或 $B \cdot H_2PtCl_6$)	

注:B 代表生物碱分子(一元盐基)。

生物碱能和一些试剂反应生成不同颜色的产物,这些试剂称为生物碱显色剂。显色反应也用于生物碱的检识和区分个别生物碱。如 Mandelin 试剂(1%钒酸铵的浓硫酸溶液)与莨菪碱和阿托品显红色,奎宁显淡橙色,吗啡和士的宁显蓝紫色,可待因显蓝色。Fröhde 试剂(1%钼酸钠的浓硫酸溶液)与乌头碱显黄棕色,吗啡显紫色转棕色,黄连素显棕绿色,利血平显黄色转蓝色。Marquis 试剂(30%的甲醛溶液 0.2 ml 与 10 ml 浓硫酸混合溶液)与吗啡显紫红色,可待因显洋红色至黄棕色。

第4节 生物碱的提取与分离

一、总生物碱的提取

总生物碱的提取方法有溶剂法、离子交换树脂法、沉淀法和大孔吸附树脂法。

(一)溶剂法

这是最常用的方法。提取速率与溶剂用量(一般 7~10 倍)、原料粉碎度、操作条件(如温度、搅拌)等因素有关。如从天麻中提取天麻素和天麻苷元,用超声波提取 10 分钟比冷浸法提取 48 小时的得率还高。又如采用超声波规模化提取萝芙木根生物碱,提取时间从原来的 120 小时缩短为 5 小时。含油脂多的植物药材,则应预先脱脂。生物碱苷类的提取,宜用新鲜原料或先行杀酶处理。

1. 水或酸水-有机溶剂提取法 提取原理:生物碱盐类易溶于水,难溶于有机溶剂,而其游离生物碱易溶于有机溶剂,难溶于水。操作方法是用水或 0.5%~1% 矿酸水液冷浸或渗漉提取,提取液浓缩成适当体积后,用碱(如氨水、石灰乳等)碱化游离出生物碱,再用有机溶剂如氯仿或苯进行萃取,用水洗涤萃取液,除去水溶性杂质,最后浓缩萃取液得亲脂性总生物碱。本法简便易行,但不适用于含大量淀粉或蛋白质的植物药材,且提取液浓缩在操作上较难。

2. 醇-酸水-有机溶剂提取法 本法基于生物碱及其盐类易溶于甲醇、乙醇,且醇提取液易浓缩的特点,故用醇代替水或酸水提取生物碱。虽然醇提取液中水溶性杂质少,但含有较多非生物碱成分,尤其是树脂类杂质,需进一步纯化,一般是将回收醇后所得的浸膏,用适量酸水使生物碱成盐溶出,过滤,酸滤液再如上述方法碱化、有机溶剂萃取、浓缩得亲脂性总生物碱(大部分水溶性和季铵型生物碱仍留在水中)。

3. 碱化-有机溶剂提取法 一般方法是将药材粉末用碱水(碳酸钠溶液、石灰乳或10%氨水等)湿润后,再用有机溶剂(如CH_2Cl_2、$CHCl_3$、CCl_4或苯等)用回流法或连续回流提取法提取,回收有机溶剂后即得亲脂性总生物碱。由于弱碱性生物碱往往以游离状态存在药材中,所以,如欲提取总弱碱性生物碱,只需先用水或稀有机酸(如酒石酸、柠檬酸等)湿润后,再用有机溶剂进行固-液提取、回收溶剂,即得。

本法所得总生物碱较为纯净。同时,提取过程中能与强碱性生物碱分离,但存在提取时间长、溶剂毒性大、易燃等缺点。

4. 其他溶剂法 生物碱 N-氧化物比其母体生物碱更易溶于水,分离颇为困难。常用与水不相混溶的有机溶剂(如正丁醇、异戊醇等)进行提取。

(二) 离子交换树脂法

将酸水提取液与阳离子交换树脂(多用磺酸型)进行交换,使生物碱盐类的阳离子被交换而吸附,一些不能离子化的杂质则随溶液流出,借以分离。交换后的树脂,用碱水或10%氨水碱化后,再用有机溶剂(如乙醚、氯仿、甲醇等)进行洗脱,回收溶剂得总生物碱。由于生物碱分子一般都比较大,宜选用低交联度(3%~6%)聚苯乙烯磺酸型树脂较适宜。生物碱的离子交换与碱化时的反应如下:

$$R^-H^+ + [B \cdot H]^+Cl^- \longrightarrow R^-[B \cdot H]^+ + HCl$$
$$R^-[B \cdot H^+] + NH_4OH \longrightarrow R^-NH_4^+ + B + H_2O$$
$$R \text{ 代表树脂} \qquad B \text{ 代表生物}$$

离子交换树脂法有很重要的实用价值。许多药用生物碱如东莨菪碱、奎宁、麦角碱、石蒜碱、咖啡因、一叶萩碱等都是应用此法生产的。

(三) 沉淀法

季铵生物碱(B^+)极性大,易溶于水和碱水中,除离子交换树脂法外,通常难用一般溶剂法将其提取出来,此时常采用沉淀法进行提取。实验室用生物碱沉淀试剂(如磷钨酸、硅钨酸、苦味酸、雷氏铵盐等)加入到含有水溶性生物碱的弱酸性水溶液中,使生物碱沉淀完全,滤出沉淀后再以适当的试剂进行分解,最后分离出生物碱。雷氏铵盐沉淀法的具体操作如下:将含季铵生物碱的水溶液用盐酸调到弱酸性,加入新鲜配制的雷氏铵盐饱和水溶液至不再生成沉淀为止。滤取沉淀,用少量水洗涤1~2次,抽干,将沉淀溶于丙酮(或乙醇)溶液中,过滤,滤液即为雷氏生物碱复盐丙酮(或乙醇)液。于此滤液中,加入饱和硫酸银水溶液,形成雷氏银盐沉淀,过滤,于滤液中加入计量$BaCl_2$溶液,滤除沉淀,最后所得滤液即为季铵生物碱的盐酸盐。整个反应过程如下:

$$B^+ + NH_4[Cr(NH_3)_2(SCN)_4] \longrightarrow B[Cr(NH_3)_2(SCN)_4]\downarrow + NH_4^+$$
$$2B[Cr(NH_3)_2(SCN)_4] + Ag_2SO_4 \longrightarrow B_2SO_4 + 2Ag[Cr(NH_3)_2(SCN)_4]\downarrow$$
$$B_2SO_4 + BaCl_2 \longrightarrow BaSO_4\downarrow + 2BCl$$

(四) 大孔吸附树脂法

大孔吸附树脂近年来广泛应用于天然药物中有效成分的分离、纯化,作为分离有机化合物尤其是水溶性化合物的有效手段,在天然药物化学成分的提纯方面显示了独特作用。用大孔吸附树脂提取水溶性生物碱,一般操作如下:将药材用醇类溶剂或酸水提取后,回收溶剂,加水溶解,通过大孔吸附树脂柱,用少量水洗柱体,然后用含水醇或酸水洗脱,浓缩洗脱液,即得总生物碱。

此外,超临界流体萃取(supercritical fluid extraction,SFE)也广泛用于天然药物各类成分(如生物碱、芳香有机酸、香豆素等)的制备和分离,以生物碱光菇子中秋水仙碱提取为例:采用超临界 CO_2 做溶剂,在萃取器温度45℃,压力10 MPa,夹带剂76%乙醇,连续萃取9小时。经HPLC法测定秋水仙碱含量,与回流萃取法比较,秋水仙碱提取率提高1.25倍。又如长春花中长春碱和长春新碱的提取,需用有机溶剂多次萃取,溶剂消耗量大且有毒性,采用超临界 CO_2 做溶剂,在萃取器温度40℃、压力 3.5×10^4 kPa以上的条件下进行萃取,效果好,极大地改善了生产条件。

二、生物碱的分离

(一) 类别生物碱的分离

经提取和精制后所得的生物碱,仍可能是一些结构相近、性质相似的混合物。因此可根据生物碱的碱性强弱或是否酚性将其粗略分成不同的类别。类别生物碱的一般分离流程如图10-1所示。

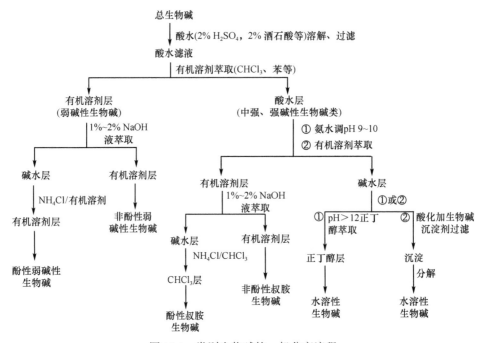

图10-1 类别生物碱的一般分离流程

> **课堂互动**
>
> 根据以上流程,总生物碱的酸水溶液中,把弱碱性生物碱、酚性叔胺生物碱与非酚性叔胺生物碱分离开来的原理是什么?

(二) 单体生物碱的分离

生物碱单体的分离主要是利用待分离生物碱之间的结构、理化特性差异进行分离。常用以下几种方法:

1. 利用生物碱的碱性强弱不同进行分离 操作方法有两种:一种方法是将总碱溶于酸水中,逐步加酸调节pH由低到高,每调一次pH,用有机溶剂萃取一次,使碱性较弱的生物碱先游离出来转溶于有机溶剂层而分离;另一种方法是将混合生物碱溶于有机溶剂中,用pH由高到低的酸性缓冲液顺次萃取,依次将碱性由强到弱的生物碱萃取出来,然后将各部位缓冲液碱化,转溶于有机溶剂,回收溶剂即获得各个不同碱度的生物碱。进行 pH 梯度萃取法之前可用多层缓冲纸色谱作萃取分离的先导,对混合生物碱中各生物碱的碱性强弱有所了解,则可以有针对性地用各种不同 pH 的缓冲溶液来萃取分离。

2. 利用生物碱的溶解度不同进行分离 利用各种生物碱在某种溶剂中溶解度差别的性质可达到分离目的。如汉防己中的两个主要生物碱,汉防己甲素与防己诺林碱,它们都是双苄基异喹啉生物碱,但防己诺啉碱的结构中比粉防己碱多一个隐性酚羟基,因此极性大于汉防己甲素,故在冷苯中的溶解度小于汉防己甲素,可借此将两者分开。

3. 利用生物碱盐的溶解度差异进行分离 生物碱可和盐酸、硫酸、苦味酸、氢溴酸等形成盐,生物碱的这些盐类在不同溶剂中溶解度不同,借此可达到分离目的。典型的例子是金鸡纳树皮中四种生物碱奎宁、奎尼丁、金鸡宁丁和金鸡宁的分离。硫酸奎宁、酒石酸金鸡宁丁、氢碘酸奎尼丁均在水中溶解度较小,金鸡宁不溶于乙醚。据此在不同分离的步骤制备成相应的难溶盐类而彼此分离。分离流程如图 10-2 所示。

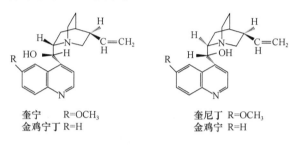

奎宁　　R=OCH₃
金鸡宁丁 R=H

奎尼丁 R=OCH₃
金鸡宁　R=H

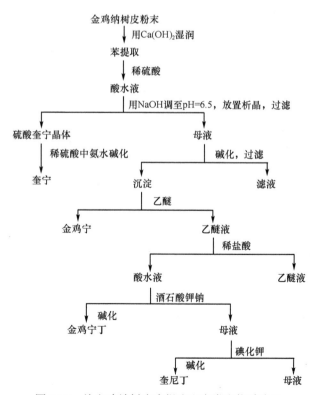

图 10-2　从金鸡纳树皮中提取奎宁类生物碱流程

4. 色谱法 色谱法广泛地用于生物碱的分离。绝大多数采用吸附色谱,但应用分配色谱的实例也不少。还可采用离子交换色谱、大孔树脂吸附色谱、葡聚糖凝胶色谱。高速逆流色谱仪的出现,则开拓了这方面的应用。HPLC 虽有快速、高效的特点,但用于较大量制备性分离仍有困难。实际工作中,常运用中压或低压柱色谱、制备薄层色谱进行分离。天然产物成分较复杂,常需要若干方法交替或反复使用方可获得较好的分离效果。

(1) 氧化铝吸附色谱:如小蔓长春花(*Vinca minor*)中阿朴长春胺(apovincamine)和表长春花胺(epi-vincamine)的分离过程中,对游离混合生物碱采用 Al_2O_3 吸附柱色谱进行分离,方法是将分离长春花胺(vincamine)后的滤液抽干,用丙酮溶解后通过 Al_2O_3 吸附柱,并继续用正己烷-氯仿-甲醇梯度洗脱,得阿朴长春胺(apovincamine)、表长春花胺。将分离阿朴长春胺和表长春花胺后的 Al_2O_3 吸附柱继续用正己烷-氯仿-甲醇梯度洗脱,得混合物,此混合物用 PTLC 分离,以乙醚-正己烷-甲醇(75:24:1)为展开剂,分得 *N*-metlylaspidospermidine、vincadifformine、vincine 和 vincamidine 四种吲哚生物碱。

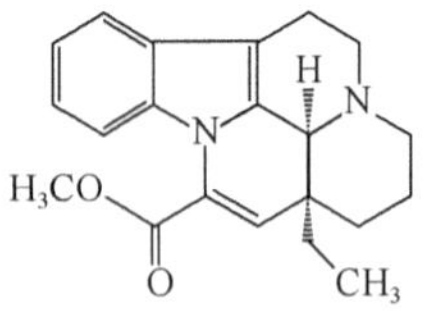

阿朴长春花碱 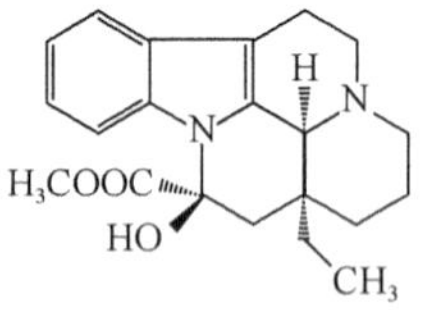　　　　表长春花碱

(2) 硅胶吸附色谱:对华北白前(*Cynanchum hancockianum*)根中两个菲骈联啶类生物碱,采用硅胶进行色谱分离。分别以氯仿-甲醇不同浓度的混合溶剂洗脱,再精制得 antofine 和 6-*O*-Demethylantofine 两个化合物。

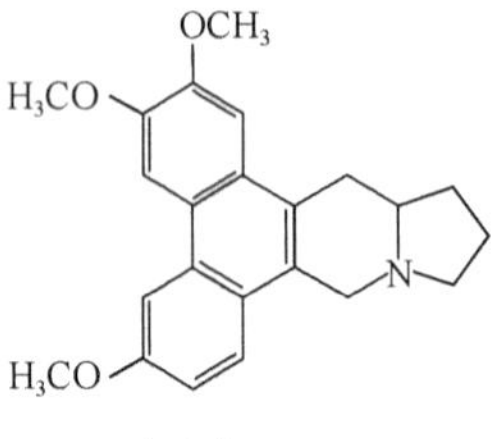

Antofine 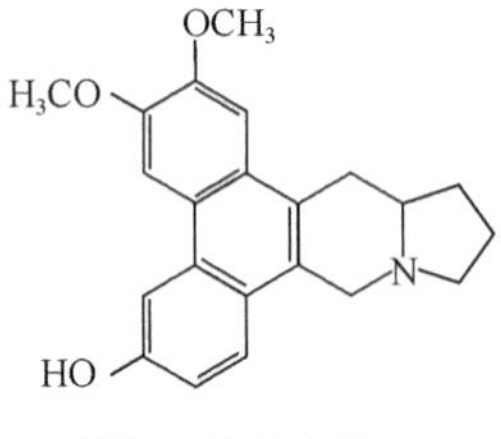　　　　6-*O*-Demethylantofine

(3) 硅胶分配色谱法:如三尖杉生物碱中三尖杉酯碱与高三尖杉酯碱同系物的分离。高三尖杉酯碱结构中多一个—CH_2—,亲脂性比三尖杉酯碱稍强,采用分配色谱时,高三尖杉酯碱先被洗脱,而三尖杉酯碱随后被洗脱。方法是以硅胶(100~160目)为支持剂,预先加约等量 pH 5.0 缓冲液,充分研合均匀,再加适量氯仿,搅拌成糊状,湿法装柱,将样品的氯仿溶液上柱,用氯仿(预先用缓冲溶液饱和)洗脱,收集各流分,经薄层色谱检查合并为三部分,先洗脱出的为高三尖杉酯碱,最后洗脱出的为三尖杉酯碱,中间部分为二者混合物。

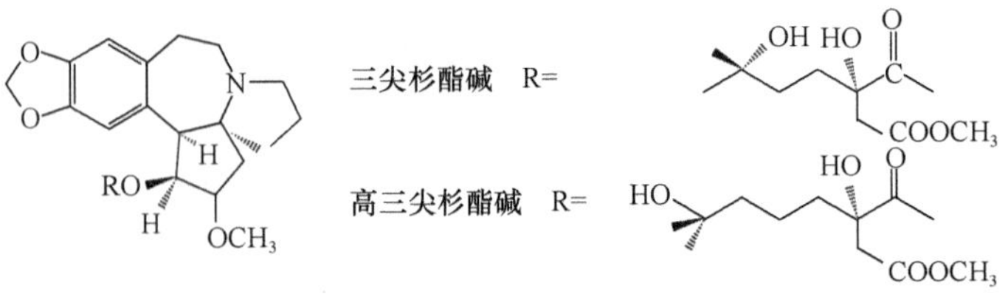

三尖杉酯碱　R=
高三尖杉酯碱　R=

又如雷公藤倍半萜生物碱的分离。取雷公藤醇提取物加水,分成沉淀和水溶液。沉淀干燥后,用1%氨水湿润乙醚提取,经硅胶分配层析和吸附层析,在氯仿-甲醇中重结晶得雷公藤定碱

和 peritassines 两种生物碱。

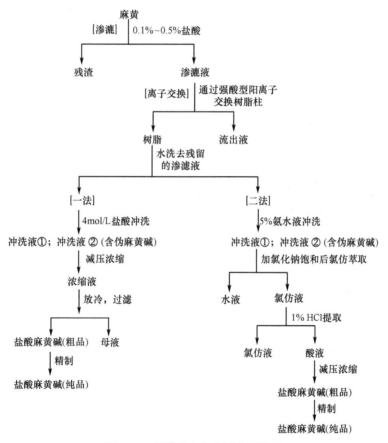

雷公藤定碱　　　　　　peritassines

（4）离子交换树脂色谱：麻黄科植物草麻黄（*Ephedra sinica* Stapf）和木贼麻黄（*E. equisetina* Bunge）含有 6 种以上生物碱，主要为（-）麻黄碱，其次为（+）伪麻黄碱和少量甲基麻黄碱、去甲基麻黄碱、甲基伪麻黄碱、去甲基伪麻黄碱。分离流程如图 10-3。

图 10-3　麻黄碱中生物碱分离流程

5. 其他方法　个别情况下，可利用欲分离生物碱分子中某种基团如羟基、内酯或内酰胺等的性质进行分离。如酚羟基的弱酸性用于吗啡的分离，酯化用于美登木碱的分离、皂化用于喜树碱的分离以及苦参碱分离中利用酰胺的开环和闭合反应等。

三、生物碱提取分离的实例

(一) 颠茄生物碱类

颠茄生物碱类主要包括莨菪碱、东莨菪碱、樟柳碱、山莨菪碱等,是存在于茄科植物颠茄、莨菪、曼陀罗、洋金花、山莨菪等药材中的生物碱。莨菪碱和阿托品有解痉、镇痛、解有机磷中毒和散大瞳孔等作用。东莨菪碱的生物活性与莨菪碱相似,常作为防晕药和狂躁性精神病镇静药,并能产生全身性麻醉,用于全身麻醉前给药及镇痛。山莨菪碱和樟柳碱有明显的抗胆碱和改善微循环作用,但樟柳碱抑制唾液分泌及扩瞳作用弱于阿托品(为莨菪碱的消旋体)而比山莨菪碱强,毒性却比山莨菪碱及阿托品小得多。此外,樟柳碱在治疗眼科疾病方面取得了良好的效果。

1. 结构与性质　莨菪碱是由莨菪醇与莨菪酸缩合成的酯类化合物。

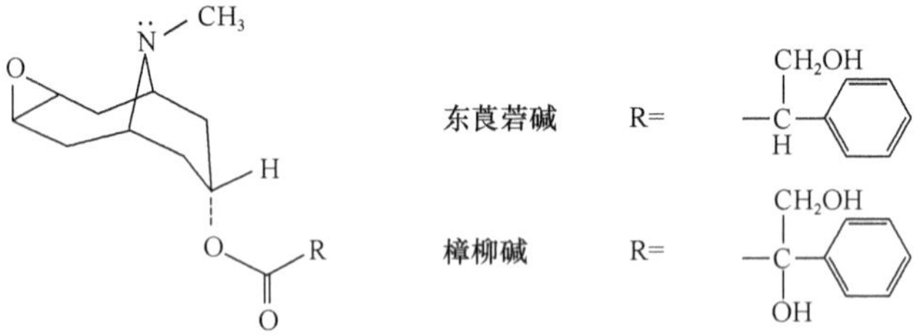

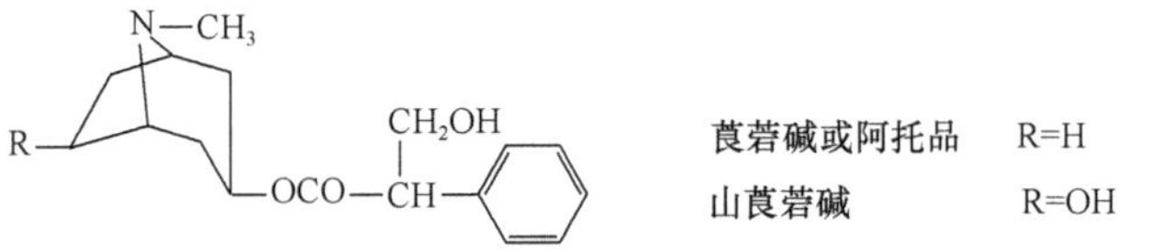

莨菪碱分子中虽有4个手性碳原子,但只有莨菪酸部分的手性碳原子能产生光学活性,莨菪醇部分的3个手性碳原子不能产生光学异构现象。东莨菪碱和樟柳碱与莨菪碱相似,但山莨菪碱由于6-位有羟基,破坏了莨菪烷原有的对称性,所以其不仅多一个手性碳原子,而且使所有手性碳原子都有光学活性。山莨菪碱的左旋光性是几个手性碳原子光学活性的总和。(-)莨菪碱分子中莨菪酸部分的手性碳原子上的氢位于羰基的α位,容易产生互变异构,当莨菪碱和碱液接触或受热时容易消旋化,转变为莨菪醇的消旋莨菪酸酯——阿托品,无旋光性,而东莨菪碱、山莨菪碱和樟柳碱都呈左旋光性。

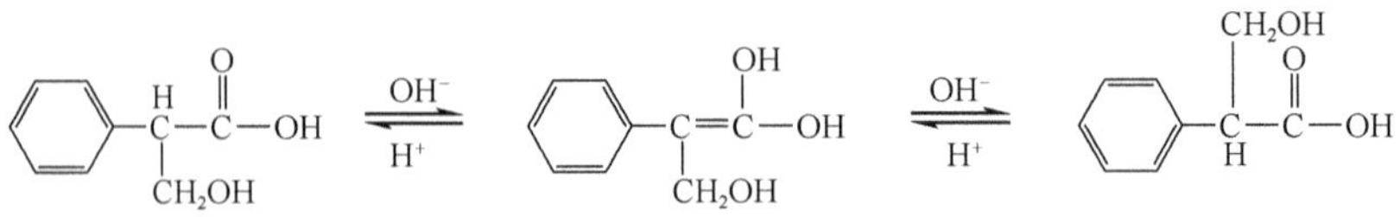

莨菪酸的互变异构

颠茄类生物碱的分子中都有叔氮原子结合在环内,呈碱性反应。比较此4种生物碱分子中氮原子的化学环境可以看出:东莨菪碱和樟柳碱的分子中6,7-位有氧环,对氮原子的孤电子对产生显著的空间阻碍,使氮原子不易给出电子,所以碱性很弱。山莨菪碱分子6-位羟基对其氮原子也能产生立体效应,但不如东莨菪碱氧环影响大,所以山莨菪碱的碱性虽弱,但比东莨菪碱和樟柳碱强。莨菪碱和阿托品分子中不存在立体效应,所以它们的碱性在这几种生物碱中最强。

此类生物碱的分子中都是氨基醇的酯类,容易被水解,特别是在碱性水溶液中更容易。水解生成莨菪醇和莨菪酸。因此在提取、分离、纯化这些带有酯键的生物碱时应尽量缩短与碱液接触的时间。莨菪碱的亲脂性比东莨菪碱强得多。东莨菪碱具有较强的亲水性,可能与其分子中环氧醚键有关。樟柳碱的性质与东莨菪碱相似,也具较强的亲水性。山莨菪碱因分子中较阿托品多一个羟基,亲脂性也比阿托品弱。药用除阿托品为硫酸盐外,其他均为氢溴酸盐。

2. 检识反应

(1) 氯化汞试剂反应:阿托品与氯化汞的乙醇溶液反应生成黄色沉淀,加热后转为红色。

$$2B + HgCl_2 + H_2O \xrightarrow{\text{加热}} HgO + 2B \cdot HCl$$

东莨菪碱碱性较阿托品弱,与氯化汞反应只生成白色的分子复合物沉淀。

(2) 硝基醌(Vitali)反应:莨菪碱、东莨菪碱和山莨菪碱用发烟硝酸处理,其分子中的莨菪酸部分发生硝基化,生成三硝基衍生物,再与碱性醇反应,导致分子内双键重排,生成醌样结构的衍生物而呈现颜色,先显深紫色,后转暗红色,最后颜色消失。

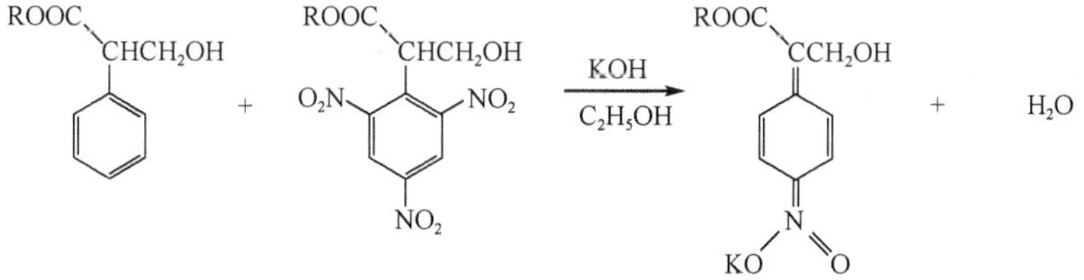

其中,R 代表莨菪醇部分。

(3) 过碘酸-乙酰丙酮缩合反应:樟柳碱分子中的羟基莨菪酸部分,具有 α-羟基醇结构,可被过碘酸氧化生成甲醛,然后与乙酰丙酮在乙酸铵溶液中加热,缩合形成二乙酰基二甲基双氢吡啶(DDL)而显黄色,此反应可用于樟柳碱的鉴别和含量测定。

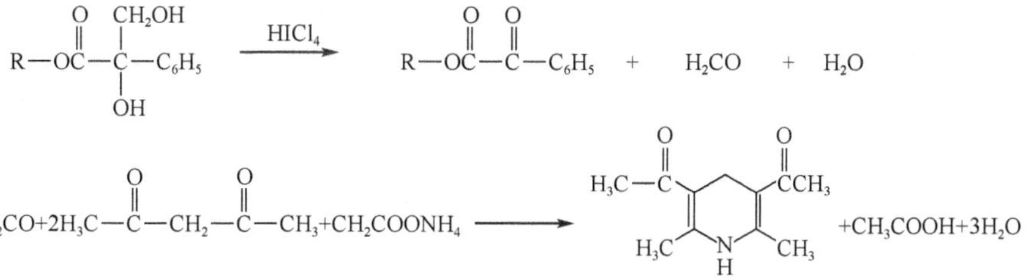

3. 提取与分离

(1) 阿托品的生成:自颠茄中提取莨菪碱并转为阿托品的流程如图 10-4 所示。

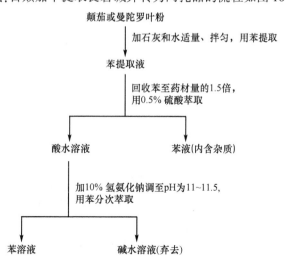

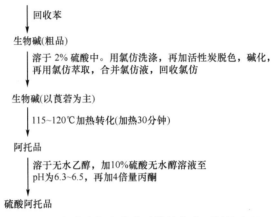

图 10-4　颠茄中提取莨菪碱并转化成阿托品流程

工艺流程分析及注意事项:原料药粉末用石灰水浸润,主要目的是使生物碱游离出来,以便于用苯萃取;萃取时所用的稀硫酸浓度控制在 0.5% 左右以中和过量的碱液,再使莨菪碱转化为盐,使之易溶解于水;用氢氧化钠调节 pH 至 11~11.5 使生物碱游离出来,便于用苯萃取,但碱性不能太强,否则酯键会发生水解反应;用氯仿洗涤,以去除粗品中的脂溶性成分;提取得到的生物碱在 115~120℃ 加热 30 分钟使莨菪碱分子中莨菪酸部分的手性碳原子通过稀醇化作用而消旋成阿托品,除加热外,也可通过酸碱催化进行消旋。

(2) 山莨菪碱、樟柳碱和莨菪碱的提取分离:目前用于提取上述生物碱的植物资源较多,主要有喜马拉雅东莨菪(Anisodus luridus Link et Otto)、唐古特山莨菪 [Anisodus tangulicus (Maxim) Pasch.] 和云南产的三分三(Anisodus acutangulus C. Y. Wu et C. Chen)等的地上部分和根。其品种不同,各种生物碱的含量也有所差别。提取上述生物碱多采用乙醇提取法先提取总生物碱。由于莨菪碱的亲脂性强,能溶于四氯化碳,故可与亲脂性弱的山莨菪及樟柳碱分离;樟柳碱的碱性比山莨菪碱弱,它们的盐类溶液在 pH=8 时,只有樟柳碱游离出来而与山莨菪碱分离。流程如图 10-5 所示。

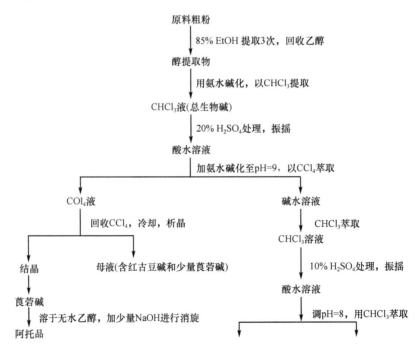

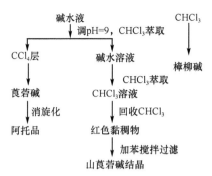

图 10-5 从喜马拉雅东莨菪中提取阿托品、山莨菪碱、樟柳碱流程

> **课堂互动**
> 1. 根据结构,试分析莨菪碱、东莨菪碱、樟柳碱和山莨菪碱的碱性强弱。
> 2. 试用生物碱的检识反应区别莨菪碱、东莨菪碱、樟柳碱。

(二) 苦参生物碱类

苦参系豆科槐属植物苦参(*Sophora flavescens* Ait.)的根。目前从苦参中大约分离出十多种生物碱,主要含有苦参碱、氧化苦参碱、*N*-甲基金雀花碱、安那吉碱、巴普叶碱、苦参烯碱、苦参醇碱及黄酮类成分等。苦参具有清热、祛湿、利尿、祛风、杀虫等作用。苦参总碱片剂主要用于治疗急性菌痢、盆腔炎、心律失常、白细胞低下等症。现在还发现苦参碱、氧化苦参碱等具有抗肿瘤作用,对肉瘤180有抑制作用。

1. 结构与性质 苦参中所含的七种主要生物碱均属喹诺里西啶衍生物,除 *N*-甲基金雀花碱可认为是安那吉碱的裂环衍生物外,都可视为两个喹诺里西啶稠合而成的四环化合物,根据稠合位置不同分为苦参碱类和安那吉碱类。该两类生物碱分子中都有两个氮原子,一个是叔胺状态,一个是内酰胺状态。苦参碱、氧化苦参碱及羟基苦参碱的 N_{16} 和 C_{15} 内酰胺结构可被皂化生成羧酸衍生物,酸化后又易脱水环合转为原来的结构。

苦参碱　氧化苦参碱　羟基苦参碱　*N*-甲基金雀花碱　巴普叶碱

安那吉　去氢苦参　苦参碱　苦参酸

具有相似结构的去氢苦参碱,因有 α、β-不饱和($\Delta^{13,14}$)内酰胺结构,增强了酰胺键的稳定性,不易和氢氧化钾乙醇溶液生成钾盐。安那吉碱、*N*-甲基金雀花碱及巴普叶碱都是芳香性的内酰胺碱,稳定性大,也不易成钾盐,可利用这一性质将它们与苦参碱等分离。

苦参中的两个主要生物碱是苦参碱和氧化苦参碱。苦参碱呈白色结晶,因在石油醚中结晶时的温度等条件不同,可以得到四种形态的结晶。α-苦参碱为针状或柱状结晶,m. p. 76℃,$[\alpha]_D$ +39°;β-苦参碱为柱状结晶,m. p. 87℃;γ-苦参碱是液体,b. p. 223℃(799.932 Pa);δ-苦参碱是柱状结晶,m. p. 84℃。常见的是α-苦参碱。上述四种形态的苦参碱与苦味酸反应,则生成同一种苦味酸盐,m. p. 167~169℃。用过氧化氢处理苦参碱可转变为氧化苦参碱。游离的苦参碱可溶于水、苯、氯仿、乙醚和二硫化碳,难溶于石油醚。从丙酮中结晶的氧化苦参碱呈白色棱晶,含一分子结晶水,m. p. 162~163℃,无水物 m. p. 207℃,$[\alpha]_D$+47.7℃(C_2H_5OH),可溶于水、氯仿、乙醇,难溶于乙醚、石油醚。氧化苦参碱的水溶性大于苦参碱。安那吉碱 b. p. 210~215℃(533.288 Pa),$[\alpha]_D$-168°(C_2H_5OH),稳定性高,不被皂化;苦参烯碱 m. p. 54℃,$[\alpha]_D$-29.4°;苦参醇碱 m. p. 171℃,$[\alpha]_D$-66°;N-甲基金雀花碱 m. p. 140~141℃,$[\alpha]_D$-223°(H_2O),稳定性高,不被皂化;巴普叶碱 m. p. 210℃,$[\alpha]_D$-135°。

2. 提取与分离

(1)总碱的提取:苦参生物碱与其他许多生物碱的不同点是易溶于水(槐果碱在水中溶解度小),用常规酸碱处理方法则难以得到较纯的产品,同时用有机溶剂提取的过程也较繁琐。因此,一般都采用0.5%~2%盐酸或硫酸渗漉后,再用强酸型离子交换树脂进行交换纯化的方法,流程如图10-6所示。

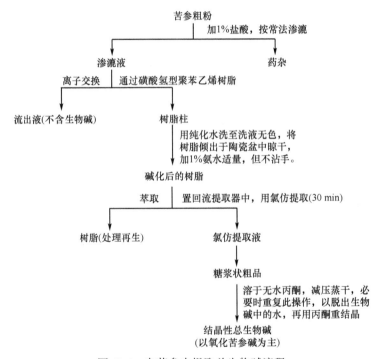

图 10-6 自苦参中提取总生物碱流程

(2)苦参总碱的分离

1)氧化苦参碱的分离:在苦参生物碱中,只有氧化苦参碱不溶于乙醚,可用此性质将其分离。将总碱溶于少量氯仿中,加入10倍量乙醚,放置,过滤。滤液浓缩后(油状物)再溶于氯仿中,加乙醚放置,再过滤析出沉淀,合并两次沉淀物,用丙酮重结晶,即为氧化苦参碱。

2)苦参碱的分离:将上述滤液蒸干,加石油醚(30~60℃)回流提取三次,合并石油醚提取液(还有不溶物),提取液分步结晶,先析出少量N-甲基金雀花碱,滤液再浓缩至适量,放置析晶,抽滤,得苦参碱。

3) 其他生物碱的分离：将上述石油醚不溶物做处理,流程如图 10-7 所示。

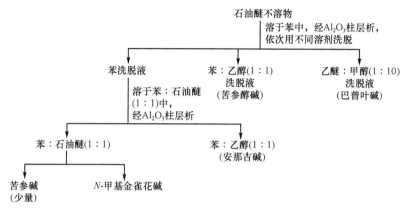

图 10-7　自苦参中分离 N-甲基金雀花碱、巴普叶碱、苦参醇碱和安那古碱流程

(三) 喜树生物碱类

珙桐科喜树(*Camptotheca acuminate* Decbe)是我国南方特有的一种乔木。从喜树中分离得到的喜树碱、10-羟基喜树碱经临床试用证明对直肠癌、胃癌、肝癌、膀胱癌及白血病等恶性肿瘤有较好的近期疗效,但喜树碱毒性很大,安全范围较小。10-羟基喜树碱可用于治疗肝癌与头颈部肿瘤,副作用远比喜树碱小。喜树碱已有多个全合成的路线,如以 3,4-二羧基呋喃为起始原料合成绝对构型为 20(S)喜树碱。近年发现喜树碱可被黄曲霉素 T-37 选择性地氧化成 10-羟基喜树碱,为规模化生产奠定了基础。

1. 结构与性质　喜树碱是一类特殊的生物碱,带有喹啉环的五环化合物,含 δ-内酰胺与 δ-内酯环,它们都是中性乃至近酸性的化合物。除去氧喜树碱外都不具有一般生物碱的特性,如对碘化铋钾试剂呈阴性反应,不溶于一般有机溶剂,与酸不能形成盐。喜树碱等分子中具有内酯结构,可被碱化开环,转为钠盐而溶于水;酸化后又环合而析出。

喜树碱	$R_1=R_2=H$		$R_3=OH$
羟基喜树碱	$R_1=H$	$R_2=H$	$R_3=OH$
10-羟基喜树碱	$R_1=H$	$R_2=OCH_3$	$R_3=OH$
11-羟基喜树碱	$R_1=OH$	$R_2=H$	$R_3=OH$
11-甲氧基喜树碱	$R_1=OCH_3$	$R_2=H$	$R_3=OH$
去氧喜树碱	$R_1=R_2=R_3=H$		

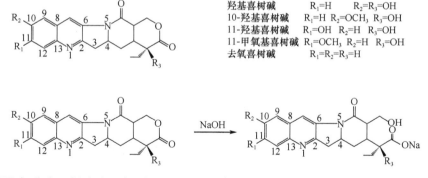

2. 提取与分离　提取流程如图 10-8 所示。喜树根皮和木部中的含量约 0.05%,其中以喜树碱为主要成分,喜树果中含喜树碱为 0.03%。

喜树碱粗品经用氯仿:甲醇(1:1)为溶剂,数次重结晶得纯的淡黄色晶体,m.p. 264~266℃,$[\alpha]_D^{25}$+31.30°[氯仿:甲醇(8:2)]。10-羟基喜树碱为黄色柱状结晶,m.p. 266~267℃(分解)。喜树生物碱分离结果检查见表 10-2。

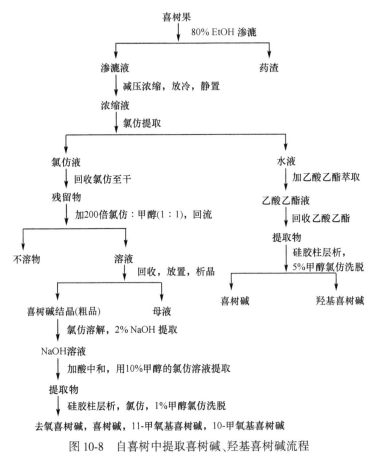

图 10-8 自喜树中提取喜树碱、羟基喜树碱流程

表 10-2 喜树生物碱硅胶 G 薄层层析

生物碱	去氧喜树碱	喜树碱	11-甲氧基喜树碱	10-甲氧基喜树碱	11-羟基喜树碱	10-羟基喜树碱
R_f值	0.67（蓝色）	0.6（蓝白色）	0.53（亮蓝色）	0.50（亮蓝色）	0.20（暗红色）	0.18（红黄色）

注：展开剂为氯仿：丙酮(7：3)；显色，紫外光灯下观察。

第5节 生物碱的鉴定与结构测定

一、色谱法在生物碱鉴定中的应用

(一) 薄层色谱

生物碱的薄层色谱，常以氧化铝为吸附剂。展开剂以苯或氯仿为主组成，再根据生物碱的极性强弱加入其他溶剂进行调整。总之，必须使展开剂的极性与生物碱的极性相适应，才可能获得单一而集中的斑点。如采用硅胶作吸附剂，因硅胶本身呈微酸性，碱性强的生物碱在硅胶层析板上能形成盐使 R_f 值小或斑点出现拖尾现象。要想获得满意的分离效果，可采用以下三种方法：①在湿法铺板时加进一定量的氢氧化钠水溶液，使硅胶板呈碱性；②在中性展开剂中加入一定量的二乙胺或氨水，如氯仿：二乙胺(9：5 或 9：1)；③在层析缸中放一盛有氨水的小杯，使生物碱的薄层色谱在碱性环境中进行。

吸附色谱无法分离的一些结构相似的生物碱,可采用分配色谱法,如在纤维素或硅胶薄层上,以甲酰胺为固定相,以氯仿或苯(用固定相饱和)为移动相进行展开,往往可以获得较满意的结果。层析后斑点的观察,具有颜色或荧光的生物碱,可直接在可见光或紫外灯下观察斑点。不能直接观察到颜色的生物碱常用改良碘化铋钾试剂显色,改良碘化铋钾试剂与大多数生物碱反应显橘红色。在应用此试剂时,如果展开剂或固定相中有常温下较难挥发的碱或甲酰胺,则必须将薄层板置于60~120℃加热将碱除尽后,才能喷洒显色剂。此外,也可用碘铂酸(H_2PtI_6)试剂、三氯化锑试剂、硫酸铈的硫酸(或磷酸)溶液作显色剂,因生物碱不同而产生不同的颜色。

(二) 纸色谱

生物碱的纸色谱,主要是指以水为固定相的分配层析。根据生物碱在不同的 pH 条件下存在状态不同,可分为两种层析形式。当生物碱以离子状态层析时,要调节溶剂系统至一定程度的酸性,以保证在层析过程中全部样品都能离子化。如溶剂系统不能使生物碱全部离子化,则只有一部分生物碱成为离子,由于离子化的生物碱的极性较同一生物碱分子状态的极性大,层析后前者的 R_f 值比后者小,但由于二者是同一化合物的离子和分子,其 R_f 值相差小,二者紧紧相连。生物碱以离子状态层析最常用的溶剂系统为正丁醇:乙酸:水(4:1:5 上层),有时也可用盐酸代替乙酸。另一种方法是将滤纸预先用一定 pH 的缓冲液处理,再用极性较小的溶剂系统展开,或用多缓冲纸层析的方法,均能获得较好的分离效果。当生物碱以分子状态层析时,溶剂系统以偏碱性的、亲脂性较强的流动相组成。实际应用中常将甲酰胺加到滤纸上代替水作固定相,以亲脂性溶剂如苯、氯仿或乙酸乙酯等(事先都用甲酰胺饱和)作为移动相,可得到满意的分离效果。纸色谱法的显色试剂与薄层色谱法相同,但含硫酸试剂不能用。

(三) 高效液相色谱法

对结构相似的生物碱用高效液相色谱法有良好的分离效果。由于生物碱是一类碱性化合物,一般来说,流动相应偏碱性,但也存在一些需要克服的问题,其中经常遇到的问题之一是以硅胶为基质的反相键合填料表面不同程度的残存硅醇基。残存硅醇基与被分离的碱性物质相互作用,导致峰的严重拖尾和分辨率的降低。解决该问题主要有以下三种途径。

1. 调整流动相的 pH 对于强碱性化合物的分离,流动相 pH 3.5~5.5 为适宜。

2. 调整缓冲液离子类型和浓度 实验证明,在大多数情况下,钾盐缓冲液优于钠盐缓冲液,浓度宜在 0.01~0.1 mol/L。

3. 利用添加剂改善分离效果 添加剂主要指离子对试剂(如烷基磺胺钠、季铵盐)或有机胺类。应根据样品的性质选择离子对试剂的品种,一般多用戊烷磺酸钠、己烷磺酸钠。有机胺试剂一般多用仲胺或叔胺如二乙胺、三乙胺,也有使用二甲基辛胺(DMOA)的,小分子量的无机铵类不应使用,因为对硅胶填料损害作用较大。加入有机胺后应注意调整流动相 pH 且浓度范围在 0.1~0.5 mol/L。另外,在购买填料或预装柱时,最好选择标明做过"末端覆盖"(end-capping)的品种。

二、生物碱的结构测定

生物碱的结构测定,主要有化学法与光谱法。20 世纪 60 年代以前,以化学法为主,经脱氢、氧化降解、官能团分析、全合成等,测其结构。自后,光谱法不断发展,迄今已取代经典化学法而居首位。

(一) 化学降解反应

经化学降解反应,了解氮原子在生物碱分子结构中的结合状态,基本上就明确了生物碱的骨架。

1. 霍夫曼降解反应或彻底甲基化反应（Hofmann exhaustive methylation） 该反应是将生物碱分子中的氮原子彻底甲基化,由仲胺经叔胺最后生成季铵盐,再加碱处理转变成季铵氢氧化物,经加热处理,脱去一分子水,消除一个 β-H,碳-氮键裂解,生成三甲胺及烯烃化合物。鉴定反应中的生成物,即可推测氮原子在生物碱分子中的结合状态。

Hofmann 降解反应主要条件为季氮的 β-位有氢原子。影响脱水消除 β-H 反应的因素是 β-碳上烃基取代情况以及 β-H 和 $-N^+(CH_3)_3$ 的构型。β-碳上烷基取代多时,则 β-H 难消除;β-碳上有芳环或其他吸电子基时,β-H 易消除。β-碳上烃基取代对 β-H 消除的难易次序是:$R_2CH— > RCH_2— > CH_3— > Ar—$

(1) 直链含氮的生物碱:通过霍夫曼降解反应生成三甲胺和一烯化合物。

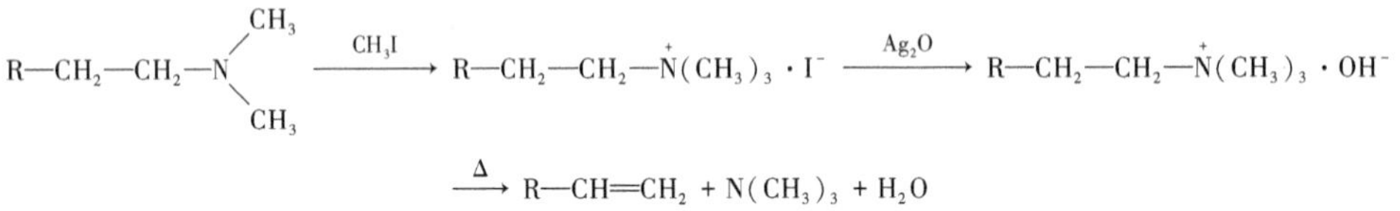

$$R—CH_2—CH_2—N(CH_3)_2 \xrightarrow{CH_3I} R—CH_2—CH_2—\overset{+}{N}(CH_3)_3 \cdot I^- \xrightarrow{Ag_2O} R—CH_2—CH_2—\overset{+}{N}(CH_3)_3 \cdot OH^-$$
$$\xrightarrow{\Delta} R—CH=CH_2 + N(CH_3)_3 + H_2O$$

(2) 含氮杂环生物碱:通过霍夫曼降解反应生成三甲胺和二烯化合物。

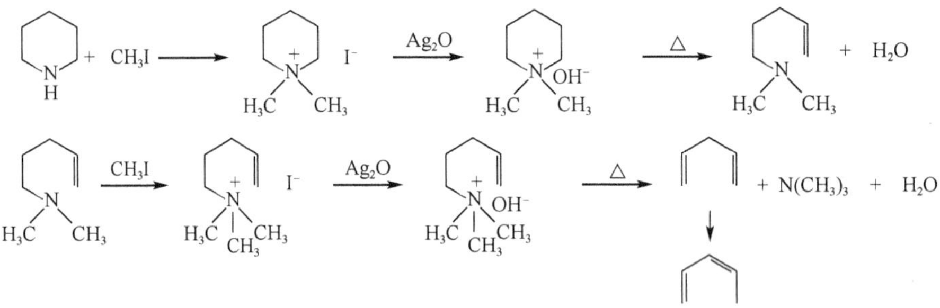

(3) 氮原子三价均结合在环上的生物碱:通过霍夫曼降解反应生成三甲胺和三烯化合物。

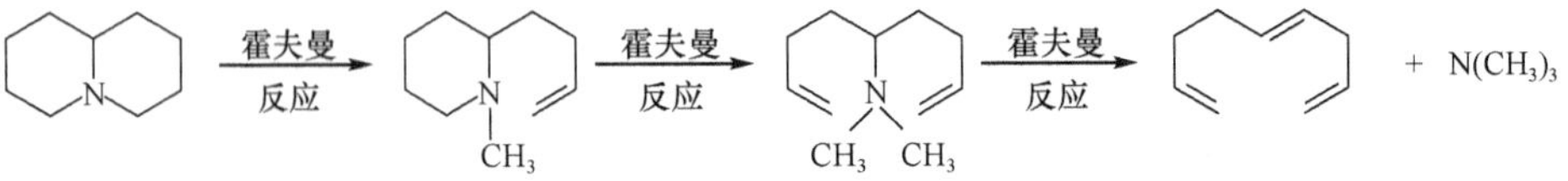

但对由吡啶、喹啉、异喹啉及四氢异喹啉等所衍生的生物碱,Hofmann 反应不能使碳氮键断裂,而只能产生脱甲醇的反应。

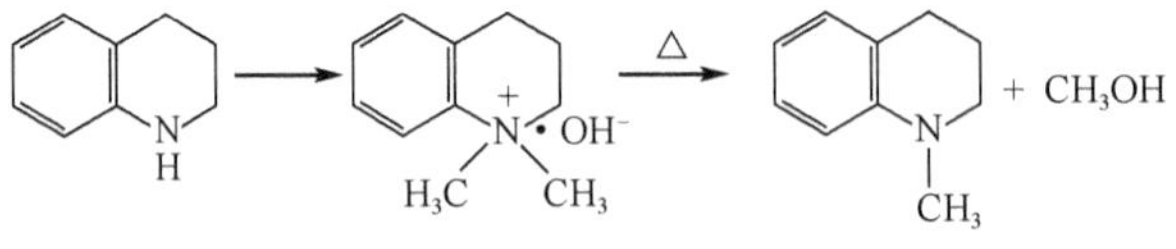

2. Emde 降解反应（Emde degradation） Emde 改进了 Hofmann 反应,将生物碱经甲基化反应生成的季铵盐置于乙醇和水溶液中用钠汞齐处理,则碳氮环可以降解,此反应称 Emde 降解反应。Emde 反应的生成物与 Hofmann 反应的生成物可能相同或为其还原产物,也可能产物不相同。如如下的反应。

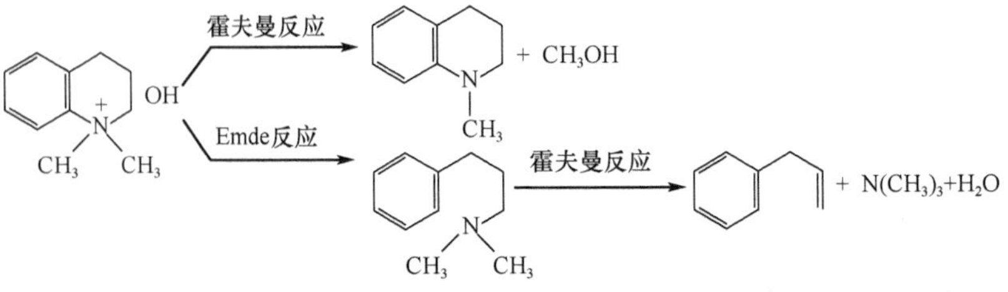

(二) 光谱法在生物碱结构测定中的应用实例——雷公藤康碱的结构测定

雷公藤新碱(euonine Ⅰ)与雷公藤康碱(wilfordconine Ⅱ)分自雷公藤(*Tripterygium wilfordii* Hook. f.)的根皮,是一种新的倍半萜生物碱,药理实验证明该生物碱有免疫抑制活性,并对白血病细胞有抑制作用。

1. 物理常数测定 雷公藤康碱为无色柱状结晶(CH_2Cl_2:MeOH),m. p. 192~193℃。HRMS (m/z):873.2713(M^+)分子式 $C_{41}H_{47}O_{20}N$(计算值 873.2691)。

2. 功能基的定性 与碘化铋钾试剂呈阳性反应,UV_{Max}^{EtOH} nm:228(8760),258(48010);IR_{max}^{KBr} cm^{-1}: 3550,3460,3150,3060,1750(Br),1680,1590,1570,1510,1410,1370,1310,1230(Br),1160,1120, 1095,1050,870,760。MS m/z:873,858,830,814,784,748,729,711,668,259,250,222,208,194, 176,151,150,133,108,107,96,83,76,45,44。^{1}HNMR,^{13}CNMR 数据见表10-3和表10-4。

3. 确定基本结构 雷公藤根皮中含倍半萜生物碱,雷公藤康碱(Ⅱ)紫外光谱(228 nm、258 nm)与文献报道的雷公藤倍半萜生物碱有类似吸收,红外光谱示有羟基(3550 cm^{-1}, 3460 cm^{-1})、酯基(1750 cm^{-1})、吡啶环(1590 cm^{-1},1570 cm^{-1})和呋喃环(3150 cm^{-1},870 cm^{-1})的特征吸收。^{1}HNMR 谱示有 5 个乙酰基(δ:1.78,1.90,1.93,2.15,2.28)、羟基(δ:3.40,3.43,重水交换消失)、4 个甲基(δ:1.61,1.36,1.20,1.65)。^{13}CNMR 示有 8 个酯羰基碳,9 个烯碳,其中 6 个烯碳带有氢原子、5 个季碳、8 个 CH、2 个 CH_2、9 个 CH_3。

(1) 吡啶环与大环连接的位置:Ⅰ(euonine)的吡啶环与大环连接部分已清楚。比较 Ⅰ 和 Ⅱ 的 ^{1}HNMR(表 10-3),吡啶环上氢的信号有明显不同:Ⅱ 的 ^{1}H-^{13}CCOSY 中,C-5′δ127.50,5′-Hδ 7.82,C-6′δ 151.21,6′-Hδ 8.69,2′-Hδ 8.98,C-2′δ 152.58,而在 ^{1}H-^{1}HCOSY 中 5′-H 与 6′-H 有相关,而 2′-H 与 5′-H,6′-H 无相关点,显然,在 Ⅱ 中吡啶环与大环连接是在 3′位和 4′位碳上。

(2) 呋喃环甲酰基连接的位置:从表 10-3 中可见 Ⅱ 6-Hδ 2.82,7-Hδ 5.68,8-Hδ 5.48 明显比 Ⅰ 向低场位移,说明呋喃环甲酰基是连在 C-7 碳上,而且从 δ 8.53 和 δ 149.25 的化学位移值证明取代基为呋喃环 β 位甲酰基。

(3) 甲基连接的位置:在 ^{1}HNMR 谱中,Ⅱ 有 3 个甲基是单峰,1 个甲基是双重峰即—CH—CH_3,在 2D-NOESY 谱中,δ 3.43(OH)与 δ 1.36 处的 CH_3 有 NOE 相关。在 ^{1}H-^{13}CCOLOC 谱中,可见到 δ 1.36 与 C-16,C-18 和 C-20 有远程相关,表明 δ 1.36 处的 CH_3 是连接在 C-18 上,而 C-18 上的 CH_3(δ 1.36)是单峰,且与 OH 有远程相关,证明 C-18 上连有 1 个 CH_3 和 1 个 OH。以上连接方式在 2D-NOESY 中得到证实,5′-C 上氢与 C-18 上 CH_3 NOE 相关,同样,5′-C 上氢与 δ 1.20 (—CH—CH_3)亦有 NOE 相关,从而证明 δ 1.20 处的甲基是连在 C-16 上。另外,由于 δ 1.65 处的甲基与 δ 3.40 处的 OH 及 2-H 和 3-H 有 NOE 相关,推断 δ 1.65 处的 CH_3 连接在 C-4 上,同时在 C-4 上连有羟基。从 NOESY 谱中可见 C-5 和 C-7 上的氢与 δ 1.61 处的甲基有 NOE 相关,推断 δ 1.61 处的甲基是连接在 C-13 上。

表 10-3 ^{1}HNMR spectral data of compounds Ⅰ and Ⅱ (CDCl$_3$)

NO	Ⅰ	Ⅱ	NO	Ⅰ	Ⅱ
1	5.60(1H,d,J=4 Hz)	5.58(1H,d,J=4 Hz)	12-CH$_3$	1.65(3H,s)	1.65(3H,s)
2	5.18(1H,t,J=3.4 Hz)	5.20(1H,t,J=3.3 Hz)	18-OH		3.43(1H,s)
3	4.92(1H,d,J=3.5 Hz)	4.95(1H,d,J=3.6 Hz)	14-CH$_3$	1.56(3H,s)	1.61(3H,s)
5	6.90(1H,s)	7.18(1H,s)	17-CH$_3$	1.18(3H,d,J=6.8 Hz)	1.20(3H,d,J=7.3 Hz)
6	2.35(1H,d,J=3.8 Hz)	2.82(1H,d,J=3.8 Hz)	19-CH$_3$		1.36(3H,s)
7	5.54(1H,dd,J=4.6 Hz)	5.68(1H,dd,J=4.6 Hz)	CH$_3$COO-	1.68,1.82,1.98,2.13,2.21,2.30	1.78,1.90,1.93,2.15
8	5.34(1H,d,J=5.8 Hz)	5.48(1H,d,J=5.9 Hz)			2.28
11	4.45,5.23(2H,ABq,J=13.5 Hz)	4.24,5.20(2H,ABq,J=13.4 Hz)	2'	8.72(1H,dd,$J_{2',3'}$=4.6 Hz,$J_{2',4'}$=1.8 Hz)	8.89(1H,s)
			3'	7.41(1H,dd,$J_{4',3'}$=7.9 Hz,$J_{4',2'}$=1.8 Hz)	
15	3.76,5.74(2H,ABq,J=11.7 Hz)	5.01,5.05(2H,ABq,J=12.0 Hz)	4'	8.33(1H,dd,$J_{3',4'}$=7.9 Hz,$J_{3',2'}$=4.6 Hz)	
			5'		7.82(1H,d,J=5.5 Hz)
16	4.23(2H,m)	4.23(1H,q,J=7.3 Hz)	6'		8.69(1H,d,J=5.5 Hz)
17	2.35,2.47(each 1H,m)		2"		7.50(1H,d,J=5.5 Hz)
18	2.48(1H,m)		3"		6.99(1H,d,J=1.8 Hz)
4-OH	5.06(1H,s)	3.40(1H,s)	5"		8.53(1H,s)

表 10-4　^{13}CNMR spectral data of compounds Ⅰ and Ⅱ (CDCl$_3$)

No.	Ⅰ	Ⅱ	No.	Ⅰ	Ⅱ
1	69.37(d)	72.10(d)	20	175.21(s)	175.10(s)
2	69.08(d)	68.30(d)	21	166.80(s)	167.66(s)
3	73.60(d)	75.80(d)	22		163.10(s)
4	69.90(s)	69.73(s)	2′	153.16(d)	152.58(d)
5	71.10(d)	74.70(d)	3′	121.40(d)	123.47(s)
6	51.20(d)	52.58(d)	4′	138.74(d)	151.63(s)
7	73.78(d)	65.60(d)	5′	124.43(s)	127.50(d)
8	75.90(d)	76.10(d)	6′	164.10(s)	151.21(d)
9	52.20(s)	52.88(s)	2″		144.08(d)
10	98.79(s)	98.28(s)	3″		110.10(d)
11	60.20(t)	59.88(t)	4″		119.07(s)
12	22.90(q)	20.69(q)	5″		149.25(s)
13	84.50(s)	83.50(s)	C=O	166.85(s)	168.64(s)
14	21.38(q)	23.80(q)		166.80(s)	168.94(s)
15	70.35(t)	70.41(t)		169.03(s)	169.49(s)
16	33.30(t)	41.75(d)		169.84(s)	169.72(s)
17	33.30(t)	17.11(q)		170.09(s)	170.26(s)
18	38.44(d)	77.22(s)		170.20(s)	
19	20.68(q)	23.98(q)	CH$_3$	20.66(q)	20.39(q)
CH$_3$	20.48(q)	20.29(q)	(AC among	20.98(q)	21.08(q)
(AC among	20.78(q)	20.50(q)	CH$_3$)	21.55(q)	
CH$_3$)	21.28(q)	21.71(q)			

（4）Ⅱ的倍半萜醇确定：Ⅱ的倍半萜醇部分的质子化学位移与Ⅰ比较，无明显差异，说明二者该部分的结构是一样的，推断Ⅱ的结构如下：

雷公藤康碱(wilfordconine)

小　结

生物碱是一类含氮的天然有机化合物，呈碱性，具有显著的生物活性。按化学结构生物碱分有机胺类、氮杂环衍生物类、甾体衍生物类、大环生物碱等类别。生物碱碱性强弱主要与氮原子的杂化方式、氮原子的电子云密度、空间效应等因素有关。氮原子杂化方式有三种形式,其碱性 sp^3 氮 > sp^2 氮 > sp 氮;供电子诱导效应和共轭效应使氮原子的碱性增强;吸电子诱导效应和共轭效应使氮原子的碱性降低;氮原子周围取代基越多或越大,占的空间更多,不易接近氮原子而使其碱性降低。生物碱的沉淀反应、色谱检识常用于生物碱的检识和预试验。提取生物碱的方法有溶剂法、离子交换树脂法、沉淀法,其中溶剂法最为常用。还介绍了颠茄生物碱中莨菪碱、东莨菪碱、樟柳碱等碱性的强弱、主要检识和提取方法,苦参生物碱和喜树生物碱的结构、主要性质和提取分离方法;生物碱主要用色谱法进行鉴定;结构测定有经典化学降解法和波谱分析法等方法。

目标检测

一、名词解释
1. 生物碱　2. 沉淀反应

二、填空题
1. 生物碱在植物体内以_____、_____和_____三种形式存在。
2. 生物碱具有碱性是因为分子中含有_____原子,该原子具有成对的_____,能与质子结合成_____。
3. 生物碱的碱性强弱可用_____表示,该数值越大,生物碱的碱性_____。
4. 生物碱 pK_a 小于_____为极弱碱;pK_a _____为弱碱;pK_a _____为中强碱;pK_a 大于_____为强碱。
5. 总生物碱的提取方法有_____,_____,_____和_____。

三、选择题

(一) A 型题(单项选择题)

1. 在碱水溶液中开环溶解,在酸水溶液中还原的是( )
   A. 酚性生物碱
   B. 酸性生物碱
   C. 含内酯键的生物碱
   D. 季铵碱
   E. 含氮氧化物生物碱

2. 生物碱的沉淀反应在何种条件的溶液中完成( )
   A. 酸性水溶液　　B. 碱性水溶液
   C. 中性水溶液　　D. 盐水溶液
   E. 氯仿溶液

3. 碱性最强的生物碱类型是( )
   A. 伯胺类生物碱　　B. 仲胺类生物碱
   C. 叔胺类生物碱　　D. 季铵类生物碱
   E. 酰胺类生物碱

4. 比季铵碱碱性更强的生物碱结构是( )
   A. 胍基　　　　　　B. 脂肪胺
   C. 芳香胺　　　　　D. N-芳香杂环
   E. N-烷杂环

5. 伪麻黄碱碱性大于麻黄碱是因为( )
   A. 氮原子杂化方式
   B. 共轭效应
   C. 诱导效应
   D. 空间效应
   E. 氢键效应

6. 可替代黄连提取小檗碱的是( )
   A. 苦参　　　　　B. 三颗针
   C. 防己　　　　　D. 延胡索
   E. 洋金花

(二) B 型题(配伍选择题)

[7~11 题共用备选答案]
   A. 异喹啉类酸碱两性生物碱
   B. 酰胺类生物碱
   C. 有机胺碱
   D. 异喹啉类生物碱
   E. 莨菪烷类生物碱

7. 麻黄碱的结构属于( )
8. 小檗碱的结构属于( )
9. 阿托品的结构属于( )
10. 小檗胺的结构属于( )
11. 粉防己碱的结构属于( )

[12~16 题共用备选答案]
   A. 杂化方式　　　B. 诱导效应
   C. 共轭效应　　　D. 氢键效应
   E. 立体效应

12. 使麻黄碱的碱性强于甲基麻黄碱的原因是( )
13. 使仲胺型生物碱的碱性强于叔胺型生物碱的原因是( )
14. 使莨菪碱的碱性强于山莨菪的原因是( )

15. 使酰胺类生物碱的碱性变弱的原因是（　　）
16. 使吡啶生物碱的碱性弱于吡咯生物碱的原因是
（　　）

（三）X型题（多项选择题）

17. 生物碱的沉淀反应一般在何种溶液中进行
（　　）
　A. 酸水中　　　B. 酸性稀醇中
　C. 水中　　　　D. 氯仿中
　E. 碱水中
18. 生物碱在植物体中存在方式有（　　）
　A. 游离形式　　B. 盐的形式
　C. 苷的形式　　D. N-氧化物
　E. 蛋白质
19. 证明有小檗碱的检识反应是（　　）
　A. 漂白粉试剂反应
　B. 丙酮小檗碱反应
　C. 硅钨酸试剂反应
　D. 雷氏铵盐反应
　E. 苦味酸反应
20. 含有小檗碱的药材有（　　）
　A. 黄柏　　　　B. 三颗针
　C. 黄连　　　　D. 洋金花
　E. 颠茄
21. 用硅胶作吸附剂的薄层色谱通常会出现 R_f 值小和拖尾现象，可采用下列哪些方法得以改善（　　）
　A. 湿法铺板加入氢氧化钠
　B. 展开剂中加二乙胺
　C. 层析缸中放一小杯氨水
　D. 展开剂中加少量盐酸
　E. 层析缸中放一小杯盐酸

四、比较下列碱性强弱，简要说明原因
1. 莨菪碱、山莨菪碱、东莨菪碱、樟柳碱
2. 麻黄碱、伪麻黄碱、去甲基麻黄碱
3.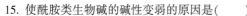
A

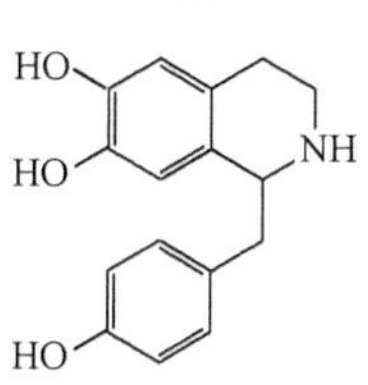

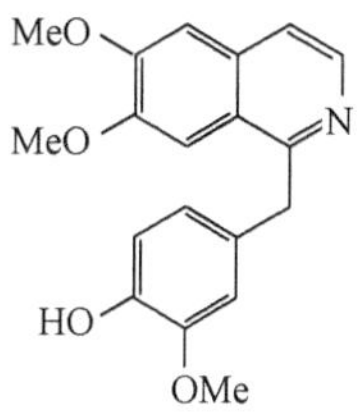

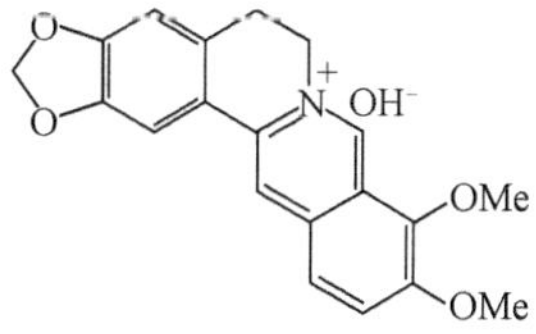

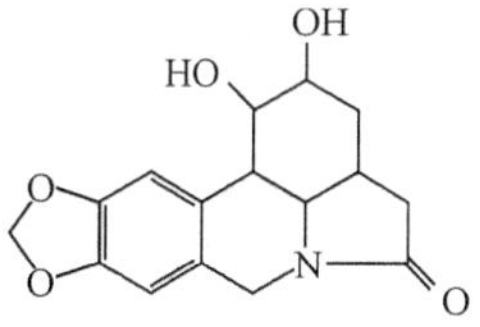

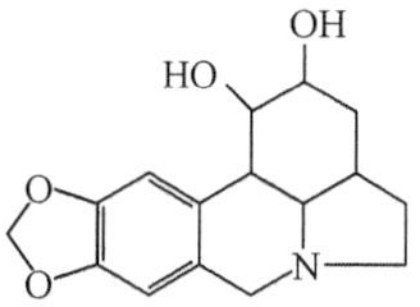

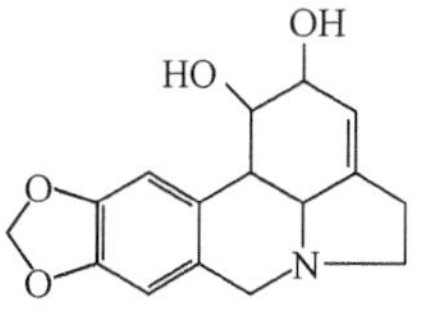

五、某中药材中含有季胺生物碱、一般叔胺生物碱、酚性生物碱和弱碱性生物碱，试设计分离流程。

（吴方评）

第11章 海洋天然药物

学习目标

1. 掌握海洋天然药物的结构类型及特点。
2. 理解海洋天然药物提取。
3. 了解海洋天然药物的生物活性。

案例 11-1

海藻自古以来就是药用植物,但在生物学分类中的地位是低等的海洋隐花类植物,人们日常所吃的海带、海苔、紫菜、羊栖菜、石花菜等都是海藻。由于海藻富含多种生命活性物质,如多糖、高不饱和脂肪酸、牛磺酸、类胡萝卜素、甾醇及海带氨酸等,海藻中还含有多种微量元素、锌、硒、钙等,无论是作为日常食物,还是作为提取活性物质的药品,海藻对人类都有着极大的好处。

问题:

1. 海藻药物可否作为减肥食品,为什么?
2. 海藻药物用于老年保健的有效成分是什么?
3. 海藻药物一些有效成分可否用于儿童保健品?

第1节 概　　述

近20年来随着陆地资源的减少、人口的增加和科技水平的提高,人类面临着可持续发展与资源和环境的矛盾,以开发海洋资源为标志的"蓝色革命"正在形成前所未有的浪潮,发达国家对海洋资源的争夺也日益白热化。生命起源于海洋,占地球表面积71.8%的浩瀚海洋将成为21世纪全球关注的新焦点,因此,在某种程度上讲21世纪将是"海洋的世纪"。海洋特殊生态环境中的生物资源已成为拓展天然药用资源的新空间。海洋中生物量占地球总生物量的87%。在动物界28个主要动物门中,有26个门生活在水中,其中8门是陆地上所没有的。此外海洋中还存在大量的海洋藻类及海绵动物、腔肠动物等较低等的海洋生物,种类达20多万种。目前,海洋生物的开发与陆生植物的开发利用相比,仍相当有限,利用率仅为1%左右。海洋生物中大量结构独特的化合物,表现出各种各样的生理活性。海洋药物这一新生领域已成为世界关注的热点,开展海洋天然药物研究具有重要的理论意义和实际价值。

尽管海洋生物这个巨大的宝库早为人所认识,在传统中药中也有应用海洋生物治疗疾病的历史,但对海洋天然产物的深入研究是以1964年日本学者研究河豚毒素(tetrodotoxin,TTX)为开端,开展海洋药物质的研究,1968年美国的网络信息中心(NIC)对海洋生物资源的抗癌活性筛选使海洋药物的研究成为一个独立的领域。NIC每年研究、检测的上万种天然药物中,1/4来自海洋生物。头孢菌素钠(cephalosporin natrium)为海洋微生物中第一个被发现并开发成功的"海洋新抗",开创了开发海洋新抗生药的先例。从海绵中获得的海绵尿嘧啶核苷(spongouridine),利用后来研究成功的合成方法研究出有效抗癌活性药物阿糖胞苷(arabinoside cytosine,Ara-C),目前在市场上已获得广泛应用。20世纪80年代后期,科学技术的进步,尤其是现代生物工程技术的发展使海洋生物的广泛开发成为可能,使海洋生物的研究与开发获得了不少具有突破性成果,已从海葵、海绵、腔肠动物、被囊动物、棘皮动物和微生物体内得到抗癌、抗病毒、止血、镇痛、抗炎、抗肿瘤和心血管等生物活性的多种新型化合物。1994年《联合国海洋公约》正式生效，许多沿海国家将开发利用海洋作为基本国策。美、日、英、法、俄等国分别推出包括开发海洋生物在内的"海洋生物技术计划"、"海洋蓝宝石计划"、"海洋生物开发计划"等，投巨资发展海洋药物和海洋生物技术。世界上一些著名大学也成立了海洋药物研究机构。

我国是世界上最早应用海洋药物的国家，而我国现代海洋药物的发展是在1978年全国科学大会上提出"向海洋要药"、"开发海洋湖沼资源，创建中国蓝色药业"的战略设想之后，结束了缓慢发展历史，进入高速发展的新时期。相继成立了中科院海洋所、植物所及农业部黄海所、青岛海洋大学等一批海洋药物研究及开发基地。

> **链接**
>
> 海洋是天然药物的重要来源，根据《尔雅》、《黄帝内经》的记载可以推断，早在公元前1027年至公元前300年海洋药物就已应用于医疗实践。《神农本草经》、《海药本草》、《本草纲目》和《本草纲目拾遗》都有海洋药物的记载，《中药大辞典》(1977)收入海洋药物144种。海洋药物历史悠久，对丰富的海洋资源赐予我们的宝贵财富，极有必要采用现代科学技术加以研究和开发。早在公元前1027年姬周于《尔雅》内，编释虫、草、鸟、兽、畜等五章，可谓对生物研究的最早记录，其中虫类中即有现在的蟹类。药食同源的提法揭示了食物在治疗疾病过程中的作用和地位。我国沿海地区人民在长期同疾病作斗争的过程中，早已使用了许多可供食用的海洋生物并发现了它们的药用价值。如在公元前三世纪左右，《黄帝内经》中就有以乌贼骨作丸饮、以鲍鱼汁治疗血枯的记载。东汉末年的《神农本草经》、显庆四年的《唐本草》、唐代的《海洋本草》，明代李时珍的《本草纲目》等也都有海洋药物的记载，但历时2000多年，海洋药物仅有110余种。新中国成立后，中药研究发展迅速，涉及海洋药物内容较多的如《中国中草药汇编》(1975)中收录海洋药物166种。《中华本草》(1989)中收录海洋药物802种。《中国海洋药物辞典》(1992)收载海洋药物1600条，其中海洋动物药1431条，海洋藻类药125条，矿物药6条，具有特殊药理活性化学成分药38条(如河豚毒素)。

一、海洋天然产物的主要化合物的类型

海洋药物(marine drugs)特指以海洋生物和海洋微生物为药源，运用现代科学方法和技术研制的药物。现有的海洋药物大多属于天然药物范畴，即直接从海洋生物中提取的有效成分，也有一些是海洋生物活性成分经过人工合成或生物技术转化而获得。海洋天然产物常见的化合物有内酯、甾体、多糖、蛋白质、萜类、脂肪烃以及一些海洋生物中特有的结构类型。

> **链接**
>
> 现在市场上由我们自己研制成功的真正的海洋天然药物并不是很多，经卫生部和国家药品监督管理局新药审批正式评审通过的准字号药物为数比较少，主要有PSS(藻酸双脂钠)、甘露醇烟酸脂、河豚毒素(TTX)、多烯康胶丸等。此外，现在市场上还可以见到许多作为临床试剂、代血浆、诊断用药，它们主要有鲎试剂(TAL)、海星胶代血浆、褐淀粉硫酸脂、胰岛素、止血敏、鱼肝油长效胰岛素注射液等。海洋保健品的发展速度也相当惊人，如海藻补碘剂、减肥剂、珍珠类的各种营养品、化妆品、贝类氨基酸滋补剂、调味品，海参、海胆的高效强壮剂，海龙、海蛇、龙虾的各种药酒、食品添加剂等，琳琅满目，色彩纷呈。这些海产品的开发利用无疑为海洋药物研究事业增添了生机活力。

海洋生态环境的特殊性和生物链之间的密切相关性，导致海洋生物具有陆上生物无与伦比的、奇特、新颖的化学结构。具有特异的高活性、高药效的药物先导化合物，为新药研究与开发提供了大量模式结构和药物前体。

按我国现行的《新药审批办法》，海洋药物可以分为三大类品种。①中药：海洋中药是在中

医药理论指导下将海洋药用生物按我国新药审批要求研制成的中药。大多情况下，海洋药用生物按其性味和功效，多与其他中药材配伍成复方中药。②化学药：采用化学的方法，从海洋生物中提取、分离、纯化得到的生物活性成分作为药物先导化合物，然后经合成或半合成方法研制而成的海洋药物，在分类上属于化学药。③生物制品：采用基因工程、蛋白质工程、细胞工程和发酵工程等生物技术从海洋生物和微生物中获得的海洋药物，在分类上属于生物制品类药物。

二、海洋天然药物的主要生物活性

研究海洋生物活性物质是海洋药物研究的主导方向。海洋生物活性物质主要包括生物信息物质、各类活性成分、海洋生物毒素、生物功能材料等。近年来，国际上出现了大量涉及药物、食品（包括功能食品）、化妆品、酶制剂等的海洋天然产物专利产品。一大批具有高效抗菌、抗病毒、消炎、抗肿瘤、镇痛功能的海洋生物活性物质被发现，多数化合物具有新药开发潜力，其中部分次生代谢产物已进入临床研究阶段，如抗肿瘤药物 Didemnin B、Bryostatin 1、Dolastatin，抗炎药物 Manoalide、Luttarinllolu，抗病毒药物 Ara-A、Cnneol、glycotipicles 和影响微循环过程的药物 Latruenlin A、Purealine 等；还有一部分则作为生物工具药得以开发利用。海洋天然产物的研究开发是非常复杂并具高技术密集性的系统工程。各国科学家在 20 世纪经历近 40 多年的努力，对海洋藻类、微生物、海绵、棘皮动物、腔肠动物、软体动物等海洋药源生物进行广泛的研究，从中分离和鉴定出上万种海洋生物活性物质。与来源于陆生植物的 15 万余种天然产物相比，海洋天然产物研究的开发潜力巨大。海洋活性化合物的生物活性多样，每年都有近千篇有关海洋天然产物的文献报道。以研究海洋生物活性物质为中心任务的海洋天然药物化学已成为天然药物研究中最为活跃的分支。

海洋天然产物的结构千差万别，新的骨架结构不断被发现，下面仅就海洋天然产物中结构特殊、生理活性明显的几种类型化合物加以介绍。

第 2 节 大环内酯类化合物

海洋生物中的大环内酯类物质主要来源于蓝藻、甲藻、海绵、苔藓虫、被囊动物和软体动物以及某些海洋菌类，具有抗肿瘤、抗癌、抗病毒、抗菌等功能。大环内酯类化合物（macrolides）是海洋生物中常见的一类多数具有抗肿瘤活性的化合物，结构中均含有内酯环，环的大小差别较大，从十元环到六十元环都有。可分为简单大环内酯化合物、内酯环含有氧环的大环内酯、多聚内酯、其他大环内酯类等。

一、简单大环内酯化合物

这类化合物环的大小差别较大，但环上取代基仅有羟基或烷基，多数仅有一个内酯环，为长链脂肪酸形成的内酯。例如，从海洋软体动物（*Aplysia depilans*）中分离得到下列三种化合物作为海洋动物的一种化学防御物质，具有强的毒鱼活性。

又如从海洋微生物中分离得到的化合物（-）-macrolactin A、（+）-macrolactin E 具有一定的抗病毒活性，并从 *Becillus* 属的其他微生物中分离到该化合物的琥珀酸酯。

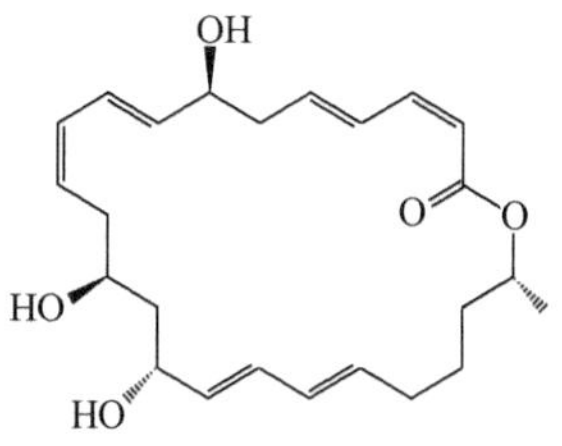

(−)-macrolactin A 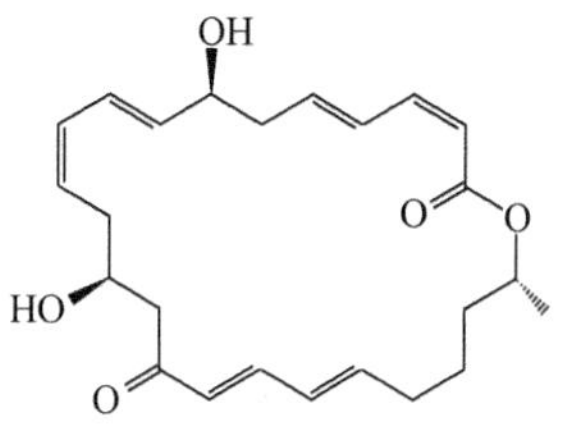　　　　　　　　　(+)-macrolactin E

二、内酯环含有氧环的大环内酯

该类化合物由于环结构上含有双键、羟基等,在次生代谢过程中发生氧化、脱水,形成含氧环的大环内酯类化合物。氧环的大小有三元氧环、五元氧环、六元氧环等。

苔藓虫素(bryostatins)是海洋苔藓动物总合草苔虫中分离得到的一系列大环内酯化合物。1968 年,美国亚利桑那州立大学 Pettit 小组首次发现了总合草苔虫的抗癌活性。1982 年,该小组从采集于加利福尼亚太平洋蒙特内海湾的海底栖息动物总合草苔虫(Bugula nertina)中分得第一个有抗癌活性的大环内酯化合物 Bryostatin -1,并用 X 衍射确定了其结构。从此以后美、日两国从不同海域产的总合草苔虫中分得 19 个此类化合物,结构上的主要差别在于 C_7 和 C_{20} 的取代基的不同。其中 Bryostatin -1 经美国 FDA 批准进入 II 期临床,用来治疗白血病、肾癌、宫颈癌、黑色素瘤等疾病。此类化合物不同于以前所有的化疗药物,它除了直接杀死癌细胞外,还能促进造血功能,是一个极有希望的抗癌候选药物。从珊瑚和海绵等生物中分离出共生的双鞭毛藻(Amphidinium sp.)在实验室成功地大量繁殖培养,并分离出三种抗肿瘤活性成分,其中 amphidinolide-B 活性最强,比目前广泛使用的抗癌药丝裂霉素强 1400 倍。

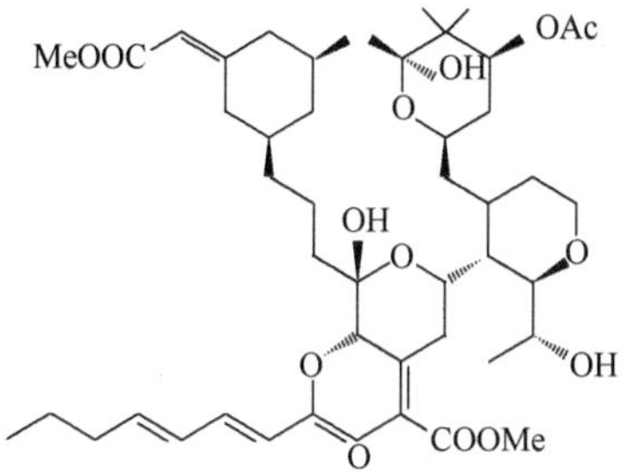

Bryostatin -1 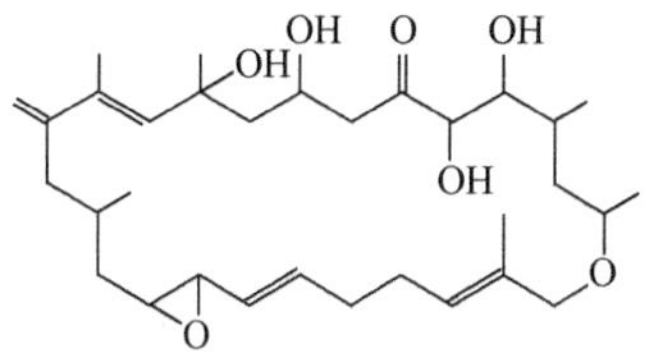　　　　　　　　　amphidinolide-B

又如从海绵 Neosiphonia superstes 中分离得到的细胞毒活性成分 sphinxolide E,从海绵 onell swinhoei 中分离得到的具有广谱抗肿瘤活性和抗真菌活性的大环内酯化合物 swinholide A、B、C,从扁虫 Amphliscolops sp. 中分离得到细胞毒性活性物质的 amohidinolide P、K 等均属于大环内酯类化合物,在其环上存在不同大小的含氧环。

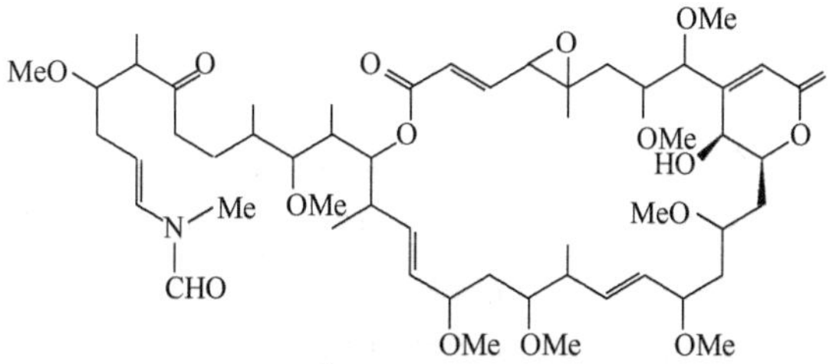

sphinxolide E

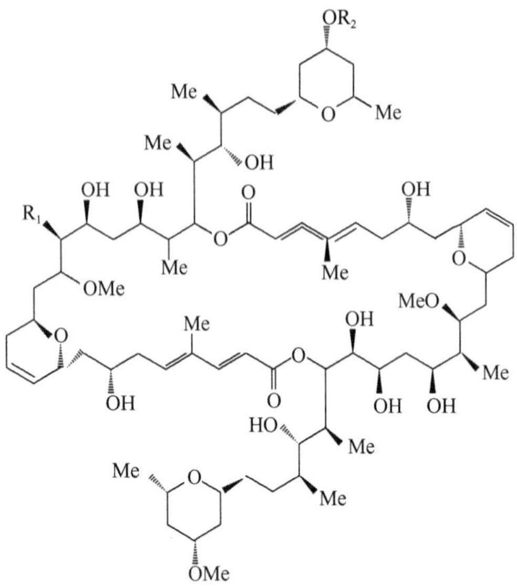

Swinholide A $R_1=R_2=Me$
Swinholide B $R_1=H$, $R_2=Me$
Swinholide C $R_1=Me$, $R_2=H$

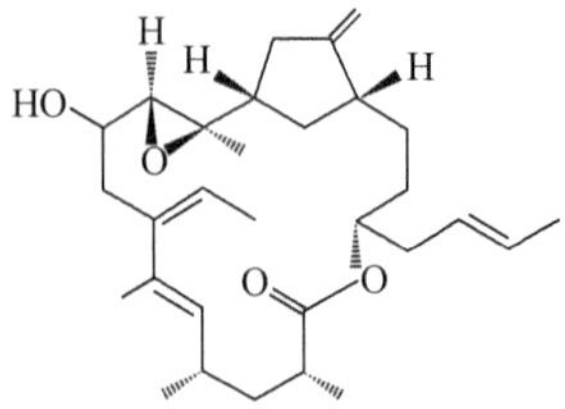

amohidinolide P

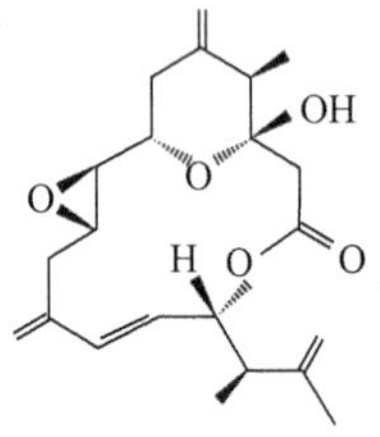

amohidinolide K

三、多聚内酯类

该类化合物属于大环内酯,但酯环上有超出一个的酯键存在,主要具有抗真菌活性。例如,从红藻(*Varicosporina ramulosa*)中分离得到 celletodiol 和 celltoketol,具有一定的抗真菌活性。从海洋微生物 *Hypoxylon oceanicum* LL-15G256 中分离得到的 15G256γ 和 15G256δ 同样具有抗真菌活性。

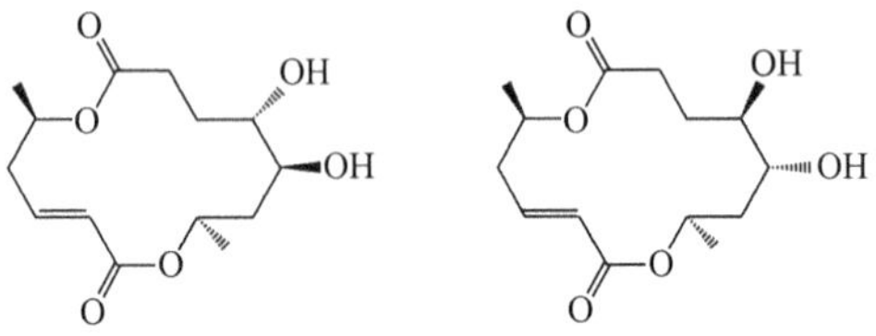

celletodiol

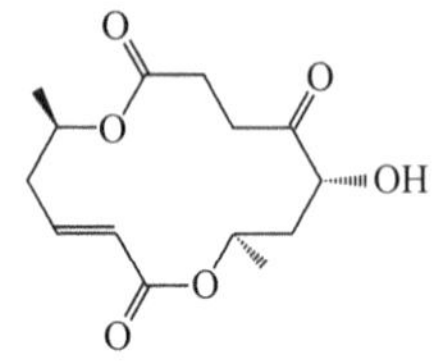

Celltoketol

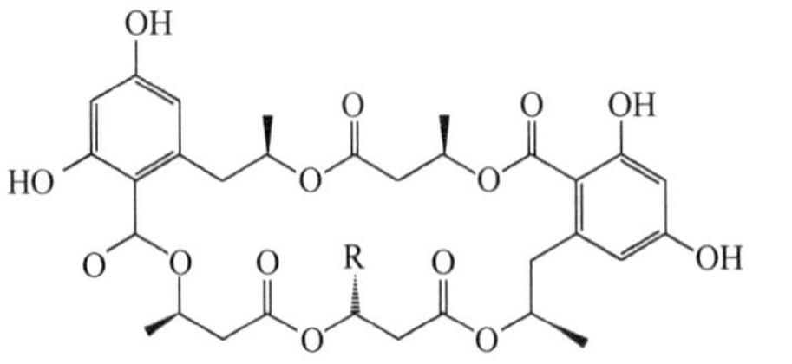

15G256γ (R=CH$_2$OH)
15G256δ (R=Me)

四、其他大环内酯类

海洋中的大环内酯类化合物是生物活性最广的一类化合物,结构类型也是复杂多样,除上述介绍的结构外,在海洋天然药物中还经常可见内酯环含有氢化吡喃螺环的化合物。例如,从被囊动物海鞘 *Ecteinascidia turbineta* 中分离得到一种化合物 ecteinascidin 743(ET743),与一般烷化剂不同,该化合物作用于 DNA 双螺旋间的沟槽,与组成 DNA 的鸟嘌呤结合,使 DNA 构象发生变化,ET743 的第三个环又与蛋白质结合,表现出特殊的抗肿瘤作用机理。目前该化合物已进入

Ⅱ期临床试验,对晚期软组织如直肠癌、乳腺癌、肺癌、黑色素瘤等显示较好的疗效。

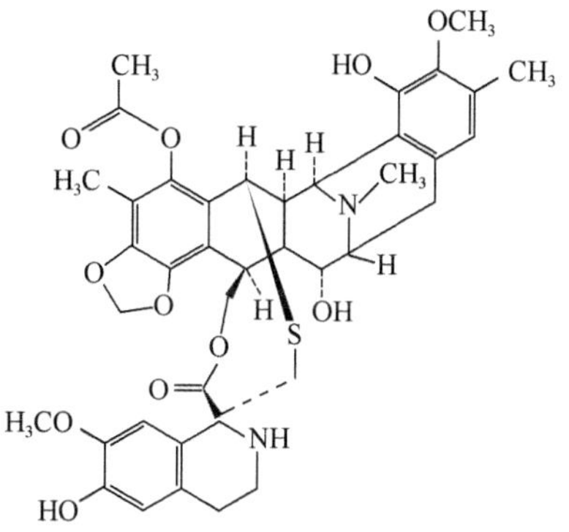

ecteinascidin 743

在海洋天然药物中经常可以见到内酯环含有氢化吡喃螺环的化合物,如从海绵 Hartio altum 中分离得到的 altohyrtin A、B、C, cinactryolide A(从 Cinachyra 中分离)等。这类化合物细胞毒活性高,NCI 研究表明该类化合物抗癌谱特殊,活性高,IC50 在 0.03 nm,是目前发现的细胞毒活性最高的一类。Thiomycalolide A、B 则是含有噻唑环的一类内酯,从 Ircinia 属海绵中分离得到的 chondropsin A、73-deoxy-chondropsin A 和 chondropsin C 则是新型内酯酰胺化合物,具有抗细胞增生和较强的细胞毒活性。

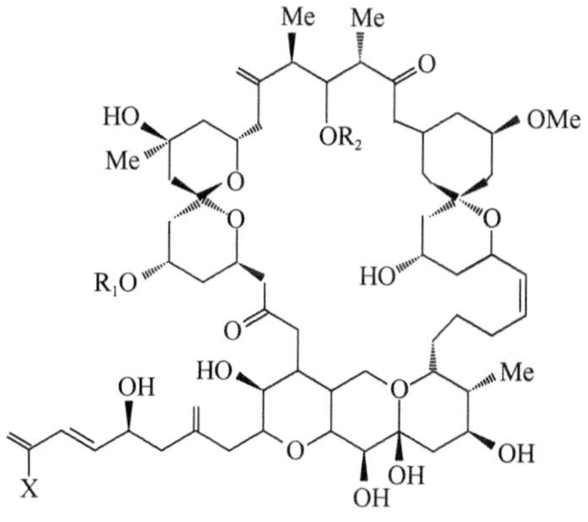

altohyrtin A X=Cl,R$_1$=R$_2$=Ac
altohyrtin B X=Br,R$_1$=R$_2$=Ac
altohyrtin C X=H,R$_1$=R$_2$=H
altohyrtin D X=Cl,R$_1$=Ac,R$_2$=A

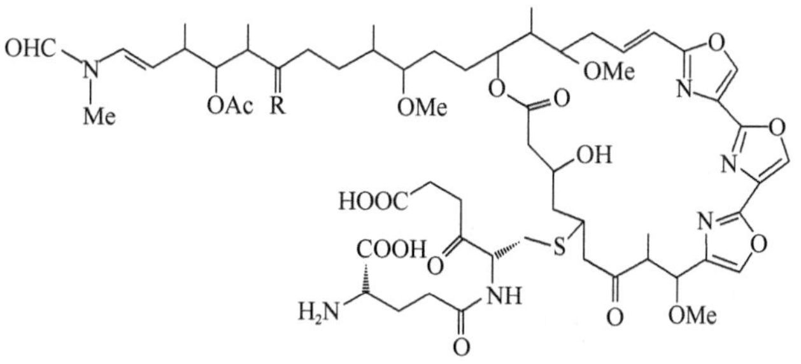

Thiomycalolide A R=O
Thiomycalolide B R=HOCOCH(OMe)CH$_2$OMe

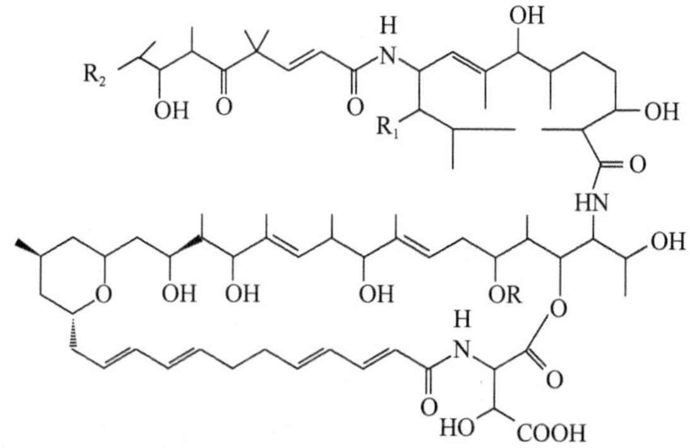

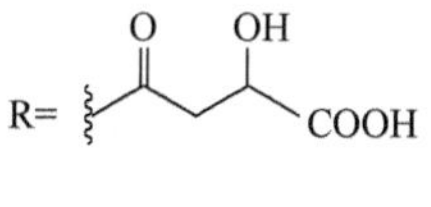

chondropsin A   R$_1$=OH,R$_2$=COOCH$_3$
73-deoxychondropsin A   R$_1$=H, R$_2$=COOCH$_3$
chondropsin C   R$_1$=H, R$_2$=H

此外,海洋微生物中含有 Bryostatin 类化合物提取分离:新鲜采取的样本(60 kg,干重),用 95% 乙醇室温浸提一周,共提取 4 遍(300 L×4),合并乙醇提取液,减压回收乙醇,得浸膏 2 kg。浸膏用 90% 甲醇悬浮分散,用正己烷萃取 5 次(10 L×5),得正己烷萃取物 560 g,经体外抗癌活性筛选无活性。含水甲醇层再加水使其成 80% 甲醇水溶液,用 CCl_4 萃取 5 次(10 L×5),得 CCl_4 萃取物 60 g(IC_{50} = 7 μg/ml,P388),为活性部位。该活性部位经快速硅胶柱色谱(200~300 目)得活性组分 2BH-10(2.7 g,IC_{50} = 2.4 μg/ml,P388)。2BH-10 经过 Sephadex LH-20 凝胶柱色谱,以 CH_2Cl_2-MeOH(1:1)洗脱,流速 60 ml/h,得到两个活性组分 A(1.7 g,IC_{50} = 0.3 μg/ml,P388)和 B(1.1 g,IC_{50} = 0.8 μg/ml,P388)。对这两个活性组分分别进行两次凝胶柱色谱,依次以 Hexane-CH_2Cl_2-MeOH(4:5:1)和 Hexane-CH_2Cl_2-MeOH(10:10:1)洗脱,分别得到纯度更高、活性更强的两个组分 C(0.7 g,IC_{50} = 0.1 μg/ml,P388)和 D(0.5 g,IC_{50} = 8×10^{-2} μg/ml,P388)。C、D 两组分仍含有较多的绿色素,故将两者合并,进行 ODS(十八烷基键合相)快速柱色谱,以 50%~80% MeOH 梯度洗脱,得浅黄色活性组分 E(0.8 g,IC_{50} = 4.8×10^{-2} μg/ml,P388)。该组分经硅胶柱色谱,以 Hexane-acetone(5:1→1:1)梯度洗脱,得到两个部分 F(0.4 g)和 G(0.2 g)。F 经反复 HPLC 制备,以 83% MeOH 为流动相,分别得到 bryostatin 18(10 mg)、bryostatin 10(65 mg)、bryostatin 4(50 mg)。G 经过一次 Lobar 柱制备分离,以 50%~80% MeOH 梯度洗脱,得到 3 个组分 G1(5 mg)、G2(12 mg)、G3(34 mg)。G1 经反复 HPLC 制备,以 75% MeOH 为流动相,得到化合物 bryostatin 5(2.1 mg)。G2、G3 分别经 HPLC 制备,以 85% MeOH 为流动相,分别得到 bryostatin 6(5.8 mg)和 bryostatin 11(18 mg)。

第 3 节 聚醚类化合物

聚醚化合物是海洋生物中一类毒性强烈并具有广泛药理作用的天然毒素,这些毒素大多数由微藻产生,又称"海洋毒素",是海洋天然产物的一个重要分支,该类化合物的结构特点是:杂原子对碳原子的比例很高;结构特殊、新颖,分子量大;活性强、剧毒;广谱药效、作用机制独特;多数对神经系统或心血管系统具有高特异性作用。

常见的有聚醚梯、线性聚醚、大环内酯聚醚和聚醚三萜等四大类。其中聚醚梯和线性聚醚因结构巨大、毒性强而著名。聚醚梯的共同特点:分子骨架是由一系列含氧五元至九元醚环邻接稠合而成,多个以六元环为主醚环,形成一种陡坡式的梯形线状分子结构;分子骨架具有相同的立体化学特征,醚环间以反式构型相连,相邻醚环上的氧原子交替位于环的上端或下端;分子的两端大多为醛酮酯、硫酸酯、羟基等极性基团。线性聚醚以岩沙海葵毒素和大田软海绵酸为代表。聚醚类毒素可望在研制新型心血管药和抗肿瘤药中发挥重要作用。

如形成赤潮的涡鞭毛藻(*ptychodiscus brevis*)分离得到的毒性成分 brevetoxin B 沿海赤潮可以引起大量鱼类死亡。短裸甲藻毒素(brevetoxin B,BTXB)是从形成赤潮的涡鞭毛藻(*Gymnodinium brevis*)中分到的毒素成分,是第一个分离得到的聚醚类毒素成分,1981 年以哥伦比亚大学中西香尔为核心的小组用 X 射线衍射法确定了它的结构。美国 Nicolaou 研究小组花了 12 年的时间完成了其全合成。目前已先后从中分离鉴定出 10 种梯形稠环聚醚类化合物,同时还分离出具有细胞毒性的半短裸甲藻毒素。

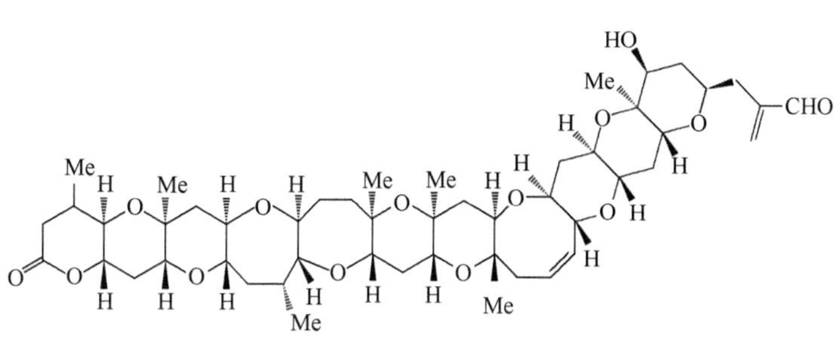

brevetoxin B

最有代表性的聚醚类化合物是岩沙海葵毒素(palytoxin,PTX),其是目前已知的毒性最强的非蛋白类海生毒素,岩沙海葵毒素是从岩沙海葵属的不同种海葵中分离得到的,其 LD_{50} 为 0.15 mg/kg,具有多种生物活性。岩沙海葵毒素同样含有高度氧化的碳链,但仅部分羟基形成醚环,多数羟基呈游离状态,属于水溶性聚醚。它是一种溶血剂,能使红细胞的细胞膜产生小孔,使 Na^+、K^+ 等离子在膜上的通透性增加,这可以发展成为研究膜的工具。它是一种非常强的心血管收缩剂,作用强度比血管紧张素强 100 倍。只要 $1.6×10^{-17}$ mol/L 就能引起豚鼠冠状动脉完全收缩,又能使冠状动脉痉挛,可以作为一种药理研究的工具药。它还具有极强的抗肿瘤活性,能以致死量的 1/10 的用量完全治愈小鼠 Ehrlich 的腹水癌。由于其毒性很大,不能应用于临床。

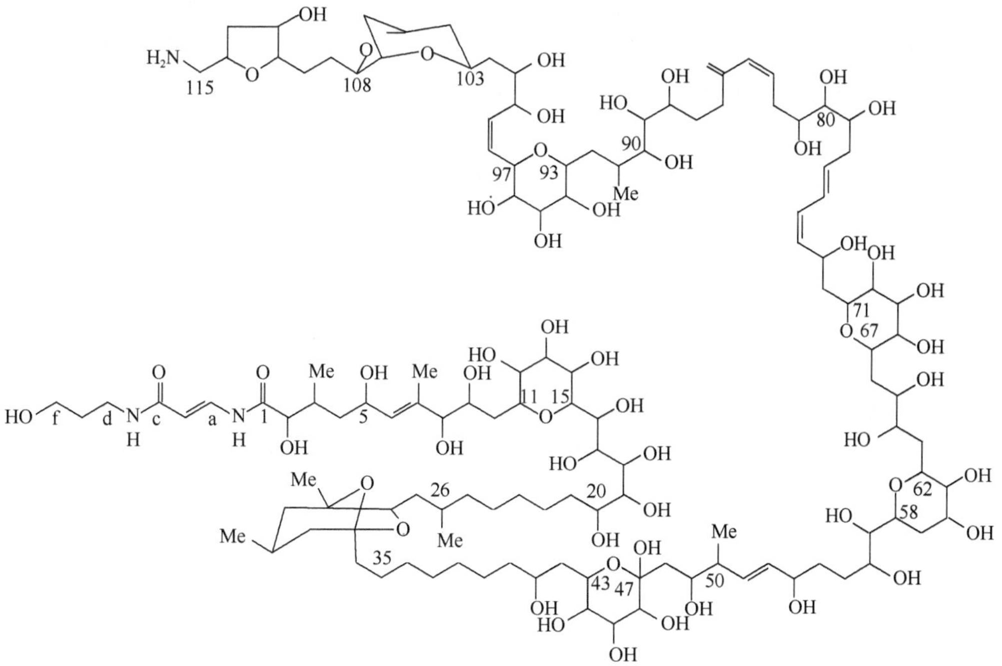

岩沙海葵毒素

从 400 多种鱼的肝脏中分离得到的西加毒素(cigatoxin,CTX)也是聚醚类化合物。西加毒素命名源于西加鱼类,其曾从 400 多种鱼中分离得到过,这些鱼类以岗比毒甲藻为食,该甲藻是这种毒素的初始生产者。CTX 是一种脂溶性高醚类物质,低剂量的 CTX 就可引发各种神经及肠道症状。高剂量的 CTX 可引起哺乳类动物心动过缓、低血压及心律失常。该毒素是一种高毒性的化合物,小鼠腹腔注射实验表明其 LD_{50} 为 0.45 μg/kg 小鼠,其毒性强度比河豚毒素大 20 倍,大大超过麻痹性贝类毒素的石房蛤毒素。CTX 离体的豚鼠心房肌有兴奋作用,也能兴奋交感神经使心率加快,心脏收缩力增强。对心脏的作用机制主要可能是作用于 Na^+ 通道,增加了 Na^+ 在膜兴奋时的通透性。CTX 是天然毒素引起人类中毒分布最广的一种毒素,每年有 2 万~5 万人受害,其症状开始是腹泻、呕吐等消化道反应,继而出现血压下降、脉搏减缓等循环系统症状,同时伴有知觉异常等神经系统的症状。西加毒素中毒缓慢,但死亡者较少。其对细胞去极化作用能被河豚毒素(tetrodotoxin,TTX)和细胞外钙离子浓度增加所阻滞。因而,CTX 和 TTX 可相互作为解毒剂。

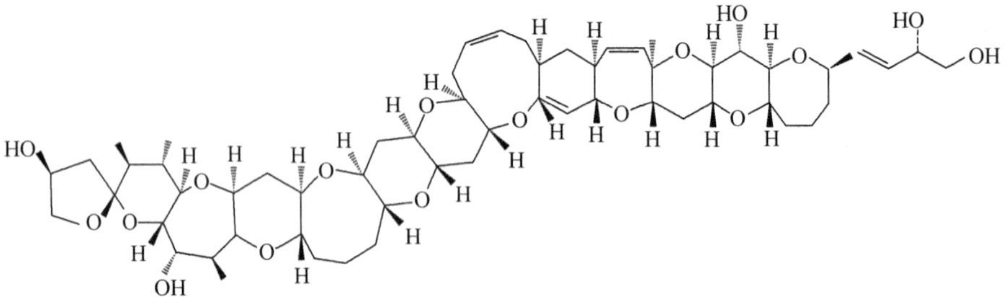

西加毒素

线型聚醚代表化合物岩沙葵毒素对兔 LD_{50} 为 25ng/kg,可与 Na/K 泵结合,抑制 ATP 酶活性,再如大海软海绵酸(okadaik acid)也属于线型聚醚,极性介于脂溶性与水溶性之间。

大环内酯聚醚类化合物有的可以首尾相连,形成大环内酯,如扇贝毒素(pectenotoxin 2,PTX2),有的聚醚局部形成大环,如从海绵(Halichondrai okadai)中分离得到的 halichondrin B、isohalichondrin B,它们对 B-16 黑色瘤细胞的 IC_{50} 分别为 0.093 ng/ml 和 5.0 μg/kg。halichondrin B 对接种了 B-16 黑色素瘤细胞和 P388 小鼠的生命延长率(T/C)高达 244% 和 236%。

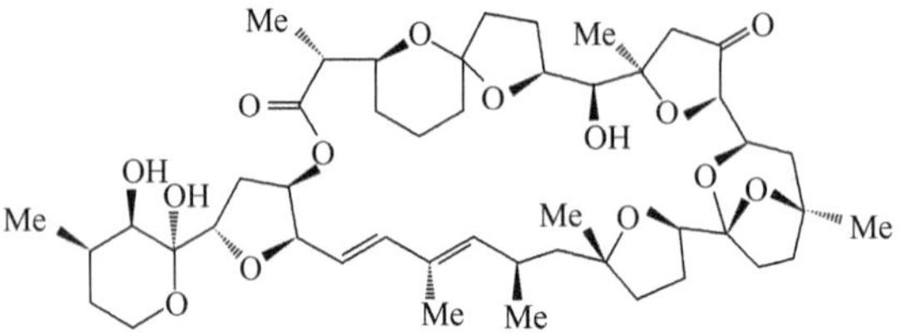

扇贝毒素

聚醚三萜为红藻和一些海绵中所含有的一类化合物,该类化合物氧化度高,其生源过程是由角鲨烯衍生而来,化合物 teuriene、auniol、intricatetraol 等化合物是从红藻(Laurencia intricatea)中分离得到聚醚三萜,该类化合物表现出较强的细胞毒活性,对 Haela S3 细胞 IC_{50} 为 4.3 μg/ml。化合物 sipholenone B、sipholenol、sipholenone A 则是从海绵 Siphonochalina siphonella 中分离得到。这类化合物具有抗结核作用。

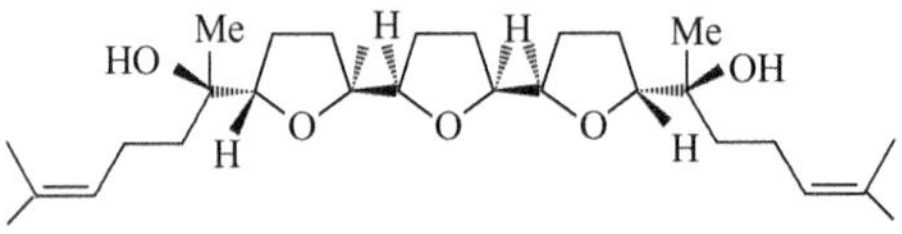

teuriene

两种短裸甲藻聚醚毒素(PbTX-6,PbTX-1)的提取分离:短裸甲藻最初从墨西哥海湾赤潮中分离并培养在人工海水介质中,甲藻培养液以 14:10 光照周期照射,培养液用连续离心法在其底部获得,二氯甲烷萃取液和上清液合并,快速蒸发浓缩,再溶解于 90% 甲醇水溶液中,用石油醚萃取,甲醇溶液中剩余物用快速柱色谱进行分离,再取馏分的一部分用甲醇对短裸甲藻毒素-B 母液和 PbTX-6 进行共结晶,PbTX-6 由短裸甲藻毒素-B 母液中重结晶分离出,PbTX-1 再用一般的高效液相色谱法从母液中提纯。

第4节 氨基酸及肽类化合物

肽类化合物是另一大类海洋生物中所含有的生理活性物质,目前研究的海洋活性肽类主要来源于海绵、海鞘、海葵、海星、海藻、海兔等海洋生物。由于海洋特殊的环境,组成海洋多肽化合物的氨基酸除常见的氨基酸外,还有大量的特殊氨基酸,如 β-氨基异丁酸(β-aminoisobutyric acid);α-海人草氨酸(α-kainic acid);软骨藻酸(domoic acid)。有些氨基酸本身具有多种生理活性,软骨藻酸是记忆缺失性贝类毒素的主要成分,美国食品药品管理局(FDA)将它确定为4种主要海洋生物毒素之一,并规定贝肉中软骨藻酸的安全剂量为 20 $\mu g/g$。我国也于2003年8月11日发布了《贝类记忆丧失性贝类毒素软骨藻酸的测定》的国家标准(GB/T 5009.198—2003)。从红藻海人草、鹧鸪菜中分离出来的海人草酸有驱蛔虫、鞭虫和绦虫作用,曾直接作为药物广泛使用。后来发现海人草酸对脊椎动物中枢神经系统神经元有兴奋作用,并能在脊椎动物中枢神经系统的某些区域内破坏神经细胞而停用。广泛分布于牡蛎、贝类、章鱼及紫菜、海藻体内的牛磺酸,具有中枢性降压、抗动脉硬化、抗心律失常、改善充血性心力衰竭及促进机体免疫力和解热抗炎等作用。

β-氨基异丁酸　　α-海人草氨酸　　软骨藻酸

海洋肽类化合物常见的有直链肽、环肽等,有的含胍基及磺酸基,在水中的溶解度较大。从鲑鱼、鳗鱼、鳟鱼等鳃体组织中提得的鲑降钙素(calctonin,CT)是由32个氨基酸组成的直链多肽,其降钙活力最高,比猪降钙素活力高20倍。临床用于治疗变形性骨炎,缓解骨痛,改善骨组织,治疗老年性骨质疏松症,骨转移性肿瘤的高钙血症及早期诊断甲状腺髓样癌等。

Cys—Ser—Asn—Leu—Ser—Thr—Cys—Val—Leu—Gly—Lys—Leu—Ser—Gln—Glu—Leu—
1　　2　　3　　4　　5　　6　　7　　8　　9　　10　　11　　12　　13　　14　　15　　16
His—Lys—Leu—Gln—Thr—Tyr—Pro—Arg—Thr—Asn—Thr—Gly—Ser—Gly—Thr—Pro—NH$_2$
17　　18　　19　　20　　21　　22　　23　　24　　25　　26　　27　　28　　29　　30　　31　　32

鲑降钙素

从芋螺中分离到的一系列肽类毒性物质,称为芋螺毒素(conotoxins)。近20年的研究已发现的芋螺毒素有近百种,大多为由10~30个氨基酸残基组成的小肽,富含两对或三对硫键,是迄今发现的最小核酸编码的动物神经毒素肽,也是二硫键密度最高的小肽。从芋螺毒中提取的 α-conotoxin 能阻断神经末梢的电压依赖性 Ca 通道,而 α-conotoxin 则能抑制突触膜的乙酰胆碱受体,可以作为一种药理实验的工具药,通过阻断烟碱型乙酰胆碱受体(nAChR)不同亚型,来观察各个亚型的生理作用。

膜海鞘素(didemnins)是从海鞘中分离出来的一系列环肽类物质,人们对它的研究已持续20年,didemnins 是美国第一个进入抗肿瘤临床研究的海洋天然产物,其中 didemnin A、B 和 C,在体外和体内都具有显著的抗病毒和抗肿瘤活性,didemnin B 的活性表现最强。Didemnin B 是一种由7个氨基酸和2个羧酸组成的带有分支的环缩肽,可快速介导 HL60 细胞凋亡,其作用机制为抑制蛋白质的合成同时抑制 DNA、RNA 的合成。对黑色素瘤 B16 细胞周期作用的研究表明,它可杀伤各期细胞,尤以 G_1 至 S 期细胞敏感。目前 didemnin B 已人工合成,并完成了临床Ⅱ期实验,最有希望开发成治疗癌症的新药。

天然药物化学

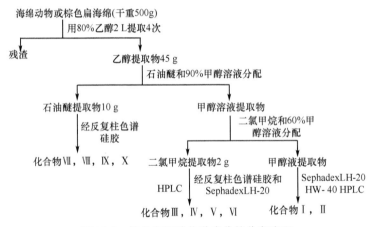

膜海鞘素 A、B、C 的结构

西沙群岛永兴岛的海绵样本,经中国科学院青岛海洋研究所李锦和研究员鉴定为棕色扁海绵(*Phakellia fusca* Thiele)。棕色扁海绵中具有抗癌活性的环肽类化合物,其提取分离方法为:海绵动物(500 g,干重)经80%乙醇提取后,浸提物溶于甲醇:水(9:1)中,用石油醚提取,萃去石油醚部分后,将甲醇:水部分加水稀释为3:2,再用二氯甲烷萃取。最后得石油醚部分、二氯甲烷部分,甲醇:水部分。分别对所得三部分色谱分离得十个化合物,鉴定了其中的六个化合物。提取分离流程如图11-1所示。

图 11-1 棕色扁海绵化学成分的分离流程

化合物Ⅵ为一环七肽化合物,命名为 phakellistatin 13,为一新的化合物,体外抗肿瘤试验证明对人肝癌 BEL7402 细胞株具有显著的抑制作用,其 IC_{50} 值小于 10 nmol/L。

> **链接**
>
> 芋螺毒素(conotoxin,CTX)作为一类具有神经药理活性的多肽,存在于芋螺属(conus)这类软体动物中。盛产于我国南海的各色芋螺,猎捕时会冷不防地向小鱼虾等发射一枚枚"毒箭",使之麻痹后吞而食之。至今人们已发现有 500 多种这样的小芋螺,它们总共能产生 5 万多种不同结构与功能的毒素。这些常常被食用和装饰用的芋螺物种,还是一个有待挖掘的中国生物毒素资源宝库。此类毒素一般含有 7~41 个氨基酸,种类繁多。具有镇痛、神经保护、抗惊厥、镇咳等作用,由这些毒素开发出的新药将有可能广泛适用于镇痛、抗癫痫及其他神经性疾病的治疗,应用潜力巨大。目前已进入Ⅲ期临床研究。据悉,美国食品药品管理局(FDA)已经批准一种芋螺毒素成为晚期癌症的镇痛药物,它较常用的吗啡、哌替啶等具有更好的镇痛效果,且不具成瘾性。

第5节 多 糖 类

多糖是一类重要的海洋生物活性物质。从其来源可分为海洋动物性多糖、海洋植物性多糖、海洋微生物多糖。海洋生物多糖类物质的药用功能很广,如抗肿瘤、抗病毒、抗心血管疾病、抗氧化、免疫调节等。从海洋生物中提取的多糖成分有多方面的生物活性及应用。海藻多糖是填充在海藻细胞壁多糖间的黏多糖,主要有褐藻胶、琼胶、卡拉胶、岩藻多糖等。褐藻胶包括褐藻酸、褐藻酸盐,是一种用途广泛的食品添加剂,不易被人体吸收并能促进肠道蠕动,同时还具有降低胆固醇含量,吸附锶、铬等有毒重金属元素的药理作用。岩藻多糖也称褐藻糖胶,在肠道内可与铅结合形成不被吸收的不溶物并排出体外,使人体对铅的吸收减少70%,但岩藻多糖对钙的结合能力很小,故不会影响体内的钙平衡。岩藻多糖还具有抗凝血症和脂肪酸血症的功能,对肿瘤也有一定的抑制作用。琼脂、卡拉胶(角叉藻聚糖)、褐藻胶(海带多糖)等可在生化、医学上作为培养基、悬浮剂和乳化剂。琼脂多糖硫酸酯、角叉藻多糖硫酸酯和海带多糖硫酸酯等具有抗凝血、降血脂、止血等作用。中科院海洋研究所最近研究开发出成功治疗肾衰海洋药褐藻多糖硫酸酯(FPS)。该品是从海带中提取分离的天然产物,属中药二类新药。药效和毒理研究表明,该品具有降肌酐、尿素氮及治疗蛋白尿、降脂的作用,在前期临床试验中,发现该药可修复损伤的细胞,对治疗肾病综合征及肾衰有明显效果。其为一种特有的化学成分,有降脂、抗凝、重金属解毒、抗肿瘤和抗HIV作用。中国首创的海洋药物"藻酸双酯钠"(PSS),能阻抗红细胞之间或红细胞与血管壁之间的黏附,能使凝血酶失去活性,阻止血小板对胶原蛋白的黏附,抑制释放所致的血小板聚集,因而具有抗血栓、降低血液黏度、抗凝血作用,同时还有降血脂、扩张血管和改善微循环等功能,临床上用于防治心脑血管疾病及治疗突发性耳聋。

同时,人们还发现多糖类及其缀合物(糖蛋白、糖脂等)参与了细胞各种生命现象的调节,具有免疫调节功能。例如,从红藻中提取的多糖硫酸盐(SAE)能显著地抑制HIV感染的MT-4细胞内HIV的复制;来自棘皮动物的黏多糖具有抗凝血、降血脂、抗病毒、抗肿瘤等作用;从虾蟹等外壳中提取出甲壳质、甲壳胺及其衍生物,除在工业和医药上作为絮凝剂、功能膜、凝血剂和药物缓释剂等方面的应用外,目前还作为抗肿瘤、抗衰老、抗动脉粥样硬化和心血管疾病等药物的研究开发。

从海藻中还可分离到含微量元素的多糖,如碘多糖、硒多糖、锌多糖等。微量元素多糖既可发挥微量元素有机态的营养作用,减少毒性,又可发挥多糖本身的生理活性,因此成为一个新的研究方向。如硒多糖能清除自由基、防治肿瘤;碘多糖能促进神经末梢细胞生长,具有增智作用;锌多糖能调节血液物质平衡,防止皮肤病等。

(一)多糖的提取纯化

由于多糖性质和存在形式的多种多样,对其提取和纯化的方法也有很大差异,但一般都要经过提取、除脂、除蛋白、沉淀、透析、柱分离这些基本步骤。常用的多糖分离步骤如下。

1. 提取 要根据多糖存在形式及提取部位不同决定是否做预处理。动物多糖一般采用乙醚、丙酮、乙醇脱脂,脱脂后的残渣或不需脱脂的原料常用水或稀酸、稀碱作溶剂提取。提取液可选用酚、三氯乙酸、鞣酸等来沉淀蛋白质,但沉淀的时间必须短、温度低,以避免多糖的降解。除去蛋白质后的提取液,再进行去离子,去离子古老的方法是透析法,为了防止样品损失,选择的透析膜必须规格适宜。

2. 分级 多糖的共同特点是具不均一性,需进行分级分离。常用的分级方法有:有机溶剂分级、酸性乙醇分级、冻融分级、超滤分级、分子筛分级、离子交换分级等。

3. 纯化 经过分级后的多糖样品,由于分子量的分散性、显微结构的不均匀性等原因,尚需做再分级或纯化,以获得做精细结构分析的均一样品。一般多采用Sephadex G凝胶或琼脂糖凝胶过滤,少量样品亦可用琼脂糖凝胶电泳法或高效毛细管电泳法;而多糖的最终纯化现多推荐采用 HPLC 技术,主要使用的是 HPGPC 柱,也可使用石墨化碳柱。

4. 多糖的纯度检查　以前常用的方法为功能团分析、比旋度、糖组分分析、纸色谱等,现在色谱和电泳技术的发展迅速,多利用这两种方法。一般认为采用三种以上的色谱或电泳技术分析,样品均呈现相同性质,就认为是纯的多糖。电泳可采用乙酸薄膜、聚丙烯酰胺凝胶、玻璃纤维纸或高效毛细管电泳等方法,但应注意多糖所显色带一般比较宽;色谱最常用的为 Sephadex G 型凝胶渗透色谱,纯的样品可以得到一个对称狭窄的峰;近年应用 HPLC 来鉴定,方便快速,效果更好。

(二) 多糖提取实例

螺旋藻多糖 SPPA-1 的分离和纯化:螺旋藻干粉加水浸泡 48 h(pH=8.5)后离心,上清液依次加 1 倍、1 倍和 2 倍丙酮分步沉淀,TCA 去蛋白、透析、冷冻干燥得到 3 个粗多糖组分 SPPA、SPPB、SPPC。SPPA 经 Sephadex G-75 柱色谱,洗脱液为 0.1 mol/L NaCl,5 ml/份,隔管检测 A_{280} 和 A_{490}(硫酸-苯酚法),得到 1 个主要的多糖组分,此组分再经 CM-Sephadex C-50 柱色谱得到 SPPA-1。

SPPA-1 的糖链化学结构是以 1→4 连接方式形成主链,平均每 11 个葡萄糖残基中含有 1 个分支。SPPA-1 的糖链化学结构与报道的一些具有 α-(1→4) 为主链的葡聚糖类似,但理化性质不同,SPPA-1 为白色疏松状固体,其水溶液黏度大,具乳光,分子量较大。应用 ESR 技术研究 SPPA-1 对 O_2^- 的清除效果,结果表明,加入 SPPA-1 后的 ESR 谱信号明显减弱,表明 SPPA-1 对 O_2^- 有清除作用。当 SPPA-1 浓度分别为 0.18 mg/ml、0.90 mg/ml 和 1.80 mg/ml 时,其消除率分别为 15.0%、42.3% 和 75.6%,呈量效关系。可确定 SPPA-1 的糖链为新的葡聚糖。

> **链接**
>
> 1983 年,日本的 Umezawa 等研究了 1083 株海洋细菌的产多糖性能,发现 167 株海洋细菌能产生明显的胞外多糖,其中分离自海藻表面的湿润黄杆菌(MP-55),其胞外多糖具有显著抗小鼠 5180 实体瘤活性,抑制率达 70%~90%。苏文金等对分离自厦门海域的 996 株放线菌和 177 株细菌研究表明,前者胞外粗多糖产量高达 3 g/L 的占 3.3%,而高达 2 g/L 的占 12.5%,后者则分别为 2.26% 和 3.95%,并从中筛选到能产生具有显著免疫调节作用的活性多糖的微生物。另外,引人注目的是从海洋微藻中分离到的硫酸多糖,具有显著的抗病毒活性。

第 6 节　C_{15} 乙酸原化合物

乙酸原化合物(acetogenin)系指从乙酸乙酯或乙酰辅酶 A 生物合成的一类化合物,陆生番荔枝科(annonaceae)等植物含的该类型化合物达 300 多个,主要是含有 32 或 34 个碳原子的 lacceroric acid 或 ghedoic acid 的衍生物。本节主要介绍从十六碳-4,7,10,13-四烯衍生而来的五个碳原子的非萜类化合物。

lacceroric acid

非萜类 C_{15} 乙酸原化合物主要存在于红藻 *Laurencia* 属中，从其生源合成过程可以看出该类化合物或者以直链型结构存在，或者形成不同大小的环状化合物，结构相对简单，结构上往往含有氧原子或其他卤族元素取代。根据结构特点分为不同的结构类型。

一、直链化合物

无氧取代的 C_{15} 乙酸原化合物，如 laurencenyne、neolaurencenyne、trans-laurencenyne 和 trans-neolaurencenyne，结构中含有叁键。除此之外，直链化合物可以被氧化形成含有羟基或被卤族元素所取代。如化合物和相应的 6,7-二醇为双键被氧化的化合物。

laurencenyne

neolaurencenyne

trans-laurencenyne

trans-neolaurencenyne

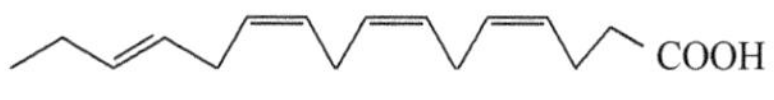

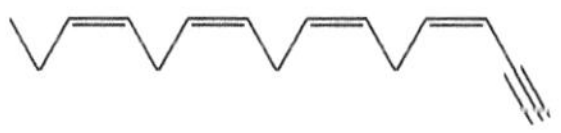

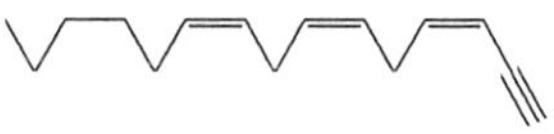

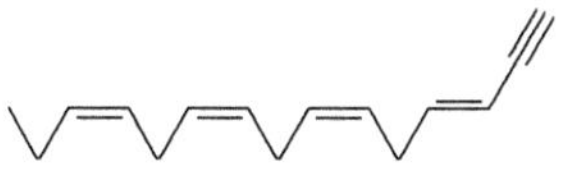

二、环氧化合物

不同位置的双键被氧化后，可以形成不同大小的氧环，从三元氧环到十二元氧环不等。如化合物 bisezakyne A、B 为含有五元氧杂环和六元氧杂环的 C_{15} 原化合物。从 *Laurencia japonensis* 中分离得到的 Japonenyne-A、B、C 和 laurenenyne A，B 中分别含有五元与六元含氧环稠合的化合物，且在结构中多见含有 Br 原子取代。

bisezakyne A

bisezakyne B

Japonenyne-A

Japonenyne-B

Japonenyne-C

laurenenyne A

laurenenyne B

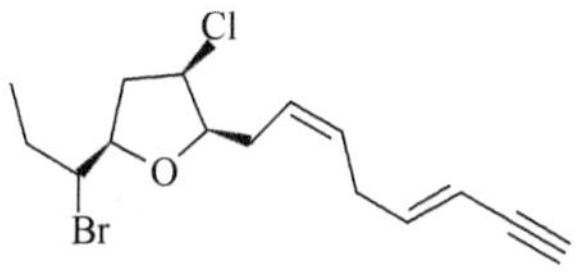

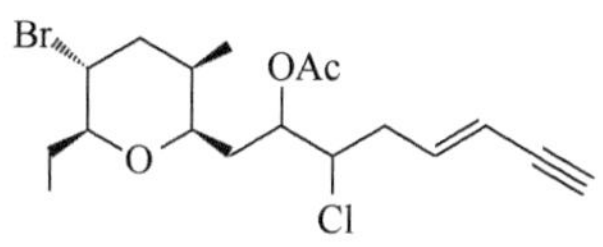

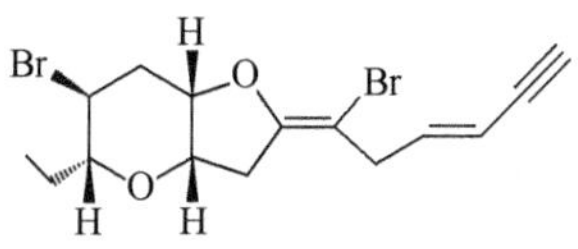

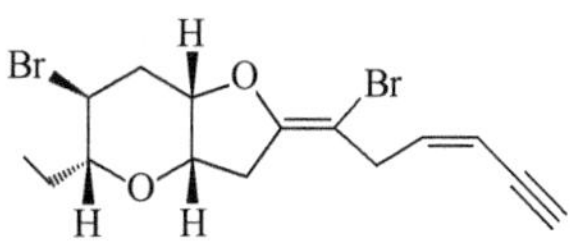

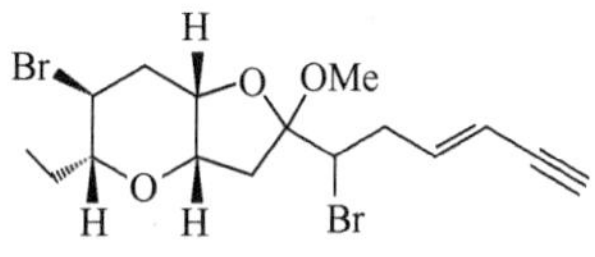

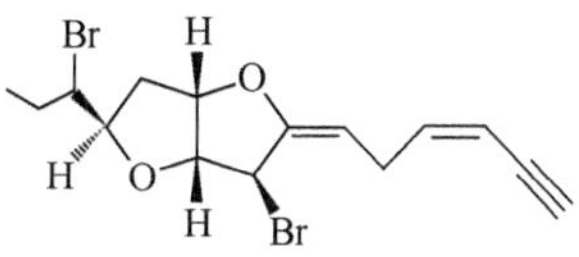

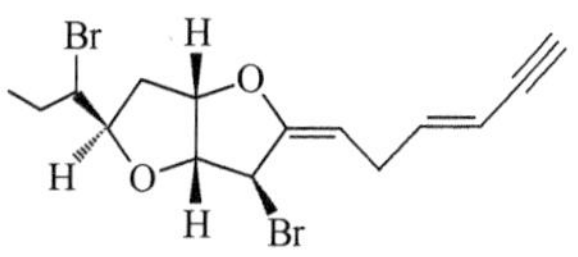

E-isoprelaurefucin 和 Z-isoprelaurefucin 为七元含氧化合物，laurencienyne B、(+)-laurencin 为八元含氧化合物，(+)-obtusenyne 和 3Z-、3E-obtusenyne 混合物为九元含氧化合物，分别从 *Laurencia* 不同种的红藻中分离得到。

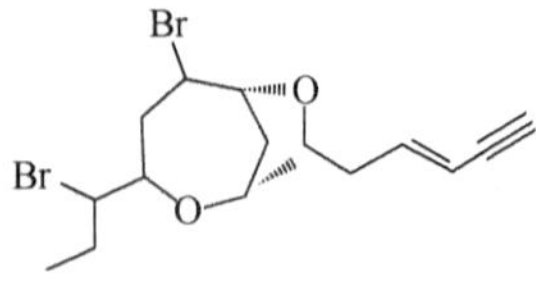

E-isoprelaurefucin

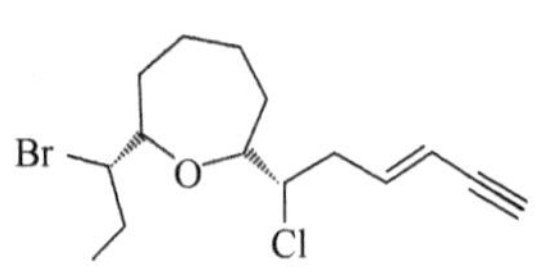

Z-isoprelaurefucin

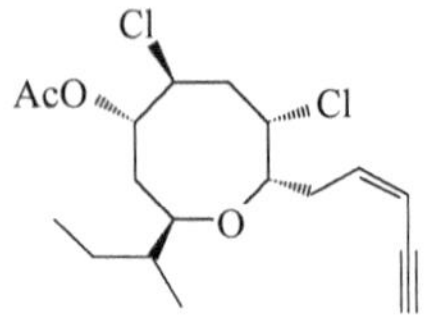

laurencienyne B

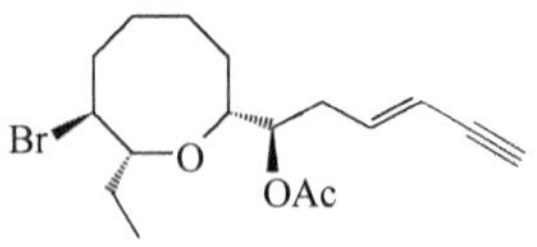

(+)-laurencin

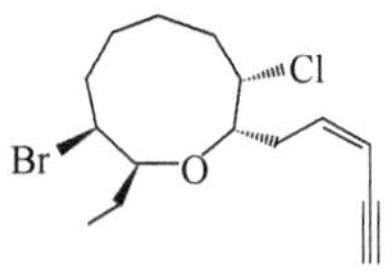

(+)-obtusenyne

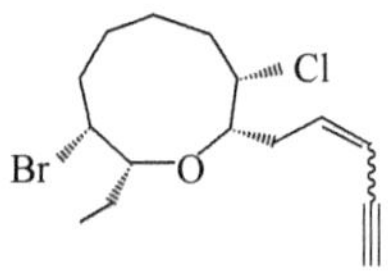

3Z-和3E-obtusenyne混合物

从 *L. obtuse* 中分离得到的 obtusallene Ⅰ 其结构中含有十二元氧环,同时还含六元氧环桥和丙二烯结构。*L. poitei* 中分离得到的 poitediene 则是氧化度相对较高的二溴代化合物。

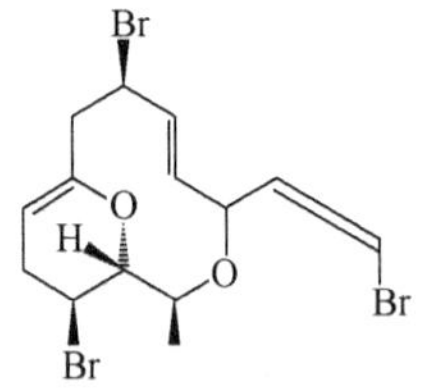

obtusallene Ⅰ

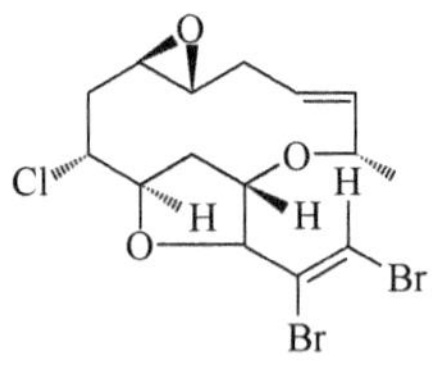

poitediene

三、碳环化合物

马来西亚红藻中分离得到的 lembyne A 和 B 是分子含有碳环的化合物,前者结构中含有一个六碳环,后者结构中则含有一个五碳环,且结构中含有五元氧环。

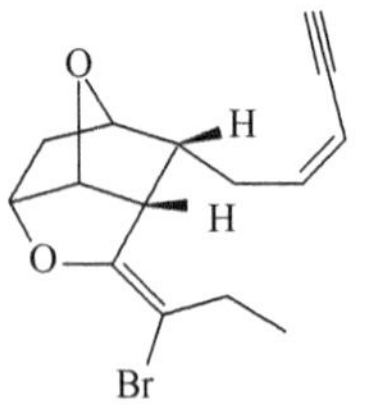

lembyne A

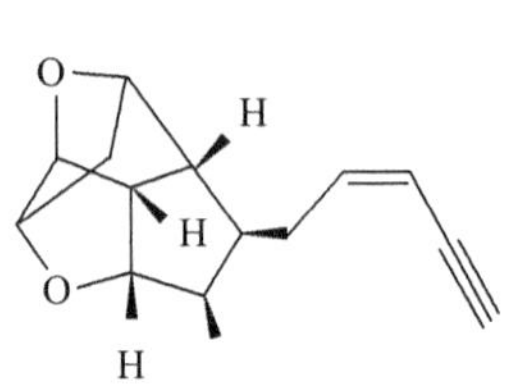

lembyne B

四、其他类似乙酸原化合物

从海洋生物中分离得到的有些化合物,在结构中含有类似的乙烯或乙炔结构,结构成直链或成环,无分支,这样的化合物生源途径与 C_{15} 乙酸原化合物相同。如从海绵中分离得到的炔酸,是一个十六碳溴代不饱和酸,从海绵中分离得到的溴代炔二酸即属于 C_{15} 乙酸原类化合物。

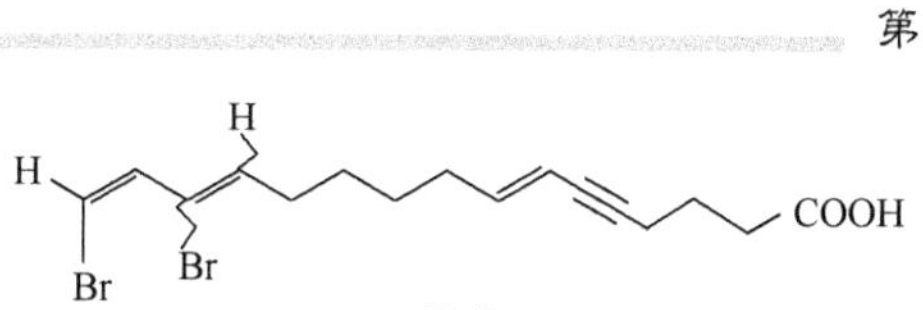

炔酸

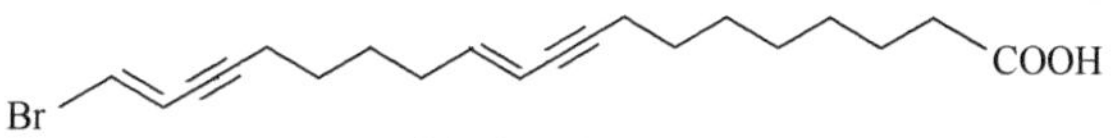

溴代炔二酸

综合所述,目前发现的绝大多数 C_{15} 乙酸原非萜类化合物有共轭的烯炔或丙二烯侧链,有一个溴取代,常常有氯原子取代,虽然结构并不复杂,但由于含有手性中心较多,双键存在顺反异构,结构确定工作不容易,有些情况采取 X 射线衍射法。

第 7 节　前列腺素类似物

前列腺素是一类具有重要生理活性的,含 20 个碳的不饱和脂肪酸衍生物。人工合成获得大量前列腺素化合物比较困难。1969 年,Weiheimer 在海洋腔肠动物佛罗里达珊瑚体内首次分离得到前列腺类似物及其衍生物。这一发现,引起人们从海洋生物中寻找前列腺素的兴趣并陆续从海洋生物中分离得到了多种前列腺素类似物。

从海洋生物中分离得到的前列腺素类化合物,除表现前列腺素样活性外,还表现出一定的抗肿瘤活性,特别是一些含有卤素原子取代的化合物,如从八放珊瑚中分离到的类前列腺素 punaglandins 为抗肿瘤药临床实验有效。

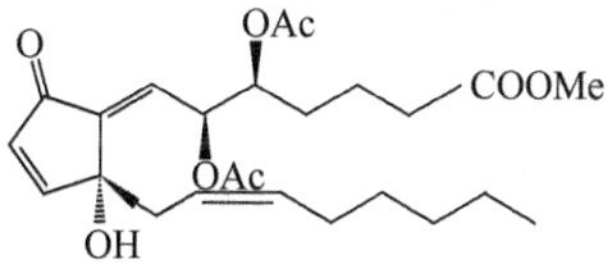

类前列腺素

课堂互动

请说出你生活中熟悉的海洋药品、海洋食品及海洋保健品?

第 8 节　海洋天然产物研究实例

由于海洋天然产物结构的复杂多样性,从海洋生物中分离得到的化合物具有广泛的生理活性。对海洋天然产物的研究主要集中在:第一是新结构的发现,从新的海洋生物或从已知海洋生物中分离微量成分发现新结构;第二是活性化合物的研究与开发,对发现的活性化合物进行结构修饰或化学合成,克服天然资源来源少的困难;第三是海洋生物工程,利用分离自海洋中有价值的生物基因,以可以产业化的海生生物或陆生微生物、植物进行表达,以期大量获得高质价廉的目标化合物。下面主要介绍海洋药物研究。

一、海洋活性化合物的研究

(一) 海洋抗肿瘤物质

癌症是人类一大杀手。人们 20 世纪 70 年代初次从产于加勒比海的一种海鞘提取到具有显著抗肿瘤活性物质以来,陆续在软珊瑚、苔藓虫、海兔、鲍鱼、硬壳蛤等动物中提取出抗肿瘤活性物质,尤其是海兔毒素 I 作用更强,11 μg/kg 对 P388 淋巴白血病小鼠可延长存活期 88%;对 B16 黑色素瘤小鼠治愈率达 33%;杂色蛤仔的组织提取物对肉瘤抑制率达 30% 以上,对肝癌的抑制率达 40%。作为生物功能材料的活性物质对海洋生物活性物质的研究,特别是海洋抗肿瘤物质的研究,主要集中在海鞘、海绵、海兔、海葵、鲨鱼类、藻类等海洋生物的研究方面,这些抗癌药的显著特点是毒副作用小,疗效确切。有的已进入临床使用阶段。

国际上,抗肿瘤药物 II 期临床实验,要求在 10~20 个癌症治疗中心观察抗肿瘤化合物对 10~20 种不同肿瘤患者的治疗效果,进入该期临床研究的海洋抗肿瘤化合物有 didemnin B 和 bryostatin-1。前者从海鞘中分离得到的一种环七肽,是第一个进入临床实验研究的海洋抗肿瘤化合物,1987 年开始临床 II 期研究。结果表明,dedemnin B 除对非何杰金淋巴细胞瘤和神经胶质瘤有良好的治疗效果外,对其他肿瘤无明显疗效,并且对肝脏有较大的毒性。到目前从 $T.\ solidum$ 和另一种海鞘中分离鉴定了近 20 个环肽类化合物,均显示不同程度的肿瘤细胞毒活性。同时,Rinehart 等人对 didemnin B 和类似物进行了全合成、半合成、结构修饰和构效关系等系统研究,发现去氢 didemnin B 的活性较 didemnin B 强 20 倍,并且毒性较小。另外还发现 didemnin 类化合物具有对抗 DNA 和 RNA 病毒的活性和免疫抑制活性,其中 didemnin M 的免疫抑制活性较 didemnin B 强 210 倍。Didemnin 类化合物的作用机理主要是抑制蛋白质和 DNA 的合成。1982 年 Pettit 在 P388 跟踪下从苔藓虫中分离鉴定出大环内酯类化合物。到目前为止已从该生物中得到 19 个类似物,其中 Bryostatin-19 是我国第二军医大学药学院姚新生等人从分布于我国海域的同种生物中发现的。Bryostatin 类化合物均有强的细胞毒活性。体内活性试验中,Bryostatin-1 在 50 μg/kg 剂量下对抗 P388 的 T/C 为 200%,并且对 B16 黑色素瘤和 M5 子宫瘤有良好的治疗效果。Bryostatin-1 也是一种强的抗肿瘤促进剂,可抑制或激活蛋白质代谢酶 C,同时能促进骨髓祖细胞的正常生长,1988 年进入临床前研究,2 年后进入临床 I 期人体抗肿瘤试验。

具抗癌作用的海洋生物活性物质还有:甲壳质、牛磺酸、蛤素、海洋贝类提取物、扇贝糖蛋白、沙海葵糖肽、乌贼墨素、藻蓝蛋白、环二肽、海参苷、刺参苷、刺参黏多糖、海星皂苷、海胆提取物、螺旋藻多糖、凝集素、珊瑚前列腺素类、褐藻二萜、角鲨烯、海鞘环肽、草苔虫素、海兔毒素、蜂海绵毒素等。

(二) 神经系统、心血管系统药物研究

在海洋生物中,存在一类高活性特殊代谢成分,即海洋生物毒素。海洋生物毒素是海洋天然产物的重要组成部分,也是海洋生物活性物质中研究进展最迅速的领域。海洋生物毒素具有结构奇特、活性广泛且活性强等特点。许多高毒性海洋毒素对生物神经系统或心血管系统具有高特异性作用,可发展成神经系统或心血管系统药物的重要先导化合物。

聚醚类毒素是海洋天然产物特有的一类化学结构,如岩沙海葵毒素(PTX)、西加毒素(CTX)、刺尾鱼毒素(MTX)等。其药理和毒理作用机制特殊,常作用于控制生命过程的关键靶位,如神经受体、离子通道、生物膜等,已成为新药开发的特殊模式结构。其中,岩沙海葵毒素以特殊的作用方式作用于细胞膜,具有强抑癌活性;西加毒素具有高强心活性;海葵毒素已作为强心药物的重要先导化合物。多数海生毒素均有较强的神经毒性,而且作用于神经离子通道,因而对系统神经起重要作用。

河豚毒素(TTX)是从河豚中分离出来,治疗麻风患者神经痛的强镇痛剂,具有高度专一性。它作用缓慢而且持久,曾代替吗啡、哌替啶等治疗神经痛,无成瘾性,比常用麻醉药强万倍以上。作为"分子探针",TTX 和石房蛤毒素(saxitoxin,STX)等因其可高选择性、高亲合性地阻断神经兴奋膜上 Na^+ 通道而成为鉴定、分离和研究 Na^+ 通道的重要工具药。

从予螺科动物中就提取出几十种强心成分、具有强心作用的牛磺酸,该成分不仅存在于牡蛎中,还广泛存在于其他软体动物体内。藻酸双酯钠(PSS)、甘糖酯(PGMS)均具有抗凝血、降

血黏度、降血脂、改善微循环、预防动脉粥样硬化的发生、发展等作用,现已先后投产上市,治疗高脂血症,总有效率达95%。对脑血栓后缺血性的脑细胞有明显保护作用的海洋药物D-聚甘酯,经国家药品监督管理部门批准进入临床试验。

(三) 抗病毒药物研究

海绵是地球上最原始的多细胞动物,其生活方式独特,代谢产物丰富,是目前抗病毒海洋活性物质研究最多、收获最大的研究对象。现有临床药物阿糖腺苷(vidaharine,Ara-A)即是根据从加勒比海生活的隐瓜海绵中发现的一种含有罕见阿拉伯糖的海绵糖苷研制而成的,它于1955年被FDA批准用于治疗人眼疱疹感染。另外从地中海贪婪倔海绵中分离到的倍半萜类化合物avarone对HIV逆转录酶的活性有强抑制作用,无细胞毒性,是一种十分理想的抗病毒先导化合物。从贪婪倔海绵中分离出的Avarone-11和Avarone-12是一类新型倍半萜氢醌化合物,在体外对L5178Y老鼠的淋巴系统具有很强的抑制活性,浓度为0.9 mol/L时细胞生长抑制率为50%。该物质在体外0.1 μg/L浓度下可抑制HIV复制,但不干扰机体正常细胞的代谢,具有显著免疫增强作用,有望成为新的抗HIV药物。

Toximsol系从红海海绵中分离的化合物,已证明对多种病毒逆转录酶有抑制作用,它还影响DNA聚合酶的活性。

Peyssonols A、B系海藻的代谢产物,具有抑制HIN1、2型逆转录酶的作用,对DNA聚合酶也有一定抑制作用,但不影响DNA聚合酶,表明不干扰机体正常细胞的代谢,有望成为新的抗H1N1药物。

Kelletinin A是从海洋腹足动物中分离的产物,对人体细胞白血病病毒Ⅰ型(HTLV-1)有抑制作用,能抑制细胞DNA和RNA的合成,降低病毒转录水平,但不影响蛋白合成。

近年来,致病微生物对传统抗生素产生的抗性速度加快,使人们对新的高效抗生素的需求越来越迫切,而海洋生物,特别是海洋微生物已成为发现新的抗生素的重要源泉。目前从一些海洋细菌、海洋放线菌、海洋真菌、海藻、海洋底栖无脊椎动物、海洋动物中分离到许多海洋抗菌活性物质,包括脂肪酸类、糖类、丙烯酸类、苯酚类、溴苯酚类、吲哚类、酮类、多糖类、多肽类、N-糖果苷类等物质,它们化学结构丰富多样,许多分子结构新颖独特,是陆地生物所不具有的,有的已被研制成药物用于临床和生产。随着致病菌抗药性问题日益突出,人们对从海洋生物中开发更多新的抗菌特效药物寄予了极大的希望。

头孢菌素类是第一次世界大战后利用在意大利海岸污水中发现的冠头孢菌,经培养得到天然头孢菌素C,再经半合成改造其侧链得到的头孢菌素,它是一种三萜类化合物,是一种良好的广谱抗生素。之后研究者以此为基础,研制出一系列半合成头孢菌素类抗生素,我国也很快研制成功。这类具有β-内酰胺环的抗生素,定名为先锋霉素,现经不断改造其侧链,并按其生产年代的先后及抗菌性能的不同而分为一、二、三代(约30余种),最近已有头孢匹罗等第四代头孢菌素类药物合成。小诺霉素(又名相模霉素),首先从日本相模湾的小单孢菌株中产生,其组成为N-(6)-甲基庆大霉素的硫酸盐。抗菌谱近似于庆大霉素,主要用于大肠杆菌、克雷白杆菌、变形杆菌、沙雷杆菌、绿脓杆菌及肠肝菌属等革兰阴性杆菌所引起的呼吸道、泌尿道、腹腔以及外伤感染,也可用于败血症。

从厦门鼓浪屿附近海域的泥样中分离得到的一种链霉菌亚种,经发酵提取得到的8510-I,其分子内含有minobio-samine糖苷及由3个氨基酸组成的结构,对绿脓杆菌和一些耐药性革兰阴性菌有较强药理作用。从另一株放线菌所产生的抗菌物质是氨基糖苷类的丁酰苷菌素,具有保护氨基糖苷类抗生素免受一部分钝化酶的破坏作用,并由此开辟了氨基糖苷类抗生素化学修饰的新途径。

(四) 海洋功能活性物质

海洋功能食品被誉为"21世纪食品"。海洋保健食品的开发近年来十分活跃,仅海藻类食品就有

30多种,如海带饴、海带酱、昆布茶、小球藻昆布茶,以及用海藻研制的 HL-I型降脂食品添加剂等;饮料有海马酒、海蛇酒、海米浸酒等。海参口服液其耐寒、抗病、抗癌和预防衰老作用均优于蜂王浆。我国沿海民间历来有自制茶饮和冻粉、冻胶等食品的传统,用以清热解暑、消食、解毒和消除疲劳等。牡蛎在欧美及澳大利亚有"海牛奶"之称,国内现已开发出活性钙、龙牡壮骨冲剂,并被确定为宇航员补 Ca 剂。国外也有将牛磺酸用于儿童保健食品中。鱼油不饱和脂肪酸和磷脂具有明显的降血脂、降血糖和改善心脑血管功能的作用,对肝病和肿瘤也有一定的辅助治疗作用,可刺激机体增强免疫功能。研究表明,n-3 脂肪酸可以缓解心血管病、2 型糖尿病、炎症和自身免疫性疾病等,已知 DHA 可参与具有电活动的组织即心脏、眼和脑的组成,EPA 则可参与花生酸或二十烷酸的合成,从而有益于健康。DHA 是脑和视网膜的组成部分。EPA 和 DHA 在缓解心血管病、自身免疫性疾病和 2 型糖尿病中发挥了重要作用。DPA 可能是一种有效的抗动脉粥样化因子。甲壳素和壳聚糖具有增强免疫、抗肿瘤、降胆固醇、止血、抑制癌细胞转移和抑制细菌及真菌的生长,加快伤口愈合等多种作用,适合于开发成各种保健食品和手术缝线及人造皮肤。在药物制剂、食品添加剂、化妆品等方面也有着广泛的应用前景。采用硫酸降解甲壳质方法制备氨基葡萄糖硫酸盐,该成分是糖蛋白合成的基质物质。外源性补充氨基葡萄糖硫酸盐能刺激软骨细胞合成糖胶原和蛋白多糖,起到强化、滑润、修补和再生软骨层的作用,从根本上阻断骨关节炎的病理过程,长期服用对人体无毒副作用,是治疗、预防骨关节疾病的有效药物。海洋生物含有丰富的活性多糖,并具有抗癌、提高机体免疫和降血糖等特殊生理活性。膳食纤维如海藻酸、卡拉胶、琼胶等具有预防与消化道、心血管和内分泌失调有关的多种疾病的功效。

二、分离实例

(一) 抗肿瘤多肽化合物海绵素的分离

海绵毒素 Spongistatins 是从海绵(*Spirastralla spinispirulifera*)中分离的大环内酯类化合物,对多种肿瘤细胞有抑制作用,对肿瘤多药耐药细胞亦有较强的抑制活性,对真菌亦有较强的抑制作用。目前发现该类化合物达 9 种。这里简要介绍其在活性追踪条件下的提取分离方法,分离流程如图 11-2 所示。

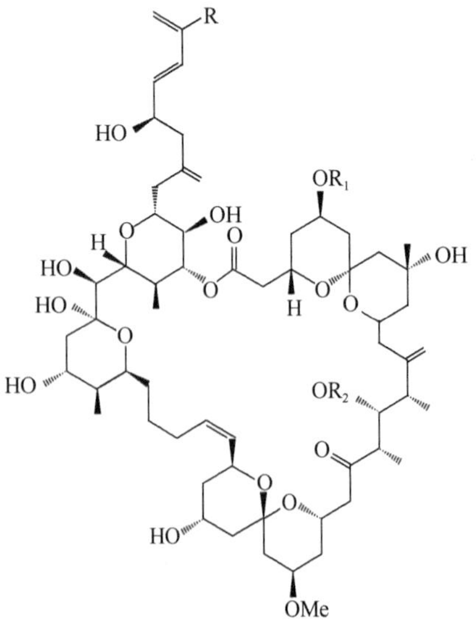

Spongistatin 1 R=Cl,R_1=R_2=Ac
Spongistatin 2 R=H,R_1=R_2=Ac
Spongistatin 3 R=Cl,R_1=H,R_2=Ac

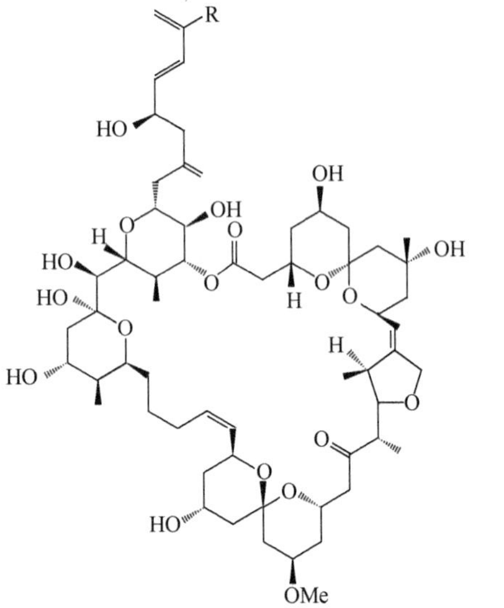

Spongistatin 5 R=Cl
Spongistatin 7 R=H

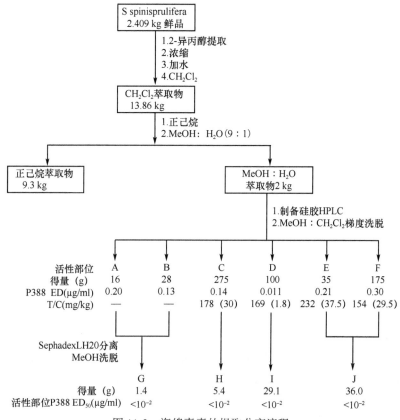

图 11-2　海绵毒素的提取分离流程

按照上述分离流程获得的活性部位,进一步分离纯化,可以得到相应的单体化合物。对活性部位 G 用硅胶分离,正己烷与丙酮混合溶剂梯度洗脱,对得到的组分活性进行检测,活性高的部位利用制备 HPLC 纯化可以得到化合物(spongistatin 1、2、3),同样的方法,利用硅胶色谱、Sephadex LH-20 色谱、Rp-18 HPLC 制备分离组分 I 得到活性成分(spongistatin 5、7),化合物的结构确定往往采用多维核磁共振技术来实现。

(二) 海参皂苷的分离

海参皂苷 A 为分布最广的一种从海洋生物中分离的皂苷,存在于 *Holothurin* 及 *Actinopyga* 两属所有的 26 种海参中。具有抗肿瘤、抗真菌、抗辐射和较强的溶血等多种活性作用,其破坏红血血球的主要机制是海参皂苷为阴离子表面活性剂,其分离工艺如图 11-3 所示。

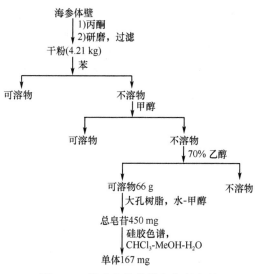

图 11-3　海参皂苷的提取分离流程

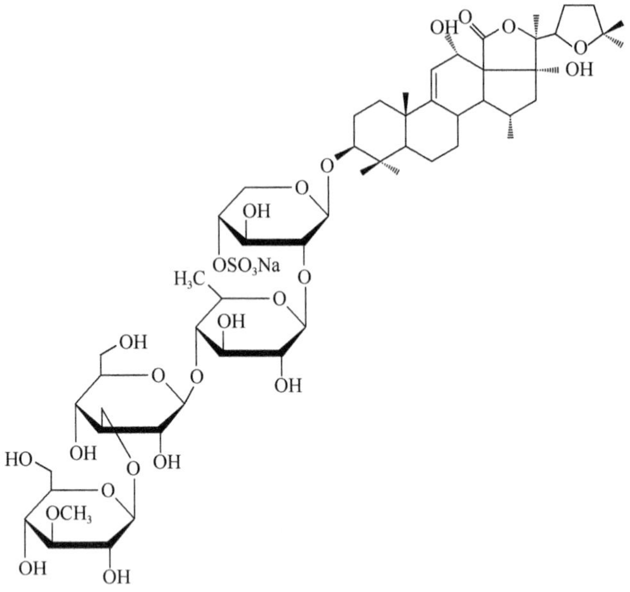

海参皂苷 A

首先将新鲜海参体壁用丙酮浸泡,除去色素的同时,磨碎、过滤,所得到的干粉用苯和甲醇提取除去色素和脂质,再用 70% 的乙醇提取,所得提取物(3.94 g)悬浮于 50 ml 水中,用反相大孔树脂(Amberlite XAD-2)柱分离,先用水洗脱无机盐,再用含水的醇洗脱得到粗总皂苷,取 228 mg 总皂苷用硅胶 H 柱色谱分离,$CHCl_3$:MeOH:H_2O 混合溶剂洗脱,分离得到海参皂苷 A167 mg。

(三) 河豚毒素的分离

河豚毒素(tetrodotoxin,TTX)为十大海洋生物毒素之首,其余九种包括石房蛤毒素(STX)、刺尾鱼毒素(MTX)、骏河毒素、海葵毒素(ApA、ApB、ApC、ATX)、大田软海绵酸(OA)、章鱼毒素、海绵毒素、海参毒素、沙群海葵毒素(PTX)。TTX 因具有镇痛、局部麻醉作用而具有药物开发前景。目前作为钠离子通道选择性阻断剂而被广泛用作神经科学研究的药理工具。20 世纪 60 年代全世界掀起了河豚毒素研究热潮。以日本科学家为代表,桥本等实现了大规模制备,Kyshi 等测定了化学结构并进行了人工合成,由于步骤多而没有商业意义。目前 TTX 仍需从有毒河豚的生殖腺提取,资源受到限制。

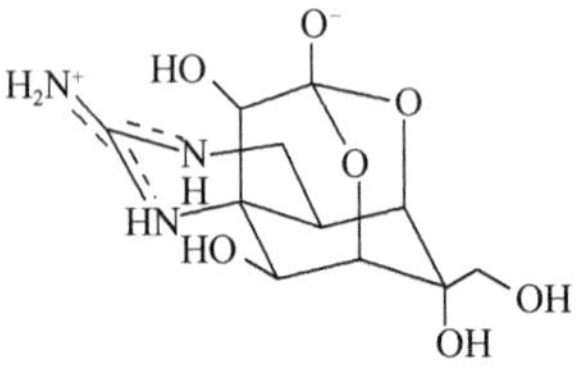

河豚毒素

TTX 为含有胍基的化合物,在河豚的卵巢和肝脏中含有的河豚毒素往往易导致中毒。由于其结构的特殊性,该化合物不溶解于水及有机溶剂,仅能溶解在稀乙酸和稀矿酸中,分离提取过程如下。

将新鲜的河豚卵巢对半切开,取 100 kg 加去离子水 100 L 浸泡,不断搅拌,放置两天,用纱布过滤上清液,如此反复三次得 200 L 滤液,分批(10 L)加热煮沸,放冷后析出大量蛋白质沉淀,减压过滤得到淡黄色透明溶液,通过 8 L 的 Amberlite IRC-50(胺型)离子交换树脂,流出液用小鼠检测有无毒性,直到洗脱液出现毒性为止,约可以吸附 200 L 滤液,水洗后用 13L 10%乙酸洗脱,再用 10 L 水洗,最初 3 L 无毒,弃去,其次 10 L 毒性最强,用氨水调节 pH 至 8~9,加 200 g 活性炭,连续搅拌,2 小时后过滤,活性炭吸附操作三次,合并活性炭,用含 0.5%乙酸的 20%乙醇提取三次,每次 250 ml,提取液减压浓缩至 50 ml,氨水调节 pH 至 9,置冰箱中放置析出结晶性沉淀,滤取后溶解于稀乙酸,加稀氨水沉淀,得 1~2 g 白色结晶型毒素粗品。

> **链接**
>
> 河豚毒素(tetrodotoxin)是 1964 年发现的海洋毒素,毒性极大,LD_{50} 为 8.7 μg/kg,是氰化钠的 1000 倍。在传统中医中,河豚毒素初提物被用于治疗疮疖、无名肿毒,并用于壮阳。近年药理学研究证实,河豚毒素具有较强的镇静、局麻作用,而且不易成瘾。另外作为典型的钠离子通道选择性阻断剂,有希望成为强心药物。但是这两方面的应用都应以降低毒性为前提,可用作某些癌症后期的缓解药。然而更有意义的是 TTX 的作用机理与陆地发现的毒素不同,在极低的浓度就能选择性地抑制钠离子通过神经细胞膜,但却允许钾离子的通过,是神经生物学和药理学研究极为有用的工具药。

小 结

海洋药物特指以海洋生物和海洋微生物为药源,运用现代科学方法和技术研制的药物。现有的海洋药物大多属于天然药物范畴,即直接从海洋生物中提取的有效成分,也有一些是海洋生物活性成分经过人工合成或生物技术转化而获得。海洋天然产物常见的化合物有大环内酯类、聚醚类、氨基酸及肽类、多糖类、前列腺素类似物。主要的生物活性有:抗肿瘤,保护神经系统、心血管系统作用,抗菌抗病毒作用,功能性食品的开发等。

目标检测

一、名词解释

1. 海洋药物 2. 海洋中药

二、填空题

1. 按我国《新药审批办法》海洋药物可以分为三大类品种:_____、_____ 和_____。
2. 十大海洋生物毒素有_____、_____、_____、_____、_____、_____、_____、_____、_____、_____。
3. 大环内酯类化合物根据结构类型不同可分为_____、_____、_____、_____ 等。
4. 酯环上超过一个酯键的大环内酯类化合物,称为_____。
5. _____ 是海洋生物中一类毒性成分,如沿海赤潮的毒鱼作用。
6. 一部分聚醚类化合物的特点是结构中含有多个以上_____ 为主的醚环,醚环_____ 骈合,形成骈合后聚醚的同侧为_____ 结构,氧原子相间排列,形成一个梯子状结构,又称_____。

三、简答题

1. 简述海洋药物的主要生物活性。
2. 简述海洋药物的结构类型。

(刘 毅)

第12章 天然药物活性成分的研究

> **学习目标**
>
> 1. 掌握天然药物的研究开发程序。
> 2. 掌握天然药物化学中活性成分预试验的方法。
> 3. 理解天然活性成分的研究方法。
> 4. 了解天然化合物的结构修饰和结构改造。
> 5. 了解天然活性化合物的分离研究方法途径和实例。

 案例 12-1

　　进入21世纪后,人类会更加关注生命,关注生态,关注人与自然的和谐。中医药作为中华民族数千年来与疾病斗争过程中形成的宝贵财富,已经越来越得到人们的认同。但中药起效慢、药效物质基础不明成为让全世界接受的最大障碍,为让中药尽快进入世界市场,首要问题就是发现活性物质并将其提取分离出来。

问题:
1. 通过何种途径大致了解该药材的主要成分类型?
2. 一旦确定目标,我们该用何种手段将其提纯?
3. 获得单体化合物后,我们用哪种途径检测其药理活性?

　　天然药物防治疾病的药效基础是其含有的活性成分,所谓活性成分(active constituents)是指植物、动物、矿物以及微生物等各种天然药物体内存在的对人体生理活性有影响的物质,也可以称为活性天然物质。如植物中的黄酮、皂苷、生物碱和强心苷等,动物体内的多肽、激素等,矿物中的各种微量元素,以及微生物产生的各种抗生素、细菌毒素和真菌产生的毒素等,对人体生理活性有影响的都是活性物质。一种天然药物中含有大量化学成分,但往往只有一种或一类成分对某种疾病有活性作用。因此,要搞清楚天然药物中具有各种医疗作用的化学成分,就必须进行活性成分的研究。

第1节 天然药物的研究开发程序

　　从天然药物中开发新药至少包括以下五种形式。

　　第一种形式:经过文献资料或民间用药的调研或通过现代药理学的筛选研究(含体内、体外等研究),发现某种天然药物具有药用价值,然后将其开发成新药。

　　第二种形式:已知某种成分或某类成分具有药用价值或已成为新药,根据动植物的亲缘关系,寻找含有这种或这类成分的动植物,进而将其开发成新药。此种方法易于解决濒危动植物的资源问题。

　　第三种形式:在不明确有效成分的基础上,将临床疗效明确的经典方、经验方或经药效学研究具有开发价值的复方中药开发成新药,或将现有的新药改变剂型。采用这种形式开发的新药虽然有效成分不明确,药品的质量控制难度较大,但它具有生产工艺不太复杂、成本较低等优点。

　　第四种形式:在基本上搞清了有效成分和有效部位的基础上,将有效部位开发成新药,采用这种方法开发的新药具有药品的均一性较易控制、临床疗效稳定、质量容易得到保证的特点。

第五种形式:通过天然药物中的有效成分或生物活性成分的研究,从中发现有药用价值的活性单体或潜在药用价值的活性单体,这些单体往往具有一定的生物活性,但因其活性不够显著或毒副作用较大,无法将其开发成新药,但它们具有潜在药用价值,我们称它们为先导化合物。通过对先导化合物构效关系的研究,进而发现有药用价值的化合物。

虽然从天然药物中开发新药的方法多种多样,但是对于具体情况要做具体分析,不可能采用一个固定模式,应根据具体研究课题的特点采用不同的途径,但无论采用何种方法和途径,一般新药开发大致需要经过图 12-1 显示的步骤。

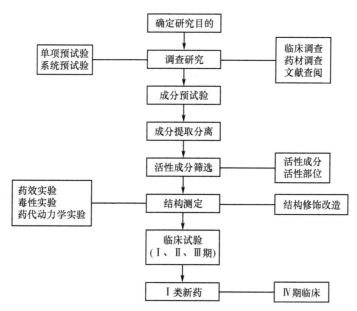

图 12-1 天然药物活性成分的研究途径

第 2 节 天然药物中活性成分的研究方法

天然药物活性成分的研究方法,主要是根据研究目的,结合实际情况设计切实可行的研究方案。对天然药物有效成分的研究,国内外前辈和当今学者都曾积累了丰富的经验,给我们提供了宝贵的借鉴,这无疑是有利方面,但实际应用过程中我们不能生搬硬套,最重要的是根据具体情况拟定切实可行的工作计划。一般研究天然药物有效成分的途径可从以下几方面开始,首先从调查研究入手,选择临床有效的天然药物作为研究课题,再进行动物试验,经过临床观察,然后做化学分析工作,最后提供于应用。

一、调 查 研 究

调查研究是天然药物活性成分研究工作中的一个重要步骤。不论研究目的如何,所研究的必须是临床疗效可靠、组方品种准确的药物。

(一) 临床调查

临床调查是天然药物有效成分研究工作的出发点和着眼点,多数药物经历代医药工作者的验证,疗效确定系数较高,可以对其有效成分提取和分离后,进一步进行全面、详细的临床调查以确定新活性成分的疗效。

临床调查的内容,大致包括以下几个方面:疾病症状与所确定的病名是否相符;症状体征与疗效的关系;药物的剂型、剂量、给药途径与疗效的关系;毒副作用等。临床调查过程中,研究者应多参加临床实践,细心听取各方面意见,及时收集和分析病例资料,把临床调查工作作为开辟天然药物有效成分研究途径的重要工作之一。

(二) 药材调查

已经被临床证明具有疗效的天然药物,还必须对药材资源进行调查了解,我国地大物博,天然药物资源十分丰富,但由于地域性差异及用药习惯不同等原因,天然药物异物同名的现象非常常见。如过路黄(*Lysimachia Christinae* Hance)、连钱草[*Glechoma Longituba*(Nakai)Kupr]、马蹄金(*Dichondra Repens* Forst)、广金钱草[*Desmodium Styracifolium*(Osbeck)Merr]、天胡荽(*Hydrocotyle sibthorpioides* Lam)、排钱草[*Desmodium pulchellum*(L.)Benth]名字都叫金钱草,并一直在地方习用。所以,鉴定天然药物品种、确定学名,是一项非常重要的工作。

我国幅员辽阔,纬度跨越大,气候条件差异较大,气候条件差异也很大,同种天然药物生长的地域不同,所含化学成分的种类、含量均有差异,即使生长在同一地域,生态环境不同,所含化学成分种类、含量也不尽相同。"道地药材"的实质就是针对活性成分的含量而言的。在植物生长周期中,活性成分的含量有高峰期和低谷期,为能采集到活性成分含量更高的天然药物,我们需要掌握适当的时机。如杜仲(*Eucommia ulmoides* Oliver)、黄柏(*Phellodendron amurense* Rupr)等树皮类药材,通常在春夏之交、植物生长旺盛期、树液流动时应尽快采剥;辛夷花(*Magnolia biondii* Pamp)、款冬花(*Flos Farfarae*)、金银花(*Lonicera japonica* Thunb)等要采摘未开放的花蕾供药用,而绿梅花[*Prunus mume*(Sieb.)Sieb. Et Zuce]等要采摘即将开放的花朵入药;凌霄花[*Campsis grandiflora*(Thunb.)Loisel]、红花(*Carthami* Flos)等要采摘盛开的花或花柱供药用。

因此,为确保研究药材的品种正确无误,就必须对药材的来源和特征进行调查了解。如药材的产地或某地的市售品、野生或栽培等,都应作详细记载,并保留样品备查,然后根据药材原植物的拉丁学名弄清科、属、种关系,必要时对药材采集方法和时间、加工方法和保存情况都应作细致了解。

(三) 文献查阅

考查前人工作过的记载或文献资料,不单是为了吸取前人的经验教训,避免走弯路,主要是通过前人研究的情况和程度,为制定自己以后的研究工作方案提供依据。

为了使研究工作得以顺利进行,必须定出自己的研究方向。有针对性地对文献资料全面查阅,包括本学科和相关学科的资料,国内和国外的资料,近期资料和中远期的资料等,查阅资料过程中,应首先根据研究目的,确定需要查找的内容。再选定检索工具,如目录、索引等。最后查找原始文献,如著作、期刊、会议记录、论文集、专题报告等。总之,就是要充分积累资料,多一份资料就多一份根据、多一份把握,熟练查阅资料是每一位研究工作者最起码的要求。

1. 查阅文献

(1) 图书:我国古代、现代中医药文献中记载了大量的科研成果、技术知识和生产经验。在浩如烟海的书籍中,应有针对性地进行查阅,并应充分利用最新图书,还可从"参考文献"栏有目的地查阅原始文献。

(2) 期刊杂志:期刊杂志是反映国内外最新科技动态和信息的出版物。例如,美国《化学文摘》(Chemical Abstract,CA),该刊创刊于1907年,每年出1卷,每周一本,每本末有作者、标题、分子式和专利号码等索引可供查找。《化学文摘》收载了世界上绝大多数化工文献,在生物化学类(Biochemistry Sections)、有机化学类(Organic Chemistry Sections)、应用化学与化学工程类(Applied Chemistry and Chemical Engineering Sections)等栏,均能检索到有关药学方面的文献,并可以追溯查阅到有关的原始文献。

常用的其他外文刊物还有《生物学文摘》(Biological Abstracts,BA)、《医学索引》(Index Medicus,IM)、《医学文献最新目录》(Current List of Medical Literture,CLML)、《默克索引》(The Merck Index)、日本《科学技术文献速报》、日本《药学杂志》等。国外的期刊虽能为研究者提供许多有用信息,但国内有关中医药、药学方面的期刊杂志应是我们首选的,因为中文刊物无文字障碍,便于快速阅读。常用的文献有:《药学学报》、《中草药》、《中成药》、《中国药学杂志》、《中国中药杂志》、《报刊索引》、《中药研究文献索引》、《药学文摘》、《国外药学-植物药分册》等。

(3) 其他工具书、读物:《中药大辞典》、《全国中草药汇编》等,学位论文、专刊(会议)、专刊文献、报纸等,也均是参考资料,应该善于学习、利用。

2. 计算机检索 由于现代计算机技术的发展,利用电子计算机检索文献,已成为最快速、准确的检索方法。例如,从《中国期刊全文数据库》、《中国优秀博硕士学位论文全文数据库》、《中国核心期刊要目总览》、《中国专利数据库》等栏目中能迅速查出某一研究课题的最新进展和动态。

3. 其他信息收集 在大量查阅科技文献的同时,与同行交流,向专家咨询及对市场前景进行调查和预测,都能使研究者获得有益的启示。

> **课堂互动**
>
> 天然药物的采收一般都有一定规律,除了上文所述,全草类药材的采收通常在枝叶生长茂盛、初花时收割;叶类药材的采收一般在植物的叶片生长旺盛、叶色浓绿、花蕾开放前采收;果实类药材多数在果实完全成熟时采收等。但全草类药材佩兰、青蒿需要在开花前采收,桑叶、银杏叶宜在秋后经霜打后采摘,枇杷叶则要在落叶后采。这说明在采收天然药物的时候不能一味凭经验行事。那么我们需要如何准备才能在最适宜的时节采收药材呢?

二、天然药物化学成分研究预试验

(一) 化学成分预试验的目的与要求

天然药物所含成分复杂,几乎每种天然药物都含有多种不同类型的化学成分,每一类型成分中又可能含有一种以上的不同化合物。在天然药物化学成分的研究中,为了解所含化学成分的类型,必须进行化学成分预试验。所谓预试验,就是通过简单的方法,利用各类化学成分的溶解性和某些特征化学反应,了解天然药物所含成分的大致情况。要得到针对某一疾病有活性的成分,必须经过提取分离,预试验能为设计提取分离方案、追踪活性成分作向导。

天然药物成分预试验方法,基本上可归纳为两类,一种是系统预试验,另一种是单项预试验。系统预试验,是利用比较简单、灵敏、准确的定性试验方法,对天然药物中所含的各类化学成分进行比较全面的检查;单项预试验则是根据工作需要,有重点地检查某类成分,如寻找黄酮类成分的天然药物,可以只进行黄酮的特征反应,从多种检品中找出含该成分的药材。

对预试验的要求是简单、快速、准确。但必须指出有的成分往往因反应不够专一以及共存成分干扰,不能得到正确结论。此外,专属性不强的检测试剂、成分的结合状态、成分含量及灵敏度也能影响预试验的准确性。如生物碱沉淀试剂碘化铋钾(Dragendorff 试剂)除可与生物碱发生沉淀之外,对香豆素、蛋白质、萜类内酯等中性化合物也可以发生沉淀反应,如果这些杂质含量达到一定程度,其反应速度与生物碱类似,很难区别是哪类成分发生了反应,因此容易发生误判,相反,咖啡碱等生物碱却对碘化铋钾试剂不十分敏感;又如某些酸性植物成分,多与钾、钙、钠、镁等离子络合存在于植物体内,也不能因对水和乙醇提取液不显酸性,而轻易否定有机酸的存在。此外,由于某些试剂本身灵敏度较差以及某些成分在植物体内含量高低或杂质的干扰,甚至提取液的颜色,都可以给定性检查以直接妨碍。

为了提高预试验的检出准确性,应尽可能考虑以下几个方面。

1) 根据植物性状特征,或经过简单处理初步估计所含类型成分,以引起提取检识时的注意。如药材颜色较深时,说明里面含有共轭体系较长的成分,如黄酮、蒽醌、有色生物碱等。药材富粉性,折断时出现粉尘,说明含淀粉或其他多糖。药材味苦,可能含有生物碱、强心苷;味甜可能含有小分子糖类;味酸可能含有有机酸;味涩可能含有鞣质;辛辣则可能含有皂苷等。

2) 尽可能采用专属性强的检查试剂,如黄酮类采用盐酸-镁粉反应。强心苷首先采用 α-去氧糖反应,再配合使用醋酐-浓硫酸反应和 Rymond 反应等。

3) 减少供试液中能产生干扰的物质。可将供试液经过初步分离,使类似性质的成分根据酸碱性、溶解性的差异大致分开,提高反应的灵敏性和准确性。如对 Dragendorff 试剂显阳性的化合物,可利用生物碱成分能溶于酸水而中性内酯成分可溶于碱水的性质加以分离。

4) 尽可能同时做含已知成分相同条件的对照试验或空白试验。如向供试液中加已知成分的方法进行对照。

在预试验过程中,如果配合 TLC 或 PC 检识,也可以提高检出的准确率。而对于植物体中某些具有生物活性的成分,若成分含量太低时,可配合生物测定的方法。

(二) 预试验供试液的制备

1. 单项预试验供试液的制备　主要是利用寻查成分的溶解性或某些特性,采用适宜方法制备供试液。如用水提取水溶性成分,酸碱溶液提取碱性或酸性成分,乙醇提取中等极性成分,石油醚提取脂溶性成分,也可以利用水蒸气蒸馏法提取挥发性成分,微量升华法提取升华性成分等。常用溶剂与可溶出的化学成分详见表 12-1。

表 12-1　常见溶剂与可溶出化学成分

极性类型	常用溶剂	可溶出的化学成分
强亲脂性	石油醚、正己烷、四氯化碳	挥发油、油脂、脂溶性色素、甾醇等
亲脂性	苯、氯仿、乙醚	脂溶性生物碱、苷元、弱极性苷等
中等极性	乙酸乙酯、正丁醇	黄酮苷、香豆素苷、强心苷、皂苷等
较强极性	丙酮、乙醇、甲醇	生物碱盐类、低级脂肪酸、鞣质
水溶性	水(酸水、碱水)	极性大的苷、蛋白质、单糖、低聚糖、氨基酸、水溶性生物碱

(1) 水项供试液的制备:取药材 5~10 g,加水 50~100 ml,冷浸 24 h(用吸管吸取少量水液,作蛋白质、氨基酸检识)后,再用水浴(50~60℃)浸渍 1 h,滤过,滤液检查糖、多糖、皂苷、鞣质、生物碱等成分。

(2) 乙醇项供试液的制备:乙醇能够提取绝大多数的成分,在实际工作中既可满足要求,又可节约时间和溶剂,图 12-2 就是常见的乙醇供试液制备方法。

(3) 石油醚项供试液的制备:取粉末 1 g,加石油醚 10 ml,密闭浸渍 24 h,滤过,滤液作萜类、甾体、油脂、挥发油等亲脂性成分的检识。

2. 系统预试验供试液的制备　主要利用各成分极性大小不同,根据相似相溶的特点,利用合适的溶剂提取相应的成分进行检识。

> **课堂互动**
>
> 在系统预试验中,一般按溶剂极性由小到大的顺序依次递增制备供试液,常用 dragendorff 系统提取法,将粉末分别用石油醚、乙醚、氯仿、无水乙醇、水、稀盐酸、稀氢氧化钠等溶剂进行提取。请思考,可否按溶剂极性由大到小的顺序制备供试液,为什么?

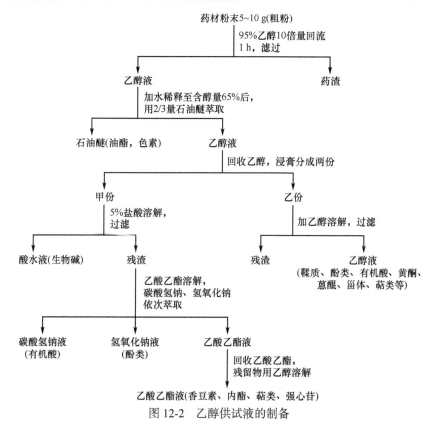

图 12-2　乙醇供试液的制备

(三) 天然药物水煎液供试液制备法

在天然药物水煎液中,由于各成分间存在助溶作用,或因胶体成分可使不溶性成分呈混悬状态,加之热水可使某些成分溶解度增大等,水煎液中成分存在比较复杂,供试液的制备可按图12-3所示的流程制备。

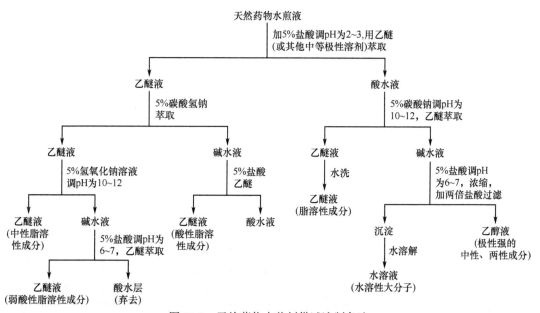

图 12-3　天然药物水煎剂供试液制备法

(四) 供试液中化学成分的检识

预试验制备后,应及时对所含成分进行检识。检识反应一般进行试管反应或薄层点板反应,所谓薄层点板反应,即制备方形硅胶或氧化铝薄层板,将供试液点在薄层板的方格中,再分别滴加显色剂。

根据前面各章介绍的各类试剂,从中选择专属性较好的试剂对相应成分进行检测,详见表12-2。

表12-2 常见化学类型成分检识

成分	试剂	操作方法	反应现象
糖类、苷类	Molish 反应	试液 1 ml,加试剂 1~2 滴,摇匀,沿试管壁滴加 H_2SO_4 4~5 滴	两液交界面紫红色环
单糖	Fehling 反应	试液 1 ml,加新配试剂 5 滴,沸水浴加热 5 分钟	砖红色沉淀
单糖	Tollen 反应	试液 1 滴,滴于滤纸上,晾干,喷洒试剂,100℃烘烤 5~10 分钟	褐色斑点
α-去氧糖	$FeCl_3$-冰醋酸(K-K 反应)	试液 1 滴,蒸干,残留物用试剂 0.5 ml,溶解,沿试管壁滴加浓 H_2SO_4 1ml	交界面红色
α-去氧糖	呫吨氢醇	试液 1 ml,蒸干,残留物用试剂 0.5 ml 溶解,水浴加热 20~30 分钟	红色
生物碱	碘化铋钾	酸性试液 1 ml,加试剂 2 滴	红棕色沉淀
生物碱	碘-碘化钾	酸性试液 1 ml,加试剂 2 滴	棕色或褐色沉淀
生物碱	硅钨酸	酸性试液 1 ml,加试剂 2 滴	浅黄色或灰白色沉淀
酚类	三氯化铁	试液 1 滴,乙酸酸化,加试剂 3~5 滴	紫、绿、蓝、黑色
黄酮	盐酸-镁粉	取镁粉少许,置试管底部,加试液 1 ml,浓 HCl 数滴,必要时加热 1 分钟	红或紫色
黄酮	三氯化铝	试液 1 滴,于滤纸上晾干,喷洒试剂,观察斑点颜色,再置紫外灯下,观察荧光	黄色、有荧光
蒽醌	碱液	试液 1 ml,加试剂数滴	红色
蒽醌	乙酸镁	试液 1 滴,点在滤纸上,喷洒试剂,吹干后,置紫外灯下观察荧光	红或紫色
香豆素	荧光	试液 1 滴,点在滤纸上,置紫外灯下观察荧光	天蓝色或绿色
内酯	异羟肟酸铁	试液 1 滴,置滤纸上,喷洒盐酸羟胺与氢氧化钠甲醇液,吹干,喷洒三氯化铁盐酸溶液	橙红或紫红色
强心苷	碱性 3,5-二硝基苯甲酸(Kedde)	试液 1 滴,加新配试剂数滴	紫红色
强心苷	亚硝酰铁氰化钠(Legal)	试液 1 ml,水浴蒸干,残渣用 1 ml 吡啶溶解,加 5 滴试剂,2 滴氢氧化钠溶液	红色(逐渐消失)
皂苷	泡沫	试液 2 ml,大力振摇,加热	产生持久泡沫
甾体类	醋酐-浓硫酸	试液 2 ml,蒸干,残渣用 5 滴冰醋酸溶解,加试剂数滴	紫红色
鞣质	蛋白沉淀	试液 1 ml,加氯化钠-明胶试剂 2 滴	白色沉淀
氨基酸	茚三酮	试液 1 ml,加入试剂数滴,加热后放冷	蓝紫色
蛋白质、多肽	双缩脲	试液 1 ml,加入氢氧化钠 2 滴,硫酸铜 3 滴,振摇	紫、红或蓝紫色

续表

成分	试剂	操作方法	反应现象
有机酸	溴酚蓝	试液1滴于滤纸上,晾干,滴加试剂数滴	黄色
挥发油	滤纸反应	试液1滴于滤纸上,室温下晾干	不留油迹
	香草醛-浓硫酸	试液1滴于滤纸上,喷洒试剂	不同颜色

(五) 色谱预试法

色谱预试法不仅能减少成分间的相互干扰,增大预试的准确性,还能根据所用溶剂系统和各成分的移行情况,推断物质极性的大小,如果有单项预试寻查物的标准品作对照,还可对供试液中是否含有该寻找成分得出初步结论。色谱预试方便、快速,同时可依次检出多种成分,有利于综合分析。

1. 径向纸色谱预试法 采用圆形滤纸作色谱材料,将供试液滴于滤纸的圆心处,作径向展开分离,经显色之后,再确定各种成分的存在,此种方法的优点是受杂质和各种成分之间相互干扰较少,并且快速简便。其具体操作如图12-4所示。

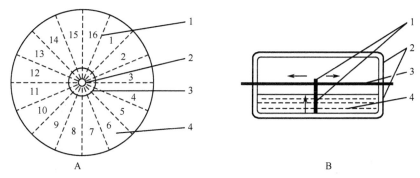

图 12-4 径向纸色谱
A:1. 编号;2. 中心孔;3. 起始线;4. 扇形小块
B:1. 滤纸芯(上、下);2. 培养皿(盖、底);3. 滤纸;4. 展开剂
注:"→"表示展开剂展开方向

取直径8~12 cm左右(比展开容器略大)的圆形滤纸一张,于中心处划一直径为1 cm的铅笔线圆圈,作起始线,通过中心点用铅笔在纸上划若干条横线,分成若干扇形面,编号如图12-4所示,供试液浓缩后,用毛细管点样于滤纸的起始线上,每个扇形面可点一种样品,晾干,再于中心圆孔插一滤纸芯,然后连同滤纸(纸芯朝下)平放在加入展开剂的平皿中,上面加盖一同样大小的平皿作为色谱槽盖,当纸芯与展开剂接触后,展开剂借助纸芯的毛细管作用而开始上行,由中心扩散至周围,进行径向展开。当径向展层至滤纸外缘时,取出滤纸,晾干,根据供试液的性质选择显色剂。

(1) 供试液:取药材粗粉5 g,加95%乙醇50 ml,水浴回流10分钟过滤,将滤液浓缩至半,供色谱实验用。

(2) 展开剂:可采用95%乙醇,若展开后各成分斑点都靠近前沿,可适当降低展开剂极性,如25%乙酸乙酯。也可以采用通用展开剂,如BAW系统(正丁醇:醋酸:水=4:1:5,上层)。

(3) 显色剂:展开结束后,可以沿扇形线切割下来显色,每个扇形面喷一种显色剂。也可以用一张硬纸覆盖在滤纸上,对合留出一个扇形面,分别喷相应的显色剂。

2. 薄层色谱预试法 相比径向纸色谱预试法来说,薄层色谱预试法更简便、迅速和灵敏,对于中等极性和极性比较小的成分,效果更好。为了增加点样数目,可制备方形薄板,显色时可用玻板覆盖非显色展开区。

三、天然药物化学成分提取分离的一般步骤

天然药物成分经临床验证后,可参考现有的文献资料,选用适当方法,对其中所含的有效成分进行提取和分离,但如果无现成资料时,各成分从提取到完全分离,一般要经过系统提取、部位分离、组分分离和单体分离几个阶段。

(一) 系统溶剂提取法

取天然药物粗粉或制剂,加硅藻土混合,烘干后研细,选用极性由小至大的几种溶剂,依次进行固-液提取,或将天然药物水煎液,选用与水不相混溶的有机溶剂,依次进行液-液萃取,就可因天然药物中各类成分的极性不同,而被相应极性的溶剂所分离,其流程如图12-5所示。

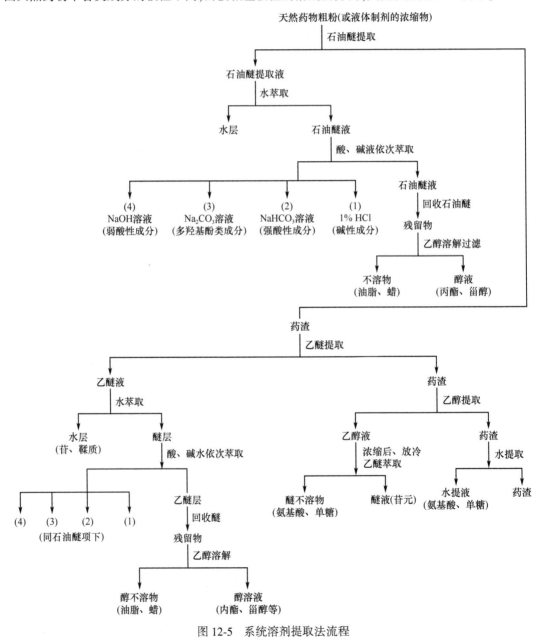

图 12-5 系统溶剂提取法流程

系统溶剂提取法,可以较全面地提出各种极性的成分,而且常应用于无资料可查的天然药物,利用这种方法,可以首先获得各种成分的提取物,再根据实验体会和各种成分的理化性质作一一分离,但是,此种方法操作复杂,除了耗费时间和溶剂外,成分的复杂也给实验带来了不少麻烦。

(二) 部位分离法

为了弥补系统溶剂法存在的不足,近年来有人归纳出所谓现代分离系统模式,称之部位分离法,此种方法是将药材先用甲醇提取后,浓缩得到提取物,按提取物中成分的极性不同分成若干部位,通常有七部位法、五部位法、三部位法等。如五部位法,即大致将提取物中所含成分的极性划成大、中大、中、中小、小五级不同极性类型,分别利用石油醚、氯仿或乙醚、乙酸乙酯、正丁醇和水将成分按极性由小到大提取出来。流程可按图 12-6 操作。

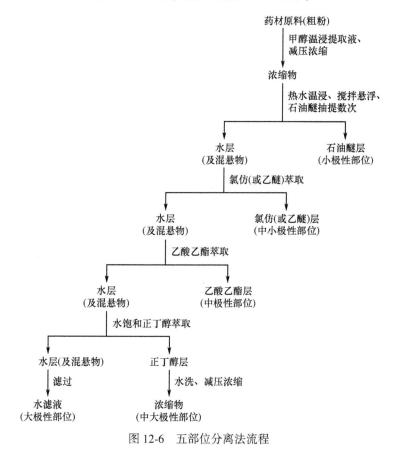

图 12-6 五部位分离法流程

(三) 组分分离和单体分离

为了减少组分间的相互干扰,为组分的单体分离创造条件,在部位分离的基础上,根据组分的化学和物理性质的不同,再细分为性质相近的组分。此法灵活,常与单体分离紧密结合,多利用色谱法对组分进行分离。

1. 极性小的部位分组和单离　极性小的组分可分为强亲脂性和亲脂性两个部位,可直接做柱色谱分离,如果提取物含有大量脂肪油,应先用碱水皂化脱脂,再进行单体分离,以避免脂肪油的干扰。小极性部位还可以进一步用碳酸氢钠溶液和氢氧化钠溶液依次萃取,可进一步划分为酸性、碱性和中性三个组分继续分离。分离流程详见图 12-7。

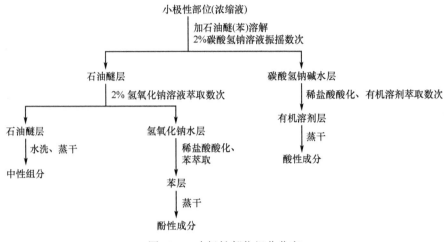

图 12-7　小极性部位组分分离

2. 中等极性部位的分组和单离　中等极性的部位主要包括极性强弱不同的苷类成分,一般可用柱色谱进一步分离。

强心苷类常用分配柱色谱,如含水硅胶柱,以氯仿-乙醇(2∶1)洗脱。

乙酸乙酯提取部位中,可能含有黄酮苷或蒽醌苷,一般可采用聚酰胺柱色谱,用乙醇水溶液(醇浓度由低到高)分步洗脱。

正丁醇提取部位常含有皂苷、黄酮苷,可利用丙酮将皂苷沉淀而黄酮苷溶于丙酮中加以分离,也可用聚酰胺柱色谱分离。

3. 极性大的部位的分组和单离　以水为溶剂的提取部位主要含有糖类、氨基酸、多肽、无机盐和某些大极性苷类,可以用水洗脱活性炭中的无机盐和单糖;用5%乙醇洗脱双糖;用10%以上浓度的乙醇洗脱苷和多糖;用离子交换树脂分离阳离子、阴离子和非离子成分。

四、天然药物活性成分的筛选

天然药物活性成分的筛选是一项细致而复杂的工作,也是天然药物化学成分研究的中心工作。筛选的方法有两种:一种是经过提取分离得到的各种单体成分进行生物活性成分的筛选,对每一个单体成分进行多个生物活性试验指标的观察,由于这种方法先得到单体成分,因此工作容易进行,但某些微量活性成分容易在提取分离过程中遗漏。另一种是将经过提取分离得到的各个组分进行活性部位的筛选,找出活性最强的部分,再继续追踪,按药理指标取舍,直到活性单体成分的得到。这种方法因最先筛选的是包含活性成分在内的有效部位,所以能弥补第一种方法的不足,但需进行的生物检定较多,工作有时非常复杂。近年来,体内代谢法也经常应用在活性成分筛选中。

(一) 动物实验

天然药物活性成分筛选,必须在动物药理实验的指导下进行,同时,一个理想的动物药理活性指标,应保持与临床疗效的一致性。动物模型应建立在中医药理论基础上,具有符合中医理论、病态、症状相同,易于观察等特点。但人和动物的异种差异,使得动物对药物的反应和人对药物的反应不完全相同,动物模型用整体模型还是离体器官、组织、细胞、酶等,对药物活性都有差异。

对于临床疗效确切,一时无法建立生物活性指标的药物,可将提取、分离得到的单体成分进行毒性和安全试验,在保证绝对安全的情况下,可直接进入临床研究。

(二) 活性成分提取分离实例

1. 青蒿中抗疟成分——青蒿素分离的研究过程

天然药物青蒿(*Herba Artemisiae Annuae*)(图 12-8)的作用,经动物实验筛选和临床观察研究证明,对恶性疟具有较好的抑制作用,由花蕾和叶提取物中分离出对间日疟原虫有较强的杀灭作用的成分,作用迅速、不良反应亦小。现介绍其提取分离的研究过程。

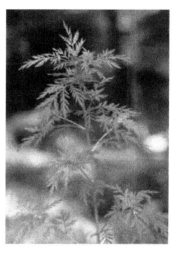

图 12-8 青蒿

> **链接**
>
> 青蒿小常识:青蒿为菊科植物黄花蒿(*Artemisia annua* L.)的地上部分,生于山坡、林缘、荒地,产于全国各地。秋季花盛开进割取地上部分,除去老茎,阴干。主要成分为青蒿素(qinghaosu, arteannuin, artemisinin)、蒿酮(artemisia ketone)、枯敬醛(cuminal)等。性寒,味苦、辛。具有清热解暑、除蒸、截疟的作用。用于暑邪发热、阴虚发热、夜热早凉、骨蒸劳热、疟疾寒热、湿热黄疸的治疗。

(1) 有效部位的确定

1) 系统提取:详见图 12-9。

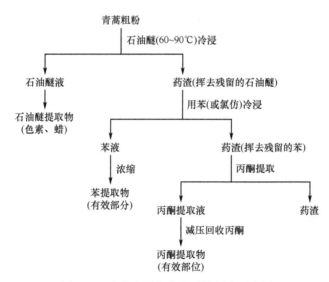

图 12-9 青蒿有效部位的系统提取示意图

2) 分别提取:详见图 12-10。

(2) 有效部位的一般性质

1) 物理性质:用丙酮和苯(或氯仿)提取得到的有效部位,均呈褐绿色黏稠物,微溶于石油醚,易溶于苯、氯仿、乙酸乙酯、丙酮和乙醇,几乎不溶于水,但可溶于碱水中,溶解后即分解失效。

2) 化学成分预试验:详见表 12-3。

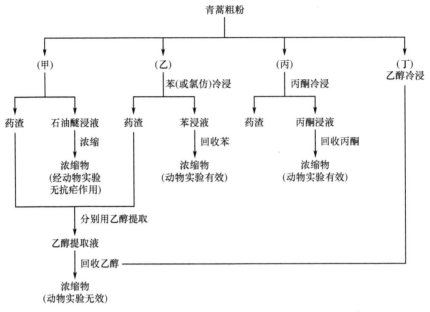

图 12-10 青蒿分别提取的流程

表 12-3 青蒿素化学成分预试验

供试液	试验法	反应	可能含有官能团
乙醇溶液	三氯化铁	蓝绿色	酚类
乙醇溶液	重氮化试验	暗红色	酚类
水提取液	明胶-氯化钠	混浊	鞣质
甲醇液	异羟肟酸铁	橙红色	内酯
乙醚液	香草醛-浓硫酸	多种色斑	挥发油

3) 薄层色谱

色谱材料:硅胶-CMC 板;

展开剂:石油醚:乙酸乙酯(8:2);

显色剂:1% 香草醛-浓硫酸;

结果:见图 12-11。

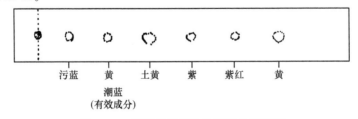

图 12-11 青蒿的苯提取物薄层色谱图谱

(3) 有效成分的分离:根据上述流程,使用石油醚、苯(或氯仿)和丙酮三种溶剂对青蒿分别提取,所得提取物分别做动物实验,结果表明:有效成分易溶于苯(或氯仿),可溶于丙酮,微溶于石油醚。因此,对于青蒿的有效成分可采用丙酮提取,经减压回收丙酮后,再经硅胶柱色谱分离,以苯或石油醚:乙酸乙酯(95:5)洗脱有效成分。洗脱液经薄层鉴定,收集有效成分的流出液,适当回收浓缩溶剂,放置后即可析出白色或无色针状结晶——青蒿素。

第 12 章 天然药物活性成分的研究

青蒿素

（4）设计提取与分离流程：详见图 12-12。

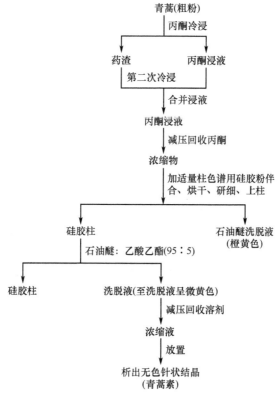

图 12-12 青蒿素提取与分离流程图

（5）青蒿素的结构改造：青蒿素经过鉴定，确定其过氧基团为必需基团，但青蒿素在水中及油中均难溶解，影响其治疗作用的发挥，临床应用也受到一定限制。因此，将它的结构进行修饰后，得到大量衍生物，从中筛选出具有抗疟效价高、原虫转阴快、速效、低毒等特点的双氢青蒿素（dihydroartemisinin），再进行甲基化，将它制成油溶性的蒿甲醚（artemether）及水溶性的青蒿琥珀酸单酯（artesunate），现已有多种制剂用于临床。

青蒿素经催化氢化还原为Ⅱ后抗疟活性消失，说明抗疟活性基团可能是过氧键，由还原青蒿素为基础进行烷化、酰化、烷氧甲酰化合成几十种衍生物，抗疟作用分别比青蒿素高 14、31、28 倍。

> **链接**   **青蒿素的改造**
>
> 1976 年，我国科学家成功改造青蒿素分子结构合成的蒿甲醚，在 1987 年被批准为抗疟药后，1996 年又被批准为血吸虫预防药。尽管如此，李英带领她的研究组，仍然继续合成新的青蒿素类化合物。她和同事发现，这类化合物除了能治疗寄生虫病外，还有免疫抑制的作用，有望用于红斑狼疮、类风湿等的治疗。

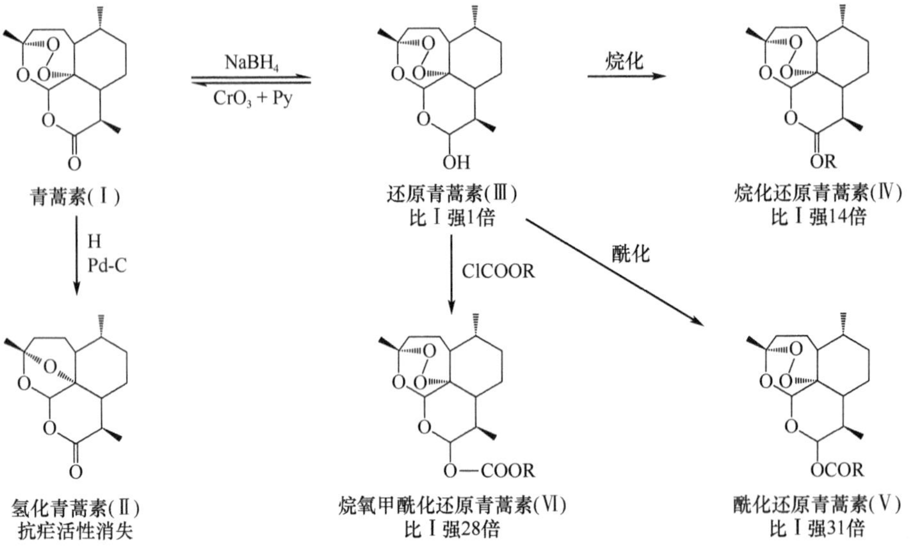

青蒿素(Ⅰ) —NaBH₄/CrO₃+Py→ 还原青蒿素(Ⅲ) 比Ⅰ强1倍 —烷化→ 烷化还原青蒿素(Ⅳ) 比Ⅰ强14倍

青蒿素(Ⅰ) —H/Pd-C→ 氢化青蒿素(Ⅱ) 抗疟活性消失

还原青蒿素(Ⅲ) —ClCOOR→ 烷氧甲酰化还原青蒿素(Ⅵ) 比Ⅰ强28倍

还原青蒿素(Ⅲ) —酰化→ 酰化还原青蒿素(Ⅴ) 比Ⅰ强31倍

2. 川芎(*Ligusticum chuanxiong* Hort)**治疗脑血栓成分的研究**　在应用中药复方治疗冠心病、心绞痛取得较好疗效的基础上,对活血化瘀药川芎进行了研究。由川芎总生物碱中分离得到有效成分川芎嗪或四甲基吡嗪(tetramethyl pyrazine)。药理实验证明,川芎嗪对实验性心肌梗死有缩小梗死范围和减轻病变程度的作用,在电镜下还观察到对积累的血小板有解聚作用和降低血小板表面活性的作用。

提取分离方法:川芎根茎粗粉,乙醇回流,减压浓缩提取液,放冷、除去糖和油,在水浴上蒸去残余乙醇,加热水溶解,冷却后用乙醚提取,醚提取液用 2 mol/L 硫酸萃取,酸萃取液经饱和碳酸钠碱化至 pH 为 9~10,用氯仿萃取,减压回收氯仿得粗膏。重复处理,将粗膏溶于 2 mol/L 硫酸,用浓氨水调至 pH=10,氯仿萃取,减压回收氯仿,至干,得川芎总生物碱。取总生物碱石油醚溶解部分,经碱性氧化铝柱层析分离,用石油醚:氯仿(8:2)洗脱,回收溶剂,得粗结晶,用升华法得无色透明针晶为川芎嗪。

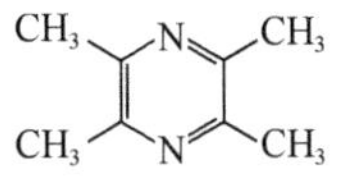

川芎嗪(四甲基吡嗪)

川芎嗪在川芎中含量仅有千万分之几,因此已经人工合成供药用。

五、天然药物活性成分的鉴定

通过分离、精制及活性成分的筛选得到有效的单体物质后,需接着进行化学、物理常数及光谱鉴定,根据鉴定结果,进行文献的查阅,确定其为已知物还是未知物。如果是已知物,须进一步查阅有关文献资料,了解该物质各方面的研究情况,供继续研究参考;如果一时查不到文献资料或初步确定是未知物,需进行结构测定,一般程序如下。

(一) 确定是有机物还是无机物

无机物除有升华性的物质外,一般不易燃烧炭化。有机物可燃烧至完全消失,如果含有金属离子,在燃烧后的残渣上滴几滴蒸馏水,用 pH 试纸测试后应显碱性。

(二) 纯度检查

纯度检查是有效成分鉴定的关键一步。纯度检查的方法很多,一般首先进行外观观察,在显微镜检查下,纯净物应有单一的晶形,如片晶、针晶等。然后进行物理常数检测,常用的物理常数有熔点、沸点、折光率、相对密度、比旋度等。纯固体物的熔点一定,熔距应在 1~2℃ 范围内。液体物质应有恒定的沸点,沸程不应超过 5℃。最常用的纯度检查方法是色谱法,如用 TLC,选择三种不同的色谱条件展开,均呈现单一斑点,或用气相色谱、高效液相色谱,均呈现一个尖锐的单峰,则可认为是单一化合物。

(三) 分子式的测定

确定一种化合物的分子式,首先应进行元素定性分析,检查含有哪几种元素。再进一步测定各种元素的含量,求出该化合物的实验式,然后根据测定的分子量计算分子式。

质谱法是目前最快速、准确的方法,而且用量少,根据质谱图,判断分子离子峰,从而确定分子量。

(四) 结构类型的测定

主要通过测定有关的理化性质,如溶解性、光学活性以及化学定性反应,并结合化合物的提取、分离方法综合分析,再结合紫外光谱(UV)、红外光谱(IR)、核磁共振谱(NMR)和质谱(MS)所得数据,确定化合物所含的官能团、基本母核和结构类型。

(五) 结构式的测定

确定一个未知化合物的结构式,是一项复杂的工作。依靠过去的化学方法,需要大量的样品和时间,如吗啡从分离得到单体到结构测定,用了 100 多年。近年来,物理方法成了化合物结构研究的主要工具,特别在综合运用紫外光谱、红外光谱、核磁共振谱和质谱等分析法后,结构式的测定速度大大加快。

第 3 节 天然化合物的结构修饰和结构改造

天然化合物的结构修饰和结构改造的目的在于增强药物疗效,降低毒副反应,适应制剂的要求,方便应用;防止大量砍伐生长缓慢、含量甚微的名贵药材植物。可将天然有效的化合物作为先导化合物,根据其结构,选择修饰方法,进行结构修饰。现举例如下。

一、喜 树 碱

喜树碱(camptothecin)为单萜吲哚类生物碱,是具有代表性抗肿瘤生物碱。临床用于治疗膀胱癌、胃癌、白血病等,但有较大毒性,表现为抑制骨髓,主要是造成白细胞减少、尿频、尿急及血尿。而 10-羟基喜树碱则可用于治疗肝癌及头颈部肿瘤,副作用远比喜树碱小。

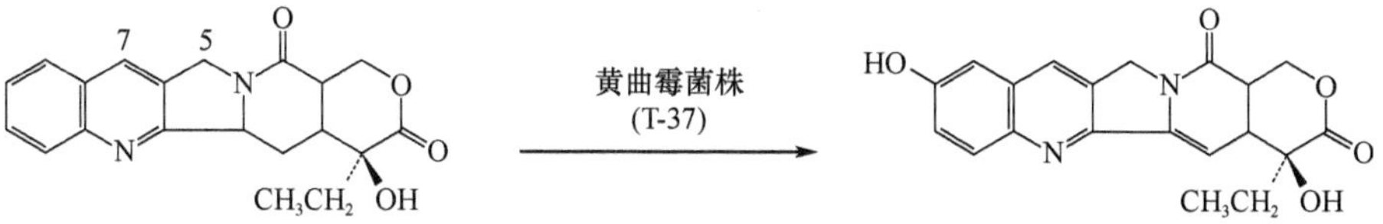

喜树碱 —(黄曲霉菌株 T-37)→ 10-羟基喜树碱

二、血 根 碱

血根碱(sanguinarine)来自罂粟科植物美洲血根草根和白屈菜全草等植物。血根碱对金黄色葡萄球菌、白假丝酵母和羊毛状小孢霉菌均有极强的抗菌作用,抗路易士锥虫性较强,在 1:40000 稀溶液中于 24 h 内仍可保持 100% 抑制作用,对抗艾氏腹水癌也有弱的抗癌作用,但长时间大剂量可引发青光眼。

血根碱经轮枝孢菌属 Verticillium dakilis(菌株 110,127)转化后因分子中季铵基团被还原而除去毒性。

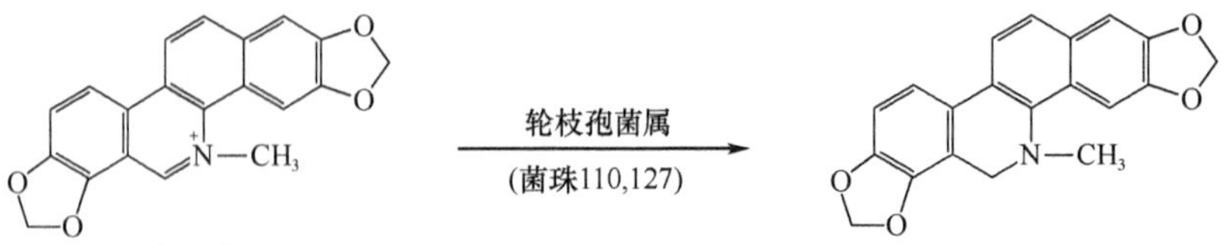

三、秋水仙碱

秋水仙碱(colchicine)是从百合科秋水仙分离出的生物碱,具有抑制肿瘤的作用,但毒性大,以氨基取代甲氧基后为秋水仙酰胺(colchamine),抗癌作用确切,毒性较低,治疗乳腺癌有效。

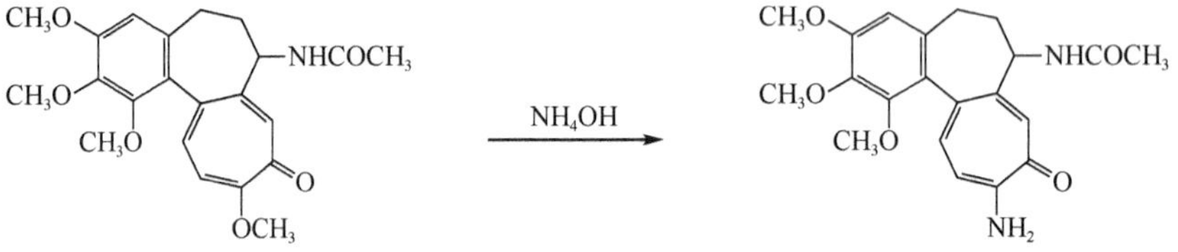

四、茶 碱

茶碱(theophylline)最佳血浓度为 $10\sim20$ μg/ml。茶碱的水溶性过大,为 4×10^{-2} mol·L^{-1},溶解速度也快,因而作用时间短。酰化修饰了 7-位氮原子,形成丁二酰双茶碱,在生理条件下,半衰期为 10 s,水溶性降低,为 1.63×10^{-3} mol·L^{-1},溶解速度比茶碱慢,只为其 1/35,是一种缓释的前体药物。

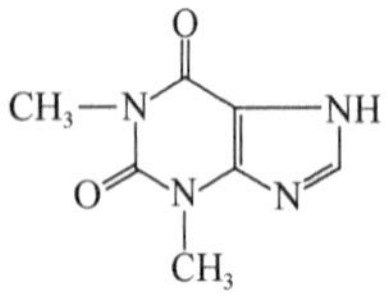

五、三尖杉酯碱

目前临床使用的三尖杉酯碱(harringtoninie)、高三尖杉酯碱是从三尖杉属植物三尖杉中国粗榧、海南粗榧等根、皮和叶中提取的抗肿瘤生物碱,但三尖杉属植物生长缓慢,含酯碱量甚微,为此,设计并合成了一些化学结构简单的侧链化合物,其中 N-苄氧羰酰苯氨酸三尖杉酯碱有显著的抗癌活性。

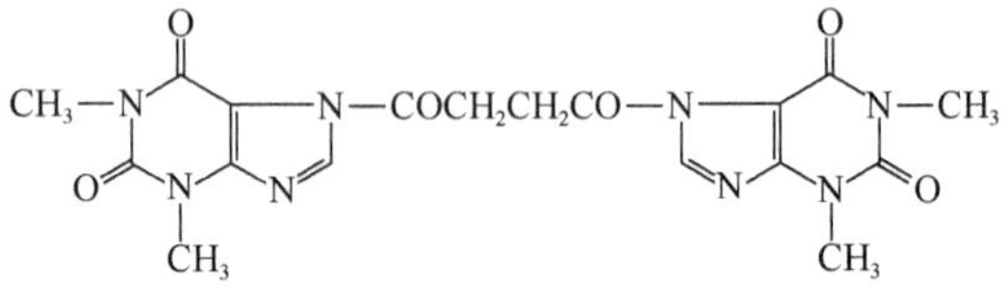

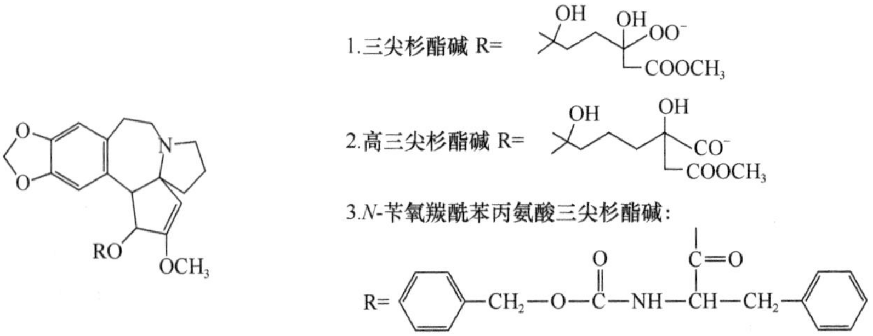

1. 三尖杉酯碱 R=
2. 高三尖杉酯碱 R=
3. N-苄氧羰酰苯氨酸三尖杉酯碱:

六、其　他

经天然有效成分进行结构改造创造的新药有:以古柯碱结构为先导合成的普鲁卡因;简化新型抗癫痫药胡椒碱的结构合成的新药抗痫灵;从吗啡中发现合成的哌替啶;以从山莨菪中提取莨菪类生物碱时的副产物——红古豆碱为原料合成的红古豆苦杏仁酸酯等;香菇中的香菇嘌呤具有降低胆固醇的作用,若将香菇嘌呤分子中的羧基变为酯的结构,其降胆固醇的活性可提高 10 倍;从秋水仙碱结构改造所得的秋水仙酰胺,抗癌效果不变,而毒性比秋水仙碱低 10~20 倍。但要进行这项工作,必须要有天然药物化学、药物合成、药理学、毒理学、药剂学、临床医学及生物合成药物学(biosynthetic pharmaceutics)等多学科的互相配合的系统工程。组织好、完成好这一系统工程才能为我国新药研究及开发做出应有的贡献。

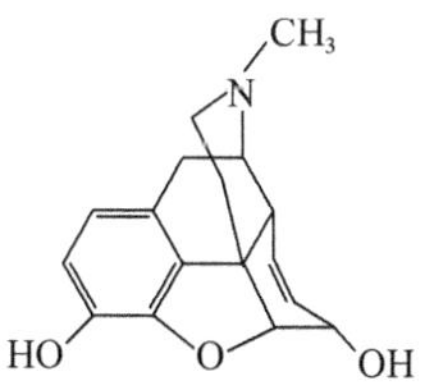

吗啡 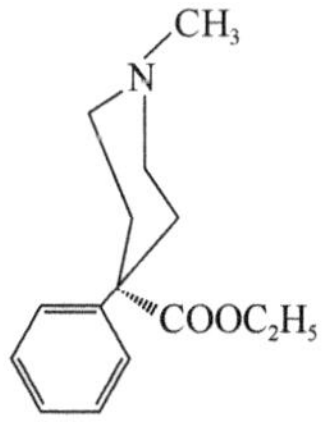　　　　　哌替定(杜冷丁)

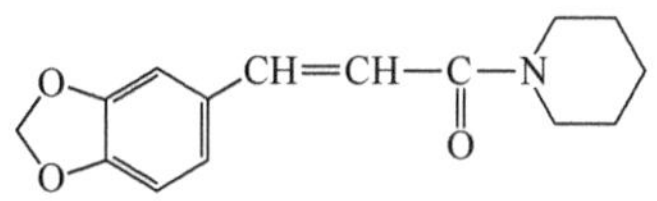

抗痫灵 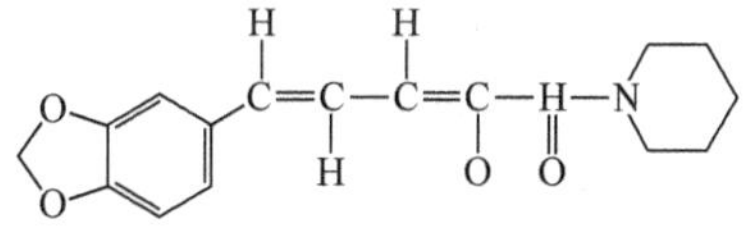　　　　胡椒碱

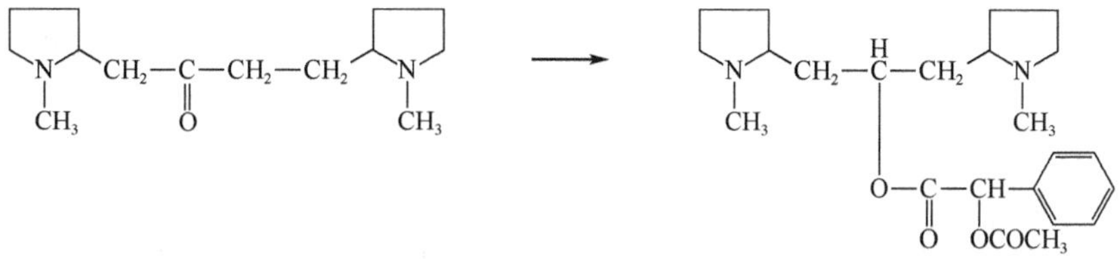

红古豆碱　　→　红古豆苦杏仁酸酯

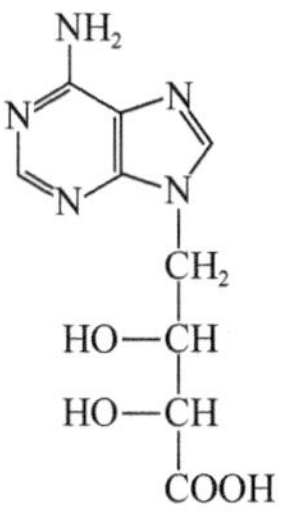

R=CH$_3$ 或 C$_2$H$_5$

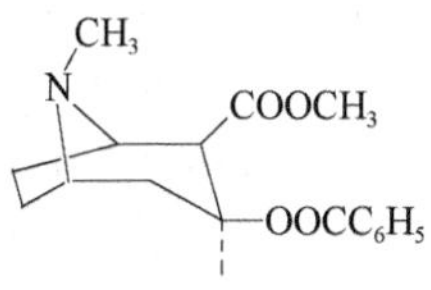

香菇嘌呤 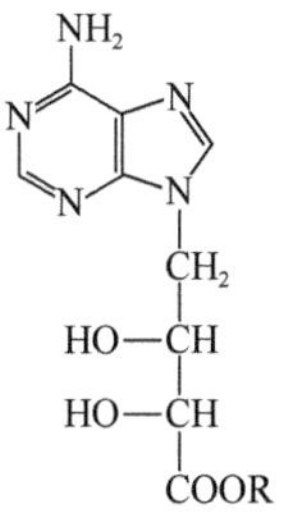　　　香菇嘌呤酯

可卡因 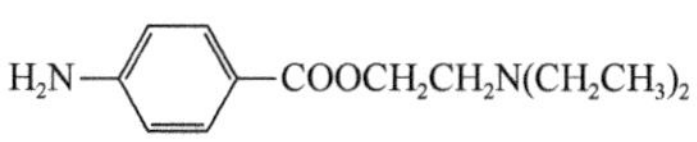　　　　普鲁卡因

小 结

天然药物治病防病的药效基础在于自身的活性成分。天然药物的开发必须遵循一定的途径才能进行,首先要确定好研究目的,在进行调查研究之后,进行成分预试验,预试验一定要选用简单、快速、专属性强的方法,尽量做到没有遗漏。掌握了药材成分类型后,便可以进行成分的提取分离工作,工作按照系统提取、部位分离、组分分离和单体分离的步骤进行。得到单体后,利用动物实验确定其药用价值,并对其进行结构测定后可作为先导化合物,根据先导化合物的结构特点将其结构修饰改造得到药物,经过临床试验后可开发出新药进入市场。

目标检测

一、名词解释
1. 系统预试验　2. 径向纸色谱

二、填空题
1. 预试验可分为_____和_____两类。
2. 部位分离法是将药材乙醇提取液浓缩。浓缩液分别用_____或_____,_____,_____,_____依次萃取。大致可将提取物中成分分为大、中大、中、中小和小五级不同极性的部分。
3. 下述试剂反应分别鉴定何类化合物:Molish 反应_____;Liebermann-Burchard 反应_____;K-K 反应_____;Legal 反应_____;茚三酮反应_____。

三、选择题

(一) A 型题(单项选择题)

1. 系统预试验配制供试液,常用下述哪组溶剂提取、分离成分(　)
   A. 石油醚、乙醇、水　　B. 石油醚、甲醇、乙醚
   C. 氯仿、乙醚、水　　D. 苯、乙醇、氯仿
2. 三氯化铁-冰醋酸试剂检查强心苷,其阳性结果应是(　)
   A. 甲-Ⅰ型与乙-Ⅰ型　　B. 甲-Ⅱ型与乙-Ⅱ型
   C. 甲-Ⅲ型与乙-Ⅲ型　　D. 甲-Ⅲ型与乙-Ⅱ型
3. 常用于鉴别氨基酸和蛋白质的试剂是(　)
   A. 茚三酮试剂　　B. 吲哚酚试剂
   C. 三氯化铁试剂　　D. 双缩脲试剂
4. 一般不能使黄酮苷显色的试剂是(　)
   A. 氢氧化钠　　B. 三氯化铁
   C. 三氯化铝　　D. 乙酸镁
5. 香豆素类与下述哪项试剂不发生反应(　)
   A. 异羟肟酸铁　　B. 三氯化铁试剂
   C. 碱性硫酸铜　　D. Gibb 试剂
6. 供试品药材粗粉,用水温浸提取液可检识下列成分,何种成分除外(　)
   A. 糖类　　B. 鞣质　　C. 皂苷　　D. 甾体

(二) B 型题(配伍选择题)

[7~10 题共用备选答案]
   A. 异羟肟酸铁　　B. 氯仿-浓硫酸
   C. 双缩脲试剂　　D. 明胶-氯化钠试剂
   E. 3,5-二硝基苯甲酸试剂

下述各成分检识,可选用哪种试剂:
7. 甲型强心苷(　)
8. 香豆素(　)
9. 皂苷(　)
10. 鞣质(　)

[11~13 题共用备选答案]
   A. 间苯二酚试剂　　B. 改良碘化铋钾试剂
   C. 香草醛-浓硫酸　　D. 对二甲氨基苯甲醛
   E. 氨性硝酸银

采用 TLC 检识下述成分,选用显色剂为:
11. 生物碱类(　)
12. 挥发油(　)
13. 萜类成分(　)

(三) X 型题(多项选择题)

14. 预试验的目的是(　)
   A. 判断某类成分的有无
   B. 选择和建立合理的检查方法
   C. 初步了解所含成分的特性、存在状态
   D. 指导有效成分提取分离工作
   E. 了解该药某类成分的生物活性

四、简答题
1. 什么叫预试验?可分为几类?
2. 已知某药材粉末可能含有生物碱、香豆素、鞣质、油脂等成分,试述如何制备其供试液?

(邵银盈)

第13章 中草药标准提取物

> **学习目标**
>
> 1. 掌握中草药标准提取物的特点。
> 2. 掌握中草药标准提取物的质量控制方法。
> 3. 理解中草药标准提取物的概念。
> 4. 了解中草药提取物的发展概况。
> 5. 了解中草药标准提取物的类型和制备方法。

中草药经过较长期发展后逐步形成了中药材、中药饮片和丸散膏丹等传统中药产品,而丸、散、膏、丹等是传统中成药制剂的主要剂型,但由于中草药产地和制法不同会导致有效成分含量的差异,造成中药质量和疗效难以实现有效控制和保证,这些缺陷的存在一度成为传统中药制剂发展的制约因素。直到现在,中成药制剂仍然存在上述关键问题,严重制约着我国中药现代化进程。而作为中药产业基础的原料药生产规范化和质量标准化则是解决上述问题的关键所在。但是,世界各国在探索中药材品种标准化、种植科学化和生产流通过程无公害化等中药材生产质量管理规范过程中发现,由于自然因素的可控性差或不可控性,GAP(good agriculture practice)并不能完全解决中药材质量均一性,而中草药标准提取物(standardized extracts of Chinese herbal medicine)可以在一定程度上实现产品质量的有效控制并保证疗效,使其具有了被世界各国广泛接受的基础。因此,各种各样的中草药标准提取物成为当前国际植物药市场上主要的商品形态。同时,中草药标准提取物作为中药制剂的投料越来越受到人们的关注。

第1节 中草药标准提取物的概念、类型及特点

一、中草药标准提取物的概念

中草药提取是一个新兴的中药深加工产业,其产品形态为各种植物提取物。中草药标准提取物是指从原材料生产开始,对生产全过程和各阶段产品实施标准化控制后生产出来并符合一定质量标准的中草药提取物,即中草药标准提取物是在实施了 GAP、GMP(good manufacture practice)或 GEP(good extracting practice)等质量管理后生产出来的现代中草药产品。与传统中草药制剂不同的是,中草药标准提取物具有相对明确的药效物质基础和严格的质量标准,可以看做是中药的一种新型"饮片"以及中药制剂的新型原料药。

对中草药原材料进行提取可以达到富集目标物质(活性成分)、提高疗效、改善性能等目的,中草药标准提取物继承了中草药多成分的特点,通常是多种药理活性物质按一定比例组成的有效成分群(active components group),无论是单味药还是复方提取物,一般都能较好体现原药材或复方特定的临床功效,可以替代原生药使用。根据药用目的,可以将中药材制成特定的有效部位提取物,直接用作生产中成药的原料,中草药的标准化有效部位提取物将可能成为中药原料的主要产品类型。

二、中草药标准提取物的类型

一般来说,使用目的不同时,同一原材料其提取物产品的提取方法和质量要求也会不同,因

而中草药提取物有多种类别。按原料配方来分,可以分为单味药提取物如大蒜、大豆、生姜、辣椒、川芎、越橘、紫锥菊、小白菊、缬草、枳实、当归、黄芪、五味子、灵芝、蒺藜、厚朴、刺五加、贯叶连翘、红车轴草、银杏叶等提取物,复方提取物如补中益气方提取物等;按有效成分的纯度来分,可以分为有效浸膏(粗提取物)、有效部位、有效成分群和有效成分(单体);按质量的量化水平来分,可以分为完全提取物(full extracts)、量化提取物(quantified extracts)和标准化提取物(standardized extracts);按中草药提取物的作用与功能来分,可以分为抗抑郁类、抗氧化类、免疫调节类、镇静类、护肝类、心血管功能改善类、植物激素与妇女保健类、运动营养类、减肥类、改善记忆类、男性保健类和抗病原微生物类等提取物;按提取物原料药来分可以得到各种植物提取物。表13-1列举了近年国际上比较流行的提取物。

表13-1 近年来国际上流行的中草药提取物

功能类别	提取物种类	功能类别	提取物种类
抗抑郁类	贯叶连翘提取物、缬草提取物等	植物激素与妇女保健类	当归提取物、红车轴草提取物、大豆提取物(大豆异黄酮)、黑升麻提取物等
抗氧化类	葡萄籽提取物、绿茶提取物、松树皮提取物等	运动营养类	蒺藜提取物、枳实提取物等
免疫调节类	人参提取物、刺五加、黄芪提取物、灵芝提取物等	减肥类	乌龙茶提取物、枳实提取物、麻黄提取物等
镇静剂类	缬草提取物、啤酒花提取物等	改善记忆类	千层塔提取物、积雪草提取物等
护肝类	水飞蓟提取物、五味子提取物等	男性保健类	淫羊藿提取物、锯齿棕提取物等
心血管功能改善类	银杏叶提取物、丹参提取物、莲子心提取物、红景天提取物等	抗病原微生物类	大蒜提取物、石榴皮提取物、博落回提取物、白柳皮提取物、北美黄连提取物等

三、中草药标准提取物的特点

由于产地、气候、土壤、采收期和环境等自然条件的不可控,中草药原材料内在成分很难达到一致性要求,此外,生产和提取条件如提取溶剂、溶剂和原料的比例、溶剂残留、重金属残留和农药残留等也会影响提取物的质量,并进而导致提取物的功效差异。鉴于此,必须在实现原材料生产标准化管理的同时实现提取工艺标准化和成分可控化管理,使中草药提取物产品的内在质量差异和疗效差异均达到最小,这就是中草药提取物标准化的最终目的和要求。因此,中草药标准提取物具有如下特点。

(一)具有比较严格的质量标准

中草药标准提取物就是质量标准化的中草药提取物,是从原材料生产开始,对全过程实施标准化控制而生产出来的中草药提取物,所以,严格的质量标准成为中草药标准提取物的重要特点。质量标准化的目的是为了保证中草药提取物质量的均一性和有效性,所以中草药标准提取物的生产具有严格可控的质量标准,质量标准主要内容包括原材料生产标准如植物基源、产地和采收时间等,原材料质量标准如性状、成分含量(水分、灰分和有效成分等)、卫生检查(重金属、农药残留量和微生物等)、提取制备工艺要求如药材前处理方法、提取方法及设备和分离方法及设备等,提取物质量标准如性状、鉴别、检查(水分、灰分、重金属、农药或溶剂残留和微生物等)、有效成分或标志化合物含量等。其中质量控制的方法既有标志化合物含量测定、有害成分测定等定量方法,也有性状鉴别、指纹图谱等定性方法。

(二)具有相对明确的药效物质基础

对于中草药而言,无论是单味药还是复方,能表现出特定的药理功能必然有特定的物质基础。由于中草药具有多成分、多靶点和多层次的特点,对大多数中草药或复方来说,寻找单一活性成分并非最佳途径,而有效部位或有效成分组合更能再现中草药的临床功效和阐释中草药的作用特点,中草药标准提取物实质上就是中草药的有效部位或有效成分群,因此,中草药标准提取物继承了中草药多靶点与多层次的特点。由于原药材和提取工艺差异会使中草药提取物成分含量产生差异而导致疗效不稳定,故必须对中草药提取物的有效成分实施控制来稳定疗效。但中药材及其提取物的主要有效成分大部分不明确或不完全明确,单一成分含量指标不足以代表中草药提取物多成分的特点,因此,现在主要运用国内外广泛接受的中药指纹图谱对其进行质量控制,且要求对提取物中的标志化合物应制定明确的定量指标,其中的标志化合物是原材料中的特征性化学成分。一般来说,大部分的标志化合物均为有效成分。

(三) 具有特定的药理保健功能

中草药标准提取物都应具有特定的药理保健功能,这种药理作用以明确的有效成分或不明确的有效成分为物质基础。由于中草药提取物是一个多成分集合体,可能尚有许多未明确的有效成分,而检测的标志性化合物有时为非有效成分,这时检测认定的提取物成分一致性就不能保证功效一致性。因此提取物质量标准中应尽量采用临床有效成分为标志化合物,使中药标准提取物的成分一致性与功效一致性相联系。

> **链接**
>
> 植物提取物一般都应含有一种或多种规定含量的成分,这些成分被称为标志化合物,标志化合物的减失或降解可以反映出制造过程中存在的问题,因此一般选择相对不太稳定的标志化合物作为阳性对照物。如果标志化合物在制造过程中稳定,那么比它稳定的其他化合物就会得到保护。在逐批生产的提取物中,标志化合物含量的重视性是标准化的重要方面,在实际生产中为减少差异,通常将标志化合物含量相近的批次进行混合处理,从而使植物提取物中其他重要成分的差异减到最小。但如果向提取物中添加标志化合物以达到标准是不允许的,尽管添加的是分离产物,也属于造假行为。

第 2 节　中草药标准提取物的国内外发展概况

自从人类产生以来,与疾病的斗争就从未停止过,在这个过程中,越来越多的疾病特别是绝大多数的传染病逐渐被人类控制。另一方面,现代社会文明的进步使人们的生活环境发生了巨变,由此引起某些疾病人群的急剧增长和新疾病的产生,人类的疾病谱正在悄然发生着改变。研究发现,现代文明病具有发病机制复杂、治疗难度大等特点,同时化学药物的治疗方式具有毒副作用大和易产生耐药性等缺陷,因此,一种由单纯的重治疗转变为预防、保健、治疗和康复相结合的新医疗模式更乐于被患者或潜在患者所接受,而在扮演关键角色的各种防治药物中,中草药在这些方面表现出强大优势。随着人类回归自然的呼声日益增大,世界已经对植物医药更加广泛地认可,使世界各国对植物医药产业日益重视,营造出巨大的中草药产品市场,中草药标准提取物在国际市场上的贸易额也在逐年攀升。

在国外,特别是欧美等发达国家越来越多的病人或潜在病人开始选择植物制品作为治疗和预防剂。据调查,欧美国家25%处方中含有植物提取物或提取成分,植物提取物是美国草药市场的主要产品形态,占95%以上,而生药材等产品不到5%。日本于20世纪70年代末就已将中药制成提取物应用,目前其已成为世界上中成药提取物出口大国。欧洲各国的植物制品多数都以药品的形式消费和使用,管理严格,国外植物提取物进入难度较大,欧洲应用较多且有较大销售额的植物药提取物有:大蒜、欧薄荷、缬草、人参、欧鼠尾草、香蜂花、粉色西番莲和穗花牡荆等。

美国对草药管理较落后于欧洲,在其《饮食补充剂健康和教育法》中将"草药或其他植物"以及其"任何浓缩物"确定为饮食补充剂。虽然有严格的 FDA 管理,但美国植物提取物作为食品补充剂,其产品的质量控制和管理为企业行为,每个公司的产品只要在 FDA 备案即可。因此,美国成了植物提取物真正意义上的最大消费国,但美国植物药原料有 75% 依赖于从国外进口,据估算,2007 年美国共计进口植物原料和植物提取物总量高达 1 886 681 吨,数量居世界之冠。2002~2007 年间美国市场上最热销的植物提取物产品中的前 16 种产品为(按首字母顺序):芦荟汁与芦荟胶、西洋参、黑升麻、辣椒提取物、蔓越橘(欧洲越橘)、松果菊、植物香精油、亚麻子提取物、生姜、银杏叶提取物、霍霍巴油与霍霍巴果提取物、蛇麻花提取物、薄荷油、卡瓦根、锯叶棕果提取物、绿茶提取物。2007 年美国从中国进口最多的 5 种植提物为:甘草提取物、生姜油、大蒜制品(大蒜粉与大蒜油等)、银杏浸膏和麻黄素。

中草药提取物产业作为中药产业的新兴领域,在我国也形成了一定规模,目前我国已有 800 多家植物提取物出口企业,其中专业植物提取物生产企业有 200 家以上,主要分布在京津地区、陕西省、湖南省、四川省、云南省和广西壮族自治区等几个省区,出口国外的主要中草药提取物品种有银杏提取物、贯叶连翘提取物、刺五加提取物、当归提取物和人参提取物等。近几年来,我国植物提取物产量以每年 20% 的速度递增,2007 年我国植物提取物总出口金额估计达 6 亿多美元。但是我国中草药提取物产业普遍存在生产水平低下、技术设备落后等问题,加上西方国家也在逐渐提高植物提取物的质量标准,对我国今后中药提取物的出口构成挑战。目前,中草药提取物的研究与开发方兴未艾,现已开发出葡萄籽提取物、苹果多酚提取物、黄芪提取物、葛根提取物、山楂提取物和大豆异黄酮等上百种中草药提取物。将中药标准提取物作为中药制剂和中药保健品的原料,对于提高中药制剂和保健品质量、稳定疗效有着积极的意义,同时,随着中草药提取物在国际市场份额的逐渐扩大,将对国际市场起到很好的诱导作用,扩大和加深中药在国际上的影响,使中药为国际普遍接受,为中药的国际化奠定了基础。

另外值得一提的是,由于对食品安全的担忧,农药和兽药的使用限制越来越严格,某些植物提取物正作为新型农药和兽药而日益引起生产领域的重视。

第3节 中草药标准提取物的制备

一、中草药标准提取物的制备技术与设备

最大限度提取和浓缩有效成分是中草药提取工艺的基本要求,加上中药标准提取物都有较高的质量标准限制,因此对生产条件和生产技术的要求均较高。中草药提取物的生产技术主要涉及各种提取、分离、纯化和干燥技术与设备,许多高新技术设备已广泛应用于中草药提取物的生产,如连续逆流提取技术、大孔树脂分离技术、膜分离技术、超临界萃取技术、样品浓缩与干燥技术等,这些技术和装备的应用大大地提高了中药制药工程技术和装备水平。表 13-2 列举了一些高新技术在中草药提取物生产中的应用。

表 13-2 高新技术在中草药提取物生产中的应用

工艺技术	工艺设备	应用举例
超声波提取技术	超声提取器	芸香苷、罗汉果皂苷
大孔吸附树脂分离技术	柱层析设备	银杏叶提取物、大豆异黄酮
离子交换树脂分离技术	柱层析设备	辛弗林、石杉碱甲
吸附色谱技术	柱层析设备	紫杉醇、白果内酯

续表

工艺技术	工艺设备	应用举例
高速逆流分配色谱技术	逆流提取设备	茶叶儿茶素
膜分离技术	膜分离设备	绿茶提取物
超临界萃取技术	超临界流体萃取设备	芳香油类、天然维生素E
冷冻干燥技术	冷冻干燥机	大蒜提取物
微囊化包合技术	喷雾干燥设备	当归提取物（包合挥发油）

二、中草药标准提取物生产中的分析技术

严格的质量标准是中草药标准提取物的基本特点，因此必须建立科学的分析方法对有效成分（或标志性成分）和有害物质进行定量或定性分析。一般来说，对有效成分明确的中草药提取物可通过有效成分进行定量，对有效部位明确的中草药提取物可通过指纹图谱定性与有效成分定量相结合的检测方法。常用的含量测定方法有紫外分光光度法（UV）和高效液相色谱法（HPLC）。由于UV法存在重现性差、准确度低、易受杂质干扰等缺陷，故HPLC应用最为广泛，现在大多数植物提取物的标准中都要求用HPLC和高效薄层色谱（HPTLC）的指纹图谱检测有效成分，有些中草药标准提取物的质量标准中还涉及了GC、GC-MS、HPLC-MS、高效毛细管电泳技术（high performance capillary electrophoresis，HPCE）、原子分光等方法。

> **链接**
>
> 中药指纹图谱是指中药材经适当处理后，采用一定的分析手段和仪器（如TLC、HPLC、GC等）检测得到的，能够标示该中药及其制剂中的各种组分群体特性的共有峰的图谱。通过指纹图谱整体特征峰的相对保留时间及含量或比例的制定和比对，可有效地控制中药材及中药产品质量，保证产品质量的相对稳定。指纹图谱的评价指标是以供试品指纹图谱与该品种对照用指纹图谱（共有模式）之间的相似性来衡量的，这种相似性比较可以用"相似度"表达。指纹图谱相似度评价软件的引入不仅大大降低了人工计算指纹图谱相似度的工作强度，而且减少了人工判断的随意性和主观性，提高了中药指纹图谱量化评判的客观标准。目前，指纹图谱已成为国际公认的控制中药或天然药物质量的最有效手段。

三、中草药标准提取物的质量标准

国际上对各种中草药提取物尚没有比较统一的标准和要求，但在美国和欧洲等国家的药品管理规则中对植物提取物都有比较严格的管理要求，美国在FDA《指导原则》中对植物提取物的定性和定量检测方法都做了指导性建议。《欧洲药典》则列出了提取物通则，从而产生了各种药用植物标准化提取物如紫锥菊、缬草、短棕榈和银杏叶等，其2000年增补版中还收载了芦荟、番泻叶和颠茄叶标准化提取物。由于是新兴行业，目前绝大多数的植物提取物都缺乏国家标准或行业标准，在贸易活动中企业大多以合同质量条款中的要求作为产品交付的依据，产品质量的检测方法较为混乱，给生产经营带来了障碍，同时给产业的发展提出了挑战。因此，标准化提取物生产的规范化管理是行业发展的必然要求，也将有利于提取物行业的健康发展。

中草药提取物的质量标准或质量要求一般包括两个方面：一是常规质量控制要求，如水分、灰分、农药残留、重金属和砷盐、溶剂残留等；二是标志性成分指标，如功效成分限量控制。

（一）常规质量标准

中草药提取物常规质量标准的内容主要包括提取物物理性状、定性指标、外来物质及其他等。

1) 物理性状主要包括提取物形、色、气、味等感官指标以及粒度、密度和溶解性等特性。
2) 定性指标主要为有效成分(或标志性成分)的特征反应和指纹图谱特征。
3) 外来物质及其他指标主要包括5个方面。①农药残留控制:主要对一些有机氯和有机磷农药的残留进行限量控制,其标准一般参考各国药典或相关的食品卫生法规。②重金属和砷盐含量控制:一般都参照各国药典的方法进行检测,检测方法有原子吸收法检测含量和参照药典用比色法或制作铅斑或砷斑做限量检测,目前比较通行的标准是重金属不超过 10 μg/g(以铅计),砷盐不超过 2 μg/g。③溶剂残留控制:植物提取物的生产对溶剂的使用有严格的要求,大多采用水和乙醇作为提取溶剂,不使用或很少使用有机溶剂,特别是氯仿、苯、二甲苯等有毒溶剂和催化剂。因此为有效规范企业行为,一般都采用 GC 法对溶剂残留进行检测和控制。④微生物检测:美国药典对大部分植物药如人参、春黄菊、姜等及其粉末的微生物限量标准为总菌落数≤1000 个/g,霉菌≤100 个/g,大肠杆菌、沙门氏菌和金黄色葡萄球菌不得检出,检测方法参照各国药典或《食品卫生标准》。⑤其他指标如水分要求:一般要求<5%。

(二) 有效成分或标志性成分的质量标准

有效成分含量是中草药提取物临床功效的物质保证,而标志性成分则是判别提取物真假优劣的重要指标。因此它们是中药提取物的重要检测指标,其定量分析方法主要采用 UV 法和 HPLC 法。由于 UV 法操作简单,仪器投资和维护费用低,故在国内被普遍采用,通过 UV 法可以比较快速地测定有效成分含量来控制生产质量,常见的运用如硫酸-苯酚法测定黄芪提取物的黄芪多糖含量、芦丁比色法测定大豆提取物的总黄酮含量、盐酸-香草醛法测定绿茶和松树皮提取物的总多酚含量、重氮化比色法测定番泻叶提取物的总番泻苷含量、铁盐比色法测定越橘提取物中的总花青素含量等。但 UV 法的干扰因素较多,故重现性和准确度较差,其应用有很大的局限性。目前,HPLC 法因其具有分离能力强、检测器灵敏度高和样品适用范围广等绝对优势而被中药提取物领域广泛应用和普及,成为植物提取行业中主流的定量检测技术,加上指纹图谱技术已被国内外广泛接受,许多企业已经把 HPLC 法规定为含量测定手段,并制定 HPLC 指纹图谱。一些国外企业的购货合同上也明确规定了中药提取物的 HPLC 含量和指纹图谱测定方法及测定条件,使中药提取物的质量控制更加精确和严格。

第4节 几种常见的中草药标准提取物简介

一、贯叶连翘提取物

贯叶连翘提取物为藤黄科金丝桃属植物贯叶连翘(*Hypericum perforatum* L.)的提取物,其主要有效成分为金丝桃素(hypericin)等二蒽酮类化合物。德国医学界最早采用贯叶连翘作为抗抑郁症的处方药,最新的研究已证实,从贯叶连翘中提取的活性成分——金丝桃素可以治疗中度抑郁症的病人,而且极少有不良副作用产生。因此,贯叶连翘提取物被认为是安全的抑郁症防治药物,另外,贯叶连翘中提取的有效成分金丝桃素还具有显著的抗病毒作用。

贯叶连翘提取物的质量标准如下:

【来源】 藤黄科贯叶连翘 *Hypericum perforatum* 干燥地上部分。
【产地】 秦岭巴山。
【采收时间】 6~10月。
【性状】 黑棕色粉末。
【鉴别】
(1) TLC 检查:金丝桃素(Hypericin),贯叶金丝桃素(Hyperforin),金丝桃苷(Hyperoside)斑

点明显。

(2) HPLC检查:指纹图谱与贯叶连翘提取物对照品指纹图谱吻合。

【检查】

(1) 干燥失重:≤6%

(2) 灰分:≤8%

(3) 重金属:≤10×10^{-6}

(4) 农药残留:≤2×10^{-6}

(5) 溶剂残留:≤0.5%

【含量测定】 HPLC测定,金丝桃素(Hypericin)≥0.5%,贯叶金丝桃素(Hyperforin)≥0.2%,金丝桃苷(Hyperoside)≥5.0%。

【色谱条件】

(1) 金丝桃素

固定相:Lichrosorb RP$_{18}$(150 mm×4.6 mm),5 μm

流动相:见下表

时间/min	水/%	甲醇/%	乙腈/%
0~10	88	12	
10~15	82		18
15~30	55		45
35~42		55	45

流速:1.0 ml/min

柱温:26℃

检测波长:590 mm

进样:25 μl

(2) 金丝桃苷

固定相:Inerteil ODS$_2$(250 mm×4.6 mm),5 μm

流动相:甲醇/0.5%磷酸 = 45:55(用三乙胺调pH=3.0)

进样:10 μl

柱温:35℃

流速:1.0 ml/min

检测波长:360 mm

(3) 贯叶金丝桃素

固定相:Zorbax C$_{18}$(150 mm×4.6 mm),5 μm

流动相:乙腈/水 = 140:10(含1%冰醋酸)

柱温:30℃

流速:1.0 ml/min

检测波长:276 mm

【卫生检查】

(1) 细菌总数:≤1000个/g

(2) 霉菌总数:≤100个/g

(3) 大肠杆菌:无

(4) 沙门氏菌:无。

【粒度】 100%通过80目筛。

【包装】 双层塑料袋封口、纸板桶外包、桶外印有品名、毛重、批号、生产单位、生产时间、有效期、储运方法等。

【有效期】 2年。

【贮藏】 阴凉、干燥、避光储放。

二、葡萄籽提取物

葡萄籽提取物是葡萄科植物葡萄(*Vitis vinifera* L.)种子的提取物,是目前美国天然植物十大畅销品种之一,主要作为健康食品的原料直接制成胶囊等剂型。葡萄籽提取物的主要功效成分为原花青素(procyanidine)。原花青素是一种新型高效抗氧化剂,具有非常强的体内活性,并且吸收迅速完全。因此,葡萄籽提取物具有抗氧化、抗过敏、抗疲劳、增强体质、改善亚健康状态、延缓衰老等方面的药理保健作用,常用于预防冠心病和中风等症。

葡萄籽提取物质量标准如下。

【来源】 以葡萄科葡萄成熟果实榨汁后的干燥残渣分筛出的种子。

【产地】 黄河以北各地。

【采收时间】 9~11月。

【性状】 红棕色粉末。

【鉴别】
(1) TLC 检查:原花色素斑点明显。
(2) HPLC 检查:指纹图谱与葡萄籽提取物对照品指纹图谱吻合。

【检查】
(1) 干燥失重:≤5%
(2) 灰分:≤4%
(3) 重金属:≤10×10^{-6}
(4) 农药残留:2×10^{-6}
(5) 有机残留:≤0.5%

【含量测定】 HPLC 测定,原花色素≥95%。

【色谱条件】

固定相:Nucleosil C_{18}(250 mm×4 mm),5μm

流动相:乙腈(递增),0.05 mol/L 磷酸

流速:0.8 ml/min

柱温:45℃

检测波长:280 nm

【卫生检查】
(1) 细菌总数:≤1000 个/g
(2) 霉菌总数:≤100 个/g
(3) 大肠杆菌:无
(4) 沙门菌:无

【粒度】 100%通过80目筛。

【包装】 双层塑料袋封口、纸板桶外包、桶外印有品名、毛重、批号、生产单位、生产时间、有效期、储运方法等。

【有效期】 2年。

【储藏】 阴凉、干燥、避光储放。

三、刺五加提取物

五加科植物刺五加 *Acanthopanax senticosus* (*Rupr. et Maxim.*) Harms,又名五加皮,中医将其用于脾肾阳虚、体虚乏力、食欲不振、腰膝酸痛和失眠多梦等的调治,其干燥根及根茎的提取物具有益气健脾,补肾安神的药理保健功效。研究证实,刺五加提取物的主要功效成分为刺五加苷 B(Eleutheroside B)和刺五加苷 E(Eleutheroside E),目前刺五加提取物的质量规格为刺五加苷 B+刺五加苷 E≥0.8%。

刺五加提取物的质量标准如下。

【来源】 五加科蜀五加 *Acanthopanax setchuenensis* 的干燥地上部。

【产地】 秦岭西段。

【采收时间】 10月至次年3月。

【性状】 棕黄色粉末。

【鉴别】

(1) TLC 检查:刺五加苷 B、E 斑点明显。

(2) HPLC 检查:指纹图谱与刺五加提取物对照品指纹图谱吻合。

【检查】

(1) 干燥失重:≤5%(《中国药典》2005 版检测方法)

(2) 灰分:≤8%(《中国药典》2005 版检测方法)

(3) 重金属:≤10×10^{-6}

(4) 农药残留:≤2×10^{-6}

(5) 溶剂残留:≤0.5%

【含量测定】 刺五加苷 B+E≥0.8%

【HPLC 条件】

固定相:C18(150 mm×2 mm),5 μm

流动相:甲醇/水=20:80

流速:0.2 ml/min

柱温:30℃

检测波长:270 mm

进样量:10 μl

【卫生检查】

(1) 细菌总数:≤1000 个/g

(2) 霉菌总数:≤100 个/g

(3) 大肠杆菌:无

(4) 沙门菌:无

【粒度】 100%通过80目筛。

【包装】 双层塑料袋封口、纸板桶外包、桶外印有品名、毛重、批号、生产单位、生产时间、有效期、储运方法等。

【储藏】 阴凉、干燥、避光储放。

四、紫锥菊提取物

紫锥菊（Echinacea）是原产于北美和加拿大南部的一种松果菊属植物，曾为印地安部落使用最为广泛的药用植物，用于感冒、牙疼、毒蛇咬伤和其他外伤。研究发现，紫锥菊提取物具有抗病毒、免疫刺激、组织更新与抗感染和抗菌等药理作用，其功效成分主要为总酚（total phenols），包括紫锥菊苷、菊苣酸和氯原酸等多酚类成分，国际通行标准为总酚含量4%。紫锥菊提取物是美国植物药市场的最畅销品种之一，主要用于普通创伤及感染、感冒及流感、上呼吸道感染等。

紫锥菊提取物质量标准如下。

【来源】 以菊科植物紫锥菊（Echinacea purpurea P.E.）或狭叶紫锥菊（E angustifolia）的全草提取。

【产地】 北美。

【采收时间】 6~7月盛花期采割，阴干，备用。

【性状】 淡黄绿色粉末。

【鉴别】

(1) TLC检查：菊苣酸斑点明显。

(2) HPLC检查：指纹图谱与紫锥菊对照品指纹图谱吻合。

【检查】

(1) 干燥失重：≤5%

(2) 灰分：≤2.0%

(3) 重金属：≤10×10^{-6}

(4) 农药残留：≤5×10^{-6}

(5) 有机残留：≤0.5%

【含量测定】 HPLC测定，菊苣酸≥2.0%，多酚≥4.0%

【菊苣酸 HPLC 条件】

固定相：Zarbox SB，C_{18}（150 mm×3.9 mm），5 μm

流动相：乙腈：水：磷酸（25：80：0.1）

流速：1 ml/min

检测波长：330 nm

多酚测定 UV 法

【卫生检查】

(1) 细菌总数：≤1000个/g

(2) 霉菌总数：≤100个/g

(3) 大肠杆菌：无

(4) 沙门菌：无

【粒度】 100%通过80目筛。

【包装】 双层塑料袋封口、纸板桶外包、桶外印有品名、毛重、批号、生产单位、生产时间、有效期、储运方法等。

【储藏】 阴凉、干燥、避光储放。

五、黄芩提取物

黄芩提取物为唇形科植物黄芩 Scutellaria baicalensis Georgi（Lamiaceae）干燥根的提取物，黄

芩提取物具有清热燥湿、泻火解毒、止血、安胎等功效,为银黄口服液制剂的主要原料。黄芩提取物的主要有效成分为黄芩苷(baicalin)、黄芩素(scutellarein)、汉黄芩苷(wogonoside)和汉黄芩素(wogonin)等黄酮类成分,其含量与根的新老及不同炮制方法有关。

黄芩提取物质量标准如下。

【来源】 以唇形科植物黄芩(*Scutellaria baicalensis* Georgi)的干燥根为原料提取。

【产地】 主产东北及河北、山西、河南、陕西、内蒙古等省(自治区),以山西产量最多,河北承德质量最好。

【采收时间】 春、秋季采挖,以春季采挖最好。

【性状】 淡黄色至棕黄色的粉末;味淡、微苦。

【鉴别】 TLC检查,供试品色谱中,在与对照药材和对照品色谱相应的位置上,显相同颜色的荧光斑点。

【检查】

(1) 水分:≤5.0%

(2) 炽灼残渣:≤0.8%

(3) 重金属:≤20×10^{-6}

【含量测定】 HPLC测定,黄芩苷≥85.0%

【色谱条件】

固定相:十八烷基硅烷键合硅胶

流动相:甲醇:水:磷酸(47:53:0.2)

检测波长:280 nm

理论板数接黄芩苷峰计算应不低于2500

【卫生检查】

(1) 细菌总数:≤1000个/g

(2) 霉菌酵母菌数:≤100个/g

(3) 大肠埃希菌:无

(4) 沙门菌:无

【粒度】 100%通过80目筛。

【包装】 双层塑料袋封口、纸板桶外包、桶外印有品名、毛重、批号、生产单位、生产时间、有效期、储运方法等。

【储藏】 阴凉、干燥、避光储放。

六、银杏叶提取物

银杏(*Ginkgo biloba* L.)叶提取物(ginkgo biloba extract,GBE)为银杏科植物银杏的干燥叶经加工制成的提取物。研究证实,银杏提取物具有改善血液循环、降血压、抗氧化、抗衰老、提升记忆力和性功能等药理作用,其主要功效成分为银杏总黄酮醇苷和银杏总内酯,现在多将这两种化合物作为该提取物的标志性化合物,目前国际上比较通行的质量标准为银杏总黄酮醇苷≥24%,银杏总内酯≥6%。

七、甘草提取物

甘草提取物为豆科植物甘草(*Glycyrriza Uralensis* Fisch.)的根及根茎的提取物,甘草及其提取物具有补脾益气、清热解毒、祛痰止咳、缓急止痛和调和诸药等作用,在我国主要作药用,应用于脾胃虚弱、倦怠乏力、心悸气短、咳嗽痰多、脘腹、四肢挛急疼痛、痈肿疮毒、缓解药物毒性和烈性等,在欧美国家则主要作为甜味剂使用,甘草提取物——甘草浸膏是我国的传统出口产品之一。日本学者还发现,甘草提取物具有极佳的抗肝炎病毒作用并开发出甘草提取物的保肝护肝产品。甘草提取物的主要成分为甘草甜素(glycyrrhizin)、甘草酸(glycyrrhizic Acid)、甘草苷(liquiritin)、甘草类黄酮(glycyrrhiza flavonoids)等,一般甘草提取物要求甘草酸含量≥2.0%。

八、水飞蓟提取物

水飞蓟为菊科植物水飞蓟 Silybum marianum (Linne) Gaertner 除去冠毛的干燥成熟果实,其提取物为国际畅销植物产品,水飞蓟提取物的标志化合物为黄烷木脂素类化合物,这些黄烷木脂素被统称为水飞蓟素(silymarin),主要由水飞蓟宾(silybin)、水飞蓟宁(silydjanin)和水飞蓟亭(silychristin)组成,有时称水飞蓟标准提取物为水飞蓟素。水飞蓟提取物具有保肝、抗氧化和降血脂等药理作用,现代药理与临床试验已经证明水飞蓟提取物和水飞蓟宾的保肝活性,主要用于病毒性肝炎、急慢性肝炎、肝硬化、高脂肪肝、营养代谢性疾病和心血管疾病。我国是世界最大的水飞蓟种植国,而印度是我国水飞蓟素的最大出口国。

小 结

中草药标准提取物是在实施标准化管理和控制的基础上生产出来的中草药提取物,中草药标准提取物的特点为:具有严格的质量标准、相对明确的药效物质基础和特定的药理保健功能。

中草药提取物的生产技术主要涉及各种提取、分离、纯化和干燥技术与设备,许多高新技术在中草药提取物的生产中得到应用,如连续逆流提取技术、大孔树脂分离技术、膜分离技术、超临界萃取技术、样品浓缩与干燥技术等。UV分析方法和中药指纹图谱方法是中草药提取物生产中对有效成分或有效部位进行质量控制的常用方法,中草药标准提取物的质量标准包括常规质量标准和功效成分(或标志性化合物)的定量指标两个部分。

中草药标准提取物是国际中草药市场上的重要商品形态,研究和发展中草药提取物产业,是促进中药国际化的重要一环。

目标检测

一、名词解释
中草药标准提取物
二、简答题
1. 中草药提取物的有何特点?
2. 中草药提取生产中应用的先进技术有哪些?
3. 目前对中草药标准提取物质量进行定量和定性主要有哪些方法?

(高晓娟)

实 验 指 导

  天然药物化学实验,是天然药物化学课程的重要组成部分。根据教学大纲要求,通过实验使学生掌握天然药物有效成分回流提取、两相溶剂萃取(分液漏斗法)、薄层色谱法和纸色谱法等方法,熟练地进行连续提取、减压回收溶剂、结晶法、化学成分预试验和中药制剂中化学成分检识等基本技术操作,以求达到深化学生对理论知识的理解、提高分析问题解决问题的能力和训练实践技能的目的。

  本实验指导编写的内容基本上分为两大类,一类为从天然药物中提取、分离有效成分的实验,共五个(实验一至实验五),包括生物碱(三棵针、粉防己)、黄酮类(槐花米)、蒽醌(大黄)、挥发油(八角茴香油)等,可从中选择 2~3 种进行实验;另一类为检识天然药物中有效成分的实验,共两个(天然药物化学成分预试验、中药制剂薄层色谱鉴别的应用),要求全做。而对其余的实验内容,各校可根据实验条件选做。

实 验 室 守 则

  1)遵守实验室规章制度,不违章操作。严防火灾、爆炸、中毒、触电、漏水等事故发生。若发生事故,应立即报告指导教师。

  2)实验前必须认真预习,明确实验目的和要求,了解本次实验的有关原理和操作步骤,做到心中有数。实验时先用心听指导教师讲解实验内容,在完全明白实验原理和操作方法的基础上,方可进行实验。

  3)实验过程中应养成及时记录的习惯,凡是观察到的现象如温度、体积、结晶形状等以及其他数据,应立即如实记录。实验所得的最终产品,应仔细保存好,注明名称、数量、实验人姓名等,连同实验报告交给指导老师审查。

  4)实验时要保持安静,不得高声喧哗、打闹、说笑,不得擅自离开自己的实验台或托他人照看自己的实验。所有实验药品及仪器,均需仔细爱护,节约使用。如有损坏仪器情况发生,应填写破损报告单。公用药品及仪器使用完毕后应及时放回原处,不可乱丢乱放,以免影响他人使用。

  5)实验过程若偶然引起燃烧,应立即用实验室备用的灭火器材迅速扑灭。对于易燃性溶剂,必须随时密封容器,不得存放于明火旁边。

  6)实验结束后,应做好实验室卫生,关闭水电、门窗。

◎ 前沿聚焦

教师实验教学前请认真思考

  1. 您认为本次实验教学设计的方法是否最适合学生的技能培养目标?是否能达到实训技能培养目标?

  2. 如何证明您的学生已理解您拟定的学习目标及讲授的实验操作步骤?您将为此设计哪些评估方法,如①请学生简述实验操作步骤;②关键的操作步骤进行 2~3 次示教;③请学生解释本次实验的原理及实验过程中的注意事项;④简述以前相关的操作技能;⑤及时捕捉来自学生的信息,通过对学生表情、语言、行为等观察,判断学生对讲授内容是已经理解还是存在疑虑;⑥设计组合型的提问,接受学生反馈。

3. 认真思考学生在本次实验5年或10年之后还能知道什么(即是否学到了一种方法)？
4. 重新审视在本次实验中出现的问题,对自己教学的得失进行较深入的思考和总结,并提出改进的想法。使教学经验理论化,以指导、改进以后的教学。

实验1 槐花米中芸香苷的提取、分离与鉴定

【实验目的】
1. 掌握碱溶酸沉法提取芸香苷的操作技术。
2. 掌握以水为溶剂精制芸香苷的原理和方法。
3. 了解芸香苷的鉴定方法。
4. 了解酸水解法制备黄酮苷元的操作方法。

【实验材料】
槐花米、石灰乳、0.4%硼砂水溶液、浓盐酸、正丁醇、乙酸、氨水、乙醇、70%乙醇、1%氢氧化钠溶液、1%三氯化铝乙醇溶液、2%氯氧化锆甲醇溶液、2%枸橼酸甲醇溶液、10% α-萘酚乙醇溶液、浓硫酸、2%硫酸溶液、葡萄糖标准品、鼠李糖标准品、芸香苷标准品、槲皮素标准品、碳酸钡、氨制硝酸银试液、广泛pH试纸、中速层析滤纸(4 cm×15 cm)。

【实验原理】
槐花米为豆科植物槐 Sophora japonica L. 的干燥花及花蕾。具有凉血止血、清肝泻火的作用。作为止血药用于便血、痔疮、血痢、子宫出血、吐血、鼻出血、肝热目赤、头痛眩晕等症。其所含主要化学成分为芸香苷(芦丁),含量高达12%~20%。药理实验证明芸香苷有维生素P样作用,有助于保持和恢复毛细血管正常弹性,调节毛细血管渗透性,临床上用作毛细血管性止血药,并用于高血压的辅助治疗。芸香苷广泛存在于植物中,在槐米、荞麦叶、蒲公英和烟叶中的含量较高,目前发现有70多种植物中含有芸香苷。

槐米中的主要化学成分、结构及基性质:

1. 芸香苷 又名芦丁(Rutin)、维生素P、紫槲皮苷。分子式$C_{27}H_{30}O_{16}$,分子量610.51。浅黄色针晶(水), m. p. 176~178℃,$[\alpha]_D^{23}+13.82°$(乙醇),$[\alpha]_D^{23}-39.43°$(吡啶)。在各种溶剂中的溶解度为:难溶于冷水(1:8000~10000),可溶于热水(1:200)、热甲醇(1:7)、冷甲醇(1:100)、热乙醇(1:60)、冷乙醇(1:650),可溶于吡啶及碱性溶剂,几乎不溶于苯、乙醚、氯仿及石油醚等溶剂。由于分子中含有多个酚羟基,易被氧化,在空气中久置会使芸香苷颜色加深,尤其在碱性溶液中更易氧化。

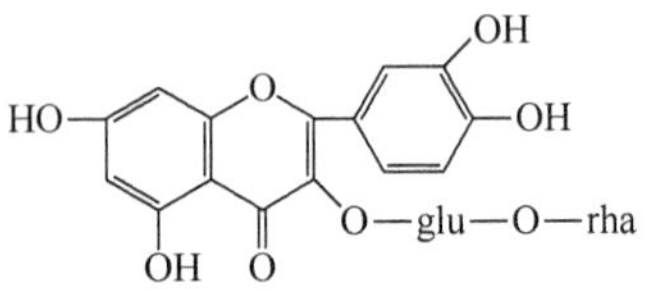

芦丁

2. 槲皮素(Quercetin) 又名栎精,槲皮黄素。分子式$C_{15}H_{10}O_7$,分子量302.23。为黄色针状结晶(稀乙醇),含2分子结晶水,在95~97℃成为无水物。m. p. 314℃(分解)。能溶于冷乙醇(1:290),易溶于沸乙醇(1:23),可溶于甲醇、丙酮、乙酸乙酯、冰醋酸及吡啶等溶剂,不溶于水、苯、乙醚、氯仿及石油醚等溶剂。

3. 其他成分 其他成分包括槐花米甲、乙、丙素(Sophorin A、B、C)、白桦脂醇(Betulin)、槐二醇(Sophoradiol)、单宁等。

本实验利用芸香苷分子结构中含有多个酚羟基,显弱酸性,能与碱作用生成盐而溶于碱水,加酸酸化后又能沉淀析出的性质,采用碱溶酸沉淀法进行提取。利用芸香苷在热水中溶解度大,在冷水中溶解度小的性质,用水作溶剂进行重结晶精制。

【实验内容】

(一) 芸香苷的提取

称取槐花米 20 g(压碎),加 0.4% 硼砂水溶液 200 ml,在搅拌下加石灰乳调节 pH 为 8~9,加热煮沸 20 分钟,随时补充失去的水分和保持 pH 为 8~9,倾出上清液,用四层纱布趁热过滤,滤渣同法操作再提取一次,过滤,合并两次滤液,放冷,用浓盐酸调节 pH 为 2~3,放置析晶,待全部结晶析出后,抽滤,用纯化水洗涤结晶,抽干,室温干燥,得芸香苷粗品,称重,计算收得率。

(二) 芸香苷的精制

称取粗品芸香苷 2 g,充分研细后置于烧杯中,加纯化水 400 ml,煮沸至芸香苷全部溶解,趁热抽滤,滤液放置析晶,抽滤,得芸香苷精制品(若含杂质过多,可加入适量乙醇回流溶解,并加入约 0.5% 活性炭继续回流 30 分钟,抽滤,滤液放冷析晶,抽滤,得芸香苷精制品)。置空气中晾干或于 60~70℃ 下干燥,称重,计算收得率。

(三) 芸香苷的水解

取精制芸香苷 1 g,研细后置于 250 ml 圆底烧瓶中,加入 2% 硫酸水溶液 80 ml,加热回流(微沸)30 分钟,待出现的鲜黄色沉淀不再增加为止。放冷,抽滤,保存滤液用于制备糖的色谱检识的供试液,沉淀物用纯化水洗至中性,晾干,得粗制槲皮素。再用 70% 乙醇重结晶得黄色小针状槲皮素结晶,晾干,称重,计算收得率。

(四) 芸香苷的检识

1. 化学检识

(1) 盐酸-镁粉反应:分别取芸香苷和槲皮素少许,分别用 1~2 ml 乙醇水浴微热溶解,加入镁粉适量,浓盐酸数滴,观察并记录实验现象。

(2) 三氯化铝反应:将芸香苷和槲皮素的乙醇溶液分别点在滤纸片上,滴加 1% 三氯化铝乙醇溶液 1 滴,于紫外灯下观察荧光,并记录实验现象。

(3) 锆-枸橼酸反应:取芸香苷和槲皮素少许,分别用 1~2 ml 乙醇水浴加热溶解,加入 2% 氯氧化锆甲醇溶液 3~4 滴,观察现象,然后各加入 2% 枸橼酸甲醇溶液 3~4 滴,观察并记录实验现象。

(4) Molish 反应(α-萘酚-浓硫酸试验):取芸香苷和槲皮素少许,分别用 1~2 ml 乙醇溶解,加 10% α-萘酚乙醇溶液 1 ml,振摇后倾斜试管,沿试管壁缓缓加入约 1 ml 浓硫酸,静置,观察二液界面颜色变化,并记录实验现象。

2. 色谱检识

(1) 芸香苷和槲皮素的纸色谱

色谱材料:新华中速色谱滤纸(4 cm×15 cm)。

展开剂:正丁醇-醋酸-水(4∶5∶1 上层)。

供试品:实验产品 1% 芸香苷乙醇溶液与实验产品 1% 槲皮素乙醇溶液。

对照品:1% 芸香苷标准品乙醇溶液与 1% 槲皮素标准品乙醇溶液。

显色剂:①自然光下或置紫外光下观察。②喷洒 1% 三氯化铝乙醇溶液后,再于紫外光下观察荧光。

观察记录:记录图谱及斑点颜色,分别计算各斑点的 R_f 值。

(2) 糖的纸色谱检识

色谱材料:新华中速色谱滤纸(4 cm×15 cm)。

展开剂:正丁醇-醋酸-水(4∶5∶1 上层)。

供试品:取水解芸香苷之后的滤液,置水浴上加热,在搅拌下加适量碳酸钡细粉中和至中性(pH=7),过滤,滤除沉淀物,滤液浓缩至 1 ml 左右,放冷后供纸色谱点样用。

对照品:1% 葡萄糖标准品溶液与 1% 鼠李糖标准品溶液。

显色剂:①喷洒氨制硝酸银试液后,先用电吹风冷风吹干,然后再用热风吹至出现棕褐色斑点为止。②喷苯胺-邻苯二甲酸试剂,于 105℃ 加热 10 分钟,显棕色或棕红色斑点。

观察记录:记录图谱及斑点颜色,分别计算各斑点 R_f 值。

3. 芸香苷的紫外光谱鉴定

(1) 测定芸香苷在甲醇溶液中的 UV 光谱。

(2) 测定芸香苷在甲醇溶液中加入各种诊断试剂后得到的 UV 及可见光谱。常用的诊断试剂有甲醇钠(NaOMe)、醋酸钠(NaAc)、醋酸钠/硼酸(NaAc/H_3BO_3)、三氯化铝($AlCl_3$)及三氯化铝/盐酸($AlCl_3$/HCl)等。

(3) 将上述光谱图进行对比分析即可。芸香苷的各种 UV 光谱数据实验图 1 所示。UV 光谱数据(λ_{max}, nm):

MeOH 259, 266sh, 299sh, 359　　　　　NaOMe 272, 327, 410

$AlCl_3$ 275, 303sh, 433　　　　　　　　$AlCl_3$/HCl 271, 300, 364sh, 402

NaAc 271, 325, 393　　　　　　　　　NaAc/H_3BO_3 262, 298, 387

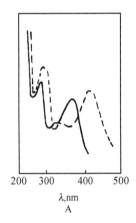 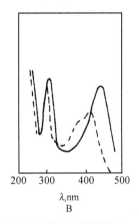

实验图 1　诊断试剂(位移试剂)对芸香苷紫外光谱的影响

A:—甲醇;⋯甲醇+甲醇钠　　B:—甲醇+三氯化铝;⋯甲醇+三氯化铝+盐酸

【实验说明及注意事项】

1. 提取芸香苷时加入硼砂的目的是为了保护结构中的邻二酚羟基不被氧化,并使邻二酚羟基不与钙离子络合(因钙盐络合物不溶于水),使芸香苷不受损失,提高产率。

2. 加入石灰乳既可以调节提取液的 pH,使提取过程在碱性条件下进行,又可以与槐花米中共存的多糖类成分(黏液汁、果胶等)生成钙盐沉淀而使之除去。实验过程中应严格控制溶液的 pH 和加热煮沸的时间,以保证产率。

3. 用浓盐酸化时,调节溶液 pH 不能过低(一般 pH 为 3~4),否则会使析出的芸香苷沉淀与酸生成𬭩盐而重新溶解,使收得率下降。

4. 芸香苷、槲皮素和糖的纸色谱,也可用圆形滤纸,用径向展开,一次就能完成。展开后,将滤纸剪开,芸香苷、槲皮素用三氯化铝显色,糖用氨制硝酸银试液显色。

5. 芸香苷的提取方法除了碱溶酸沉法外,还可以利用芸香苷在热水中溶解度大、在冷水中溶解度小的性质,用沸水为溶剂进行提取,提取液放冷即得芸香苷粗品。也可用乙醇或甲醇为溶剂用回流法提取,提取液回收溶剂后所得的浸膏,经除去脂溶性杂质后,纯化水洗涤,过滤,沉淀物干燥即得芸香苷。

6. 槲皮素以乙醇重结晶时,如所用的乙醇浓度过高(90%以上),一般不易析出结晶。此时可在乙醇溶液中滴加适量纯化水,使呈微浊状态,放置,槲皮素即可析出。

【实验思考】
1. 试述从槐米中提取、精制芸香苷的方法及原理。
2. 用碱溶酸沉法提取芸香苷为什么用石灰乳而不用氢氧化钠调节溶液的 pH?

(李广兴)

实验2 大黄中羟基蒽醌类化合物的提取、分离与检识

【目的要求】
1. 掌握从大黄中提取蒽醌类成分的方法及原理。
2. 掌握回流提取的正确操作。
3. 掌握用 pH 梯度萃取法及柱色谱法分离羟基蒽醌类成分的技术。
4. 了解蒽醌类化合物的颜色反应及色谱检查方法。

【实验材料】
圆底烧瓶、抽滤装置、布氏漏斗、冷凝管、分液漏斗、水浴锅、烧杯、玻璃色谱柱、硅胶 G 板、紫外分析仪等仪器。

大黄粗粉、色谱柱用硅胶(100~160目)、20% H_2SO_4、氯仿、5% $NaHCO_3$ 溶液、5% Na_2CO_3、5% NaOH、盐酸、0.25%NaOH 溶液、乙酸乙酯、浓 H_2SO_4、乙酸镁的甲醇溶液、1% 大黄素醇溶液、1% NaOH 溶液。

【实验原理】
大黄为蓼科大黄属植物掌叶大黄(*Rheum Palmatum* L)、唐古特大黄(*R. tanguticum* Maxim.)或药用大黄(*R. officinale* Baill)的根茎,主要含蒽醌类化合物,有泻下和抗菌作用,为常用中药之一。

大黄中含有多种游离的羟基蒽醌类化合物以及它们与糖所形成的苷。已知的羟基蒽醌主要有下列五种:

结构式(蒽醌母核,8位OH,1位OH,3位R_1,6位R_2,9,10位=O)

大黄酸　　　R_1=H　　　R_2=COOH
大黄酚　　　R_1=CH_3　　R_2=H
芦荟大黄酚　R_1=H　　　R_2=CH_2OH
大黄素　　　R_1=CH_3　　R_2=OH
大黄素甲醚　R_1=CH_3　　R_2=OCH_3

本实验是根据大黄中的蒽醌类苷元成分能溶于氯仿的性质进行提取。但由于大黄中的羟基蒽醌类化合物多以苷的形式存在,所以需先将苷水解成苷元,所以选用了双相酸水解法,以硫酸和氯仿作为双相水解的溶剂,采用加热回流方式,提取游离蒽醌类化合物。

大黄中蒽醌苷元,由于其结构不同,因而酸性强弱也不同,可溶于不同碱性溶液,故采用 pH

梯度萃取法进行分离。也可利用游离蒽醌的极性不同,采用硅胶柱色谱方法进行分离。

【实验内容】

(一) 大黄中蒽醌苷元的提取

取大黄粗粉 50 g 置于 500 ml 圆底烧瓶中,加 20%H_2SO_4 50 ml,氯仿 250 ml,水浴回流一小时,滤出药液,药渣再加 20%H_2SO_4 50 ml,氯仿 250 ml,水浴回流 45 分钟,滤出浸液,合并所得浸液,回收氯仿至剩余氯仿约 100 ml,用蒸馏水洗至中性备用。

(二) 大黄中蒽醌苷元的分离

1. pH 梯度萃取分离

取上述得到的氯仿提取液 2/3 量进行 pH 梯度萃取。

(1) 大黄酸的分离:取上述氯仿液用 5%$NaHCO_3$ 溶液萃取四次,(80 ml、60 ml、40 ml、40 ml),合并 $NaHCO_3$ 液,用盐酸中和至不再析沉淀,析出棕黄色沉淀(若不出现沉淀,水浴上加热)抽滤,水洗,70℃烘干,用少量冰醋酸重结晶,析出黄色针晶为大黄酸,抽滤烘干,称重。

(2) 大黄素的分离:将经 $NaHCO_3$ 溶液提取过的氯仿液,继续用 5%Na_2CO_3 溶液萃取四次(80 ml、60 ml、40 ml、40 ml)。合并 Na_2CO_3 液,用盐酸中和至不再析出沉淀,析出棕黄色沉淀(若不出现沉淀,水浴上加热)抽滤,水洗,70℃烘干,用少量无水乙醇重结晶,析出橙色针晶为大黄素、抽滤,烘干,称重。

(3) 芦荟大黄素,大黄素甲醚和大黄酚混合物的分离:将经 Na_2CO_3 提取过的氯仿液,再用 5%NaOH 溶液提取四次(80 ml、60 ml、40 ml、40 ml),合并 NaOH 液,用盐酸中和至不再析出沉淀,析出黄色沉淀,抽滤,水洗,70℃烘干,称重。

(4) 芦荟大黄素的分离:取上一步所得沉淀物溶于少量氯仿(约 30 ml),用 0.25%NaOH 溶液提取三次(20 ml、10 ml、10 ml),合并提取液用盐酸中和至中性,析出棕黄色沉淀,抽滤,70℃烘干,用少量乙酸乙酯重结晶,析出棕黄色针晶为芦荟大黄素,抽滤,烘干,称重。

(5) 大黄素甲醚和大黄酚混合物的分离:将经 0.25%NaOH 提取过的氯仿液再用 5%NaOH 提取三次(20 ml、10 ml、10 ml),合并提取液,用盐酸中和至中性,析出黄色沉淀,抽滤,水洗,70℃烘干,用少量乙酸乙酯重结晶,得大黄素甲醚和大黄酚混合物,抽滤,烘干,称重。

2. 柱色谱法分离

取上述剩余的 1/3 氯仿提取液,采用柱色谱分离。

(1) 装硅胶色谱柱:取 100~160 目柱色谱用硅胶粉 10~15 g,装入底部垫有少许精制棉花的 200 mm×300 mm 色谱柱内,轻轻敲打色谱柱,使柱内硅胶粉均匀充实即得干硅胶色谱柱。

(2) 上样:取大黄的氯仿提取液,用 2~3 g 硅胶粉混合拌匀,挥干溶剂后仔细加入硅胶色谱柱的上端轻轻敲色谱柱使样品粉末平整。打开色谱柱下端活塞,缓缓加入适量氯仿于色谱柱中,使氯仿液慢慢渗入柱内,继以氯仿为洗脱剂进行洗脱,柱下口用锥形瓶收集洗脱液。

(3) 洗脱:经氯仿洗脱一段时间后,当在硅胶柱上可见到明显的棕红、橙红、橙、黄色色带时,改换用氯仿:乙酸乙酯(8∶2)混合溶剂继续洗脱,直至柱上第一段色带开始流出,更换锥形瓶,控制流出液的流量,收集 10 ml 为一流份并顺次编号,直至柱上的色带全部洗脱下来为止。每个流份经薄层色谱检查,相同斑点者合并,分别减压回收溶剂至浓缩,放置析晶。大黄酚先被洗脱下来,余下洗脱顺序为大黄素甲醚、大黄素、芦荟大黄素、大黄酸。

(三) 颜色反应及色谱检查

1. 取以上各产物少量,分别于试管中,加 5%NaOH 溶液数滴,观察颜色变化。

2. 取以上各产物少量,分别于试管中加浓 H_2SO_4 数滴,观察颜色变化。

3. 取以上各产物少量,分别于试管中加少量甲醇溶解,再滴加乙酸镁的甲醇溶液数滴,观察颜色变化。

4. 薄层色谱:

吸附剂:硅胶 G 板,105℃,活化 1 小时。

展开剂:氯仿-乙酸乙酯-乙酸(4∶1∶0.2)。

检品:各产物的乙醇液。

显色:可见光下观察色斑,紫外灯下观察荧光斑点。

【实验说明及注意事项】

1. 氯仿提取液放置中如有沉淀析出,可滤取之,该沉淀多为大黄素,余液进行下一步分离试验用。

2. 两相萃取时,不可猛力振摇,只能轻轻旋转摇动,时间可长一些,以免造成严重乳化现象而影响分层,氯仿液用水洗时,尤其易乳化,可加入氯化钠盐析,使两层分离。分离萃取液时一定注意乳化层的分出,不要混入。

3. 由于氯仿毒性较大,可考虑使用毒性相对氯仿较小的二氯甲烷作为提取溶剂,并应在操作中做好安全防护措施。

4. 实验过程产生的氯仿废液应统一收集回收,切勿直接倒入下水管道,以免造成管道损坏和环境污染。

【实验思考】

1. 何谓 pH 梯度萃取法?简述其基本原理。

2. 比较大黄中各成分的酸性强弱,并阐述其结构基础。

(于永军)

实验3 三颗针中小檗碱的提取、分离和检识

【目的要求】

1. 掌握小檗碱的提取和精制方法。
2. 理解小檗碱的性质和检识方法。

【实验原理】

小檗科小檗属多种植物的根俗名三颗针,品种很多,约有 200 余种,在全国各地均有分布。该科植物多含异喹啉型生物碱,如小檗属(*Berberis*)、十大功劳属(*Mahonia*)、鲜黄连属(*Jeffersonia*)等均含小檗碱(berberine)。从三颗针的根中已分离出 20 多种生物碱,主要为小檗碱,其次为巴马亭(palmatine)、药根碱(jatrorrhizine)、小檗胺(berbamine)、非洲防己胺碱(columbamine)以及氧化小檗碱(oxyberberine)等。其结构如下:

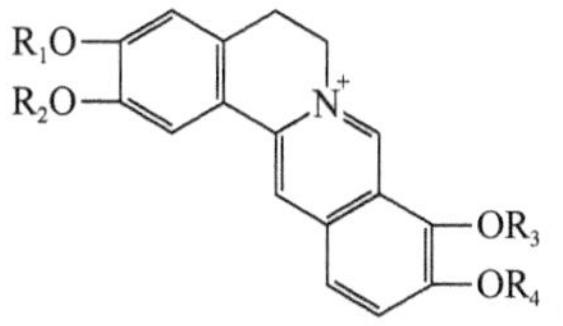

小檗碱: $R_1=R_2=CH_2$; $R_3=R_4=CH_3$
药根碱: $R_2=R_3=R_4=CH_3$; $R_1=H$
巴马亭: $R_1=R_2=R_3=R_4=CH_3$
非洲防己胺碱: $R_1=R_3=R_4=CH_3$; $R_2=H$

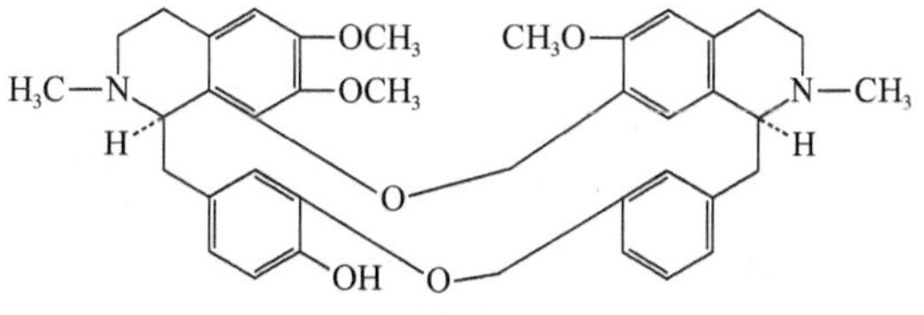

小檗胺

本实验是根据小檗碱的硫酸盐在水中溶解度较大,而其盐酸盐难溶于水的性质进行提取的。提取的药材原料可选用黄连、三颗针、十大功劳、黄柏皮等。

【实验材料】

三颗针粗粉(或黄连粗粉)、稀硫酸(0.3%)、石灰乳(新制)、浓盐酸、氢氧化钠试液、丙酮、稀硫酸(10%)、新鲜漂白粉、精制食盐、广泛pH试纸、活性炭、浓硝酸、层析滤纸(6 cm×20 cm)或薄层层析板、氯仿:甲醇:氨水(15:4:0.5)或正丁醇:乙酸:水(7:1:2或4:1:1)。

【实验内容】

1. 提取 称取黄连粗粉20 g,用0.3%硫酸溶液(药材:酸液=1:10)室温浸泡24 h,过滤,收集滤液;药渣同法操作一次,合并两次滤液,加石灰乳调滤液pH 10~12,静置至分层。过滤,滤液滴加浓盐酸至pH 2~3,加入精制食盐,使含盐量达6%(每100 ml溶液加6 g食盐)的浓度,静置过夜,减压抽滤,即得盐酸小檗碱粗品。

2. 精制 将上述得到的粗制盐酸小檗碱(无需干燥)置于烧杯中,加入约50倍量纯化水(约80 ml),煮沸约1分钟,搅拌使充分溶解,迅速趁热抽滤,不溶物可再加纯化水30~40 ml如上法再煮一次,滤过,合并滤液。加浓盐酸调节至pH 2~3,放冷即可析出盐酸小檗碱精制品,减压过滤,并用少量70%乙醇洗涤结晶,于80℃以下干燥,称重,计算提取率。

粗制品盐酸小檗碱亦可用乙醇为溶剂进行精制,将粗制品加50~60 ml 95%乙醇,活性炭0.5 g,水浴上回流煮沸约半小时,抽滤,滤液放冷即析出盐酸小檗碱精制品,于80℃以下干燥即得。

3. 化学检识

(1)取盐酸小檗碱(实验产品)约50 mg,加纯化水3 ml,缓缓加热使溶解,加氢氧化钠试液2滴,产生橘红色。溶液经放冷后,过滤,滤液中加丙酮数滴,即产生黄色丙酮小檗碱的沉淀(或浑浊)。

(2)取盐酸小檗碱(实验产品)少许,加10%稀硫酸2 ml温热溶解,再加新鲜漂白粉少许,振摇后即产生樱红色。

(3)于盐酸小檗碱的水溶液(3~4 ml),滴加浓硝酸数滴,溶液产生黄绿色硝酸小檗碱沉淀。

4. 色谱检识

色谱材料:硅胶薄层板(5 cm×20 cm)。

展开剂:正丁醇:乙酸:水(7:1:2或4:1:1);氯仿:甲醇:氨水(15:4:0.5)。

显色剂:紫外灯下观察斑点荧光或自然光下观察黄色斑点。

对照品:0.1%盐酸小檗碱醇溶液。

供试品:实验产品醇溶液。

层析操作:

(1)取硅胶薄层板(已活化),于一端2 cm处用铅笔轻轻画起始线,并在起始线上画出等距离两个原点标记,然后用毛细管在原点上分别点样(供试品与对照品各一个);

(2)待样斑溶剂挥干后,进行展开,当展开至薄板1/2~2/3距离时,即可取出,立即用铅笔画下展程的前沿线;

(3)用电吹风冷风吹至干,观察黄色斑点位置和数目(紫外灯下观察斑点荧光),计算并比较样品与对照品的R_f值。

【实验说明及注意事项】

1. 实验药材除可用黄连外,也可用三棵针、黄柏皮和十大功劳等。

2. 黄连等原料中除主要含小檗碱外,还有一定量的小檗胺、药根碱和巴马亭等多种成分,除小檗碱、小檗胺含量比较多且有一定药用价值外,其他成分含量均少,无分离必要。

3. 提取用稀硫酸的浓度以在 0.2%~0.3% 为宜,若加大稀硫酸浓度,小檗碱将会从硫酸盐转变成硫酸氢小檗碱($B \cdot HSO_4)^-$酸式盐的形式,后者的溶解度(1:100)明显地较硫酸盐(1:30)为小,导致小檗碱的溶出量减少,降低提取效率。

4. 加氯化钠(食盐)的目的是利用其盐析作用以降低盐酸小檗碱在水中的溶解度。

5. 盐析所用的食盐,除可用精制氯化钠外,也可应用市售细食盐,避免使用含杂质多的粗盐,以免给产品引入杂质。

6. 精制盐酸小檗碱过程中,煮沸后的溶液应趁热迅速抽滤,以免溶液冷却而析出盐酸小檗碱结晶,造成滤液中盐酸小檗碱含量减少,提取率降低。

(徐玉琳)

实验4 粉防己生物碱和防己诺林碱的提取、分离和检识

粉防己又称汉防己,为防己科千金藤属植物石蟾蜍(*Stephania tetrandra* S. Mcore)的根,主产于浙江、安徽、江西、湖北等地。味苦、辛,性寒,具有解热镇痛作用,中医用于祛风、止痛、利水、消肿及治疗毒蛇咬伤等功效。其有效成分为生物碱。主要有汉防己甲素、汉防己乙素和轮环藤酚碱。汉防己甲素具有镇痛、消炎、降压、抗菌、抗肿瘤、抗矽肺、抗结核、抗心律失常(Ca^{2+}拮抗剂)、抑制血小板凝集、扩张血管等作用,还将粉防己生物碱的碘甲基或溴甲基化合物作为肌肉松弛剂应用。汉防己乙素具有镇痛、消炎、降压、抗肿瘤、抑制血小板凝集等作用。轮环藤酚碱具有松弛横纹肌、阻断神经节、降压、抑制胃收缩等作用。

一、防己生物碱及其化学结构

粉防己中的总生物碱含量高达 1.5%~2.3%,其中主要为汉防己甲素约 1%,汉防己乙素约 0.5%,轮环藤酚碱为 0.2%,以及其他数种微量生物碱。

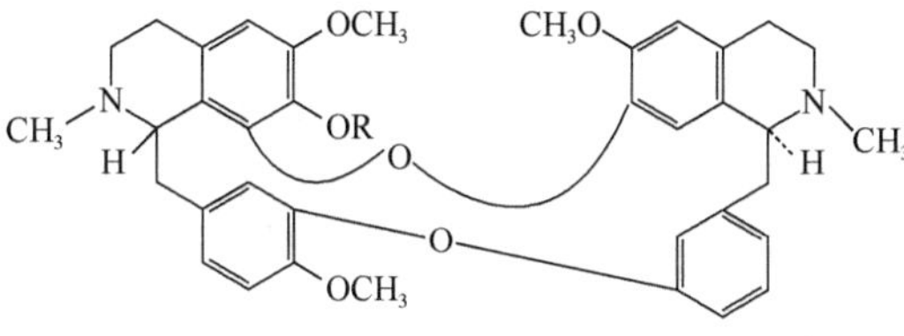

R=CH_3 汉防己甲素
R=H 汉防己乙素

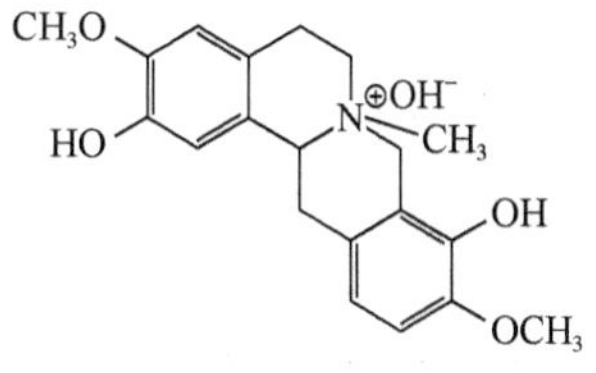

轮环藤酚碱

二、防己生物碱的理化性质

1. 汉防己甲素(tetrandrine,汉防己碱,粉防己碱) $C_{38}H_{42}O_6N_2$,无色针状结晶(丙酮),不溶于水、石油醚,易溶于甲醇、乙醇、乙酸乙酯、乙醚和氯仿等有机溶剂及稀酸水溶液中,也可溶于苯中,熔点为216℃,具有双熔点现象,结晶在126~127℃时熔融,150℃左右熔后加热又固化,继续加热至213℃左右时复熔。$[\alpha]_D^{25}$为+297°(c=1.00,$CHCl_3$),与碘甲烷反应生成碘化二甲基汉防己甲素(汉肌松,$C_{40}H_{48}O_6N_2 \cdot I_2$)。

2. 汉防己乙素(fangchinoline,又称防己诺林碱,去甲粉防己碱) $C_{37}H_{40}O_6N_2$,本品为细棒状结晶(丙酮),有双熔点现象,熔点为 134~136℃ 和 238~240℃。$[\alpha]_D^{25}$为+275°(c=0.57,

$CHCl_3$)。与溴甲烷反应生成溴化二甲基汉防己乙素(汉松敏,$C_{39}H_{46}O_6H_2 \cdot Br_2$)。本品溶解度与汉防己甲素相似,因分子结构中 7 位取代基的差异,前者为甲氧基,后者为酚羟基,故极性较汉防己甲素稍大,在冷苯中的溶解度小于汉防己甲素,而在乙醇中又大于汉防己甲素。利用这一性质差异可将两者相互分离,用不同溶剂重结晶时,其晶形和溶点不同,例如:

乙醇　细棒状结晶　　　　m. p. 241~242℃;
甲醇　细棒状结晶　　　　m. p. 177~179℃;
丙酮　六面粒状结晶　　　m. p. 134~136℃;
吡啶-甲醇　　　　　　　 m. p. 121~122℃;
环己烷-EtocAc　　　　　 m. p. 156℃。

3. 轮环藤酚碱(cylanoline,汉己素)　$C_{20}H_{20}O_4N^+$,氯化物为无色八面体状结晶,m. p. 214~216℃,苦味酸盐为黄色结晶,m. p. 154~156℃;碘化物为无色绢丝状结晶,m. p. 185℃,$[\alpha]_D^{30}$ 为 $-120°$($c=0.67$,MeOH)。本品为水溶性季铵生物碱,易溶于水、甲醇、乙醇,难溶于低极性有机溶剂中。

【目的要求】

1. 掌握粉防己中生物碱类成分提取的原理及操作技术。
2. 理解粉防己碱和防己诺林碱的分离原理及方法。
3. 掌握粉防己生物碱的常用鉴定检识方法。
4. 了解汉肌松的制备方法。

【实验原理】

根据大多数生物碱或生物碱盐均能溶于乙醇的通性,用乙醇回流提取法提取总生物碱;利用季铵型碱易溶于水、不溶于亲脂性有机溶剂的性质,用溶剂萃取法分离脂溶性物质,用溶剂萃取法分离脂溶性生物碱和水溶性生物碱;利用汉防己甲素和汉防己乙素结构上的差异,用吸附柱色谱分离两种成分,或利用汉防己甲素的极性小于汉防己乙素,在冷苯中溶解度比汉防己乙素大而加以分离;利用季铵型生物碱可与雷氏铵盐产生沉淀的性质,使季铵型生物碱与其他水溶性成分分离。

【实验材料】

粉防己根(粗粉)、95%乙醇、1%盐酸溶液、20%盐酸溶液、1%氢氧化钠溶液、10%氯化钡、0.4%氢氧化钠溶液、碘化铋钾、苦味酸、硅钨酸、碘-碘化钾、浓氨水、氯仿、甲醇、丙酮、苯、无水硫酸钠、14%雷氏铵盐水溶液、柱色谱用硅胶(100~200 目)、色谱用氧化铝、硅胶 G 薄层板(5 cm×15 cm)、抽滤装置、色谱柱。

【实验内容】

(一) 总生物碱的提取

称取防己根粗粉 100 g,置于 500 ml 圆底烧瓶中,加入 95%乙醇浸没药材(约需 300 ml),水浴上加热回流 1 小时后,过滤,滤液置于锥形瓶中,药渣再用 95%的乙醇 200 ml 同法提取 2 次,每次 30 分钟,合并 3 次滤液。如有絮状物析出,再过滤一次,澄清溶液浓缩至无醇味,成糖浆状,得到总生物碱。

(二) 亲脂性生物碱和亲水性生物碱的分离

将上述糖浆状总提取物置于锥形瓶中,逐渐加入 1%盐酸 100 ml 左右,同时充分搅拌,促使生物碱溶解,不溶物呈树脂状析出下沉。静置,滤出上清液,再用 1%盐酸少量多次洗涤不溶物,直至洗液对生物碱沉淀试剂反应微弱为止。

将盐酸提取液置于分液漏斗中,用氯仿萃取 3 次,每次用酸水液的 1/3 量,合并氯仿洗液,再用 1% 盐酸洗 1~2 次。将洗涤氯仿的酸液和酸水提取液合并,留取 10 ml 作沉淀反应,其余的移至分液漏斗中,加入 75 ml 氯仿,并滴加浓氨水调至 pH 9~10,振摇萃取,静置分层后放出氯仿层,碱水层再用新的氯仿萃取 4~5 次,每次用氯仿 40 ml,直至氯仿萃取液对生物碱沉淀试剂反应微弱为止(取氯仿液滴在滤纸上喷碘化铋钾试剂显色不明显)。氨性碱水液留待分离水溶性生物碱。氯仿液置于分液漏斗中,先以 1% 的氢氧化钠溶液洗两次,每次 30 ml,再用水洗 2~3 次,碱水液和水洗液合并,为含酚性生物碱部分。氯仿液用无水硫酸钠脱水,回收氯仿至干,抽滤,得脂溶性粗总碱(粉防己碱和防己诺林碱的混合物)。

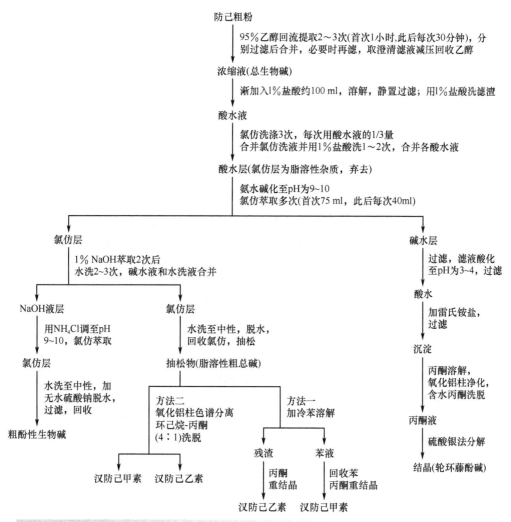

(三) 粉防己碱和防己诺林碱的分离

1. 硅胶柱色谱分离

(1) 碱性硅胶的制备:称取色谱用硅胶(100~200 目)20 g,加入 0.4% 氢氧化钠 75 ml,轻轻搅拌,抽滤至干,放置于搪瓷盘中,自然干燥,待用。

(2) 装柱:将碱性硅胶干法装柱后,打开下口,轻轻加入氯仿至下口有氯仿液流出,并在柱头上端保留氯仿与柱头相切,将 0.15 g 脂溶性生物总碱氯仿溶液(1~3 ml)湿法上样。

(3) 洗脱及收集:先加 50 ml 氯仿洗脱,然后用氯仿-甲醇(99∶1)50 ml 或(98∶2)50 ml 进行洗脱,至浅黄色到达底端时开始收集洗脱液,每份约 10 ml,至无生物碱反应停止洗脱,TLC 检识,相同成分合并,回收溶剂至干,用丙酮重结晶,可得粉防己碱和防己诺林碱精品。

2. 重结晶法　将所得脂溶性生物总碱置空气中晾干,称重,加入5倍量苯冷浸1小时,同时进行搅拌,过滤,收集滤液,用少量苯洗涤不溶物部分,洗液合并,滤液减压回收苯,残留物用丙酮重结晶,得棒状结晶,所得结晶为粉防己碱,称重。再经数次重结晶至熔点恒定,氧化铝薄层色谱显示一个斑点为止,此为粉防己碱精品。苯不溶物待苯挥干后,称重,同样用丙酮重结晶数次可得粒状结晶,为防己诺林碱精品,测定熔点,并进行薄层鉴定。

(四) 季铵型生物碱的分离纯化

取氯仿萃取后的碱水液,加20%盐酸调至pH为3~4,过滤,然后在水浴上把滤液加热至60℃,滴加温度为60℃雷氏铵盐的饱和水溶液(14%)至不再产生沉淀为止(10~15 ml),滤取沉淀,用少量水洗,在空气中晾干。加40 ml丙酮溶解沉淀,过滤,用少量丙酮洗不溶物,然后在丙酮溶液中加入1%硫酸银溶液至沉淀完全,溶液由红变黄,记录硫酸银溶液用量。抽滤,用少量丙酮洗涤沉淀。减压回收滤液中的丙酮,放冷,在浓缩液中加入与硫酸银等量的10%氯化钡水溶液至不再生成白色沉淀为止。过滤,滤液转入蒸发皿中,在水浴上浓缩至5 ml,趁热转移到小三角瓶中,放置,待结晶析出后,抽滤,结晶用热水重结晶,所得固体为季铵型轮环藤酚碱盐酸盐,照《中华人民共和国药典》(2000年版)一部附录ⅦC熔点测定法测定其熔点,并进行色谱检识。

(五) 检识

1. 衍生物的制备

(1) 粉防己碱盐酸盐的制备:取粉防己0.2 g,悬浮在2 ml水中,滴加5%盐酸,使结晶全部溶解,此时pH约为3,然后在水浴上蒸干,残留物用丙酮洗,抽滤,干燥,得粉防己碱盐酸盐,照前测定熔点,与文献值对照。

(2) 粉防己碱苦味酸盐的制备:取粉防己碱0.2 g,加丙酮2 ml使之溶解,滴加苦味酸饱和水溶液至不再产生黄色沉淀为止,抽滤,收集沉淀,顺次以少量水、乙醇、丙酮、乙醚洗涤,再经乙醇重结晶,得黄色的粉防己苦味酸盐。照前测定熔点,与文献值对照。

(3) 防己诺林碱碘甲烷盐(汉肌松)的制备:取防己诺林碱0.2 g,加10 ml乙醇使之溶解,用10%氢氧化钾溶液调pH=11,再加新蒸的碘甲烷1 ml,回流15分钟,回流甲醇至干,残渣用乙醇重结晶,得到白色结晶,为防己诺林碘甲烷盐,照前测定熔点,与文献值对照。

2. 沉淀反应

取留作沉淀反应用的酸水液,分别置于4支试管中,加下列试剂1~3滴,观察现象。

(1) 苦味酸试剂(先将酸水液调至中性,再滴加试剂);
(2) 碘-碘化钾试剂;
(3) 硅钨酸试剂;
(4) 碘化铋钾试剂。

3. 叔胺生物碱的薄层色谱鉴定

色谱材料:硅胶G薄层板(5 cm×15 cm)。
展开剂:氯仿-丙酮-甲醇(6:1:1)。
供试品:实验提取的粉防己碱、防己诺林碱的乙醇溶液。
对照品:每1 ml粉防己碱和防己诺林碱各含1 mg的混合溶液。
显色剂:改良碘化铋钾试剂。
观察记录:记录图谱及斑点颜色,并分别计算各斑点的R_f值。

【实验说明及注意事项】

1. 提取总生物碱时,回收乙醇至稀浸膏状即可,过干时,当加入 1% 盐酸后会结成胶状团块,影响提取效果。

2. 酸水液用氯仿洗涤,是为了去除非碱性脂溶性杂质。pH=2 时,生物碱全部成盐,一般不被氯仿提取。

3. 用 1% 氢氧化钠溶液洗氯仿液的目的是分出酚性生物碱。汉防己乙素结构中的酚羟基由于空间效应和氢键的形成,呈隐性酚羟基性质,酸性减弱,不溶于强碱溶液中,在此步骤中仍留在氯仿液中。

4. 氧化铝柱纯化可选用 1 cm×20 cm,氧化铝用量约 5 g,采用干法装柱。干法装柱要均匀,装柱后要用一定的洗脱剂排除柱内气泡,气泡排除后要保持柱面溶液不干,防止气泡又重新进入柱内,湿法上样时,样品溶液不宜过稀。

5. 检查生物碱是否萃取完全的方法,通常采用纸上斑点试验方法比较方便。即取最后一次氯仿萃取液 1~2 滴,滴在滤纸上,待氯仿挥尽后,喷洒改良碘化铋钾试剂,观察有无红棕色斑点出现,若无红棕色斑点时,表示已萃取完全。

【实验思考】

1. 粉防己碱和防己诺林碱在结构与性质上有何异同点?在实验过程中,我们应怎样利用它们之间的共性与差异,采用什么方法进行提取?

2. 两相溶剂萃取操作中如果出现乳化现象应用什么方法破乳。

3. 雷氏铵盐纯化季铵碱有何优缺点?解释雷氏铵盐分离水溶性生物碱的原理。

4. 分离水溶性生物碱与脂溶性生物碱的常用方法有哪些?

(刘 毅)

实验 5 八角茴香挥发油的提取与检识

【实验目的】

1. 掌握利用挥发油含量测定器测定和提取药材中挥发油的操作方法。
2. 熟悉挥发油中的化学成分薄层点滴定性检识及单向二次色谱检识。
3. 了解八角茴香所含的主要成分。

【实验原理】

八角茴香为木兰科植物八角茴香 *Iuicium verum* 干燥成熟的果实。含挥发油约 5%。主要成分是茴香脑(anethole),约为总挥发油的 80%~90%。此外,尚有少量甲基胡椒酚、茴香醛、茴香酸等。

茴香脑为白色结晶,mp. 21.4℃,溶于苯、乙酸乙酯、丙酮、二硫化碳及石油醚,几乎不溶于水。

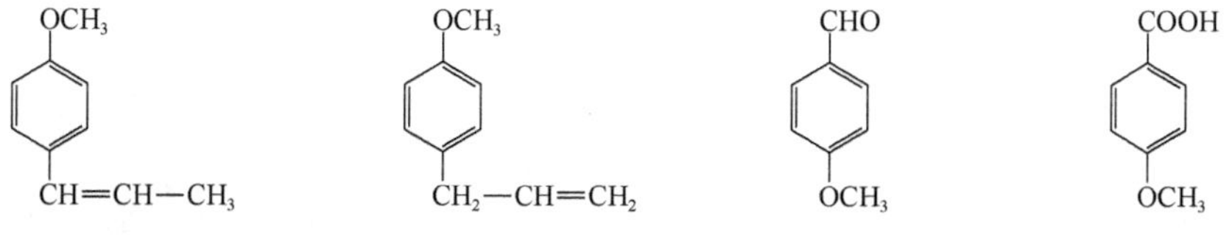

依据挥发油具有挥发性,能随水蒸气蒸馏的性质,利用水蒸气蒸馏法提取挥发油。本实验

采用挥发油含量测定器提取挥发油。

挥发油的组成成分复杂,常含有烷烃、烯烃、醇、酚、醛酮、酸等官能团。因此,可选择适宜的检识试剂在薄层板上进行点滴试验,从而了解组成挥发油的成分。

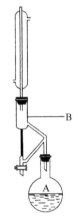

实验图 2 挥发油测定器

挥发油中各类成分的极性不相同,一般不含氧的烃类和萜类化合物极性小,在薄层板上可被石油醚较好地展开;而含氧的烃类和萜类化合物极性较大,可被石油醚与乙酸乙酯的混合溶剂较好地展开。为了使挥发油中各成分能在同一块薄层板上进行分离,可采用单向二次色谱法展开。

【实验材料】

仪器:挥发油含量测定器、冷凝管、电热套等。

试剂:三氯化铁、2,4-二硝基苯肼、高锰酸钾、香草醛、浓硫酸、溴酚蓝、硝酸铈铵等。

药材:八角茴香、柠檬油、丁香油、薄荷油、樟脑油、桉叶油等。

【实验内容】 **1. 挥发油的提取** 取八角茴香 50 g,置挥发油含量测定器烧瓶中,加适量的水,连接挥发油测定器与回流冷凝管(实验图2)。自冷凝管上端加水使充满挥发油测定器的刻度部分,并使溢流入烧瓶时为止。缓缓加热至沸。至测定器中油量不再增加,停止加热,放冷,分取油层计算得率。

2. 挥发油的检识

(1) 油斑试验:取适量八角茴香油,滴于滤纸片上,常温(或加热烘烤)观察油斑是否消失。

(2) 色谱点滴反应:取硅胶 G 薄层板(8 cm×20 cm)1 块,用铅笔按实验表1画线。将待测挥发油用95%乙醇稀释成 5~10 倍溶液,点样,然后迅速用毛细管吸取一定量的试剂分别滴加于各挥发油样品斑点上,观察颜色变化。初步推测每种挥发抽中可能含有化学成分的类型。

实验表 1 挥发油色谱点滴反应

样品	1	2	3	4	5	6
八角茴香油						
柠檬油						
丁香油						
薄荷油						
樟脑油						
桉叶油						

试剂:1. 三氯化铁试液;2. 2,4-二硝基苯肼试液;3. 碱性高锰酸钾试液;4. 香草醛-浓硫酸试液;5. 0.05%溴酚蓝乙醇溶液;6. 硝酸铈铵试剂

(3) 挥发油单向二次展开薄层色谱:取硅胶 G 薄层板(6 cm×14 cm)一块,在距底边 1.5 cm 及 8 cm 处分别用铅笔画出起始线和中线。将 2~3 种挥发油点在起始线上,先在石油醚-乙酸乙酯(85∶15)展开剂中展开,展开至薄板中线时取出,挥去展开剂,再放入石油醚中展开,至接近薄层板顶端时取出,挥去展开剂,用香草醛-浓硫酸显色剂显色,喷后于105℃加热数分钟后,观察斑点的数量、位置及颜色,推测每种挥发油中可能含有化学成分的数量。

【实验基本操作及注意事项】

(1) 挥发油含量测定器一般分为两种。一种适用于相对密度大于1.0的挥发油测定(实验图3);另一种(实验图4)适用于测定相对密度小于1.0的挥发油。《中华人民共和国药典》规定,测定相对密度大于1.0的挥发油,也可在相对密度小于1.0的测定器(实验图4)中进行,方法是在加热前,预先加入1 ml二甲苯于测定器内,然后进行水蒸气蒸馏,使蒸出的相对密度大于1.0的挥发油溶于二甲苯中,由于二甲苯的相对密度为0.8969,一般能使挥发油与二甲苯的混合溶液浮于水面。计算挥发油的含量时,扣除加入二甲苯的体积即可。

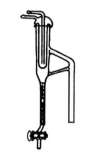 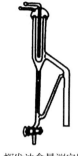

挥发油含量测定器A　　挥发油含量测定器B
(相对密度≤1.0)　　　(相对密度>1.0)

实验图3　　　　　　实验图4

(2) 提取完毕,需待油水完全分层后,再将油放出。

(3) 进行单向二次展开时,在第一次展开后,应将展开剂完全挥去,再进行第二次展开,否则将改变第二次展开剂的极性,从而影响分离效果。

(4) 挥发油易挥发逸失,因此进行层析检识时,操作应及时,不宜久放。

(5) 因香草醛有刺激性,喷香草醛-浓硫酸显色剂时,应于通风橱内进行。

【思考题】

1. 用挥发油含量测定器提取挥发油应注意什么问题?
2. 挥发油的提取除了水蒸气蒸馏法提取外,还可以用哪些方法提取?
3. 挥发油的单向二次展开时,为什么先用石油醚与乙酸乙酯的混合溶剂进行第一次展开,再用石油醚进行第二次展开?
4. 要想分析鉴定出挥发油所含的成分,目前最常用的方法是什么?

(李广兴)

实验6　天然药物化学成分预试验

【目的要求】

1. 掌握天然药物化学预试验操作基本方法。
2. 熟悉预试验化学成分检识结果的判断方法。
3. 正确书写预试验记录及实验报告。

【实验原理】

通过简单的提取分离过程,检识未知粉末中含有哪些化学成分,利用各成分的理化性质不同,分别用不同的溶剂进行提取,选用适宜的检出试剂对提出的各组分进行化学类型成分检识,最终掌握粉末中所含的成分类型。

【实验材料】

供试品可以选择有代表性的天然药物或某种植物材料数种至数十种,也可以选择某些易于检出某种成分的中成药或制剂。要求学生能够做出样品中的主要成分的识别反应。与预试验有关的各种试剂和材料,应根据实验内容中的各项反应的具体要求进行准备。

【实验内容】

(一) 供试液的制备

根据各类成分对不同极性溶剂的溶解度不同划分为水溶性、醇溶性和石油醚溶性几个部分,分别用水、乙醇和石油醚提取制得供试液。

1. 水供试液的制备 取供试品粗粉 5~10 g,加 50~100 ml,浸泡 24 h 或于 50~60℃ 水浴上温浸 1 h,过滤,得水供试液。

2. 醇供试液的制备 取供试品粗粉 10 g,加 100 ml 乙醇,沸水浴上回流提取 1 h,过滤,滤液回收乙醇得浸膏,取 1/3 量,加入 20 ml 乙醇溶解,作甲项醇供试液。剩余 2/3 量加入 5% 盐酸 20 ml 溶解,充分搅拌,过滤,滤液作乙项醇供试液。酸水不溶部分,加 10 ml 乙酸乙酯溶解,用 50% 氢氧化钠萃取 2 次,每次 2~3 ml,取乙酸乙酯层,用蒸馏水洗涤至中性,将乙酸乙酯溶液置蒸发皿中,蒸干乙酸乙酯,残留物用 15 ml 乙醇溶解,作丙项醇供试液。

3. 石油醚供试液的制备 取供试品粗粉 2 g,加石油醚 10 ml,浸渍 2~3 h,过滤,滤液分置于白瓷反应板中,自然挥去溶剂后作 I 项石油醚供试液、剩余滤液作 II 项石油醚供试液。

(二) 各类成分的检识反应

1. 水供试液的检识 其中可能含有糖类、苷类、氨基酸、蛋白质、多肽、酚类、鞣质、有机酸和皂苷成分。

(1) 糖类、苷类

1) α-萘酚反应(Molish 反应):取试液 1 ml,加试剂 1~2 滴,摇匀,稍倾试管沿试管壁滴加浓硫酸 0.5 ml(勿摇),竖立试管,若两液交界面呈紫红色环,则供试液中含有糖类或苷类。

2) 菲林反应(Fehling 反应):取试液 1 ml,加新配试剂 5 滴,沸水浴加热 5 分钟,若有砖红色沉淀说明具有还原糖,多糖和苷类可比较水解前后的现象。

(2) 氨基酸、多肽和蛋白质

1) 茚三酮反应:取试液 1 ml,加试剂 5~8 滴,如果含有氨基酸、肽类和蛋白质则显蓝紫色。

2) 双缩脲反应:取试液 1 ml,加新配试剂 2 ml,摇匀,多肽和蛋白质成分呈紫红色阳性反应。

(3) 酚类和鞣质

1) 三氯化铁反应:取试液 1 ml,用乙酸酸化,加试剂 3~5 滴后,酚类成分显紫、蓝、绿、黑等颜色。

2) 明胶-氯化钠反应:取试液 1 ml,加试剂 5~8 滴,鞣质能与之反应生成白色沉淀。

(4) 有机酸

有机酸利用 pH 试纸检查可得。

(5) 皂苷

1) 泡沫反应:取试液 2 ml,置试管中,剧烈振摇 1 分钟后,产生大量持久性泡沫,经加热后泡沫无明显减少。

2) 溶血试验:取试液滴于滤纸片上,干燥后,喷洒红细胞混悬液,数分钟后红色背景出现淡黄色斑点。

3) 醋酐-浓硫酸试验:取试液 1 ml 置蒸发皿蒸干,加入冰醋酸 1 ml,加醋酐-浓硫酸(20:1) 2~3 滴,可产生黄、红、蓝、紫、绿等颜色变化(三萜皂苷颜色变化较慢,且不出现蓝绿色。)

2. 醇供试液的检识

甲项检识

(1) 蒽醌类

1) 碱液试验:取试液 1 ml,加入 10% 的氢氧化钠溶液 2 滴,溶液呈红色,加稀盐酸使呈酸性,红色褪去。

2）乙酸镁试验：取试液 1 ml，加 1% 乙酸镁试液数滴，溶液呈橙红、紫等颜色。

(2) 黄酮类

1）盐酸-镁粉或锌粉：取试液 1 ml，镁粉少量与浓盐酸 2~3 滴，必要时水浴加热数分钟，溶液变成红至紫红色。

2）三氯化铝试验：取试液滴于滤纸片上，晾干，喷洒 1% 三氯化铝试液，可显黄色斑点，于紫外灯下观察，显黄绿色荧光。

3）氨熏试验：取试液滴于滤纸片上，置氨气中熏片刻，呈亮黄或深黄色，置紫外灯下观察呈黄色荧光。该反应可逆。

(3) 酚类和鞣质[同上 1.(3)]。

(4) 有机酸[同上 1.(4)]。

乙项检识

1）碘化铋钾试验：取试液 1 ml，加碘化铋钾试液 1~2 滴，立即产生红棕色沉淀。

2）碘-碘化钾试验：取试液 1 ml，加碘-碘化钾试液 1~2 滴，立即产生棕色或褐色沉淀。

3）硅钨酸试验：取试液 1ml，加硅钨酸试液 2~3 滴，立即产生浅黄色或灰白色沉淀。

4）碘化汞钾试验：取试液 1ml，加碘化汞钾试液 2~3 滴，立即产生类白色沉淀。

丙项检识

(1) 香豆素和内酯类

1）异羟肟酸铁试验：取试液 1 ml，加 7% 盐酸羟胺试液 2~3 滴与 10% 氢氧化钠甲醇试液 2~3 滴，沸水浴加热数分钟，放冷，加稀盐酸 pH 3~4，继续加 1% 三氯化铁乙醇试液 1~2 滴，溶液呈橙红或紫红色。

2）荧光试验：取试液 1 滴于滤纸片上，晾干，在日光或紫外灯下观察，显天蓝色荧光。再喷雾 1% 氢氧化钾试液，荧光加强。

(2) 强心苷类

1）碱性 3,5-二硝基苯甲酸试验：取试液 1 ml，加新配制的碱性 3,5-二硝基苯甲酸试液数滴，产生紫红色。

2）醋酐-浓硫酸试验：试剂用量及操作步骤同上，最后可产生黄、红、蓝、紫、绿等颜色变化，最后褪色。

3）三氯化铁-冰醋酸试验：取试液 1 ml，水浴上蒸干，残留物用 0.5 ml 含三氯化铁的冰醋酸试液溶解，沿管壁加 1 ml 浓硫酸，两液层的交界面呈色，冰醋酸层呈蓝色或绿色。

3. 石油醚供试液的检识

(1) 甾体和三萜类（同上）

(2) 挥发油和脂肪油

1）一般检查：取试液 1 滴于滤纸片上，挥去溶剂后观察有无油迹和嗅之有无气味。

2）显色反应：取试液数滴，滴加香草醛-浓硫酸试液后观察，挥发油呈现不同颜色。

【实验说明及注意事项】

(1) 检识反应时，如反应液颜色较深难以判断，可将反应液用适当溶剂稀释后再观察，或将反应液滴于滤纸上观察。

(2) 一类成分的检识，最好做三种以上的检出反应。分析判断可能含有的化学类型成分时，不能仅凭一方面的反应下结论，应结合提取分离方法等多方面进行综合分析。

(3) 若成分间相互干扰，难以正确判断结果时，可进一步处理供试液，使成分尽量分离。如反应液中成分含量太低，可加大供试液用量，并适当浓缩，再做检识反应。必要时可作径向纸色谱检识。

【实验思考】

1. 如何通过显色反应鉴别常见药材中的生物碱、黄酮、蒽醌、香豆素、挥发油、皂苷和强心苷等有效成分？

2. 在检识过程中,如何避免一些假阳性反应？

（邵银盈）

实验 7　牛黄解毒片的薄层色谱鉴别

【目的要求】

1. 掌握利用薄层色谱技术对中药制剂成分定性检识的原理、方法和技术。
2. 熟悉常见中药制剂薄层色谱鉴别的一般操作方法。

【实验原理】

牛黄解毒片由牛黄、大黄、冰片、黄芩、甘草等组成,本实验将运用天然药物化学的理论知识和技术手段,依据牛黄解毒丸和组方药材中主要功效成分或标志性成分的性质特点,选用适当的溶剂和提取方法对中药制剂进行初步提取,使消除检测的干扰成分和浓缩待测成分,以提高薄层色谱鉴别的分辨率,达到应用薄层色谱鉴别技术控制中药制剂质量的目的。

【实验材料】

仪器:紫外线分析仪、回流提取器、分析天平、双槽层析缸、玻璃板等。

试剂:硅胶 H、硅胶 G、羧甲基纤维素钠(CMC-Na)、石油醚、甲酸乙酯、甲酸、乙酸镁等。

药材:牛黄解毒片(市售);大黄、甘草、黄芩等均为对照药材;大黄素、芦荟大黄素、大黄酚、大黄素甲醚、黄芩苷、甘草酸铵、胆酸均为标准品。

【实验内容】

(一) 大黄的鉴别

1. 供试和对照液制备

1) 取市售牛黄解毒片 5 片,刮去糖衣,用研钵研碎后加入甲醇 10 ml,加热回流 15 min,冷却后过滤,滤液即为供试溶液。

2) 称取药材大黄 1 g,按照供试液制备方法制备对照药材溶液。

3) 称取大黄素、芦荟大黄素、大黄酚和大黄素甲醚的标准品各适量,用乙醇溶解成浓度约为 1 mg/ml 的对照化合物溶液。

2. 薄层色谱鉴别

1) 薄层板制备:硅胶 H 加 0.5% CMC-Na 铺板,规格为 10 cm×15 cm,厚度 300 μm,在 105℃烘箱中活化 30 min。

2) 点样:将供试溶液、对照药材溶液和对照化合物溶液分别点样于同一张自制薄层板上,点样量约为 4 μl。

3) 展开:以石油醚-甲酸乙酯-甲酸(15∶5∶1)的上层溶液为展开剂,在层析槽中做上行展开。

4) 显色:薄层板层析结束后将展开剂挥干,在日光及紫外光灯下观察,再喷 0.5% 乙酸镁乙醇溶液或置氨蒸汽熏蒸数分钟进行显色后在日光及紫外光灯下观察和记录色斑情况。

（二）黄芩的鉴别

1. 供试液和对照液制备

1) 供试液与大黄薄层鉴别中供试液制备方法同。
2) 取黄芩药材 1 g，同供试液的制备法制备对照药材溶液。
3) 取黄芩苷标准品适量，用乙醇溶解成 1 mg/ml 的对照化合物溶液。

2. 薄层色谱鉴别

1) 薄层板制备方法同大黄鉴别部分内容。
2) 取供试液、对照药材溶液和对照化合物溶液各 5 μl，分别点样于同一薄层板上。
3) 展开：用乙酸乙酯-丁酮-甲酸-水（5:3:1:1）为展开剂进行上行展开。
4) 显色：喷洒 1% 三氯化铁的乙醇溶液显色后观察和记录色斑情况。

（三）甘草的鉴别

1. 供试和对照液制备

1) 取市售牛黄解毒片 5 片，刮去糖衣，研细。加乙醚 20 ml，回流提取 1 h 后过滤，弃滤液，将滤渣中的溶剂挥干后加入甲醇 20 ml，回流提取 1 h，回流结束后冷却过滤，取滤液并浓缩至 2 ml 作为供试溶液。
2) 取甘草药材 1 g，切细后同供试溶液制备法制备对照药材溶液。
3) 取甘草酸铵标准品适量，用甲醇溶解成 1 mg/ml 的对照化合物溶液。

2. 薄层色谱鉴别

1) 薄层板制备：硅胶 G 加 1% 氢氧化钠溶液铺板，晾干，厚度 500 μm；或者采用高效硅胶 60 薄层板（Merck）加 0.3% 氢氧化钠溶液浸渍。
2) 点样：取供试溶液、对照药材溶液和对照化合物溶液各 5 μl，分别点样于同一薄层板上。
3) 展开：以乙酸乙酯-甲酸-冰醋酸-水（30:2:2:4）为展开剂作上行展开。
4) 显色：用 10% 硫酸的乙醇溶液喷洒后于 105℃ 加热至显蓝色斑点，观察和记录斑点颜色及位置。

（四）冰片的鉴别

1. 供试液和对照液制备

1) 取牛黄解毒片 3 片，刮去糖衣，研细。用甲醇-氯仿（1:1）6 ml 在常温下浸渍提取 30 min，提取过程中要不断振摇，过滤后取滤液作为供试溶液。
2) 取合成冰片适量，用甲醇-氯仿（1:1）浴解成 4 mg/ml 的对照溶液。

2. 薄层色谱鉴别

1) 薄层板制备：硅胶 G 铺板后在 105℃ 烘箱中活化 30min 即得。
2) 点样：将供试溶液和冰片对照液各 5μl 分别点样于薄层板上。
3) 展开：以石油醚-乙酸乙酯-苯（18:2:4）为展开剂上行展开。
4) 显色：用 5% 磷钼酸的乙醇液喷洒后于 110℃ 加热至显色，观察和记录斑点位置及颜色。

（五）牛黄的鉴别

1. 供试和对照液制备

1) 牛黄解毒片 10 片，刮去糖衣，研细，加氯仿 10 ml 研磨，过滤后再用氯仿 10 ml 浸洗滤渣，合并两次滤液，将滤液浓缩至 1ml 为供试溶液。
2) 取胆酸适量，用氯仿溶解成 2 mg/ml 的胆酸对照溶液。

2. 薄层色谱鉴别

1) 薄层板制备：硅胶 G 铺板，厚度 300 μm，于 105℃ 下活化 30 min。

2) 点样:取供试溶液和胆酸对照溶液 5 μl 点板。

3) 展开:以正己烷-乙酸乙酯-乙酸-甲醇(6:32:1:1)为展开剂上行展开。

4) 显色:用5%磷钼酸的乙酸液喷洒后于110℃加热 10 min 进行显色,观察和记录斑点位置及颜色。

【实验说明及注意事项】

1. 薄层展开时,应选用最常用展开剂进行展开,如有需要可以根据具体情况作适当调整或选用另外的展开剂,使供试品中各标志性成分较好分离。

2. 显色剂显色时,要注意有些显色剂易挥发而使显色斑点不易保留,在显色后应作标记以便重复观察。

3. 荧光观察到的斑点有时与显色斑点不一致,因此要注意分别记录以便结果分析。

【实验思考】

1. 对牛黄解毒丸进行薄层色谱鉴别时制备的一系列对照溶液有何作用?

2. 在大黄的鉴别中,大黄素、芦荟大黄素、大黄酚和大黄素甲醚在展开后其 R_f 值差异的原因何在?

(高晓娟)

参考文献

常建华,董绮功.2001.波谱原理及解析.北京:科学出版社.
陈世忠,赵玉英.2007.中药鉴定学和中药化学全能强化题集.2版.北京:北京大学医学出版社.
褚志义.2000.生物合成药物学.北京:化学工业出版社.
戴士弘.2007.职业教育课程教学改革.北京:清华大学出版社.
董颜凤,刘邦强.2007.同名异物六种中药的鉴别比较.中医中药,(4)6:222-223.
杜方麓.2006.中药化学.北京:中国中医药出版社.
方起程.2006.天然药物化学研究.北京:中国协和医科大学出版社.
国家药典委员会.2005.中华人民共和国药典(一部).北京:化学工业出版社.
侯团章.2004.中草药提取物(第一卷).北京:中国中医药出版社.
匡学海.2003.中药化学.北京:中国中医药出版社.
李焕德.2006.毒理学基础.长沙:湖南科学技术出版社.
李军红,刘淑芝,金日显.2008.中药提取新技术研究概述.中国中医药信息杂志,(15)1:93-95.
李淑惠.2005.天然药物化学.北京:高等教育出版社.
梁光义.1998.中药化学.北京:人民卫生出版社.
刘程,江小梅.2002.当代新型食品.北京:北京工业大学出版社.
卢鲜花.2005.中药有效成分提取分离技术.北京:化学工业出版社.
唐得时.1986.中药化学.北京:人民卫生出版社.
王夔.2004.中药研究现代方法学.北京:化学工业出版社.
王智民,肖诗鹰,钱忠直.2007.加速中药标准提取物发展,推动中药现代化和国际化.中国中药杂志,(32)17:1830-1833.
吴继洲.2005.天然药物化学学习指导.北京:人民卫生出版社.
吴剑峰,王宇.2008.天然药物化学.北京:人民卫生出版社.
吴剑锋.2006.天然药物化学.北京:高等教育出版社.
吴立军.2003.中药学专业知识(二)中药化学部分.北京:中国中医药出版社.
吴立军.2006.天然药物化学.北京:科学技术文献出版社.
吴立军.2007.天然药物化学.5版.北京:人民卫生出版社.
希雨.2003.草药标准提取物Ⅰ:草药标准提取物是什么?国外医药(植物药分册),(18)1:15-19.
希雨.2003.草药标准提取物Ⅱ:几种草药标准提取物概述.国外医药(植物药分册),(18)2:63-66.
徐任生.2004.天然产物化学(二).北京:科学出版社.
许海琴,许列琴,许江苇.2003.常用天然提取物质量标准参考手册.北京:化学工业出版社.
杨红.2008.天然药物化学基础.北京:中国医药科技出版社.
杨宏健.2004.天然药物化学.郑州:郑州大学出版社.
杨宏健.2009.天然药物化学.北京:科学出版社.
杨其苣.2002.天然药物化学.北京:中国医药科技出版社.
杨月.2006.天然药物化学.2版.北京:中国医药科技出版社.
杨云,张晶,陈玉婷,等.2003.天然药物化学成分提取分离手册.北京:中国中医药出版社.
姚新生.1994.天然药物化学.2版.北京:人民卫生出版社.
易杨华.2004.现代海洋药物学.北京:科学出版社.
易杨华.2006.海洋药物导论.上海:上海科技出版社.
张朝晖.2003.海洋药物研究与开发.北京:人民卫生出版社.
张贵君,刘斌.2004.中药学专业知识(二).北京:人民卫生出版社.
张继杰.1998.天然药物化学习题集.北京:人民卫生出版社.
张万年.2006.现代药物设计学.北京:中国医药科技出版社.
张秀琴.1998.中药化学.北京:中国医药科技出版社.

附录一 常用检识试剂的配制和应用

一、糖类

(一) α-萘酚-浓硫酸(Molish)试剂

检查还原糖。

【配制】 试剂Ⅰ:10%萘酚乙醇溶液。

试剂Ⅱ:硫酸。

【应用】 取 1 ml 样品的稀乙醇溶液或水溶液,加入溶液Ⅱ 2~3滴,混匀,沿试管壁缓缓加入少量溶液Ⅱ,二液面交界处产生紫红色环为阳性反应。

(二) 菲林(Fehling)试剂

检查还原糖。

【配制】 试剂Ⅰ:6.3 g 结晶硫酸铜溶于 100 ml 水中。

试剂Ⅱ:34.6 g 酒石酸钾钠、10 g 氢氧化钠溶于 100 ml 水中。

【应用】 取 1 ml 样品热水提取液,加入 4~5 滴用时配制的溶液Ⅰ、Ⅱ等量混合液,在沸水浴中加热数分钟,产生砖红色沉淀为阳性反应。

如检查多糖和苷,取 1 ml 样品水提液,加入 1 ml 10%盐酸溶液,在沸水浴上加热 10 min,过滤,再用 10%氢氧化钠溶液调至中性,按上述方法检查还原糖。

(三) 氨性硝酸银(Tollen)试剂

检查还原糖。

【配制】 硝酸银 1 g 加水 20 ml 溶解,小心滴加适量氨水,边加边搅拌,至开始产生的沉淀将近全部溶解为止,过滤。

【应用】 取 1 ml 样品的水溶液,加入 1 ml 试剂,混匀后,40℃微热数分钟,管壁析出银镜或产生黑色沉淀为阳性反应。本试剂也可作为色谱显色剂,喷洒后于 110℃加热数分钟,显棕黑色斑点为阳性反应。还原性物质如醛类、邻二酚类等有干扰。

(四) 苯胺-邻苯二甲酸(aniline-phthalic acid)试剂

检查糖类化合物。

【配制】 苯胺 0.93 g 和邻苯二甲酸 1.66 g 溶于 100 ml 水饱和的正丁醇中。

【应用】 作色谱显色剂用,喷后 105℃烤 5 min。显红棕色斑点。

(五) 茴香醛-硫酸试剂

检查糖类化合物。

【配制】 硫酸 1 ml 加入含茴香醛 0.5 ml 的乙醇溶液 50 ml 中,需临用前配制。

【应用】 喷洒于薄层板上,105℃加热至显色斑,不同糖显不同颜色。

(六) 1,3-二羟基萘酚-磷酸试剂

检查酮糖、醛糖。

【配制】 0.2%1,3-二羟基萘酚乙醇溶液 50 ml 与 85%磷酸 50 ml 混合均匀后使用。

【应用】 喷后 105℃ 烤 5~10 min,酮糖呈红色,醛糖显淡黄色。

(七) 苯胺-二苯胺-磷酸试剂

检查糖类化合物。

【配制】 苯胺 4 ml、二苯胺 4 g 及 85%磷酸 20 ml 溶于丙酮 200 ml 中。

【应用】 喷洒于薄层板上,85℃加热 10 min,不同糖显不同颜色。

(八) 2,3,5-三苯基氯化四氮唑(TTC)试剂

检查还原糖。

【配制】 试剂Ⅰ:4%TTC 甲醇溶液。

试剂Ⅱ:4%氢氧化钠溶液。

【应用】 临用时将溶液Ⅰ和Ⅱ等体积混合。喷洒后,100℃加热 5~10 min,显红色斑点为阳性反应(醛类无干扰)。

(九) 三氯化铁-冰醋酸(Keller-Killiani)试剂

检查 α-去氧糖,常用于强心苷。

【配制】 试剂Ⅰ:1%三氯化铁溶液 0.5 ml,加冰醋酸至 100 ml。

试剂Ⅱ:浓硫酸。

【应用】 取样品乙醇提取液 1 ml,置试管中,水浴上蒸去乙醇,残渣用 0.5 ml 溶液Ⅰ溶解,沿试管壁缓缓加入溶液Ⅱ 1 ml,静置分层,上层渐显蓝色,下层显红或棕色为阳性反应(其颜色随苷元羟基和双键的位置和个数不同而不同)。

(十) 呫吨氢醇(Xanthydrol)试剂

检查 α-去氧糖,常用于强心苷。

【配制】 10 mg 咕吨氢醇溶于 100 ml 冰醋酸中,再加入 1 ml 硫酸混合。

【应用】 取 1 ml 样品,加入试剂 1 ml,置水浴上加热 30 min,显红色为阳性反应。

(十一) Greg-Gisvold 试剂

检查 2,6-去氧糖。

【配制】 试剂Ⅰ:10%三氯化铁溶液。

试剂Ⅱ:1%盐酸甲醇溶液(97.2 ml 甲醇中含 2.8 ml 盐酸)。

【应用】 0.5 ml 溶液Ⅰ与 100 ml 溶液Ⅱ混合。将样品的乙醇溶液点于滤纸片上,晾干后,喷洒上述混合试剂,110℃加热 5 min,显蓝色为阳性反应。

(十二) 3,5-二氨基苯甲酸-磷酸试剂

检查 2-去氧糖。

【配制】 3,5 二氨基苯甲酸二盐酸盐 1g 溶于 80%磷酸 25 ml,加水稀释至 60 ml。

【应用】 喷洒后,100℃加热 15min,2-去氧糖在日光下显棕色,在紫外光下显黄绿色荧光。

(十三) 对硝基苯胺-过碘酸试剂

检查去氧糖。

【配制】 试剂Ⅰ:饱和偏高碘酸溶液 1 份加水 2 份混匀。

试剂Ⅱ:1%对硝基苯胺乙醇溶液 4 份与盐酸 1 份混合。

【应用】 先喷试剂Ⅰ,放置 10min,再喷试剂Ⅱ,去氧糖显黄色,紫外光下显强荧光,再喷 5%氢氧化钠甲醇溶液,颜色转绿,乙二醇同样显色。

二、黄 酮 类

(一) 盐酸-镁粉试剂

检查黄酮(醇)、二氢黄酮(醇)类化合物。

【试剂】 浓盐酸、镁粉。

【应用】 取 1 ml 样品的乙醇溶液,加入数毫克镁粉,滴加数滴盐酸,必要时水浴上微热,显红-紫色为阳性反应。

(二) 盐酸-锌粉试剂

检查黄酮类化合物。

【试剂】 浓盐酸、锌粉。

【应用】 操作同盐酸镁粉试剂,此反应对黄酮类化合物呈橙黄色至红色,但对 3-羟基黄酮不呈色。

(三) 三氯化铝试剂

检查具有邻二酚羟基或 3-羟基、4-酮基或 5-羟基、4-酮基的黄酮类化合物。

【配制】 1%三氯化铝乙醇溶液或 5%三氯化铝乙醇溶液。

【应用】 喷洒前、后将薄层板置日光下和紫外光灯下观察,呈黄色或黄绿色荧光为阳性反应。也可在滤纸上和试管中进行。

(四) 中性乙酸铅或碱式乙酸铅试剂

检查具邻二酚羟基或酚羟基的黄酮化合物。

【配制】 饱和中性乙酸铅或碱式乙酸铅溶液。

【应用】 取 1 ml 样品的乙醇溶液,加 1~2 滴试剂,产生黄色沉淀。

(五) 锆-柠檬酸试剂

检查具 3-羟基或 5-羟基的黄酮类化合物。

【配制】 试剂Ⅰ:2%二氯氧锆甲醇溶液。

试剂Ⅱ:2%柠檬酸甲醇溶液。

【应用】 取 1 mg 样品,用甲醇溶解,加入试剂Ⅰ 1 ml,呈鲜黄色示有 3-羟基或 5-羟基;再加入溶液Ⅱ 1 ml,黄色不褪,示有 3-羟基;黄色褪去,加水稀释后变为无色,示无 3-羟基,但有 5-羟基。也可在滤纸上进行,得到的锆盐络合物多呈黄绿色,并具荧光。

(六) 氨性氯化锶试剂

检查具有临二酚羟基结构的黄酮类化合物。

【配制】 试剂Ⅰ:1%氯化锶甲醇溶液。

试剂Ⅱ:氨蒸气饱和的甲醇溶液。

【应用】 取 1mg 样品的甲醇溶液,加入 3 滴试剂Ⅰ,再加入 3 滴试剂Ⅱ,产生绿至棕至黑色沉淀为阳性反应。

(七) 乙酸镁试剂

检查黄酮类、二氢黄酮类化合物及羟基蒽醌类衍生物。

【配制】 1%醋酸镁甲醇溶液。

【应用】 在滤纸或薄层板上,点 1 滴样品醇溶液,挥去醇后,点 1 滴试剂于样品斑点边缘,加热干燥,于紫外灯下观察,黄酮类显黄色荧光,二氢黄酮类呈天蓝色荧光,显橙红色为大黄素型蒽醌,显紫色为茜草型蒽醌。

(八) 硼氢化钾试剂

检查二氢黄酮类化合物。

【配制】 2%四氢硼钾的甲醇溶液。

【应用】 取样品 1~2mg 溶于甲醇中,加等量试剂 1min 后,加数滴盐酸,呈红-紫红色为阳性反应。薄层色谱上喷试剂,5min 后放入盐酸蒸汽槽内呈色。

三、醌类化合物

(一) Bornträger 试剂

检查羟基蒽醌衍生物。

【配制】 2%氢氧化钠或2%碳酸钠溶液(或甲醇溶液)。

【应用】 取1ml样品的乙醇溶液,加1ml试剂,呈红色为阳性反应。在薄层色谱上喷洒试剂,显橙黄或红色斑点。黄酮类化合物遇碱也能反应生成黄、橙、红色等。

(二) 菲格尔(Feigl)试剂

检查醌类衍生物。

【配制】 试剂Ⅰ:25%碳酸钠溶液。

试剂Ⅱ:4%甲醛的苯溶液。

试剂Ⅲ:5%邻二硝基苯的苯溶液。

【应用】 取1滴样品的苯溶液,加入上述3种试剂各一滴,混匀,置水浴上加热1~4min,呈显著的紫色为阳性反应。

(三) 硼氢化钠-二甲基甲酰胺试剂

检查蒽醌及其衍生物。

【配制】 20g硼氢化钠溶于100ml二甲基甲酰胺中。

【应用】 作色谱显色剂用。喷洒试剂后,于紫外光灯下观察,显强的黄、绿或蓝色荧光为阳性反应。

(四) 硼酸试剂

检查羟基蒽醌类化合物。

【配制】 1%硼酸试剂。

【应用】 作色谱显色剂用,喷洒后,置紫外光灯下观察,呈黄、橙、红色荧光为阳性反应。

(五) 对亚硝基二甲基苯胺试剂

检查蒽酮类衍生物。

【配制】 0.1%对亚硝基二甲基苯胺的吡啶溶液。

【应用】 取1ml样品的乙醇溶液,置水浴上蒸干,残渣用吡啶溶解,再滴试剂数滴,显紫色或绿色为阳性反应。

(六) 活性次甲基试剂

检查苯醌及萘醌类衍生物。

【配制】 1g活性次甲基试剂(如丙二酸酯、乙酰乙酸酯等)溶于30ml氨与乙醇的等体积混合溶液中。

【应用】 取5ml样品的乙醇溶液,加入3ml试剂,显蓝、紫或红色为阳性反应。萘醌分子中具羟基,可使反应减慢或不起反应。

四、酚 类

(一) 三氯化铁(Ferric chloride)试剂

检查酚类化合物、鞣质。

【配制】 1%~5%三氯化铁水溶液或乙醇溶液,加盐酸酸化。

【应用】 取1ml样品的乙醇溶液,加入上述试剂1~2滴,显绿、蓝绿或暗紫色为阳性反应。作色谱显色剂用,喷洒后,显绿或蓝色斑点为阳性反应。

(二) 4-氨基安替匹林-铁氰化钾(Emerson)试剂

检查酚羟基对位无取代基的化合物。

【配制】 试剂Ⅰ:2% 4-氨基安替匹林乙醇溶液。

试剂Ⅱ:8%铁氰化钾水溶液。

或用0.9% 4-氨基安替匹林和5.4%铁氰化钾水溶液。

【应用】 作色谱显色剂用,先喷洒溶液Ⅰ,再喷洒溶液Ⅱ,用氨气熏,显橙红或深红色斑点为阳性反应。

(三) Gibb试剂

检查酚羟基对位无取代基的化合物。

【配制】 试剂Ⅰ:0.5% 2,6-二溴(氯)苯醌氯亚胺的乙醇溶液。

试剂Ⅱ:1%氢氧化钾乙醇溶液。

【应用】 取1ml样品的乙醇溶液,滴加溶液Ⅱ,使pH为9~10,再加入1~2滴试剂Ⅰ,显深蓝色为阳性反应。

(四) 铁氰化钾-三氯化铁试剂

检查酚类、芳香胺类及还原物质。

【配制】 试剂Ⅰ:1%铁氰化钾溶液。

试剂Ⅱ:2%三氯化铁溶液。

临用前等体积混合。

【应用】 喷洒后酚性成分呈蓝色斑点,再喷20%盐酸,能使颜色加深。纸色谱可用稀盐酸洗去喷洒液。

(五) 重氮化(Pauly)试剂

检查酚羟基对位无取代基化合物。

【配制】 试剂Ⅰ:0.35g对硝基苯胺溶于5ml盐酸中,加水稀释至50ml。

试剂Ⅱ:5g亚硝酸钠溶于70ml水中。

【应用】 取1ml样品的乙醇溶液,加入1ml 3%碳酸钠溶液,在沸水浴中加热3min,再在冰水浴中冷却后,加入1~2滴试剂Ⅰ与Ⅱ的混合液(临用时,在冰水浴中等量混合),显红色为阳性反应。作色谱显色剂用,将试剂Ⅰ与Ⅱ各10ml混合,再加20ml 1%碳酸钠溶液(均临用时在冰水浴中混合),喷洒后,显黄、红、紫等色斑点为阳性反应。

（六）牢固蓝 B 盐试剂

检查酚类化合物。

【配制】 试剂Ⅰ：新配的 0.5% 牢固蓝 B 盐的溶液。

试剂Ⅱ：0.5% 氢氧化钠溶液。

【应用】 先喷洒试剂Ⅰ，再喷洒试剂Ⅱ，呈棕、紫或绿色者为阳性反应。能偶合的芳香胺类有干扰。

五、内酯、香豆素类

（一）开环-闭环试剂

检查内酯环。

【配制】 试剂Ⅰ：1% 氢氧化钠溶液。

试剂Ⅱ：2% 盐酸溶液。

【应用】 取 1 ml 样品的乙醇溶液，加 2 ml 试剂Ⅰ，置水浴上加热 3~4min，溶液比未加热时澄清。再加试剂Ⅱ酸化（pH=2），放置，溶液又变为混浊。酚性化合物和有机酸有干扰，但可用下法予以区别。取样品乙醇溶液数毫升，置水浴上蒸干溶剂，用乙酸乙酯溶解后置分液漏斗内，用 5% 氢氧化钠溶液萃取酚性及有机酸成分，乙酸乙酯溶液用水洗至中性后按上法检测。

（二）异羟肟酸铁试剂

检查内酯环。

【配制】 试剂Ⅰ：7% 盐酸羟胺甲醇溶液（新鲜配制）。

试剂Ⅱ：10% 氢氧化钾甲醇溶液。

试剂Ⅲ：1% 三氯化铁甲醇溶液。

【应用】 取 1 ml 样品的甲醇溶液，加入试剂Ⅰ、Ⅱ各 5 滴，置沸水浴上加热 3~4min，冷却后，用稀盐酸调至 pH 为 3~4，再加入溶液Ⅲ 1~2 滴，显橙红或紫红色为阳性反应。作色谱显色用，将试剂Ⅰ、Ⅱ等量混合，喷洒后空气中干燥 10 min，再喷洒于 1% 盐酸中的三氯化铁溶液，显橙红或紫红色斑点。

（三）稀氢氧化钠溶液

【配制】 稀氢氧化钠溶液。

【应用】 将检样点于滤纸片或薄层上，试样边缘点上碱液，晾干，置紫外灯下观察，多数羟基香豆素有强的荧光。

配合酚类鉴定试剂的检查，以确定游离酚羟基的存在及取代位置。

六、强心苷鉴定试剂

（一）碱性 3,5-二硝基苯甲酸（Kedde）试剂

检查强心苷的 α、β-不饱和内酯环。

【配制】 试剂Ⅰ：2% 3,5-二硝基苯甲酸甲醇溶液。

试剂Ⅱ：5% 氢氧化钾溶液。

临用时按 1:1 混合。

【应用】 取 1 ml 样品的甲醇溶液，加入 3~4 滴试剂，显紫红色为阳性反应，几分钟后褪色。也适用于薄层色谱。

（二）碱性苦味酸（Baljet）试剂

检查强心苷的 α、β-不饱和内酯环。

【配制】 试剂Ⅰ：1% 苦味酸乙醇溶液

试剂Ⅱ：10% 氢氧化钠溶液。

临用时，9 ml 试剂Ⅰ与 1 ml 试剂Ⅱ混合。

【应用】 用 1 ml 样品的乙醇溶液，加入 1 滴试剂，放置 15 min 左右，显橙红色或红色为阳性反应。

（三）碱性亚硝酰铁氰化钠（Legal）试剂

检查不饱和内酯、甲基酮或活性亚甲基（常用于强心苷）。

【配制】 试剂Ⅰ：0.5% 亚硝酰铁氰化钠乙醇溶液。

试剂Ⅱ：10% 氢氧化钠溶液。

【应用】 取 1 ml 样品的甲醇溶液，置水浴上蒸干，冷却后加 1 ml 吡啶溶解残渣，加入 4~5 滴试剂Ⅰ和 1~2 滴试剂Ⅱ，溶液显红色并逐渐消失为阳性反应。用于薄层色谱检查，将 1g 亚硝酰铁氰化钠溶于 10% 氢氧化钠-乙醇（1:1）的溶液中，喷洒后，显红色或紫色斑点。

（四）磷酸-溴试剂

检查强心苷。

【配制】 试剂Ⅰ：10% 磷酸乙醇溶液。

试剂Ⅱ：溴化钾的饱和水溶液。

试剂Ⅲ：溴酸钾的饱和水溶液。

试剂Ⅳ：25% 盐酸水溶液。

用时将Ⅱ、Ⅲ、Ⅳ按（1:1:1）混合。

【应用】 先喷试剂Ⅰ，125℃加热 12min（薄层太湿时，加热时间可适当延长），紫外灯下观察，再将薄层烤热，趁热喷洒混合液，不同的强心苷显出不同的颜色斑点。

（五）氯胺 T-三氯乙酸试剂

检查强心苷。

【配制】 试剂Ⅰ：3% 氯胺 T 水溶液（临用时配制）。

试剂Ⅱ：25% 三氯乙酸乙醇溶液。

【应用】 显色剂，临用前试剂Ⅰ与Ⅱ以 1:4 混合，喷洒后 100℃加热数分钟，于紫外灯下观察，显蓝色或黄色荧光为阳性反应。

七、萜类、甾体类

(一) 香草醛-浓硫酸试剂

检查挥发油。

【配制】 5%香草醛浓硫酸液[或 0.5 g 香草醛溶于 100 ml 硫酸-乙醇(4∶1)中]。

【应用】 喷洒后 120℃加热,挥发油各成分可呈现各种颜色。

(二) 五氯化锑试剂

检查甾体、萜类、皂苷。

【配制】 五氯化锑-氯仿(或四氯化碳)1∶4,用前新鲜配制。

【应用】 显色剂,喷洒上述试剂,120℃加热至斑点出现,于紫外灯下观察,呈黄色或紫蓝色荧光为阳性反应(甾体化合物显黄色荧光,三萜化合物显紫蓝色荧光)。

(三) 醋酐-浓硫酸试剂

检查甾体、甾体皂苷、三萜类及强心苷。

【配制】 试剂Ⅰ:醋酐。

试剂Ⅱ:浓硫酸。

【应用】

(1) 取试样 0.1~0.2 mg,置于白色反应瓷板上,加醋酐 0.3 ml,再在旁边加入浓硫酸数滴(用毛细管),先在两界面出现红色,渐渐变为紫→蓝→绿色,最后褪色为阳性反应。

(2) 取试样 0.1~0.2 mg,溶于少量氯仿中,加醋酐:浓硫酸(1∶20)混合液数滴,呈色同上。

此反应的颜色变化随分子中的双键数目及位置而定。甾体、甾体皂苷、三萜类及强心苷,此反应都能呈色。

(四) 间二硝基苯试剂

检查甾体化合物。

【配制】 试剂Ⅰ:2%间二硝基苯乙醇液。

试剂Ⅱ:14%氢氧化钾甲醇液。

用前,试剂Ⅰ与试剂Ⅱ等体积混合。

【应用】 显色剂,喷洒 80℃加热 1 min,17-甾酮类可产生紫色斑点。

(五) 三氯化锑(Carr-Price)试剂

检查甾体、萜类及皂苷。

【配制】 25 g 三氯化锑溶于 15 g 氯仿中(也可用氯仿或四氯化碳的饱和溶液)。

【应用】 显色剂,喷洒上述试剂,100℃加热 5 min,于紫外灯下观察,呈黄色或紫蓝色荧光为阳性反应(甾体化合物显黄色荧光,三萜化合物显紫蓝色荧光)。

八、氨基酸、多肽、蛋白质

(一) 双缩脲(Biuret)试剂

检查多肽、蛋白质。

【配制】 试剂Ⅰ:1%硫酸铜水溶液。

试剂Ⅱ:10%氢氧化钠水溶液。

【应用】 取样品试液 0.5 ml,加入 2 ml 试剂Ⅰ和试剂Ⅱ等体混合液(临用时配制),摇匀后呈紫红色为阳性反应。

(二) 茚三酮试剂

检查氨基酸、多肽、蛋白质。

【配制】 0.3 g 茚三酮溶于正丁醇 100 ml 中,加醋酸 3 ml(或 0.2 g 茚三酮溶于 100 ml 乙醇或丙酮中)。

【应用】 取样品试液 0.5 ml,加上述试剂 1~2 滴,摇匀,在沸水浴上加热数分钟,呈现蓝色、紫色或红紫色为阳性反应。或将样品试液 1~2 滴点在滤纸上,于 100℃左右烘干后,喷洒上述试剂,再在相同温度下加热 2~5 min,即呈上述颜色。

注:进行此反应时,应避免氨气存在。

九、有机酸类

(一) 吖啶试剂

检查有机酸类。

【配制】 0.005%吖啶乙醇液。

【应用】 显色剂,喷洒上述试剂后,于紫外灯下观察,显黄色荧光为阳性反应。

(二) 芳香胺-还原糖试剂

检查有机酸类。

【配制】 苯胺 5 g,水糖 5 g 溶于 50%乙醇溶液中。

【应用】 显色剂,喷洒后,125~130℃加热数分钟,显棕色斑点为阳性反应。

(三) 溴甲酚绿-溴酚蓝-高锰酸钾试剂

检查有机酸类。

【配制】 试剂Ⅰ:0.075 g 溴甲酚绿和 0.025 g 溴酚蓝溶于 100 ml 无水乙醇中。

试剂Ⅱ:0.25 g 高锰酸钾和 0.5 g 碳酸钠溶于 100 ml 水中。

【应用】 显色剂,临用时将试剂Ⅰ和试剂Ⅱ以 9∶1 体积混合后,立即喷洒(本试剂仅能保持 5~10 min),显紫、紫红色等不同颜色斑点为阳性反应。

十、生 物 碱

(一) 碘化铋钾(Dragendorff)试剂
检查生物碱。

【配制】 取次硝酸铋 3 g 溶于 30% 硝酸(比重 1.18)17 ml 中,在搅拌下慢慢加碘化钾浓水溶液(27 g 碘化钾溶于 20 ml 水),静置一夜,取上层清液,加蒸馏水稀释至 100 ml。

改良的碘化铋钾试剂:

【配制】 试剂 I:0.85 g 次硝酸铋溶于 10 ml 冰醋酸,加水 40 ml。

试剂 II:8 g 碘化钾溶于 20 ml 水中。

目前市场上碘化铋钾试剂可直接供配制:7.3 g 碘化铋钾、冰醋酸 10 ml,加蒸馏水 60 ml。

【应用】 取 1 ml 样品的稀水液,加入 1~2 滴试剂 I 与试剂 II 的等体积混合液,产生橘红色浑浊或沉淀为阳性反应。

【显色剂】 取试剂 I 与试剂 II 的等体积混合液 1 ml 与醋酸 2 ml,10 ml 水混合后喷洒,显橘红色斑点为阳性反应。

(二) 碘-碘化钾(Wagner)试剂
检查生物碱。

【配制】 1 g 碘化钾液于 50 ml,加热(先溶解碘化钾,后加入碘),加 2 ml 醋酸,再用水稀释至 100 ml。

【应用】 取 1 ml 样品的稀水液,加入 1~2 滴上述试剂,产生棕色或褐色沉淀为阳性反应。

(三) 碘化汞钾(Mayer)试剂
检查生物碱。

【配制】 氯化汞 1.36g 和碘化钾 5g 各溶于 20 ml 水中,混合后加水稀释至 100 ml(混合时将氯化汞慢慢倒入碘化钾溶液中)。

【应用】 取 1 ml 样品的稀水液,加入 1~2 滴上述试剂,产生白色沉淀为阳性反应。

(四) 硅钨酸试剂
检查生物碱。

【配制】 5 g 硅钨酸溶于 100 ml 水中,加盐酸少量至 pH=2 左右。

【应用】 取 1 ml 样品的稀水液,加入 1~2 滴上述试剂,产生白色至褐色沉淀为阳性反应。

(五) 苦味酸试剂
检查生物碱。

【配制】 1 g 苦味酸溶于 100 ml 水中。

【应用】 取 1 ml 样品的稀水液,加入 1~2 滴上述试剂,产生黄棕色沉淀为阳性反应。

注:此试剂在中性溶液及稀酸溶液中与生物碱生成黄色沉淀,如果酸性较强时,苦味酸本身也会析出。

(六) 鞣酸试剂
检查生物碱。

【配制】 鞣酸 1 g 加乙醇 1 ml 溶解后再加水至 10 ml。

【应用】 取 1 ml 样品的稀水液,加入 1~2 滴上述试剂,产生黄棕色沉淀为阳性反应。

(七) 碱酸铈-硫酸试剂
检查生物碱及含碘化合物。

【配制】 0.1 g 硫酸铈混悬于 4 ml 水中,加 1 g 三氯乙酸,加热至沸,逐滴加入浓硫酸至澄清。

【应用】 110℃ 热数分钟至斑点出现为阳性反应(不同生物碱显不同颜色)。

十一、通用试剂

(一) 碘试剂
检查一般有机化合物。

【配制】

(1) 碘蒸气:预先将盛有碘结晶的小杯置于密闭的玻璃容器内,使容器空间被碘蒸气饱和,将薄层置于容器内数分钟即可显棕色斑点。于容器中加放一小杯水,增加容器内的湿度,可提高显色的灵敏度。

(2) 0.5% 碘的氯仿溶液:喷洒试剂,置空气中待过量的碘挥发后,喷 1% 淀粉溶液,斑点由棕色转为蓝色。

(二) 硫酸试剂
检查一般有机化合物

【配制】 5% 硫酸乙醇溶液。

【应用】 喷洒后,置空气中干燥 15 min,100℃ 烤至斑点呈色(不同化合物呈不同颜色)。

(三) 重铬酸钾-硫酸试剂
检查一般有机化合物。

【配制】 5% 重铬酸钾溶于 100 ml 40% 硫酸中。

【应用】 喷该试剂后,150℃ 加热至斑点出现(不同化合物呈不同颜色)。

(四) 磷钼酸试剂
检查还原性成分。

【配制】 5% 磷钼酸乙醇溶液。

【应用】 喷洒后,120℃ 加热至呈蓝色斑点。

(五) 磷钨酸试剂

检查还原性成分。

【配制】 20% 磷钨酸乙醇溶液。

【应用】 喷洒后,120℃烤至还原性物质呈蓝色斑点。

(六) 硝酸银-氢氧化铵试剂

检查还原性成分。

【配制】 试剂Ⅰ:0.1mol/L 硝酸银溶液。

试剂Ⅱ:10% 氢氧化铵溶液。

临用前试剂Ⅰ和试剂Ⅱ以 1∶5 混合。

【应用】 喷洒后 105℃加热 5~10 min,至深黑色斑点出现。

(七) 中性高锰酸钾试剂

检查还原性成分。

【配制】 0.05% 高锰酸钾溶液。

【应用】 喷洒后粉红色背景上显黄色斑点。

(八) 碱性高锰酸钾试剂

检查还原性成分。

【配制】 试剂Ⅰ:1% 高锰酸钾溶液。

试剂Ⅱ:5% 碳酸钠溶液。

试剂Ⅰ和试剂Ⅱ等量混合使用。

【应用】 喷洒后,粉红背景上显黄色斑点。

(九) 四唑蓝试剂

检查还原性成分。

【配制】 试剂Ⅰ:0.5% 四唑蓝甲醇溶液。

试剂Ⅱ:25% 氢氧化钠溶液。

临用前两液等量混合。

【应用】 喷洒后,微热或室温放置显紫色斑点。

(十) 荧光素-溴试剂

检查不饱和化合物。

【配制】 试剂Ⅰ:0.1 g 荧光素溶于 100 ml 乙醇中。

试剂Ⅱ:5 g 溴溶于 100 ml 四氯化碳中。

【应用】 先喷洒试剂Ⅰ,然后将薄层板放入盛有试剂Ⅱ的缸内,黄色斑点出现后,于紫外光灯下检视,红色底板上显黄色荧光斑点。

(十一) 荧光显色试剂

检查一般有机化合物。

【配制】

(1) 0.2% 2,7-二氯荧光素乙醇溶液。

(2) 0.01% 荧光素乙醇溶液。

(3) 0.1% 桑色素乙醇溶液。

(4) 0.05% 罗丹明 B 乙醇溶液。

【应用】 喷洒任一溶液,不同的化合物在荧光背景上可显黑色或其他荧光斑点。

(李广兴)

附录二 天然药物化学成分汉英索引

A

antofine 246
anwuweizonic acid 184
aucubin 159
阿朴长春胺(apovincamine) 246
阿替新(atisine) 235
桉叶醇(eucalyptol) 153,163

B

八厘麻毒素(Rhomotoxine) 167
巴豆苷(crotonside) 65
菝葜皂苷(parillin) 219,221
白花前胡甲素(praeruptorin) 127
白桦脂醇(betulin) 188
白桦脂酸(betulinic acid) 188
白芥子苷(sinalbin) 65
白前苷元A(glaucogenin A) 203
白屈菜碱(chelidonine) 233
百部碱(stemonine) 230
百里香草酚(thymol) 172
柏黄酮(cupresuflavone) 79
半胱天冬酶-3(caspase-3) 3
贝母碱(peimine) 234
倍半萜金合欢醇(farnesol) 183
苯甲酸(benzoic acid) 28
毕橙茄脂素(cubebin) 141
蓖麻碱(ricinine) 230
蝙蝠葛碱(dauricine) 5
扁柏黄酮(hinokiflavone) 79
变形螺甾烷醇类(pseudo-spirostanols) 220
表长春花胺(epi-vincamine) 246
槟榔碱(arecoline) 230
薄荷醇(menthol) 156
补骨脂内酯型(psoralen) 127
表儿茶素-3-O-没食子酸盐(epicatechin-3-O-gallate,ECG) 9
梧儿茶素-3-O-没食子酸盐(gallocatechin-3-O-gallate,GCG) 9

C

C_{21}甾(C_{21}-sterOide) 203
蚕豆糖(vicianose) 59
苍术酮(atractylone) 163
茶碱(theophylline) 236,300
长春花胺(vincamine) 246
长春碱(vinblastine) 2,236
长春新碱(vincristine) 2,236
常山碱(febrifugine) 231
橙皮苷(hesperidin) 73
橙皮素(hesperetin) 77
川芎(*Ligusticum chuanxiong* Hort) 298
次水飞蓟素(silychristin) 73
次皂苷(prosapogenin) 183

D

d-儿茶素(d catechin) 73
大豆苷(daidzin) 77
大豆素(daidzein) 77
大黄酚(chrysophanol) 107
大黄素(emodin) 107
大黄素蒽酚(emodin anthranol) 107
大黄素蒽酮(emodin anthrone) 107
大黄素甲醚(physcion) 107
大黄酸(rhein) 107
丹参(*Salvia miltionrrhiza*) 106
丹参酚酸A(salvianolic acid A) 5
丹参酚酸B(salvianolic acid B) 5
丹参酚酸C(salvianolic acid C) 5
丹参醌ⅡA(tanshinone ⅡA) 106
丹参醌ⅡB(tanshinone ⅡB) 106
丹参酸甲酯(methyl tanshinonate) 106
丹参酸乙(danshen suan B) 142
丹参新醌甲(neotanshinone A) 106
丹参新醌乙(neotanshinone B) 106
丹参新醌丙(neotanshinone C) 106
丹皮苷(paeonolide) 64
单糖(monosaccharide) 56,57
当药苷(獐芽菜苷,sweraside) 160
当药苦苷(獐芽菜苦苷,swertiamarin) 160
低聚糖(oligosaccharide) 56,58
地芰普苷(digipronin) 203
淀粉(starch) 55
靛苷(indicam) 65
丁香酚(eugenol) 172
东莨菪碱(scopolamine) 228
毒扁豆碱(physostigmine) 235
毒芹碱(coniine) 28
杜鹃毒素(rhodotoxin) 167
杜冷丁(dolantin) 229
杜松烯(cadinene) 163
多聚糖(polysaccharide) 59

多糖(polysaccharide) 56

E

莪术醇(curcumol) 164
二氢奥斯冬宁(dihydroalstonine) 241
二氢槲皮素(dihydroquercetin) 77
二氢桑色素(dihydromorin) 77
二氢吴茱萸卡品碱(dihydroevocarpine) 231
二氢愈创木脂酸(dihydroguaiaretic acid,DGA) 139
二十二碳六烯酸(DHA) 11
二十碳五烯酸(EPA) 11

F

番木瓜碱(carpaine) 235
番泻苷 A、B、C、D(sennoside A、B、C、D) 107
飞燕草苷元(delphinidin) 78
佛手柑内酯(bergapten) 127
呋甾烷醇类(furostanols) 220
茯苓次聚糖 pachymaran 60
辅酶 Q 类(coenzymes Q) 105

G

甘草苷(liquiritin) 77
甘草素(liquiritigenin) 77
甘草皂苷(glycyrrhizin) 198
高三尖杉酯碱(homoharringtonine) 5
古柯碱(cocaine) 2
广金钱草[Desmodium Styracifolium(Osbeck)Merr] 286
鬼臼毒脂素(podophyllotoxin) 140
桂皮醛(cinnamaldehyde) 172
果聚糖(fructans) 60
果糖(fructose) 55
过路黄(Lysimachia Christinae Hance) 286

H

海葱苷元(scillarenin) 207
海可皂苷元(hecogenin) 220
海洛因(heroine) 233
海棠果内酯(callophylloide) 129
海牙亭(hayatine) 2
汉防己甲素(tetrandrine) 233
蒿甲醚(artemether) 164,297
核糖(ribose) 55
红古豆碱(cuscohygrine) 229
红花苷(carthamin) 78
红景天苷(rhodioloside) 64
厚朴酚(honokiol) 141
胡桃醌(juglone) 105
槲皮素(quercetin) 76
花椒毒内酯(xanthotoxin) 127

槐糖(sophorose) 59
环常绿黄杨碱 D(cyclovirouxine D) 235
环黄杨胺(cyclobuxamine) 235
环小叶黄杨 A(cyclomicrophyline A) 235
黄花夹竹桃苷 A(thevetin A) 208
黄嘌呤(xanthine) 236
黄芩苷(baicalin) 3,76
黄芩素(baicalein) 76
黄檀内酯(dalbergin) 129
茴芹内酯(angelicin) 127
茴香醚(anethole) 172
茴香醛(anisaldehyde) 225

J

吉妥罗西(gitoroside) 214
甲基异石榴皮碱(methylisopelletierine) 28
甲壳素(chitin) 61
甲氧基喜树碱(methoxycamptothecine) 232
剑麻皂苷元(sisalagenin) 220
焦磷酸异戊烯酯(isopentenyl pyrophosphate,IPP) 151
金雀花碱(cytisine) 231
金丝桃素(hypericin) 2
京尼平苷(geniposide) 159
京尼平苷元(ginipin 京尼平) 159
京尼平苷酸(geniposidic acid) 159
均多糖(homosaccharide) 59

K

卡来可新(calycosin) 86
卡麦角林(cabergoline) 235
咖啡碱(caffeine) 236
咖啡因(caffeine) 5,28
可待因(codiene) 233
可卡因(cocaine) 229,237
苦参碱(matrine) 231
苦鬼白脂素(picropodophyllin) 143
苦杏仁苷(amygdalin) 66
奎宁(quinine) 231
奎宁丁(quinidine) 231

L

L-表芝麻脂素(L-episesamin) 143
L-细辛脂素(l-asarinin) 141,143
L-芝麻脂素(L-sesamin) 143
拉帕醇 A(lappaol A) 142
辣椒茄碱(solanocapsine) 234
莨菪碱(hyoscyamine) 3,228,237
榔色酸,lansic acid 183
雷公藤甲素(triptolide) 5,166
雷公藤内酯(triptolidenol) 166

雷公藤乙素（tripdiolide） 166
梨根苷（phloridzin） 78
藜芦碱（Veratrine） 234
利血平（reserpine） 4,236
连钱草[Glechoma Longituba（Nakai）Kupr] 286
连翘苷（phillyrin） 141
连翘脂素（phillygenol） 141
莲心碱（liensinine） 233
灵芝多糖（ganoderma lucidum polysaccharide） 5,60
硫磺菊素（sulphuretin） 78
六碳醛糖（aldohexose） 58
六碳酮糖（ketohexose） 58
龙胆二糖（gentiobiose） 59
龙胆碱（gentianine） 230,234
龙胆苦苷（gentiopicroside） 64,160
龙葵碱（solanine） 234
龙涎香醇，ambrein 183
芦丁（rutin） 73
芦荟大黄素（aloe emodin） 107
芦荟苷（barbaloin） 65
鹿尾草啶（salsolidine） 232
鹿尾草碱（salsoline） 232
绿海葱苷（scilliglaucoside） 208
氯原酸（chlorogenic acid） 3
罗勒烯（ocimene） 155
萝卜苷（glucoraphenin） 65
螺甾烷醇类（spirostanols） 220
落叶松脂素（lariciresinol） 141

M

麻黄碱（ephedrine） 2,229
马蹄金（Dichondra Repens Forst） 286
吗啡（morphine） 2,229,233
麦冬高异黄酮A（ophiopogonone A） 79
麦角碱（ergotine） 235
麦角新碱（ergometrine） 235
芒果苷（mengiferin） 65
毛茛苷（ranunculin） 64
美登素（maytansine） 235
美花椒内酯（xan-thoxyletin） 127
猕猴桃碱（actinidine） 230
米仔兰碱（odorine） 229
棉酚（gossypol） 5,163
棉籽糖（raffinose） 56
牡荆素（vitexin） 65
木兰碱（magnoflorine） 232
木犀草素（luteolin） 74

N

N-metlylaspidospermidine 246

那可丁（narcotine） 232
黏液质（mucilage） 60
柠檬烯（limonene） 152
牛蒡子苷（arctiin） 140
牛蒡子苷元（arctigenin） 140

O

欧细辛醚（eduasarone） 176

P

punaglandins 277
排钱草[Desmodium pulchellum（L.）Benth] 286
哌替啶（pethidine） 2
蒎烯（pinene） 158
葡萄吉妥罗西（glucogitoroside） 214
葡萄糖（glucose） 55
葡萄卫矛单糖苷（glucoevatromonoside） 214
蒲公英醇棕榈酸酯（taraxasteryl palmitate） 183
普鲁卡因（procaine） 2,229

Q

七叶内酯（esculetin） 28
七叶皂苷（aescin） 182
奇曼碱B（chimanines B） 231
奇曼碱D（chimanines D） 231
千金藤碱（stephanine） 232
千里光碱（integerrimine） 230
千里光碱氮氧化物（integerrimine N-oxide） 230
茜草素（alizarin） 107
强心苷（Cardiac glycoside） 206
羟基丹参醌ⅡA（hydroxytanshinone ⅡA） 106
羟基毒芹碱（conhydrine） 28
羟基茜草素（purpurin） 107
羟基喜树碱（10-hydroxy-camptothecine） 5
芹菜甲素A（apigenin A） 5
芹菜素（apigenin） 76
芹子烯（selinene） 163
青蒿（Herba Artemisiae Annuae） 295
青蒿琥珀酸单酯（artesunate） 164,297
青蒿素（qinghaosu,arteannuin,artemisinin） 5,164,295
秋水仙碱（colchicine） 2,300
秋水仙酰胺（colchamine） 229,300
去甲乌药碱（demethylcoclaurine） 232

R

染料木素（genistein） 74
人参二醇（panaxadiol） 196,197
人参三醇（panaxatriol） 196,197
人参皂苷（ginsenosides） 182,185
人参皂苷-Rb_1（ginsenoside-Rb_1） 3

鞣红(tannis red) 8
肉苁蓉碱(boschniakine) 234
肉苁蓉酸(boschniakinic acid) 234

S

萨布品诺西(subalpinoside) 214
三尖杉酯碱(harringtoninie) 300
三萜皂苷(triterpenoid saponins) 182
三萜皂苷元(triterpenoid sapogenin) 182
桑色素(morin) 74
山莨菪碱(anisodamine) 4
山奈酚(kaempferol) 76
山油柑碱(acronycine) 2
芍药苷(paeoniflorin) 3
蛇床子素(osthole) 126
蛇麻二烯醇(humulol) 162
蛇麻二烯酮(humuladienone) 162
生物碱(alkaloid) 228
蓍醇A(achilleol A) 168
蓍醇B(achilleol B) 168
石斛胺(dendramine) 234
石斛碱(dendrabine) 234
石斛酮碱(nobilonine) 234
石杉碱甲(huperzine A) 228
石蒜碱(lycorine) 233
矢车菊苷元(cyanidin) 78
士的宁(strychnine) 236
鼠李糖(rhamnose) 55
薯蓣皂苷(dioscin) 220
薯蓣皂苷元(diosgenin) 220
树胶(gum) 60
双环三萜醇(naurol A和B) 168
双氢青蒿素(dihydroartemisinin) 297
水飞蓟素(silybin) 73
水苏碱(stachydrine) 229
水杨苷(salicin) 64

T

糖(saccharide) 55
糖醛酸(uronic acid) 58
桃叶珊瑚苷(aucubin) 160
天胡荽(Hydrocotyle sibthorpioides Lam) 286
天花粉蛋白(trichosanthin) 5
天麻苷(gastrodin) 64
天人菊内酯(gaillardin) 164
天竺葵苷元(pelargonidin) 78
脱氧核糖(deoxyribose) 55

V

vincadifformine 246

vincamidine 246
vincine 246

W

维生素A(vitamin A) 165
卫矛单糖苷(evatromonoside) 214
伪石榴皮碱(pseudopelletierine) 28
乌沙苷(uzarin) 208
无色飞燕草素(leucodelphinidin) 79
无色矢车菊素(leucocyanidin) 79
无色天竺葵素(leucopelargonidin) 79
吴茱萸碱(evodiamine) 2
吴茱萸卡品碱(evocarpine) 231
五碳醛糖(aldopentose) 57
五味子丙素(wuweizisu C) 5
五味子酯甲(schizantherin) 141

X

西地兰(cedilanidid D) 5
西瑞香素(daphnoretin) 129
喜树碱(camptothecin) 299
喜树碱(camptothecine) 232
纤维素(cellulose) 55,59
腺苷(adenosine) 65
相思豆碱(abrine) 235
香豆素(+)(calanolide A) 125
香菇多糖(lentinan) 63
香菇嘌呤(eritadenine) 236
香紫苏醇(sclareol) 165
小檗碱(berberine) 2,232
辛可宁(cinchonine) 231
辛可宁丁(cinchonidine) 231
新奥多纳双糖苷G(neo-odorobioside G) 214
信筒子醌(embellin) 105
血根碱(sauguinarine) 233,299

Y

烟碱(nicotine) 230
延胡索乙素(四氢巴马汀)(tetrahydropamatine) 232
岩白菜素(bergenin) 128
洋地黄次苷(strospeside) 214
洋地黄毒苷(digitoxin) 5
叶下珠脂素(phyllanthin) 139
野樱苷(prunasin) 66
一叶萩碱(securinine) 230
依兰碱(cananodine) 234
异佛手内酯(isobergapten) 127
异甘草素(isoliquiritigenin) 74
异芒果素(isomengiferin) 79
异石榴皮碱(isopelletierine) 28

异水飞蓟素(silydianin) 73
异银杏素(isoginkgetin) 79
异紫杉脂素(isotaxiresinol) 139
益母草碱(leonurine) 229
茵陈内酯(capillarin) 128
茵芋碱(skimmianine) 231
银杏内酯 A、B、C、M、J(ginkgolides A,B,C,M,J) 165
银杏素(ginkgetin) 79
隐品碱(cryptopine) 232
罂粟碱(papaverine) 74,232
樱草糖(primverose) 59
鱼藤酮(rotenone) 77
羽扇豆醇(lupeol) 188
羽扇豆碱(lupanine) 231
愈创木醇(guaiol) 164
原小檗碱(protoberberine) 232
原鸦片碱(protopine) 232
圆叶柴胡皂苷 A(rotundioside A) 183
月桂烯(myrcene) 155
芸香苷(rutin) 5
孕甾烷类(pregnanes) 203

Z

杂多糖(heterosaccharide) 59
甾体皂苷(steroidal saponins) 219
皂毒类(sapotoxins) 189
泽兰苦内酯(euparotin) 164
泽兰氯内酯(eupachlorin) 164
泽泻醇 A、B 和 C(alisol A、B and C) 186
樟柳碱(anisodine) 5,236
樟脑(camphor) 28

蔗糖(sucrose) 55
樟脑醇(campherenol) 159
栀子苷(gardenoside) 159
蜘蛛抱蛋皂苷(aspidistrin) 219,221
植物醇(phytol) 165
中国木防己碱(sinococuline) 233
梓醇(catalpol) 160
梓苷(catalposide) 160
紫背金牛酸(alepterolic acid) 165
紫草素(shikonin) 105
紫花前胡内酯(nodakenetin) 127
紫花洋地黄苷 A(purpureaglycoside A) 208
紫苜蓿酚(dicoumarol) 129
紫杉醇(taxol) 5,166
紫檀素(pterocarpin) 77

其他

(+)-儿茶素(catechin) 78
(−)-表儿茶素(epicatechin) 78
1,7a-二表阿莱克辛碱(1,7a-diepialexine) 230
10-羟基喜树碱(10-hydroxycamptothecine) 232
16-羟基雷公藤内酯醇(16-hydroxytriptolide) 166
3(R)甲戊二羟酸(3R-mevalonic acid,MVA) 151
6-O-Demethylantofine 246
7(S)-芍药苷代谢素-1[7(S)-paeonimetabolin-1]和7(R) 3
α- 及 β-蛇麻烯(α-humulene、β-humulene) 162
α-姜黄烯(α-curcumene) 172
α-细辛醚(α-asarone) 176
α-香附酮(α-cyperone) 163
β-细辛醚(β-asarone) 176

《天然药物化学》教学基本要求

课程名称:天然药物化学(Chemictry of Natural Medicines)
课程类型:必修课
总学时:98 学时　　理论课学时:58 学时　　实验学时:40 学时
适用对象:药学专业、中药专业、化工与制药专业、制药工程
课程简介:

天然药物化学是药学专业、中药专业学生必修的专业基础课和专业课。根据教学计划的要求,本课程力求以理论与实践相结合的观点,在《有机化学》、《分析化学》、《药用植物》及《波谱学》课程的基础上,着重围绕天然药物有效成分的结构、性质、提取分离、检识、结构鉴定的基本原理和基本技能教学。培养学生具有从事天然药物有效成分的提取和分离的基本能力和天然药物有效成分检识和鉴定的能力,为继承和发扬祖国的中医药事业奠定基础。

教学内容按三级要求。第一级是学生必须掌握的内容,是教师一般应于理论课讲授的内容,也是学生实验课要进行的内容;第二级是学生要理解的内容,教师应选择性讲授;第三级为了解内容,供学生自学或教师选择性地简单介绍。为适应现代科学的迅速发展,教师在教学过程中可以及时补充介绍本学科的新方向和新进展,对教材内容与学时安排进行适当的调整与修改。

一、课程教学目的和任务

天然药物化学是运用现代科学理论与技术研究天然产物中生物活性物质(有效成分)的一门学科,是药学专业、药剂专业、药物分析专业及相关专业高职高专学生必修的专业基础课;是中药专业学生必修的专业课和国家执业中药师资格考试必考课程。本课程在有机化学、分析化学、有机化合物波谱学、药用植物学等课程的基础上,重点讲授天然产物中具有生物活性的物质的化学结构、理化性质、提取分离、结构鉴定、生理活性重要开发等方面的基本原理和实验技能,培养学生具有从事天然药物的生产和开发方面的能力,为我国药学事业的发展输送人才。

二、教学基本要求

1)了解本课程在药学专业、中药学专业教育教学中的作用及重要性。
2)了解天然药物化学成分结构鉴定的一般步骤。
3)了解波谱学在天然化合物结构测定中的应用。
4)理解中药标准提取物的概念、类型、特点及质量标准。
5)理解天然药物各类有效成分的薄层色谱法、纸色谱法和紫外分光光度法的检识方法。
6)掌握天然药物中所含有效成分的结构类型及理化性质。
7)掌握天然药物中有效成分的提取、分离、纯化方法和检识方法。

实验课要重视培养学生实际操作能力;培养学生比较、分析、发现和解决问题的基本能力;通过实验培养科研及创新意识;要培养学生严格遵守操作规程、爱护仪器、节约药品及严谨认真的科学实验态度。

三、教学内容及要求

理论部分

教学内容	了解	理解	掌握	教学内容	了解	理解	掌握
一、绪论(2学时)				2. 结构测定波谱分析法简介	√		
（一）天然药物化学研究的内容和目的			√	三、糖和苷(2学时)			
（二）天然药物化学发展简史	√			（一）糖类			
（三）天然药物中各类化学成分简介				1. 糖的结构类型			√
1. 有机酸		√		2. 糖的化学性质		√	
2. 氨基酸、蛋白质和酶		√		3. 提取分离实例	√		
3. 鞣质		√		（二）苷类			
4. 树脂	√			1. 苷类的结构和分类			√
5. 油脂和甾醇	√			2. 苷的理化性质		√	
6. 植物色素	√			3. 苷类的提取与分离	√		
二、天然药物化学成分的提取分离与鉴定(8学时)				4. 苷类结构测定	√		
（一）提取方法与技术				提取分离实例	√		
1. 溶剂提取法			√	四、黄酮类化合物(6学时)			
2. 水蒸气蒸馏法			√	（一）黄酮类化合物的结构与分类			√
3. 超临界流体萃取法	√			（二）黄酮类化合物的理化性质与显色反应		√	
（二）分离方法与技术				（三）黄酮类化合物的提取与分离	√		
1. 两相溶剂萃取法			√	（四）黄酮类化合物的鉴定与结构测定	√		
2. 系统溶剂分离法	√			五、醌类化合物(4学时)			
3. 沉淀法		√		（一）醌类化合物的结构类型			
4. 结晶法		√		1. 苯醌类	√		
5. 透析法		√		2. 萘醌类	√		
6. 升华法	√			3. 菲醌类	√		
7. 分馏法	√			4. 蒽醌类			√
（三）色谱分离法				（二）醌类化合物的理化性质与显色反应		√	
1. 吸附色谱法			√	（三）醌类化合物的提取与分离		√	
2. 分配色谱法			√	（四）醌类化合物的鉴定与结构测定			
3. 离子交换色谱法			√	1. 色谱法在醌类化合物的鉴定与结构测定中的应用	√		
4. 凝胶色谱法			√				
5. 大孔吸附树脂法		√		2. 波谱法在醌类化合物结构测定中的应用提取分离实例	√		
6. 高效液相色谱法	√						
7. 气相色谱法	√			六、苯丙素类(4学时)			
（四）结构测定方法				（一）香豆素类			
1. 结构测定的一般步骤		√		1. 香豆素的结构类型			√

续表

教学内容	教学要求			教学内容	教学要求		
	了解	理解	掌握		了解	理解	掌握
2. 香豆素的理化性质			√	2. 构效关系		√	
3. 香豆素的提取分离		√		3. 理化性质		√	
4. 香豆素的鉴定与结构测定	√			4. 提取与分离	√		
提取分离实例	√			5. 强心苷的鉴定	√		
(二) 木脂素类	√			提取离分实例		√	
七、萜类和挥发油(6学时)				(三) 甾体皂苷			
(一) 概述				1. 结构与分类		√	
1. 萜的含义及分类			√	2. 理化性质		√	
2. 萜类化合物的生源关系	√			3. 提取分离	√		
3. 萜类化合物的主要理化性质	√			4. 甾体皂苷的鉴定	√		
4. 萜类化合物的波谱分析	√			提取离分实例	√		
(二) 萜类结构类型及重要化合物				十、生物碱(8学时)			
1. 单萜类(含环烯醚萜)		√		(一) 概述	√		
2. 倍半萜类		√		(二) 生物碱的结构与类型		√	
3. 二萜类		√		(三) 生物碱的理化性质		√	
4. 其他萜类(二倍半萜、三萜、四萜和多萜)	√			(四) 生物碱的提取与分离		√	
结构测定实例—青蒿素的结构测定	√			(五) 生物碱的鉴定与结构测定	√		
(三) 挥发油				提取离分实例			
1. 挥发油的组成	√			十一、海洋天然药物(2学时)			
2. 挥发油的性质		√		(一) 概述		√	
3. 挥发油的提取与分离	√			(二) 大环内酯类化合物	√		
4. 挥发油的鉴定	√			(三) 聚醚类	√		
提取分离实例	√			(四) 氨基酸及其肽类	√		
八、三萜及其苷类(4学时)				(五) 多糖类	√		
(一) 概述	√			(六) 前列腺素类似物	√		
(二) 结构与分类		√		提取分离实例			
(三) 理化性质与显色反应		√		十二、天然药物活性成分的研究(4学时)			
(四) 提取与分离		√		(一) 天然药物的研究开发程序			√
(五) 鉴定及结构测定	√			(二) 天然药物中活性成分的研究方法		√	
提取分离实例				(三) 天然化合物的结构修饰和结构改造		√	
九、甾体及其苷类(4学时)				研究实例			
(一) 甾体化合物				十三、中药标准提取物(2学时)			
1. C_{21} 甾体类化合物		√		(一) 中药标准提取物的概念、类型及特点			√
2. 海洋甾体化合物	√			(二) 中药标准提取物的发展状况	√		
(二) 强心苷				(三) 中药标准提取物的制备		√	
1. 结构与分类		√		(四) 几种常见的中药标准提取物	√		

四、教学方法与手段

教学中,教师一定要树立新的教学观念:知识不是老师"教"会的,而是学生"学"会的;能力不是老师"讲"会的,而是学生"练"会的。因此,教师对每个单元课程都要有明确目标,特别是要突出能力目标;具体教学时可以用"案例引入,问题驱动"、"正反实例,操作示范"、"实例模仿,改造拓宽"、"讨论消化,归纳总结"等方法,并辅以多媒体等手段进行教学;同时创造条件在仿真环境中训练学生的综合技能。

五、学时分配建议(98学时)

序号	教学内容	学时数	
		理论课	实验课
1	绪论	2	
2	天然药物化学成分的提取分离与鉴定	8	4
3	糖和苷	2	
4	黄酮类化合物	6	10
5	醌类化合物	4	10
6	苯丙素类	4	
7	萜类和挥发油	6	
8	三萜及其苷类	4	
9	甾体及其苷类	4	
10	生物碱	8	12
11	海洋天然药物	2	
12	天然药物活性成分的研究	4	4
13	中草药标准提取物	2	
	机动	2	
合计		58	40

六、说　明

本大纲突出了本课程学习目标,明确了每章需掌握、理解、了解的内容,便于学生有目的地学习。

目标检测选择题参考答案

第 1 章
1-5 DAADC 6. B 7. ABCD 8. ABCDE

第 2 章
1-5 DAACB 6-10 BADBB 11-15 ECACA
16-20 EDEAB 21-25 CDBCE 26-30 CAACB
31-33 EDB 34. ACDE 35. ACD 36. ABE
37. AB 38. ABD 39. ABCDE 40. ABC

第 3 章
1-5 CDECD 6-7 BA 8. CD 9. ABD

第 4 章
1-5 BABCA 6-10 DCCCC 11-15 CABAA
16-20 ADBDD 21-25 BCDAB 26-28 ADC
29. ABCDE 30. ABCDE 31. BE 32. ABC
33. ABCD 34. ABCDE 35. ABCD

第 5 章
1-5 BBDAC 6-10 BEDDD 11-15 DCBCB
16-20 BEBCC 21-25 EBCAE 26-30 BEACD
31. ABCD 32. ABCE 33. ACDE 34. BDE
35. BD

第 6 章
1-5 CCADC 6-10 BCABA 11-13 CED
14. ABCD 15. BC 16. ABCD 17. ABDE
18. ACE 19. BCE 20. ABD 21. ACDE
22. AB 23. BCDE 24. ACDE 25. ACD
26. ABDE

第 7 章
1-5 EDACE 6-10 EEECE 11-15 ACCBD
16-20 ACCAC 21-25 DBDCA 26. ABCE
27. ABCD 28. ACDE 29. BCD 30. BE

第 8 章
1-5 EBCCB 6-10 CECAB 11-15 ACEDB
16-20 EBDCA 21-25 BACED 26. AE
27. ABDE 28. ACE 29. AED 30. ABD
31. ABCD 32. ABC 33. AB 34. ABC 35. BCDE

第 9 章
1-5 CADAB 6. C 7. ABCE 8. BC 9. BC
10. ABDE 11. ABC

第 10 章
1-5 AADAE 6-10 BADEA 11-15 DEEBC
16. A 17. AB 18. ABCD 19. AB 20. ABC
21. ABC

第 12 章
1-5 AADAC 6-10 DEABD 11-13 BCD
14. ABCD